管理栄養士を目指す学生のための

# 解剖生理学テキスト

長崎大学名誉教授
## 岩堀修明
［著］

第5版

文光堂

# 第5版序

　管理栄養士の目指すところは，健康の増進と維持，疾患の治療や予防などに対し，栄養管理の面から寄与することである．医療・福祉・教育など，管理栄養士の活躍の場は，著しく広がっており，いろいろな領域で，中心的な役割を果たしている．今後，この傾向は，いっそう顕著なものになっていくことが，予想される．

　この分野で活躍するためには，人体の構造や機能についての幅広い知見を持ち，いろいろな疾病の成り立ちに精通している必要がある．

　本書は，「管理栄養士国家試験出題基準（ガイドライン）」に準拠して，管理栄養士を目指す学生の皆様を対象にして作成した「解剖生理学テキスト」の第5版である．

　今回の改訂では，広い範囲にわたって本文を改訂するとともに，図版の一部を新しいものに替えた．改訂の目的は，内容を理解しやすいものにするとともに，最近の国家試験の出題傾向に対応するためである．

　本書の構成は，今までと同じように，左側の本文と右側の図版が，見開きになっている．図版を参照して本文を読んでいただければ，国家試験の出題範囲が，すべてカバーできるように配慮してある．

　図版のページには，本文には書ききれなかったことや，より深い理解につながるような事項が，「参考」として小さい活字で追加してある．本文を読まれて，得心できないところが出てきたら，「参考」の部分に目を通してみていただきたい．詳しい事実を知ってみると，釈然としなかったところが，納得できるようになることがあるかもしれない．改訂にあたり，「参考」も一部改めた．

　本書が，これから管理栄養士を目指す学生の皆様だけでなく，専門領域で活躍する方々が，疑問が生じた際に，繰り返して読んでみたくなるような教科書になることを，願っている．

　令和4年10月

著　者

# 第1版序

　本書は栄養士・管理栄養士を目指す学生諸君を対象にした，解剖生理学の教科書として執筆したものである．本書の根底になっているのは，著者が栄養士養成校で，学生諸君に講義してきた解剖生理学の講義案である．実際に講義をして，学生諸君が質問してくる内容や，期末試験の答案を見て，講義が不十分であったと思われるところを，何度か訂正したり，補充したりして，出来上がったのが本書である．

　この本を作成するに当たって，いくつかの事に留意した．最近，管理栄養士の国家試験制度が改革され，これに伴い国家試験の出題基準も改訂された．本書の記載範囲は国家試験の出題基準に沿って，改訂された出題範囲を全て網羅することにした．従って，国家試験の準備は，本書だけで十分になるように配慮してある．また，解剖生理学では，人体の構造を理解することが肝要であるので，できる限り多くの図版を入れることにした．本文は図版と見開きになるようにし，かつ全て要点のみの箇条書きとし，重要な事項は赤い文字で印刷してある．その他，栄養士として知っておいた方がよいと思われる事項については，各章の末尾に「一口メモ」として付け加えるとともに，簡単なものは本文の中に「メモ」として随時挿入した．

　近年，生活習慣病が大きな関心事となっている．糖尿病や動脈硬化症など，いろいろな生活習慣病が，成人のみならず青少年にまで広がっている．生活習慣病が広がっている大きな原因の1つは，食生活が乱れているためである．乱れた食生活を改善するに際しては，栄養士が中心的な役割を果たすことが期待されている．学童に健全な食生活を指導するため，各学校に栄養教諭が置かれることが決まるなど，今後，栄養士の活躍する分野はますます広がってくるものと考えられる．本書が，栄養士を目指す多くの人達にとって何らかのお役に立てることができれば，著者にとって大きな喜びである．

　本書の作成に当たっては，文光堂の佐藤真二氏，日野水邦之氏から多大の励ましと，惜しみないご協力を頂いた．厚く御礼申し上げる．

　平成16年11月

著　者

# 目　　次

# 1

# 人体概観

　人体の構造や機能を理解するためには，人体の方向，区分，部位などを示す用語を正確に理解しておく必要がある．ヒトは直立二足歩行をするため，方向を表す用語が，四足歩行をする動物と異なっているところがある．

# Ⅰ 面や位置を示す用語

　人体の面や位置は，次のような語により示される（a, b）.

① 静止する水の表面に平行な方向が**水平方向**で，平行な面が**水平面**である.

② 静止する水の表面に垂直な方向と面を，それぞれ**垂直方向**と**垂直面**という.

③ 体の中心線を通る前後方向の平面を**正中面**という. 人体の外形は正中面で対称な左右に分けられる.

④ 正中面に平行な方向と面を，それぞれ**矢状方向**と**矢状面**という.

⑤ 矢状面と水平面に垂直な方向と面を，それぞれ**前頭方向**と**前頭面**という.

⑥ 頭に向かう方向としっぽに向かう方向を，それぞれ**頭方（吻方）**と**尾方**という. 直立二足歩行をするヒトでは**上**と**下**と同じになり，四足歩行をする動物では**前**と**後**になる.

⑦ 直立二足歩行をするヒトでは，**腹側**と**背側**をそれぞれ**前**と**後**というが，四足歩行をする動物では**下**と**上**が同じ意味で使われる.

⑧ **近位**側と**遠位**側は，それぞれ体の中心に近い側と遠い側を指す. 上肢では肩に近い方が近位で，指に近い方が遠位である.

⑨ 正中面に近い側を**内側**，遠い側を**外側**という.

⑩ 体表に近い部位が**浅部**，遠い部位が**深部**である.

# Ⅱ 人体の区分

　人体は，大まかに次のような体部に区分される（c）.

① 人体は，**（広義の）体幹**と**体肢**に分けられる.

② （広義の）体幹は，**（広義の）頭（アタマ）**，**頚（クビ）**および**（狭義の）体幹**に区分される. 多くの動物では，これに**尾（シッポ）**が加わって，（広義の）体幹は，頭，頚，（狭義の）体幹，および尾に区分される.

　　尾とは，肛門より後方に伸びた体幹の一部分である. 尾があることは，脊椎動物の特徴の一つであるが，脊椎動物の中で，ヒトやカエルなど少数の動物は，例外的に尾を欠いている. 無脊椎動物では，ミミズもバッタも，肛門が体の後端である.

③ （広義の）頭は**（狭義の）頭**と**顔（カオ）**に分けられる. この両部の境界は左右の眼，および眼と耳を結ぶ線である. 下顎の下縁より下方を**頚（クビ）**という. 頚の後面は**項（ウナジ）**である.

④ **（狭義の）体幹**は，さらに**胸（ムネ）**，**腹（ハラ）**，**骨盤（コツバン）**，および**背（セナカ）**に分けられる. 背は胸，腹，骨盤の背面全体を指すが，胸と腹の背面を**（狭義の）背**，骨盤の背面をさらに，上部の**腰（コシ）**と下部の**殿（シリ）**に分けることもある. 腹と殿の間で，肛門と外陰部の間の部分を**会陰**と呼ぶ.

　　ヒトの体幹は，左右径が長く，背腹径が短いので背腹方向に扁平になっている. 直立二足歩行に際し，内臓が下垂するのを防ぐため，背腹方向に扁平にして，内臓を脊柱に押しつけている. 四足歩行動物の体幹は，内臓が左右に揺れるのを防ぐため，左右方向に扁平になっている.

体の方向と部位を示す用語を正確に覚えよう.
直立二足歩行をするヒトと, 四足歩行をする動物では, 方向の呼びかたに違いがある.

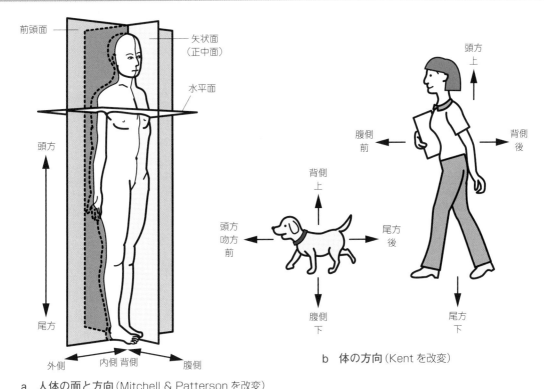

a　人体の面と方向（Mitchell & Patterson を改変）

b　体の方向（Kent を改変）

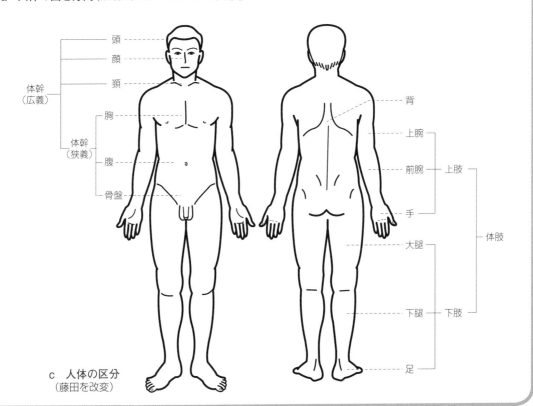

c　人体の区分
　（藤田を改変）

⑤ 体肢は，上肢（前肢）と下肢（後肢）より成る．**上肢（前肢）**は**上腕（ニノウデ）**，**前腕（マエウデ）**および**手（テ）**に分けられる．体幹と上腕の移行部を**肩**といい，肩の下面で胸壁と上腕との間にはさまれた所を**腋窩（ワキノシタ）**と呼ぶ．上腕と前腕の境界部の後面を**肘**といい，肘に対応した前面を**肘窩**という．

**下肢（後肢）**は，**大腿（モモ）**，**下腿（スネ）**および**足（アシ）**に分けられる．大腿と下腿の境界部の前面を**膝**と呼び，後面を**膝窩**という．足の上面は**足背（アシノコウ）**，下面は**足底（アシノウラ）**である．

# Ⅲ 人体の部位

人体の体部は，次のような約60ヵ所の部位に細分される．

## 1 頭と顔の部位（a）

解剖学的には，脳が入っている所が**頭（アタマ）**であり，眼（メ），鼻，口などがある所が**顔**である．

① 頭は**前頭部**，**頭頂部**，**側頭部（コメカミ）**および**後頭部**に分けられる．コメカミは，深頭筋（咀嚼筋）の一つである側頭筋の起始部である側頭部を指す（「4. 筋系」参照）．生の米のように硬いものを噛むときに，ここの所がよく動くことから，このような名前が付けられた．

② 顔は，正中部に**鼻部**，**口部**，および下顎の先端を占める**オトガイ部**があり，左右両側に**眼窩部**，**眼窩下部**，**頬骨部**，および**頬部**がある．

## 2 頚の部位

頚は**前頚部**，**側頚部**および**後頚部**に大別される．

① 前頚部には，正中部に**オトガイ三角**と**筋三角**があり，この両側に**顎下三角**と**頚動脈三角**がある．

② 側頚部には，外方を斜めに伸びる**胸鎖乳突筋部**と**小鎖骨上窩**があり，この後方に**後頚三角**と**大鎖骨上窩**がある．

③ 後頚部は，後頭部と体幹の間にある**項部**である．

## 3 体幹の部位（b, c）

胸は正中部に**胸骨前部**があり，この両側に**胸筋部**，**乳房部**，**乳房下部**があり，この上外方に**鎖骨下部**と**腋窩部**がある．

腹と骨盤は一緒にして**上腹部**，**中腹部**および**下腹部**に大別される．上腹部には**上胃部**と**下肋部**があり，中腹部は**臍部**と**側腹部**に分けられ，下腹部には**下胃部**と**鼡径部**がある．

背の正中部には**脊柱部**と**仙骨部**があり，この両側に，上から，**肩甲上部**，**肩甲部**，**肩甲下部**，**腰部**および**殿部**が配列している．

外陰部と肛門の間の会陰は，前方の**尿生殖部（尿生殖三角）**と後方の**肛門部（肛門三角，直腸三角）**に分けられる．

# 頭，顔，頸および体幹の部位の名前を正確に覚えよう．

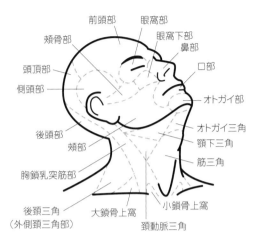

前頭部　眼窩部　眼窩下部　鼻部　口部
頬骨部　頭頂部　オトガイ部　オトガイ三角
側頭部　後頭部　頬部　顎下三角　筋三角
胸鎖乳突筋部　後頸三角（外側頸三角部）
大鎖骨上窩　小鎖骨上窩　頸動脈三角

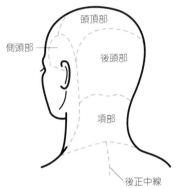

頭頂部　側頭部　後頭部　項部　後正中線

**a　頭，頸および項の部位**
（Feneis を改変）

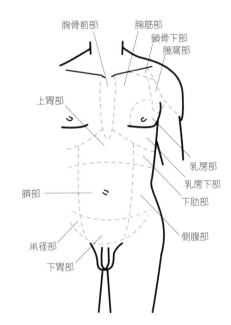

胸骨前部　胸筋部　鎖骨下部　腋窩部
上胃部　乳房部　乳房下部　下肋部
臍部　側腹部　鼡径部　下胃部

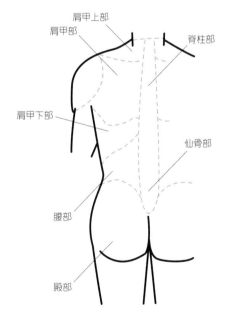

肩甲上部　肩甲部　脊柱部　肩甲下部
仙骨部　腰部　殿部

**b　体幹の部位**
（Feneis を改変）

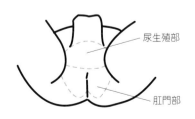

尿生殖部　肛門部

**c　会陰の部位**
（Feneis を改変）

## 4 上肢の部位（a）

　解剖学で上肢を記載する際には，手掌が前方を向くように伸ばした状態を基準にする．したがって，上肢の前面は**掌側**とも呼ばれる．また，内側は**尺側**，外側は**橈側**ともいう．上肢は，上腕，肘，前腕および手に大別される．

① 上腕には**前面**と**後面**，**内側面**と**外側面**があり，**前上腕部**と**後上腕部**に分けられる．上肢の基部を**三角筋部**という．

② 肘は**前肘部**と**後肘部**から成る．

③ 前腕には**前面**と**後面**，**内側面**と**外側面**があり，**前前腕部**と**後前腕部**に分けられる．

④ 手は**手根**（テクビ），**中手**および手の**指**に大別される．

　❶ 手根は**前手根部**と**後手根部**に分けられる．

　❷ 中手には**手掌**（テノヒラ）と**手背**（テノコウ）がある．手掌に母指球と小指球がある．

　❸ 手の指は，［**手の**］**母指**（オヤユビ），**示指**（ヒトサシユビ），**中指**（ナカユビ），**薬指**（クスリユビ）および**小指**（コユビ）である．それぞれの指に，**背面**と**掌面**があり，さらに小指側の**内側面**と母指側の**外側面**を区別する．

## 5 下肢の部位（b）

　解剖学では下肢は，指が前方を向くようにして，伸ばした状態を基準にする．内側は**脛［骨］側**，外側は**腓［骨］側**とも呼ばれる．下肢は，大腿，膝，下腿および足に大別される．

① 大腿には，**前面**と**後面**，**内側面**と**外側面**があり，**大腿三角**，**前大腿部**および**後大腿部**を区別する．

② 膝（ヒザ）は**前膝部**と**後膝部**より成る．前膝部は**膝蓋**（ヒザガシラ），後膝部は**膝窩**（ヒカガミ）とも呼ばれる．

③ 下腿には，**前面**と**後面**，**内側面**と**外側面**がある．内側面と外側面の下部は隆起して，**外果**（ソトクルブシ）および**内果**（ウチクルブシ）となっている．下腿の前面は**前下腿部**，後面は**後下腿部**である．後下腿部は**腓腹**（フクラハギ）ともいう．

④ 足は**足根**，**中足**および足の**指**に分けられる．

　❶ 足根は**アシクビ**とも呼ばれる．

　❷ 中足には，**足背**（アシノコウ）と**足底**（アシノウラ）があり，このほか，**内側縁**，**外側縁**および**踵**（カカト）を区別する．

　❸ 足の指は，［**足の**］**母指**（オヤユビ），**第二～第四指**，**小指**（コユビ）と呼ばれる．各指に，**背側面**と**底側面**，**内側面**と**外側面**がある．

上肢と下肢の部位を覚えよう.
手や足には細かい名前が付いているが, 正確に覚えなければいけない.

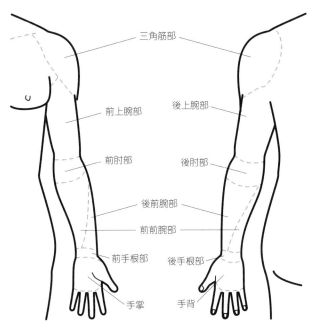

**a 上肢の部位**
（Feneis を改変）

- 三角筋部
- 前上腕部
- 後上腕部
- 前肘部
- 後肘部
- 後前腕部
- 前前腕部
- 前手根部
- 後手根部
- 手掌
- 手背

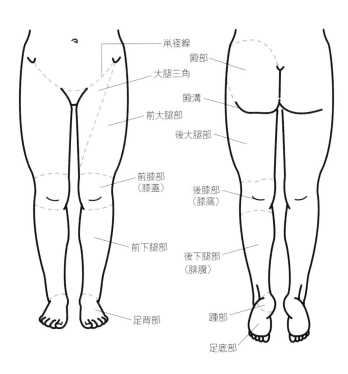

**b 下肢の部位**（Feneis を改変）

- 鼡径線
- 殿部
- 大腿三角
- 殿溝
- 前大腿部
- 後大腿部
- 前膝部（膝蓋）
- 後膝部（膝窩）
- 前下腿部
- 後下腿部（腓腹）
- 足背部
- 踵部
- 足底部

## ●セミナー●　食べ物がヒトの顔形を変えた

　化石人類から現生人類に至るまでの間に，ヒトの頭蓋には3つの大きな変化が起きている．
3つの変化とは，額の形，歯を含めた顎の形，および眼窩上隆起である．このうち，顎の変化
と眼窩上隆起には，食餌の変化が大きな影響を与えている．

❶ 額の形：ヒトは直立二足歩行をするため，頭部は脊柱の上に載っており，この状態で前
　後の重量の平衡を保つ必要がある．前方に向かって大きくなった脳に対応するために前
　頭部が前上方に隆起し，額は垂直位をとるようになった．口を中心にした顔面は後方に
　退行した（**a**）．

❷ 歯と顎の変化：ヒトは，火を使って調理することを覚えた結果，硬いものを噛まなくな
　り，歯と顎が次第に退化し，小さくなった．下顎は，歯が退化するのに伴って小さく
　なったが，前下部だけは舌筋などが付着するために退化を免れ，オトガイとして突出し
　ている．これに対し上顎では，歯は退化したが，上方に大きな脳頭蓋が付いているため，
　上顎骨そのものの大きさはあまり変化していない．

❸ 眼窩上隆起：深頭筋（咀嚼筋）の一つである側頭筋は，側頭窩に起始し，下方に向かって
　伸び，下顎骨に停止している（**b**）．硬いものを食べる動物では，この筋が大きく発達し，
　筋の前方部の一部は側頭窩を通り越して，前方に広がり，眼窩口を塞ぐような走行をす
　る．側頭筋により眼窩口が塞がることを防ぐために発達してきたのが，眼窩上隆起であ
　る．眼窩縁の上方から外方の部分が突出することにより，眼窩口が側頭筋で覆われるこ
　とを防いでいる．調理して軟らかいものを食べるようになるに従って，側頭筋が次第に
　小さくなり，眼窩口を塞ぐおそれがなくなると，眼窩上隆起も退化していった．

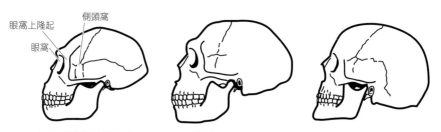

**a　ヒトの頭蓋の変化**（Portmannを改変）
　　左：原人類（ジャワ原人と北京原人），中：旧人類（ネアンデルタール人），右：新人類（現生人）．

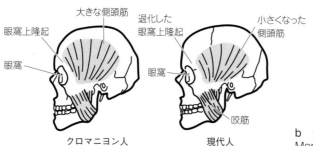

クロマニヨン人　　　　現代人

**b　側頭筋と眼窩上隆起**（PortmannとMontaguを参考にして作成）

# 2

# 細胞と組織

　動物体は，多数の細胞が集まってできている．形態と機能が同じ細胞が集まって組織を形成し，いくつかの組織が集まって器官をつくる．器官が集まって器官系をつくり，器官系が集まって動物体を形成している．

## Ⅰ 生体膜

　細胞の周囲を始め，動物体内のいろいろな構造物の周囲は膜に覆われている．動物体内にみられる膜を**生体膜**と呼び，どこにある膜でも，基本的な構造は同じである．

### 1 構　造

　生体膜は，リン脂質と蛋白質より構成される．構造的には，**流動モザイクモデル**と呼ばれ，二層の**リン脂質**が，疎水基が互いに向かい合い，親水基が外方を向くように並んで二重層を形成し，これに**蛋白質**がモザイク状に配列している．このような膜を**単位膜**と呼ぶ（**a**）．リン脂質の二重層は常温では流動的で，蛋白質は必要に応じて集合したり，散開したりすることができる．一部の膜には，膜内に配列している蛋白質から，膜の外方に向かって**糖鎖**と呼ばれる糖質が伸びている．糖鎖が多量にあるときには，膜の表層に糖質の層ができる．この糖質の層を**細胞外層（糖衣）**という．

### 2 はたらき

　生体膜は，次のようなはたらきをしている．
❶ 周囲との**境界**をつくる．
❷ **物質の通過**を制御する．
　（a）拡散により，物質を通過させる．
　（b）**ナトリウムポンプ**などにより，物質を能動輸送する（**b**）．
　（c）**イオンチャネル**により，イオンを選択的に通過させ，膜電位を発生させる．
❸ 物質の取り込みと分泌をする．細胞外の大きなものを取り込む作用を**食作用**といい，小さいものを取り込む作用を**飲作用**という．両作用を一緒にして**エンドサイトーシス**という．細胞内の成分を外に出す作用は，**エキソサイトーシス（開口分泌）**という（**c**）．
❹ 膜蛋白質は，細胞に免疫的な特性を与え，**受容体**としてはたらく．
❺ **細胞間の相互作用**に関与する．細胞外層を含めた細胞膜は，細胞に特有な性質を持っている．この性質は，細胞同士が互いに認識し合って接着する際に重要な意味を持っている．

## Ⅱ 細　胞

### 1 細胞の構造

　細胞は周囲を薄い**細胞膜**で囲まれ，内部には**原形質**が入っている．原形質は，［**細胞**］**核**とその周囲を取り囲む**細胞質**より構成される．細胞質には，**細胞小器官**や後形質などが含まれる．

① 細胞膜
　細胞の表面を覆う厚さ約9nmの単位膜であり，細胞と外界の境界となっている．

動物体にある膜は基本的に同じ構造をしている.
生体膜は，境界をつくるだけでなく，いろいろな物の通り抜けを規制している.

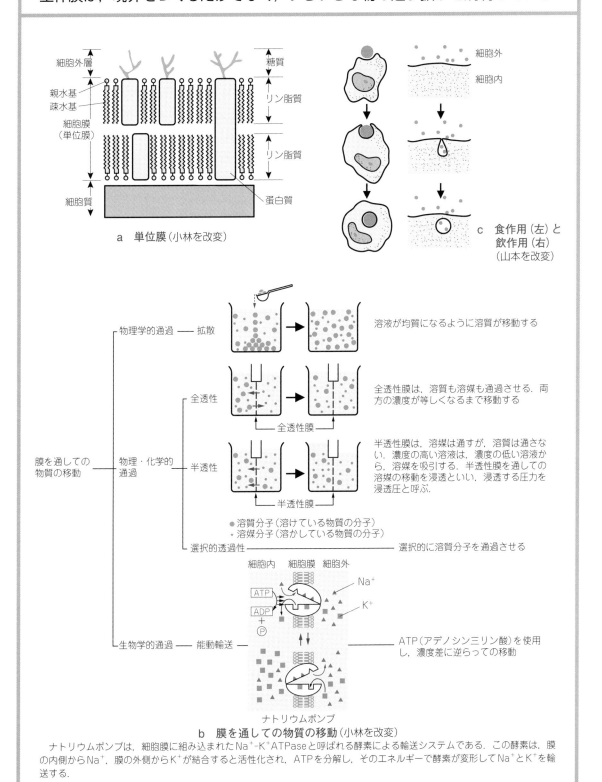

a　単位膜（小林を改変）

c　食作用（左）と
　飲作用（右）
（山本を改変）

溶液が均質になるように溶質が移動する

全透性膜は，溶質も溶媒も通過させる．両方の濃度が等しくなるまで移動する

半透性膜は，溶媒は通すが，溶質は通さない．濃度の高い溶液は，濃度の低い溶液から，溶媒を吸引する．半透性膜を通しての溶媒の移動を浸透といい，浸透する圧力を浸透圧と呼ぶ．

● 溶質分子（溶けている物質の分子）
・ 溶媒分子（溶かしている物質の分子）

選択的に溶質分子を通過させる

ATP（アデノシン三リン酸）を使用し，濃度差に逆らっての移動

ナトリウムポンプ

b　膜を通しての物質の移動（小林を改変）

　ナトリウムポンプは，細胞膜に組み込まれた$Na^+$-$K^+$ATPaseと呼ばれる酵素による輸送システムである．この酵素は，膜の内側から$Na^+$，膜の外側から$K^+$が結合すると活性化され，ATPを分解し，そのエネルギーで酵素が変形して$Na^+$と$K^+$を輸送する．

② 細胞質

細胞小器官，後形質および細胞質基質などより構成される．

❶ 細胞小器官：細胞質内に普遍的に存在し，一定の形態と機能を持つ構造物である（a）．

(a) 小胞体：扁平囊状，小胞状，または細管状の膜性構造物で，網目状につながって細胞質内に広がり，核膜，細胞膜，ゴルジ体などと続いている．機能的には，細胞内の物質の通路となっている．リボソームの有無を基準にして，リボソームの付いている**粗面小胞体**と，付いていない**滑面小胞体**とに分けられる．粗面小胞体は蛋白質を合成し，外分泌物や免疫グロブリンなどをつくる．滑面小胞体は，脂質や糖の代謝に関与している．

(b) リボソーム：細胞内では，遊離した形で存在する**自由リボソーム**や，小胞体に付着した**付着リボソーム**となっている．RNA（リボ核酸）と蛋白質から成り，メッセンジャーRNAの情報をもとに**蛋白質の合成**をしている．ribo-（リボ核酸）とsome（体）を合わせて付けられた名前である．

(c) ゴルジ装置：扁平な囊状の膜が重なり合っている**ゴルジ層板**と，その周囲に集まる**ゴルジ小胞**と呼ばれる小胞や空胞より成る．細胞内で合成された蛋白質や多糖類を膜に包んで**小胞**として細胞外へ出すはたらきをしている．腺細胞では**分泌顆粒の産生**に関与している．

(d) ミトコンドリア：粒状，棒状，または糸状の小体である．二重の膜に包まれ，内方の膜は内部に向かって**クリステ**と呼ばれる突出部を形成している．内方の膜では，グルコースをクエン酸（TCA）回路や電子伝達系により分解し，**ATP（アデノシン三リン酸）を産生**している．グルコースを分解するために酸素を使い，分解の結果，二酸化炭素を放出する．これを**内呼吸**という．mito-（糸状の）とchondria（顆粒）を合わせて付けられた名前である．

(e) 中心体：円筒形の2個の**中心小体**が，互いに直交するように配列する．核の近傍にあり，**細胞分裂**の際に両極に分かれ，紡錘糸の起点となる．鞭毛や線毛の形成にも関与している．

(f) リソソーム（ライソソーム）：単位膜に包まれた球状の小体であり，酸性ホスファターゼなどの**加水分解酵素**を含んでおり，**不要な物質を分解**する．マクロファージや好中球などでよく発達している．lyso-（融解する）とsome（体）を合わせて付けられた名前である．

(g) 細胞骨格：**微小管**，**中間径フィラメント**，および**アクチンフィラメント**という3種類の線維状蛋白質から成る．細胞の形態を維持し，分裂，分泌，運動などに関与している．

❷ 後形質：細胞の活動により産生されたもので，グリコーゲンや色素顆粒などがある．

❸ 細胞質基質：細胞質の基質になっている液状部分であり，**水と蛋白質**が主体となり，これにいろいろな物質が溶けている．**解糖系や発酵**などの場となっている．

③ ［細胞］核

細胞のはたらきを制御するとともに，物質代謝や遺伝にも重要な役割を果たしている．

❶ 核膜：核と細胞質の境界をつくっている膜で，**二重の単位膜**より成り，外側の単位膜は小胞体とつながっている．多くの**核膜孔**があり，核と細胞質の間を物質が移動する通路になっている．

❷ 核 質

(a) 染色質（染色糸）：核内に分散する細い糸状構造物であり，**DNA（デオキシリボ核酸）**と**蛋白質**より成る．細胞分裂の際には，糸状の**染色質糸**に変わり，染色質糸は一定の数に分断して**染色体**となる（b）．染色体の数，形，大きさなどは，動物種により一定であり，**核型**と呼ばれる．ヒトの染色体数は46本である．染色体には，形態的によく似ているものが2本

動物体の基本は細胞である．細胞の中にはどのようなものがあり，
それらがどのようなはたらきをしているかを理解しよう．

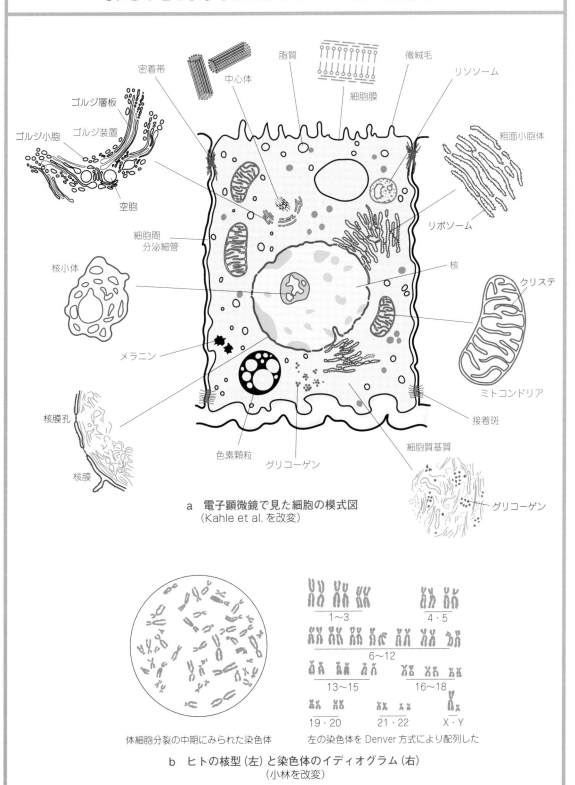

a　電子顕微鏡で見た細胞の模式図
（Kahle et al. を改変）

体細胞分裂の中期にみられた染色体　　　左の染色体を Denver 方式により配列した

b　ヒトの核型（左）と染色体のイディオグラム（右）
（小林を改変）

ずつある．形態的によく似ている1対の染色体を**相同染色体**と呼ぶ．ヒトでは，46本のうち，44本が相同染色体で，男女とも同じ形態をしている．この44本の染色体を**常染色体**と呼ぶ．残りの2本の染色体は男女で異なっている．男女で異なる2本の染色体を**性染色体**といい，**X染色体**と**Y染色体**がある．ヒトの性染色体は，男性はXY，女性はXXである．

(b) 核小体：核内に1～数個ある小球体で，**RNA**と**蛋白質**を含んでいる．リボソームのRNAを合成する．合成されたRNAは核膜孔を通って細胞質に出る．

(c) 核液：蛋白質と水より成り，核小体や染色質を浮遊させている．半流動性の透明な液体で，染色質や核小体のはたらきに必要な物質を含んでいる．

## ② 細胞分裂（a～c）

細胞は分裂することにより増殖する．細胞分裂には，染色体や紡錘糸が現れる**有糸分裂**と，これらが出現せず，核や細胞質がくびれるようにして分裂する**無糸分裂**がある．

**有糸分裂**には，体細胞分裂と減数分裂がある．**体細胞分裂**は，成長の際や，外傷などで失われた細胞を回復する際などに行われ，染色体数が同じ細胞が2個できる分裂である．

**減数分裂（還元分裂）**は，私たちの体では，生殖細胞ができる際に行われる分裂で，連続して2回の分裂が起こり，染色体が半減した4個の細胞ができる．

体細胞分裂と減数分裂の経過は類似しているが，内容も意義もまったく異なっている．

### ① 体細胞分裂

❶ 間期：核の中ではDNAの合成が行われる．

❷ 前期：染色質が集まって染色質糸となり，さらに短く分断して染色体となる．染色体に縦裂面ができて，2本の娘染色体（染色分体）となる．

❸ 中期：染色体は赤道面上に並び，紡錘糸が染色体に付着する．

❹ 後期：染色体を構成する娘染色体は，1本ずつ別個に，細胞の両極に移動する．

❺ 終期：染色体は染色質となり，核は次第に元の形態に戻る．細胞質が赤道面でくびれて二分し，2個の細胞ができる．前期から終期までを，一括して分裂期と呼ぶ．

### ② 減数分裂

生殖細胞ができる際の分裂で，2回の分裂が連続して起こる．先に起こる分裂を**第一分裂**といい，後の分裂を**第二分裂**と呼ぶ．

❶ 間期：DNAの合成が行われる．

❷ 第一分裂前期：相同染色体が接合して，二価染色体をつくる．各染色体に縦裂面ができて2本の娘染色体となり，二価染色体は4本の娘染色体から成る．

❸ 第一分裂中期：二価染色体は赤道面に並び，紡錘糸が染色体に付着する．

❹ 第一分裂後期：二価染色体を形成している4本の娘染色体が，接合面で2本ずつに分かれて両極に移動する．染色体の数は半数になる．

❺ 第一分裂終期・第二分裂前期：細胞質の分裂が起こり，染色体数が半減した細胞が2個できる．染色体は染色質に戻らないまま，第二分裂が始まる．

❻ 第二分裂中期：染色体が赤道面上に並ぶ．

❼ 第二分裂後期：2本の娘染色体が縦裂面で分離して，1本ずつの娘染色体となって両極に向か

# 細胞分裂の過程を知ろう.

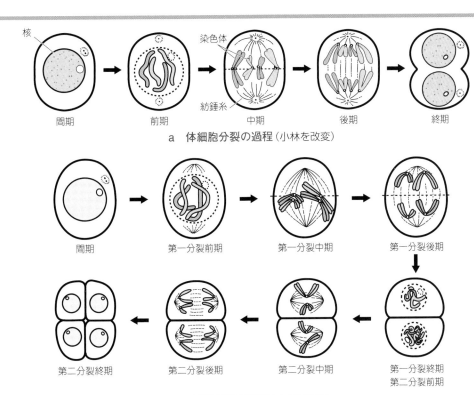

a 体細胞分裂の過程（小林を改変）

b 減数分裂の過程（小林を改変）

c 細胞分裂の過程

| 分裂時期 | 体細胞分裂 | 減数分裂 | 分裂時期 | |
|---|---|---|---|---|
| 周期 | ① DNA合成前期（G₁期）：盛んに蛋白質合成が行われ，細胞の体積が増大する.<br>② DNA合成期（S期）：DNAの合成が行われる.<br>③ DNA合成後期（G₂期）：染色質は，太く短くなる. | ① DNA合成前期（G₁期）：盛んに蛋白質合成が行われ，細胞の体積が増大する.<br>② DNA合成期（S期）：DNAの合成が行われる.<br>③ DNA合成後期（G₂期）：染色質は，太く短くなる. | 周期 | |
| 前期 | ① 核は大きくなり，染色質は糸状の染色質糸に変わる．染色質糸は一定の数に分裂して染色体となる.<br>② 染色体に縦裂面ができて，2本の娘染色体（染色分体）となる.<br>③ 核小体および核膜は消失する.<br>④ 中心体は有対となり，細胞の両極に移る.<br>⑤ 両極の中心体に紡錘糸が集まり紡錘体が形成される. | ① 核は大きくなり，染色質は糸状の染色質糸に変わる．染色質糸は一定の数に分裂して染色体となる.<br>② 相同染色体が接合して二価染色体をつくる.<br>③ 各染色体に縦裂面ができて，2本の娘染色体（染色分体）となる.<br>④ 核小体および核膜は消失する.<br>⑤ 中心体は有対となり，細胞の両極に移る.<br>⑥ 両極の中心体に紡錘糸が集まり紡錘体が形成される. | 前期 | 第一分裂 |
| 中期 | ① 染色体は赤道面上に並び，紡錘糸が染色体に付着する. | ① 二価染色体は赤道面上に並び，紡錘糸が染色体に付着する. | 中期 | |
| 後期 | ① 娘染色体は，1本ずつ別個に両極に移動していく．細胞質の分裂が始まる. | ① 二価染色体を形成している4本の娘染色体が，接合面で分かれて2本ずつになり，両極に移動する. | 後期 | |
| 終期 | ① 両極に集まった娘染色体は不明瞭となり，核は次第に終止核の形態に戻る.<br>② 細胞質が分裂し，2個の細胞ができる. | ① 細胞質の分裂が起こり，染色体数が半減した細胞が2個できる.<br>② 染色体は染色質に戻らないまま，第二分裂が始まる. | 終期<br>前期 | 第二分裂 |
| | | ① 染色体が赤道面上に並ぶ.<br>② 2本の娘染色体の境界がはっきりしてくる. | 中期 | |
| | | ① 2本の娘染色体が縦裂面で分離して，1本ずつの娘染色体となって両極に向かう．染色体量が半減した細胞ができる. | 後期 | |
| | | ① 娘染色体が両極に到達する.<br>② 核膜が現れる.<br>③ 細胞質が分裂し，4個の生殖細胞ができる. | 終期 | |

う．染色体の量が半分になる．

❽ 第二分裂終期：娘染色体が両極に到達し，核膜が現れ，細胞質が分裂し，染色体の数も量も半分になった4個の生殖細胞ができる．

# Ⅲ 組　織

多細胞動物ができるためには，機能と形態の異なった細胞ができ，それらが集まり，それぞれが特定のはたらきを受け持って，分業を行う必要がある．同じ起源の細胞から，構造と機能の異なる細胞ができることを細胞の**分化**という．分化は，細胞が持つ遺伝情報の発現の違いにより起こる．

分化した細胞には，❶運動することができ，❷自己と非自己の識別をすることができ，❸同種の細胞だけで接着して集団をつくる，などの性質がある（a）．動物の細胞では，細胞外層や，細胞が分泌した細胞間質が接着の役目をしている．細胞が互いに接着し合うことは，多細胞動物ができるうえで重要なことである．

同じ方向に分化した細胞の集団を**組織**と呼ぶ．組織は固有の**細胞**と，その間を埋める**細胞間質**より成る．細胞間質は固有の細胞によりつくられたもので，線維と基質から成り，隣接する細胞の間にある細胞間隙を満たしている．組織は，構成する細胞の形，配列様式，はたらきなどに基づいて，**上皮組織**，**支持組織**，**筋組織**および**神経組織**の4種類に分けられる．

## 1 上皮組織

体表，管腔の内表面，体内の腔所の表面などを覆っている1〜数層の細胞群である．体表からは周囲の水などが入らないようにする必要があり，管腔の内表面からは内容物が漏れ出ないことが重要である．このため，上皮を形成している**上皮細胞は互いに密接して配列**し，その間に細胞間質をほとんど含んでいないことが特徴の一つである．上皮の基底面には，上皮細胞から分泌された**基底膜**と呼ばれる膜状物質の層が形成され，下にある結合組織との境界面をつくるとともに，接着面ともなっている．基底膜は膠原線維を主体とした基底板を中心に，上皮側の透明板と，結合組織側の線維細網板の3層より構成される．

上皮組織のはたらきは，内部の保護，分泌や吸収，線毛により物質を運ぶ，感覚刺激を受け取る，などである．

① 上皮組織の分類（**b**）

❶ **単層上皮**：基底膜の上に細胞が1層に配列していて，その細胞がすべて自由表面に達している上皮である．構成する細胞の形態により，**単層扁平上皮**（血管内皮など），**単層立方上皮**（尿細管上皮など），**単層円柱上皮**（胃，小腸，大腸などの上皮など）に分けられる．

❷ **重層上皮**：細胞が何層にも積み重なっている上皮である．最表層の細胞の形態により**重層扁平上皮**，**重層立方上皮**，**重層円柱上皮**などに分けられる．重層扁平上皮は，表層部の細胞は扁平であるが，深層の細胞は背の高い細胞である．皮膚や口腔粘膜上皮など，摩擦や温度などの物理的な刺激や，化学的な刺激の多い所に存在している．

❸ **多列上皮**（偽重層上皮）：すべての細胞が基底面上に載って1列に並んでいるが，細胞の背の

# 細胞は集まって組織をつくる.
# 上皮組織を理解しよう.

### 参考 減数分裂

❶ 減数分裂とはどのような分裂なのか：有性生殖をする生物では，精子や卵などの配偶子が形成される際に行われ，配偶子の染色体の数と量を体細胞の染色体の半分にする分裂である.

❷ 減数分裂の意義：生物の染色体の数と量はそれぞれの生物により一定である. もしも減数分裂が起こらないで，配偶子の染色体の数と量が体細胞と同じまま受精をして子孫を増やすとすると，世代を重ねるごとに染色体が無限に増えてしまうことになる. このような事態を避けるために，受精の前に配偶子の染色体の数と量を半分にすることを目的にして行われる分裂である. 染色体の数と量が半分になった配偶子が受精すると，受精卵の染色体の数と量は，体細胞と同じになる. 減数分裂は，染色体の数と量を一定に保つための分裂なのである.

❸ 減数分裂が起こる所と時期：減数分裂は，配偶子を形成する器官で，配偶子を形成するときにだけ起こる. ヒトでは，精巣や卵巣で，精子や卵が形成されるときに行われる.

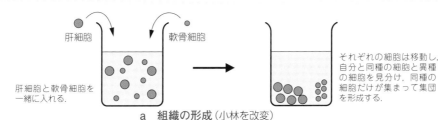

肝細胞　　　　軟骨細胞

肝細胞と軟骨細胞を
一緒に入れる.

それぞれの細胞は移動し，
自分と同種の細胞と異種
の細胞を見分け，同種の
細胞だけが集まって集団
を形成する.

**a　組織の形成**（小林を改変）

### 参考 上皮組織の存在部位とその名称

上皮組織は，体の外表面，中腔性器官の内表面，体内の腔所の内表面などを覆っている.

❶ 表皮：皮膚の最表層を占める細胞群である. ヒトの場合は重層扁平上皮である.

❷ 上皮：消化器系，呼吸器系，泌尿器系，生殖器系，感覚器系の耳管や鼓室などのように内腔が体の外に通じている中腔性器官の内表面は，粘膜に覆われている. 粘膜の最表層を覆う細胞群を［粘膜］上皮と呼ぶ. 粘膜には単細胞腺である杯細胞が分布していたり，多細胞性の粘液腺が発達していたりすることが多いので，表面には絶えず粘液が分泌されている. 粘液により表面が湿潤に保たれているため，粘膜と呼ばれる. 構造的には，単層上皮，重層上皮，多列上皮，移行上皮など，非常に変化に富んでいる.

❸ 中皮：体腔やその中にある器官の表面を覆う膜状組織を漿膜という. 腹膜，胸膜，心膜などが漿膜である. 漿膜の最表層の細胞群を漿膜上皮（体腔上皮）または中皮という. 構造的には単層扁平上皮である.

❹ 内皮：心臓，血管，リンパ管など，閉鎖された内腔面を覆う細胞群である. 構造的には単層扁平上皮である.

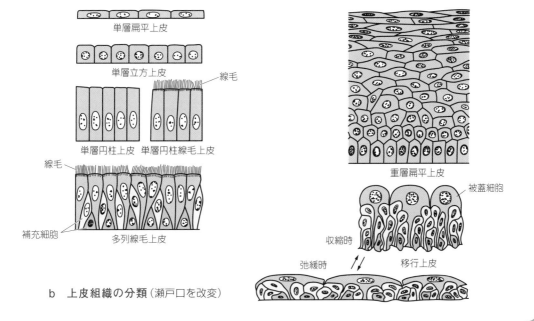

単層扁平上皮

単層立方上皮

線毛

単層円柱上皮　単層円柱線毛上皮

線毛

補充細胞　　多列線毛上皮

重層扁平上皮

被蓋細胞

収縮時

弛緩時　　　　移行上皮

**b　上皮組織の分類**（瀬戸口を改変）

高さがまちまちで，背が高くて上皮の自由表面に達しているものや，背が低くて自由表面に達していない細胞などが含まれている．自由表面に達していない細胞を補充細胞という．核の高さもいろいろで，一見，細胞が何層にも積み重なっているように見える．気管の上皮などにみられる．単層円柱上皮や多列上皮では，自由表面に線毛を備えていることがある．線毛は一定の方向に波打って動く線毛運動をし，表面にある粘液や微粒子を一定の方向に運ぶ作用をしている．線毛を持つ上皮細胞は，気道や卵管などの上皮に存在している．

❹ 移行上皮：基底膜の上に配列する立方形ないし円柱状の細胞の上に，被蓋細胞と呼ばれる大型の細胞が配列した形になっている．細胞同士のずれが起こりやすい構造になっており，上皮が収縮しているときには層の数が増えて厚くなり，引き伸ばされると，層の数が減少し，表面にある大型の細胞は扁平になる．多列上皮の特殊化したものであると考えられている．膀胱の上皮が代表的な移行上皮である．

## ② 腺（a〜c）

分泌を主要な機能とする細胞を**腺細胞**という．腺細胞が集まり，分泌を目的とする構造物を**腺**という．腺は，分泌物を体の外表面または内腔表面に出す**外分泌腺**と，分泌物を周囲の組織液に出す**内分泌腺**に大別される（a）（内分泌腺については「7．内分泌系」参照）．構成する細胞の数を基準にすると，**単細胞腺**と**多細胞腺**に分けられる．さらに，腺細胞の所在により，腺細胞が被蓋上皮の内部にある**上皮内腺**と，上皮外にある**上皮外腺**とに分類される．消化管に広く分布している**杯細胞**（b）は，代表的な上皮内腺である．上皮外腺には，汗腺，肝臓，膵臓などの外分泌腺と，甲状腺などの内分泌腺が含まれる．

多細胞性の外分泌腺では，腺の構造や分泌様式は，次のようになっている．

❶ 構造：腺の分泌物を産生する部分を**腺房**（**分泌部，終末部**）と呼び，分泌物を運ぶ管を**導管**という（c）．腺房は腺細胞が腺腔を囲むようにして配列したものである．腺房の外周を**筋上皮細胞**が取り囲んでいることがある．筋上皮細胞は，自律神経やホルモンの作用により収縮し，分泌物の放出を促進させるはたらきをする．

腺房と導管の間に細い管状部が認められることがあり，これを**介在部**という．介在部と導管の間に，基底部に好酸性の線条を持つ細胞が分布している線条部が存在することがある．**線条部**を構成する細胞の基底部には，多数のミトコンドリアが集まっている．

❷ 分類：腺房や導管の形態に基づいて分類される（d）．

❸ 分泌様式：腺房から腺腔に分泌物を放出する様式には，次の3通りがある（e）．

(a) 漏出分泌（エクリン分泌）：腺房細胞から，分泌物のみが放出される分泌様式である．腺房細胞の中で膜に包まれた分泌顆粒が形成される．分泌顆粒が細胞膜に近づき，分泌顆粒を包む膜と，腺房細胞の細胞膜が互いに接着すると，接着部が開口して内容物が放出される．漏出分泌は，エクリン汗腺や唾液腺などでみられる分泌様式である．

(b) 離出分泌（アポクリン分泌）：腺房細胞内でつくられた分泌物が頂上部にたまってきて，分泌物とともに細胞体の一部がちぎれて放出される様式である．アポクリン汗腺にみられる．

(c) 全分泌（ホロクリン分泌）：腺房細胞の中に分泌物が堆積してくると，腺房細胞そのものがはげ落ちて分泌物となる．脂腺にみられる．

# 腺とはどのようなものだろう.

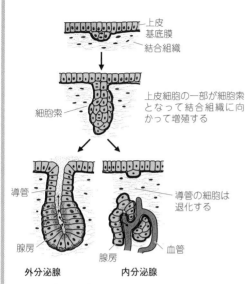

上皮
基底膜
結合組織

上皮細胞の一部が細胞索となって結合組織に向かって増殖する

細胞索

導管

腺房

導管の細胞は退化する

腺房

血管

**外分泌腺**　**内分泌腺**

a　腺の発生 (Ham & Cormack を改変)

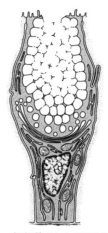

b　杯細胞 (山本を改変)

円柱上皮細胞が分泌能力を備えたものである.

核は基底部に押しやられ, 核上部から頂上部にかけて分泌物が充満している. 分泌物により細胞の上部は幅が広くなるが, 基底部は狭く, 細胞全体の形がワイングラスに似た形になっているので, 杯細胞と呼ばれる.

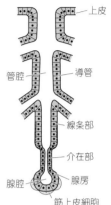

上皮

管腔　導管

線条部

介在部

腺腔　腺房

筋上皮細胞

c　外分泌腺の構造
(瀬戸口を参考にして作成)

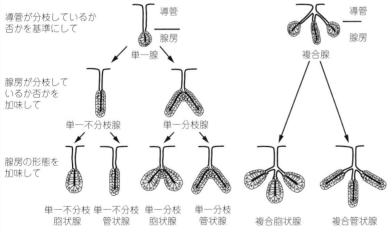

導管が分枝しているか否かを基準にして

導管

腺房

単一腺

複合腺

腺房が分枝しているか否かを加味して

単一不分枝腺　　単一分枝腺

腺房の形態を加味して

| 単一不分枝胞状腺 | 単一不分枝管状腺 | 単一分枝胞状腺 | 単一分枝管状腺 | 複合胞状腺 | 複合管状腺 |
|---|---|---|---|---|---|
| 小型の脂腺 | 汗腺, 腸腺 | 大型の脂腺瞼板腺 | 胃底腺子宮腺 | 膵臓外分泌部 | 肝臓, 腎臓 |

d　腺の分類
(瀬戸口を参考にして作成)

漏出分泌　　　離出分泌

ゴルジ装置

小胞体

e　漏出分泌と離出分泌
(山本を改変)

③ 細胞間の連結（a）

　隣接する細胞は互いに連結されていることが多い．細胞間の連結は，上皮組織に著明であるが，支持組織，筋組織，神経組織などにも存在する．

　連結には，細胞が10〜15 nmの間隙を隔てて隣接する**単純連結**と，特別な結合装置のある**複合連結**がある．複合連結には，次の4種類がある．

- ❶ **密着帯（タイト結合）**：細胞の自由表面に隣接する部分にみられる．相対する細胞膜には，網目状に走行する線状隆起部があり，隆起部が互いに密着する．小腸の吸収上皮や脳の毛細血管に存在する．
- ❷ **接着帯**：密着帯のすぐ内方に広がる．細胞膜は，約20 nmの間隔を隔てて，互いに平行に配列している．この部分の細胞膜の内面には，線維状の物質が集まっている．
- ❸ **接着斑（デスモゾーム）**：細胞間が20〜30 nm開き，その中央に直径0.2〜0.5 μmの円板状の接着装置がはさまっている．接着装置がある所の細胞膜の内面には，中間径フィラメントが付着している．重層扁平上皮に発達している連結である．
- ❹ **細隙結合（ネキサス，ギャップ結合）**：隣接する細胞膜が2 nmの間隔を置いて向き合い，対面する細胞膜を，蛋白質より成る六角柱状のコネクソンが連結している．コネクソンは中央に孔が開いており，この孔を通ってイオン，グルコース，アミノ酸などが移動する．心筋細胞，平滑細胞，骨細胞などにみられ，興奮の伝達や，栄養分の輸送が行われる．

## 2 支持組織

　体内に広く分布しており，隣接する組織や器官を結合したり，体を支えたりするはたらきをしている組織である．上皮組織とは対照的に，細胞要素が少なく，細胞間質が非常に多い．細胞間質は**線維**と**基質**から成り，組織の密度，硬さ，弾力などに影響している．支持組織は，**結合組織**，**軟骨組織**，および**骨組織**に分けられる．これらの組織はすべて**間葉**と呼ばれる胎生期の未分化な組織から分化したものである．同じ母体に由来する組織であるので，各組織間の区別ははっきりしないことがある．いずれも強い再生能力を持っている．

① 結合組織

　組織の間隙を満たしたり，器官の被膜を形成したり，組織や器官を結び付けたりしている組織である．

- ❶ **構成要素**：細胞要素と細胞間質から構成される．細胞間質は線維と基質から成る．
  - (a) **細胞要素**：運動性に乏しい固定細胞と，運動性のある自由細胞より成る（**b〜d**）．
    - ⅰ）固定細胞：線維芽細胞や脂肪細胞などが含まれる．
    - ⅱ）自由細胞：大食細胞（マクロファージ），リンパ球，形質細胞，好中球，好酸球，肥満細胞などが存在している（「5．血液と免疫系」参照）．
  - (b) **線維**：膠原線維，弾性線維および細網線維の3種がある．
    - ⅰ）膠原線維：コラーゲンから成る線維である．張力に強く，伸展性に乏しい．
    - ⅱ）弾性線維：エラスチンを多く含んだ，弾力性に富んでいる線維である．
    - ⅲ）細網線維：コラーゲンから成るが，膠原線維より細く，分枝して網様構造を形成する．
  - (c) **基質**：均質無構造で，主な成分は，プロテオグリカンと呼ばれるムコ多糖蛋白質である．基質の液性成分は，組織液と呼ばれる（「6．循環器系」参照）．

# 細胞の連結のしかたを知ろう.
# 結合組織とはどのような組織なのだろう.

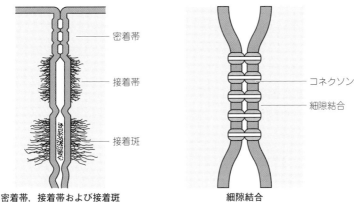

密着帯

接着帯

接着斑

コネクソン

細隙結合

**密着帯，接着帯および接着斑**

**細隙結合**

**a　細胞間の複合連結**（伊藤と山本を参考にして作成）

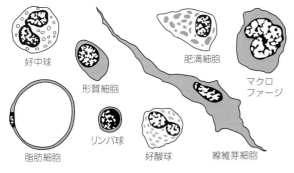

好中球

形質細胞

肥満細胞

マクロ
ファージ

脂肪細胞

リンパ球

好酸球

線維芽細胞

**b　結合組織の細胞性要素**
（瀬戸口と山本を参考にして作成）

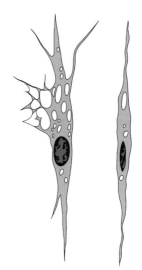

線維芽細胞

線維細胞

**d　線維芽細胞と線維細胞**
（Junqueira et al. を改変）

　線維芽細胞は不規則な突起を持った大型の扁平な
細胞であり，細胞体に脂肪滴を含み，多くの突起を
出している．活動状態にあるときは，膠原線維や弾
性線維などを産生するとともに，基質もつくってい
る．いったん線維をつくってしまうと，突起の少な
い線維細胞になる．組織が傷害された際に，傷口を
塞いだり，肉芽組織を形成したりして組織の修復時
に活発にはたらく.

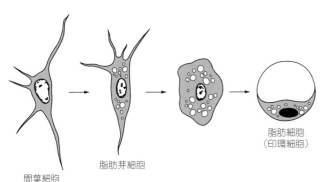

脂肪細胞
（印環細胞）

周葉細胞

脂肪芽細胞

**c　脂肪細胞の形成過程**（Junqueira et al. を改変）

　脂肪細胞は，細胞質に脂肪を持つ細胞である．脂肪量が多くなる
に従い，細胞質は細胞の周囲に押しやられて薄い膜状になり，核も
扁平になる．このような細胞を印環細胞と呼ぶ.

　脂肪細胞は，栄養分を脂肪として備蓄し，食餌がとれない時期に
備えるはたらきをする.

❷ 種類

　(a) 疎 [線維] 性結合組織（a）：最も一般的な結合組織で，基質は半固体状であり，膠原線維や弾性線維の間に，多数の固定細胞や自由細胞が分布している．皮下組織や，粘膜下組織などをつくっている．

　(b) 密 [線維] 性結合組織（b）：緻密な線維性結合組織であり，基質は少なく，膠原線維の束が密に配列している．線維の間には，少数の線維芽細胞が分布している．張力に強い組織である．線維の走行により，腱や靱帯を構成する平行線維性結合組織と，真皮，骨膜，筋膜，眼球の強膜，脳の硬膜などを構成している交織線維性結合組織が分けられる．

　(c) 脂肪組織（c）：疎性結合組織の中に，脂肪細胞がブドウの房状に配列した組織である．全身に広く分布している．脂肪組織は，内部を保護し，栄養分を貯蔵し，熱の放散を防ぐ役割をしている．

　(d) 弾性組織（d）：伸びたり縮んだりすることができる組織である．細胞は少なく，少数の線維芽細胞や平滑筋細胞が散在している．細胞間質は大量の弾性線維から構成される．この組織は，靱帯，血管壁，喉頭蓋や外耳の弾性軟骨のように，形が変化する器官にみられる．

　(e) 細網組織（e）：突起を持った細網細胞と，その間を走る細網線維が，交錯して網目構造を形成する．細網線維は，細網細胞から分泌されたもので，銀で黒染するので，銀好線維とも呼ばれる．細網細胞と細網線維がつくる網目の中に，リンパ球やマクロファージなどが分布している．骨髄，脾臓，リンパ性組織などを構成する．

　(f) 膠様組織（f）：大型の線維芽細胞が互いに連結して網様構造を形成している．細胞間質はムコ多糖類を主体としており，この中に膠原線維が分布している．粘液の多い組織で，胎児の臍帯などにみられる．

② 軟骨組織（g）

　線維性結合組織の特殊型で，軟骨細胞と細胞間質より構成される．

　**軟骨細胞**は卵円形をした細胞で，細胞間質の中にできた**軟骨小腔**と呼ばれる腔所の中に2〜4個ずつ入っている．これらの細胞は，同じ母細胞から生じた同母性細胞である．

　細胞間質は**軟骨基質**とも呼ばれ，線維と線維間質（無定形基質）より構成される．**線維**は，膠原線維や弾性線維などが主体であり，無定形基質の中を交錯して走行している．**無定形基質**は，主にプロテオグリカンより成る．プロテオグリカンは，蛋白質とムコ多糖類（グリカン）の複合体である．多糖類には，コンドロイチン硫酸などが含まれる．軟骨の硬さは，プロテオグリカンによる．

　軟骨基質の性状により，硝子軟骨，弾性軟骨，線維軟骨に分けられる．

❶ 硝子軟骨：一見，均質無構造に見える軟骨であるが，コンドロイチン硫酸を多量に含有する無定形基質の中に，細い膠原線維が埋め込まれてできている．胎生期には，骨格の大部分は，硝子軟骨でできている．発生が進むと，順次，骨組織に置き換わる．関節軟骨や肋軟骨などを構成している．

❷ 弾性軟骨：やや不透明で，黄色みを帯びた軟骨である．軟骨基質に弾性線維を多量に含んでいる軟骨で，耳介軟骨，喉頭蓋軟骨がこの軟骨に属する．

❸ 線維軟骨：大量の太い膠原線維の間に，軟骨細胞が散在する軟骨である．膠原線維が多いので，軟らかく柔軟性に富んでいる．椎間円板や恥骨結合などを構成している．

## 結合組織にはどのようなものがあるのだろう.
## 軟骨の構造を知ろう.

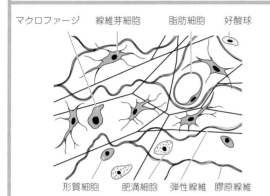

a 疎性結合組織（乳房皮下組織）（山本を改変）

マクロファージ　線維芽細胞　脂肪細胞　好酸球

形質細胞　肥満細胞　弾性線維　膠原線維

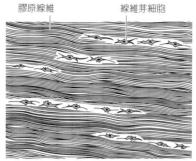

平行線維性結合組織（ヒト上腕三頭筋腱）

膠原線維　線維芽細胞

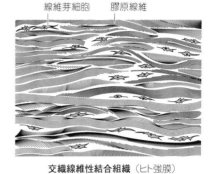

交織線維性結合組織（ヒト強膜）

b 密性結合組織（瀬戸口を改変）

線維芽細胞　膠原線維

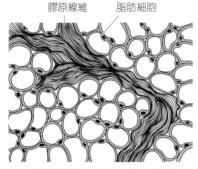

c 脂肪組織（皮下組織）（山田を改変）

膠原線維　脂肪細胞

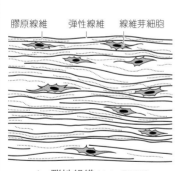

d 弾性組織（ウシ項靱帯）
（瀬戸口を改変）

膠原線維　弾性線維　線維芽細胞

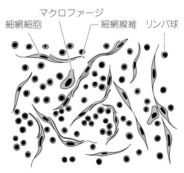

e 細網組織（リンパ節）（山本を改変）

細網細胞　マクロファージ　細網線維　リンパ球

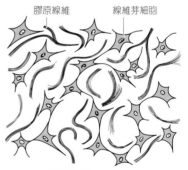

f 膠様組織（ヒト胎児臍帯）
（山本を改変）

膠原線維　線維芽細胞

g 軟骨の分類
（山田を改変）

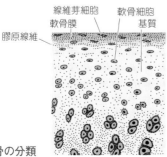

硝子軟骨

膠原線維　軟骨膜　線維芽細胞　軟骨細胞　基質

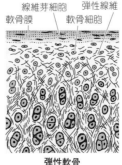

弾性軟骨

線維芽細胞　軟骨膜　弾性線維　軟骨細胞

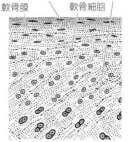

線維軟骨

線維芽細胞　軟骨膜　膠原線維　軟骨細胞

③ 骨組織（a, b）

　骨組織は，支持組織の中で最も高度に分化している組織である．骨組織は，細胞要素である骨細胞と，細胞間質から構成される．細胞間質は，骨基質と呼ばれる．

　**骨細胞**は，多くの長い突起を持った多角形の細胞である．細胞体は**骨小腔**と呼ばれる間隙に入っている．突起は骨小腔に続く**骨細管**の中を伸びており，隣接する骨細胞の突起の先端は細隙結合により互いに連結している．

　**骨基質**は，線維と線維間質（無定形基質）より成る．**線維**は膠原線維であり，無定形基質の中に密な線維網をつくっている．**無定形基質**は，プロテオグリカンと無機質から成る．軟骨組織に比べると，プロテオグリカンの含有量は少ない．無機質の量は多く，骨重量の約65％を占める．無機質は，主にリン酸カルシウムや炭酸カルシウムなどの無機塩類から成る．

　骨組織は，線維性骨組織と層板性骨組織に分けられる．**線維性骨組織（線維骨）**では，膠原線維は不規則な走行をしている．胎児の骨の大部分は線維骨である．**層板性骨組織（層板骨）**の膠原線維は線維束を形成し，層状に配列して骨層板をつくっている．成人の骨の大部分は層板骨である．

### ③ 筋組織

　筋組織は，筋細胞と細胞間質より構成される．筋細胞は，細長い形をしているので，筋線維とも呼ばれる．筋細胞は，刺激されると興奮して収縮し，刺激がなくなると，弛緩する性質を持っている．

　**筋細胞**は，形態，機能および所在に基づいて，骨格筋細胞，心筋細胞および平滑筋細胞に分けられる（c）．筋細胞の構造に基づくと，横紋のある骨格筋細胞や心筋細胞と，横紋のない平滑筋細胞に分けられる．機能的にみると，自分の意志で動かすことができるか否かにより，随意筋と不随意筋に分けられる．骨格筋は随意筋であり，心筋細胞と平滑筋細胞は不随意筋である．

　**細胞間質**は，隣接する筋細胞の間隙にある少量の線維性結合組織であり，血管や神経線維の通路となっている．

### ④ 神経組織

　神経組織は，**ニューロン（神経細胞）**と**神経膠細胞（グリア細胞）**から成る．

① ニューロン

　❶ 形態（d, e）：細胞体と突起から成る．突起には，樹状突起と軸索がある．
　　(a) 細胞体：形は多角形，球形など様々である．ニューロンの細胞体には，粗面小胞体と自由リボソームより成るニッスル物質，神経細糸や神経微細管を含んだ神経原線維，ミトコンドリア，ゴルジ装置などが含まれている．
　　(b) 樹状突起：細胞体から出ている太く短い突起であり，通常複数ある．
　　(c) 軸索：通常1本あり，細く長い突起である．
　❷ 神経回路網（f）：ニューロンは，単独で存在することはまれで，多くの場合，突起により互いにつながって**神経回路網**を形成している．ニューロン間の連絡部位を**シナプス**と呼ぶ．それぞれのニューロンは，自分の前にあるシナプス前ニューロンから情報を受ける．自分が受け取った情報を統合し，統合した情報を，次にあるシナプス後ニューロンに伝えている．多くの神経回路網が集まって，神経系を構成している．

# 骨組織，筋組織，神経組織の成り立ちを理解しよう.

a　骨（横断面）（瀬戸口を改変）

血管　神経　ハバース管　ハバース層板
骨小腔
骨細管
細胞間質

骨細胞　細胞間質　骨小腔　骨細管

b　骨組織（Junqueira et al. を改変）

骨組織は，骨細胞と細胞間質より構成される.
骨細胞は，細胞間質にできた骨小腔と骨細管という腔所に入っている. 骨小腔と骨細管を示すために，右側の骨細胞は除去してある.

## c　筋細胞

❶ 骨格筋細胞：発生初期の骨格筋細胞は筋芽細胞と呼ばれる短い紡錘形の細胞である. 発生の過程で，多数の筋芽細胞が連珠状につながって合胞体を形成し，長い細胞になった. このため，骨格筋細胞は多くの核を持ち，長いものでは数 cm にも及ぶ細胞となった. 細く長い形をしているので，骨格筋線維と呼ばれることもある. 核は長円形で筋細胞の表層に配列している（「4. 筋系」参照）.

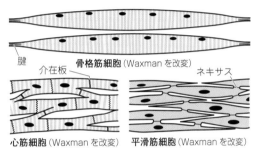

腱
骨格筋細胞（Waxman を改変）
介在板
ネキサス
心筋細胞（Waxman を改変）
平滑筋細胞（Waxman を改変）

❷ 心筋細胞：心筋細胞は直径約 15 μm，長さ 80 μm の細胞で，I字型，Y字型，X字型をしている. 核は各細胞に1つずつある. 隣接する細胞は介在板により互いに連結している. 介在板では，隣接する細胞間で興奮の伝達が行われ，多くの心筋細胞は，機能的に調和のとれた活動をする.

❸ 平滑筋細胞：平滑筋細胞は直径約 5 μm，長さは 30〜200 μm の紡錘形をしており，中央に1つの長円形の核がある. 隣接する細胞の間にはネキサスが形成される. 1つの筋細胞の興奮は，ネキサスを介して隣接する筋細胞に伝達され，多くの平滑筋細胞が協調した活動をする. 血管，消化管，気管や気管支，泌尿器系や生殖器系などの壁に分布している.

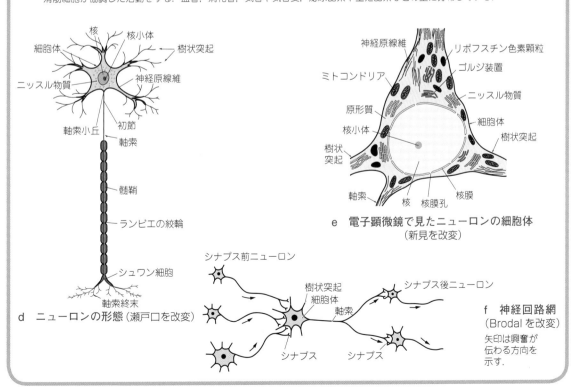

核　核小体
細胞体　樹状突起
ニッスル物質　神経原線維
軸索小丘　初節
軸索
髄鞘
ランビエの絞輪
シュワン細胞
軸索終末

d　ニューロンの形態（瀬戸口を改変）

神経原線維　リポフスチン色素顆粒
ミトコンドリア　ゴルジ装置
原形質　ニッスル物質
核小体　細胞体
樹状突起　樹状突起
軸索　核　核膜孔　核膜

e　電子顕微鏡で見たニューロンの細胞体
（新見を改変）

シナプス前ニューロン
樹状突起　細胞体
シナプス後ニューロン
軸索
シナプス　シナプス

f　神経回路網
（Brodal を改変）
矢印は興奮が伝わる方向を示す.

② 神経膠細胞（グリア細胞）（a）

　ニューロンを保護し，栄養分を与え，電気的な絶縁体となる，などのはたらきをしている．星状膠細胞，稀突起膠細胞，上衣細胞，小膠細胞，シュワン細胞などがある．

❶ 星状膠細胞：多くの突起を持った細胞である．突起は軟膜面や血管に終止している．

❷ 稀突起膠細胞とシュワン細胞：ニューロンの軸索を包んでいる．

❸ 小膠細胞：神経組織に分布するマクロファージであり，異物を処理している．

## Ⅳ 器官と器官系

　生体では1つの組織が単独で存在することはまれで，多くの場合，いくつかの組織が集まって一定の形と機能を持った**器官**を形成している．いくつかの器官は集まって，ある特定の機能を果たす**器官系**を構成する．いくつかの器官系が集まって生体をつくり上げている．

① 器　官（b, c）

　器官は，形態学的には，独立した一定の形を持ち，機能的には特異的なはたらきをする動物体の構成要素である．いくつかの組織が集まって形成される．どのような組織によって構成されるかは，それぞれの器官により異なっている．

　器官は，中腔性器官と実質性器官（充実性器官）に分けられる．**中腔性器官**は，内部が腔所になっている管状または嚢状をした器官である．管壁または嚢壁の構造は，大体同じであり，内方より粘膜（内膜），筋層，漿膜（または外膜）より構成される．

　**実質性器官**は，内部に組織が充満している器官である．実質性器官は，表面を被膜で覆われ，内部には実質が詰まっている．実質は，器官特有の機能を営む細胞より構成される．

② 器官系（d）

　いくつかの器官は集まって特定のはたらきをする器官系を形成する．主要な器官系には次のようなものがある．

❶ 骨格系：体の支柱をつくる．頭蓋，椎柱，上肢の骨，下肢の骨などより成る．

❷ 筋系：種々の運動を司る．体幹の筋，上肢の筋，下肢の筋などより成る．

❸ 免疫系：病原微生物の侵入を防ぎ，これらが侵入してしまった場合には，これを排除しようとするシステムである．胸腺，脾臓，リンパ節などが含まれる．

❹ 循環器系：血液やリンパを循環させ，栄養分やガスなどを運搬する．心臓や血管などより成る．

❺ 内分泌系：ホルモンを分泌し，各器官のはたらきを調整する．下垂体，甲状腺，副腎などがある．

❻ 消化器系：食餌の中の栄養分を消化し，吸収する．口腔，食道，胃，腸，肝臓，膵臓などより成る．

❼ 呼吸器系：酸素を取り入れ，炭酸ガスを排出する．鼻腔，喉頭，気管，肺などより構成される．

❽ 泌尿器系：老廃物や水などを排出する．腎臓，尿管，膀胱などが含まれる．

❾ 生殖系：生殖を司る．内生殖器と外生殖器より構成される．

❿ 神経系：各器官のはたらきを調整する役割を果たす．中枢神経系と末梢神経系より成る．

⓫ 感覚器系：体の周囲や体内の変化を感知する．視覚器や平衡聴覚器などが含まれる．

## 器官とはどのようなものか理解しよう.
## 動物の体は器官系が集まってできている.

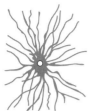
線維性星状膠細胞

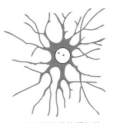
原形質性星状膠細胞

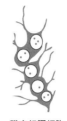
稀突起膠細胞

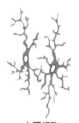
小膠細胞

**a　神経膠細胞**
（Junqueira et al. を改変）

神経膠細胞は，存在部位に基づいて，中枢性神経膠細胞と末梢性神経膠細胞に分けられる．中枢性神経膠細胞には，星状膠細胞，稀突起膠細胞，上衣細胞，小膠細胞などが含まれ，末梢性神経膠細胞には，衛星細胞（外套細胞）やシュワン細胞などがある．

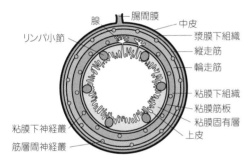
**b　中腔性器官**（山本を改変）

内部が腔所になっている器官で，消化器系，呼吸器系，循環器系など，いろいろな器官系に存在している．

消化器系の中腔性器官の管壁は，次のような構成になっている．

❶ 粘膜：内表面を覆っている．粘膜は，内方から，（粘膜）上皮，軟膜固有層，粘膜筋板，粘膜下組織より構成される．

　(a) 上皮：上皮組織より構成される．上皮の一部は，粘膜固有層や粘膜下組織に陥凹して腺を形成していることがある．

　(b) 粘膜固有層：腺や血管などを含む疎性結合組織より成る．

　(c) 粘膜筋板：薄い平滑筋の層で，粘膜の運動を司る．

　(d) 粘膜下組織：血管や神経を含む疎性結合組織より成る．ここには粘膜下神経叢（マイスナー神経叢）があり，腺の分泌や粘膜筋板の筋線維を制御している．

❷ 筋層：筋組織より構成される．内方の輪走筋と外方の縦走筋より成る．器官の太さや長さを変化させるはたらきをする．筋層間神経叢（アウエルバッハ神経叢）があり，輪走筋や縦走筋を支配している．

❸ 漿膜（または外膜）：小腸のように体腔の中にある器官では，周囲は漿膜に覆われる．漿膜は，上皮組織である中皮と結合組織である漿膜下組織より構成される．食道のように，体腔に面していない器官では，結合組織より成る外膜が周囲を覆っている．

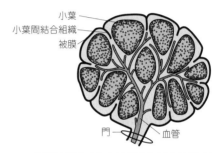
**c　実質性器官（充実性器官）**（藤田を改変）

内部に組織が充満している器官であり，肝臓，肺，腎臓，脾臓，精巣，卵巣などが属する．

実質性器官の周囲は被膜に覆われている．内部には，器官に特有の細胞が集まって実質を形成している．被膜の一部は，間質または小葉間結合組織として実質内に入り込み，実質を多くの葉や小葉に分けている．血管，神経，導管などは，1ヵ所からまとまって器官に出入りしている．ここを門と呼ぶ．

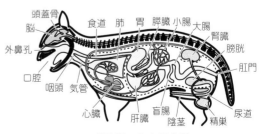
**d　哺乳類の主な器官系**
（Kühn を改変）
筋系や感覚器系などは省略してある．

# ●セミナー●　メタボリックシンドローム

　内臓脂肪が過剰に蓄積したことが主要な原因となって，糖尿病，脂質異常症（高脂血症，低HDL血症），高血圧症などを引き起こす症候群である．このような異常の結果として，動脈硬化が進行し，脳卒中や心筋梗塞などの循環器障害を起こしやすくなる．

　内臓脂肪は，腸管の周囲にある脂肪組織であり，余分な栄養分を貯蔵するはたらきをするとともに，多彩な作用のあるいろいろな物質を産生している．過栄養や運動不足により，内臓脂肪は過剰に蓄積されやすい．

① 病態：内臓脂肪が分解された結果として生ずる病態と，脂肪組織により産生されるアディポサイトカインという生理活性物質による病態とがある．

❶ 内臓脂肪は，空腹時や運動時に分解されてエネルギー源として使われる．エネルギー源として利用される際には，内臓脂肪は脂肪酸やグリセリドに分解されて肝臓に送られる．肝臓では，グルコースや脂質がつくられる．グルコースがつくられるため，高血糖になる．脂質が増加するため，高脂血症を起こす．脂質の一部は肝細胞内にとどまり，脂肪肝を引き起こす．

❷ 内臓脂肪が産生するアディポサイトカインには，次のようなものがある．

　(a) レプチン：視床下部にある空腹中枢に作用して摂食量を減少させる．さらに交感神経系の活動を亢進させるため，血圧が上昇するとともに，脂肪が分解されて，血中の遊離脂肪酸の量が増加し高脂血症となる．

　(b) プラスミノーゲン活性因子インヒビター（PAI-1）：プラスミノーゲンは，血栓を溶かすはたらきをするプラスミンの前駆物質である．この物質の活性化が抑制されるため，血栓ができやすくなる．

　(c) アンギオテンシノーゲン：アンギオテンシノーゲンはアンギオテンシンⅠを経てアンギオテンシンⅡとなり，$Na^+$を蓄積し，血圧を上昇させる（「10. 泌尿器系」参照）．

　(d) 腫瘍壊死因子（TNFα）：インスリンの作用を促進するチロシンキナーゼのはたらきを妨げる．この結果，インスリンが作用しにくくなり，血糖値が上昇する．

　(e) アディポネクチン：（ⅰ）インスリンの作用を増強し糖尿病を防ぐ．（ⅱ）血管を拡張して血圧を下げる．（ⅲ）中性脂肪を分解して高脂血症を防ぐ．（ⅳ）HDLコレステロールのはたらきを増強して動脈硬化を防ぐなど，多彩な作用がある．

　　内臓脂肪が増加すると，アディポネクチンの産生量が減少する．このため，糖尿病，高血圧症，脂質異常症，動脈硬化症が促進される．

② 診断：正確には，コンピューター断層撮影（CTスキャン）や磁気共鳴画像装置（MRI）による．簡便な方法として，体重と身長から肥満の度合いを算定するBMI（body mass index）という指標がある．この値が25以上を肥満とする．

　　BMI＝体重［kg］/身長［m］×身長［m］

最近では，いろいろな体脂肪計がつくられている．

③ 治療：原因である肥満を治す．肥満解消のため食生活を改善し，適度な運動をする．

# 3

# 骨格系

　骨格系は，多数の骨が一定の規律に従って組み合わされてできている．機能的にみると，骨格系は，体を支持し，内臓を保護し，さらに筋により動かされて運動装置としてのはたらきもする．このほかに，カルシウムの貯蔵庫としての役割も果たしている．

# Ⅰ 骨の外形と内部構造

## 1 骨の外形

骨の形態は様々であるが，大まかに，長骨，短骨，扁平骨，不規則骨，含気骨などに分けられる．

❶ 長骨：上腕骨や大腿骨などのように円柱状の長い骨である（a）．

❷ 短骨：長軸と短軸の長さがほぼ同じものであり，手根骨や足根骨に代表される．

❸ 扁平骨：板状扁平な骨で，頭蓋骨を構成する骨のうち，頭頂骨や後頭骨などが属する．

❹ 不規則骨：上記の範疇に属さない骨で，下顎骨や椎骨などが含まれる．

上顎骨や側頭骨などは内部に腔所があり，含気骨と呼ばれることがある．

## 2 骨の構成

骨の外表面は**骨膜**に覆われ，その内方は**骨質**より構成される．骨の深部は**髄腔**と呼ばれる腔所となっている．髄腔には**造血器官**である**骨髄**が入っている．骨質のいちばん内方は**骨内膜**に覆われる．骨が関節をつくる所などは**軟骨質**が覆っている．

### ① 骨膜と骨内膜

骨膜は，関節面を除いた骨の全周を覆っている密性結合組織の膜で，膠原線維を含んだ表層の**線維層**と，多くの細胞が分布している深層の**骨形成層**より成る（b）．骨膜からは，**シャーピー線維**と呼ばれる膠原線維の束が骨質に進入しているので，骨膜と骨質は強固に結合している．

骨膜は，❶骨を保護し，❷骨を養い，❸骨が成長する際には，骨質側に新たな骨質を形成して骨の太さを増している．❹骨折などの際には，骨質の再生にも重要な役割を果たしている．さらに，❺骨と筋の結合にも関与している．

骨内膜は骨質のいちばん内方を覆う膜で，骨髄の外表を取り巻く結合組織が緻密になったものである．骨髄を再生したり，骨組織をつくったりするはたらきをしている．

### ② 骨　質（c～e）

表層の**緻密骨**と，深層の**海綿骨**より成る．緻密骨と海綿骨は，組成が異なっているわけではなく，緻密骨では骨質が密になっているのに対し，海綿骨では腔所が多いという量的な違いにすぎない．緻密骨は骨層板より構成され，海綿骨は骨梁（骨小柱）より成る．

❶ 骨層板：厚さ3～7μmの層板が，平行または同心円状に配列したものである．骨層板には，外表面にほぼ平行に伸びる**外基礎層板**，髄腔に沿って骨内膜の下に形成される**内基礎層板**，ハバース管を中心に同心円状の構造を持った**ハバース層板**，および隣接するハバース層板の間を埋める**介在層板**を区別することができる．各層板で線維の走行が異なっているので，骨層板は，ベニヤ板のような構造になっている．

❷ 骨単位：ハバース管とこれを取り巻くハバース層板は，骨の構成単位であり，**骨単位（オステオン）**と呼ばれる．ハバース層板は，骨の長軸に平行に走る直径50～100μmの円筒状の細管であり，同心円状に配列する数層～十数層の層板でできている．隣接する層板の間には，**骨**

# 骨の基本的な構造を理解しよう.

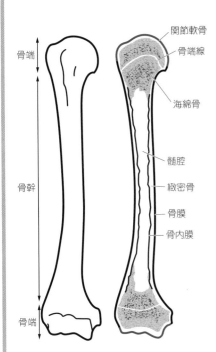

a　長　骨
（Kahle らを改変）
外形（左）と縦断面（右）.

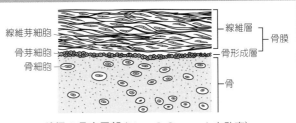

b　幼児の骨表層部（Ham & Cormack を改変）

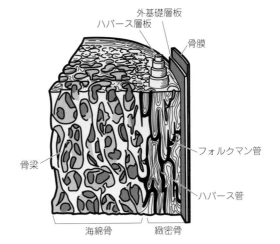

c　緻密骨と海綿骨
（Best & Taylor を改変）

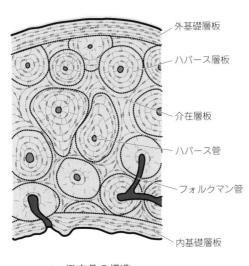

d　緻密骨の構造
（Grollman を改変）

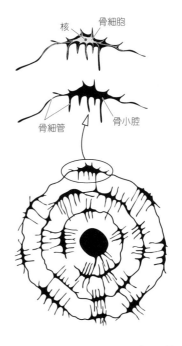

e　骨細胞，骨小腔および骨細管

小腔と呼ばれる紡錘形の間隙があり，その中に**骨細胞**が入っている．ハバース層板の中心には，血管や神経が走る**ハバース管（中心管）**が通っている．ハバース管は横断する方向に走る**フォルクマン管**により互いに連結している．ハバース層板の最外層は**結合線**と呼ばれ，線維は少なく，無定形基質で構成される．

❸ 骨梁：海綿骨は，**骨梁（骨小柱）**より成る．骨梁は不完全な層板からできている．血管はなく，骨梁の間を通っている血管により養われる．骨梁の表面は**骨内膜**により覆われる．発生初期には，すべての骨は海綿骨で構成されている．骨の成長と発育に伴い，海綿骨が次第に緻密骨に転換され，硬さと強さを増していく．

### ③ 骨　髄（a）

骨髄は，髄腔や骨梁の間を埋めている**造血器官**であり，骨本来の構成要素ではなく，造血器官が骨の腔所に入り込んだものである．

骨髄は，細網組織と脂肪細胞で構成される．**細網組織**は細網細胞と細網線維より成り，その網目の中には，種々の発育の段階にある造血系の細胞が入っている．造血が行われている骨髄は，細網組織が多く，赤く見える**赤色骨髄**である．年齢が進むと，一部の赤色骨髄では，造血機能を失い，脂肪細胞が増加して**黄色骨髄**に変わる（「5．血液と免疫系」参照）．

### ④ 軟骨質（b）

骨の一部を構成する硝子軟骨を**軟骨質**と総称する．骨の関節面は，衝撃を抑えるために**関節軟骨**に覆われている（後述）．成長期までの骨端部には骨端軟骨板として**骨端軟骨**が存在している．これは骨の長軸方向への成長を営むものであり，成長期を過ぎると骨化して**骨端線**となる．

## 🖪 骨を構成する細胞

骨の内部では，絶えず新生と破壊が繰り返されている．新生と破壊に対応するため，骨には，いくつかの細胞が存在している（c）．

### ① 骨原性細胞

骨膜，骨内膜，および骨髄などに存在している，未分化な細胞である．骨原性細胞は，種々の細胞に分化することができる．

### ② 骨芽細胞

骨形成に重要な役割を果たしている細胞である．骨芽細胞は，自分の周囲にコラーゲン，プロテオグリカンなどを分泌する．これに続いて組織液からカルシウムとリン酸を取り込み，カルシウム塩として分泌する．自分の周囲に骨基質が多くなると，その中に埋没して骨細胞になる．

### ③ 骨細胞

骨組織で中心的なはたらきをする細胞である．骨細胞のはたらきは，（ⅰ）自分の周辺に骨基質を産生し，（ⅱ）骨小腔内の組織液を介して骨基質と血液の間でカルシウムなどのイオン量を調節する，などである．骨細胞は，ほとんど分裂しない．このため，骨の成長や再生は，新生された骨細胞により行われる．

# 骨組織の構成を知ろう.

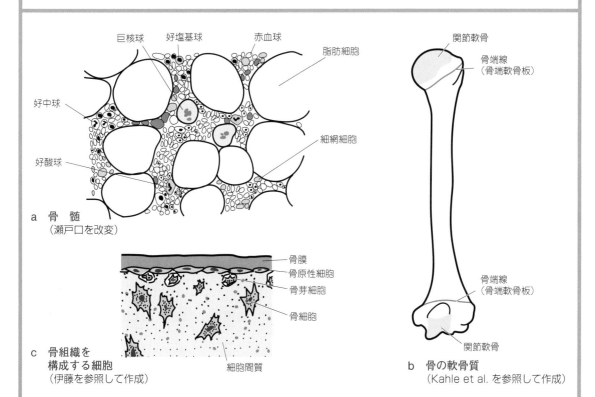

a　骨　髄
（瀬戸口を改変）

c　骨組織を
構成する細胞
（伊藤を参照して作成）

b　骨の軟骨質
（Kahle et al. を参照して作成）

**参考　カルシウム**

　カルシウム（Ca）は人体を構成する元素のうちで，5番目に多い元素であり，体重の約2％を占めている．したがって，体重50kgのヒトには，約1kgのCaが含まれていることになる.

①Caの分布

　人体に含まれるCaのうち，約99.5％は骨組織や歯に分布している．残りの約0.5％は，血漿などに含まれている.

　Caは主に細胞外に分布しており，細胞の内部には，ごく微量しか含まれていない．細胞内にCaが入ることにより，神経や筋が興奮したり，神経伝達物質の放出が起こったりする．神経や筋が活動する際に細胞内に入り込んだCaは，活動が終わった後は，Caポンプの作用で細胞外に排出される.

②骨組織のCa

　骨組織には，体内のCaのうち90％以上が分布しているが，骨組織のCaの量はかなりの範囲で変動することができる．Caの含量にかなりの幅があるということは，骨組織がCaの貯蔵庫としてのはたらきをすることができることを意味する.

　陸棲の動物では，体内のCaはすべて食餌に含まれるものに由来する．したがって，食事事情などによりCa不足が起こる可能性がある．陸棲の動物が出現するにあたり，Ca不足が起きることを避けるために，骨組織にCa貯蔵庫としての役割を持たせた.

　骨組織に含まれるCaは，骨基質の中にリン酸カルシウムなどのカルシウム塩（結晶塩）として存在している．血中のCaが増加した際には，骨組織に貯蔵することができ，また血中のCaが減少したときには，骨組織に貯蔵しているCaを取り出すことができる．骨組織に含まれるCa量が多少増減しても，生命維持そのものに直接の影響はない．ただし，Caの含量により骨の性質は変化する．骨基質にCaが多くなれば骨は硬くなり，少なくなれば軟らかくなる.

③血中のCa

　血漿には，Caが9～11 mg/dLの割合で含まれている．血中に含まれるCaは，生命維持に絶対的に必要なはたらきをしている．神経や筋の興奮，神経伝達物質の放出，血液の凝固などの際に，微量のCaが必要になる.

　血中のCa量は多すぎても，少なすぎても障害が起こる．このため，血中のCa量は絶えず一定に保たれていなければならない．血中のCa量を一定に保つために，甲状腺ホルモンの一つであるカルシトニンと，上皮小体ホルモンであるパラソルモンが産生されている（「7. 内分泌系」参照）．パラソルモンは，骨組織での破骨細胞の増殖を促進するとともに，そのはたらきを活性化させる．このようなはたらきにより，骨組織からCaを取り出して血中に移動させ，血中のCa量を上昇させている．これに対してカルシトニンは，破骨細胞の活動を抑制して，骨組織の破壊と吸収を抑えるとともに，骨芽細胞のはたらきを活性化させて，Caを骨に移すことを促進している．このような作用により，血中のCa量を低下させるはたらきをしている．拮抗的に作用する両ホルモンのはたらきにより，骨組織を仲介にして，血中のCa量は，常に一定に保たれている.

　体内のCa量には，上記のホルモンのほかに，活性型ビタミンDが大きく関与している．活性型ビタミンDは，腸管からのCaの吸収を促進し，腎臓でのCaの再吸収を促進し，骨では骨芽細胞の活動を高めて細胞間質へのCaの沈着を促進するはたらきをしている.

④ 破骨細胞

骨細胞よりはるかに大きく，多核の細胞である．骨の吸収面にみられ，不規則な微絨毛を出して骨基質を吸収する．骨の形を変える必要が生じたときや，骨が異常に形成された場合など，骨の破壊や吸収が行われる際に活躍する．

## 4 骨の成長と再構築

骨は非常に活発な組織であり，絶えず変化している．骨の内部では，骨芽細胞による新生と付加，および破骨細胞による破壊と吸収が行われており，その結果，最も目的にかなった構造をした骨が形成され，維持されている．

### ① 骨の成長

長骨では，骨の両端部を**骨端**，中央部を**骨幹**と呼ぶ．成長期には，骨幹と骨端の間には**骨端軟骨板**がある．骨端軟骨板では，成長ホルモンの制御下で新しい骨質を形成し，骨の長軸方向の成長を行っている．成長期が終わると，骨端軟骨板は骨化し，**骨端線**となる．

骨の太さの増大は，骨膜のはたらきにより，骨膜の内面に骨質が付加されていく付加成長により行われる．不規則骨では，骨の全周で成長が行われる．

### ② ハバース層板の再構築（a, b）

ハバース層板も絶えず古いものと新しいものが入れ替わっている．新しいハバース層板が形成される際には，骨膜の表面を通る血管が古いハバース層板を破壊しながら，次第に骨質内に陥入する．骨膜に存在する未分化な**骨原性細胞**は次々に分裂して**骨芽細胞**となり，骨基質を分泌して，陥入した血管を包み込む．骨芽細胞は骨基質の中に埋没して**骨細胞**となり，新しい層板を付加する．未分化な細胞の一部は，**破骨細胞**となって古い層板を破壊・吸収する．壊されずに残った古い層板の一部は，介在層板となって残る．

## 5 骨の発生

骨の発生には，膜性骨発生と軟骨性骨発生の2つの様式がある．どちらの様式でつくられても，できあがった骨の構造は同じである．

### ① 膜性骨発生（c）

間葉性細胞が集まって増殖し，一部の細胞が**骨芽細胞**に変化する．骨芽細胞は，有機成分を主体とした，石灰化していない**前骨（類骨）**と呼ばれる膠様物質を分泌する．やがて前骨は石灰化し，**石灰化骨**に変わる．骨芽細胞の一部は石灰化骨の中に取り込まれて**骨細胞**となり，自らの周囲に**骨化点**を形成する．骨化点を中心に骨化の範囲が広がっていく．この様式によりつくられる骨を**付加骨（膜性骨）**という．頭蓋底を除く頭蓋骨や，鎖骨などが付加骨に属する．膜性骨発生は，短骨の成長や，長骨が太さを増す際にもみられる．

### ② 軟骨性骨発生（d）

間葉性細胞が増殖し，形成されるべき骨に近い形をしたモデルがつくられる．このモデルが硝子軟骨化して**軟骨性骨原基**となる．軟骨性骨原基が骨化して，骨を形成する．この過程を**軟骨内骨化**と

# 骨組織は絶えずつくり替えられている.
# 骨ができる過程を知ろう.

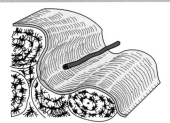

①骨膜の一部は血管を伴って，古いハバース層板を壊しながら骨質の中に陥入する.

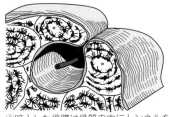

②陥入した骨膜は骨質の中にトンネルを形成する.

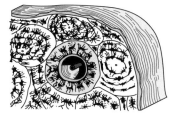

③骨膜にある骨芽細胞は細胞間質をつくり，その中に埋没して骨細胞となり，新たなハバース層板ができる.

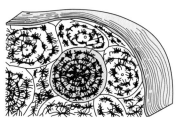

④新しい層板により，古いハバース層板の一部は壊されて，介在層板となる.

**a ハバース層板の再構築**（Ham & Cormack を改変）

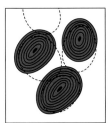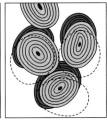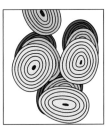

**b ハバース層板と介在層板**（Bloom & Fawcett を改変）

　骨では，絶えず新しいハバース層板が形成され，古いハバース層板は破壊されている．古いハバース層板の一部は，介在層板として残存する．
　層板の入れ替えは，次のようにして行われる．いちばん古いハバース層板（ ）は●の層板ができると一部は壊される．●の層板も●の層板ができると壊され，●の層板も○の層板ができると壊される.

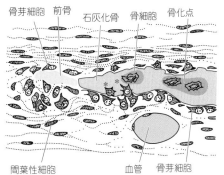

**c 膜性骨発生**（Langman を改変）
＊は，石灰化骨に取り込まれている骨芽細胞で，やがて骨細胞になる.

骨芽細胞　前骨　石灰化骨　骨細胞　骨化点
間葉性細胞　血管　骨芽細胞

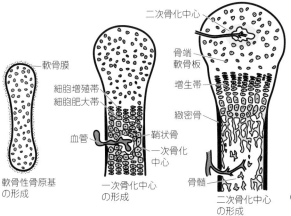

二次骨化中心
軟骨膜
細胞増殖帯
細胞肥大帯
血管
鞘状骨
一次骨化中心
骨端軟骨板
増生帯
緻密骨
骨髄
軟骨性骨原基の形成
一次骨化中心の形成
二次骨化中心の形成

**d 軟骨性骨発生**（Langman を改変）

いう．軟骨性骨原基の骨化は，骨幹部と骨端部で別々に起こる．骨幹部と骨端部に出現する骨化の中心を，それぞれ**一次骨化中心**および**二次骨化中心**と呼ぶ．一次骨化中心と二次骨化中心の境界部では，軟骨組織が残って**骨端軟骨板**を形成し，ここで骨の成長が行われる．

軟骨内骨化とは別に，軟骨性骨原基を囲む軟骨膜からは，膜性骨発生と同じ機序で骨組織がつくられ，骨の太さを増している．これを**軟骨外骨化**と呼ぶ．

この一連の変化によりつくられる骨を**置換骨**と呼ぶ．大部分の骨は置換骨である．

## 6 骨の連結

骨は遊離して単独で存在することはまれで，多くは隣接する骨と連結して骨格を形成している．骨の連結様式には，不動性の結合と可動性の結合がある（**a, b**）．

① 不動性結合

2つの骨が連結し，この間に腔所がない結合である．何により連結されるかにより，次の3種に分けられる．

❶ 線維結合：骨と骨が結合組織で連結されているものであり，靱帯結合と縫合がある．靱帯結合の代表的なものは脛骨と腓骨の遠位端の結合であり，縫合は頭蓋骨に存在する．

❷ 軟骨結合：2つの骨が軟骨により結合されているものであり，恥骨結合などにみられる．

❸ 骨結合：2つ以上の骨が骨質により結合されているもので，骨結合された骨は1つの骨の外観を呈する．寛骨，仙骨，尾骨などが骨結合の例である．

② 可動性結合（**c**）

**関節**（**滑膜性連結**）と呼ばれる連結様式であり，連結される骨の間に腔所があるものである．2つの骨の間の**単関節**が多いが，3つ以上の骨が関与する**複合関節**もある．

❶ 関節の構造：関節を構成する骨端は，一方が凸面の**関節頭**で，他方は凹面の**関節窩**となっている．関節頭と関節窩の**関節面**は，骨膜に代わって**関節軟骨**と呼ばれる硝子軟骨により覆われている．関節軟骨の表面は，軟骨膜に覆われることなく，軟骨が露出している．関節軟骨は関節面を滑らかにするとともに，クッションの役割も果たしている．

関節頭と関節窩の間には狭い**関節腔**（**滑膜腔**）がある．関節腔の周囲は**関節包**により覆われている．関節包は骨膜の延長であり，内外の2枚の膜より構成される．内方の膜は**滑膜**と呼ばれ，関節腔に**滑液**を分泌し，関節の運動を円滑にしている．滑液には，多くのヒアルロン酸が含まれている．外方の膜は結合組織性の**線維膜**である．関節包の周囲には多くの**靱帯**が付属して，関節を補強している．関節には，骨の再生に重要な役割を果たす骨膜が存在しないので，骨折を起こすと治癒しにくい．

❷ 関節の種類：関節は機能と形態の違いに基づいて分類される（**d**）．

(a) 球関節：関節頭が球状をしており，関節窩は浅い陥凹となっている関節である．運動範囲が非常に広い．肩関節がこの型の代表的な関節である．

(b) 楕円関節：関節頭が長円形をしており，関節窩もこれに対応して，長円形のくぼみとなっている．橈骨手根関節などがこの型の関節に属する．

(c) 蝶番関節：関節頭は，骨の長軸に直行するような円柱状をしており，関節窩はこれに対応して骨の長軸に直行するような凹面になっている関節で，指節間関節が代表的なものである．

# 骨のつながりかたを知ろう.

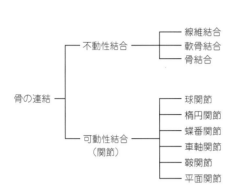

a 骨の連結様式

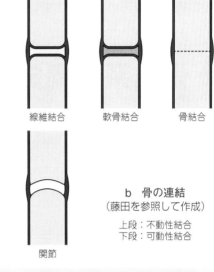

b 骨の連結
（藤田を参照して作成）

上段：不動性結合
下段：可動性結合

参考 **不動性結合と可動性結合**

　進化の面からみると，不動性結合の方がはるかに古く，原始的な動物の骨の結合は主に不動性結合によっている．発生学的にみても，不動性結合の方が古く，発生の初期には，連結はいずれも不動性結合であり，発生後期になって一部の不動性結合の間に腔所ができて，可動性結合に変わる．

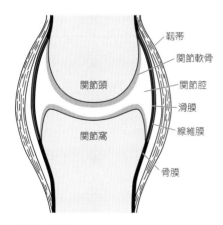

c 関節の構造（Mitchell & Patterson を改変）

　関節を形成する骨の一方はややふくらんで関節頭となり，もう一方はくぼんで関節窩となっている．関節頭も関節窩も，表面は関節軟骨で覆われている．

　関節頭と関節窩の間には関節腔が認められる．関節腔は陰圧になっているので，関節頭と関節窩は，はずれにくくなっている．

　骨膜は関節の所では関節包になる．関節包は内方の滑膜と外方の線維膜より構成される．滑膜は関節腔に滑液を分泌している．関節包の外方を靱帯が覆って，関節を補強している．

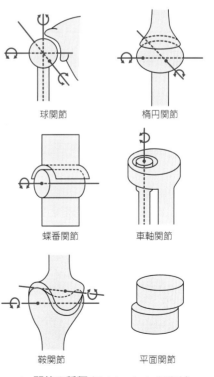

d 関節の種類（Kahle et al. を改変）

(d) 車軸関節：関節頭は，円筒状をしており，関節窩は円筒を入れるような縦長の円い孔となっているもので，肘関節の上橈尺関節がこの型に属する．

(e) 鞍関節：一方の関節面が，縦方向に凹，横方向に凸となっており，これに対する関節面は逆に縦方向に凸，横方向に凹になっている関節で，母指の手根中手関節などがある．

(f) 平面関節：関節面が平面を成すもので，椎間関節に代表される関節である．

## Ⅱ 骨格系の構成

骨格系は，中軸骨格と四肢骨格より構成される（a, b）．骨格系は，体重の約20%を占める．

### ① 中軸骨格（体幹の骨格）

体の中軸を形成する**脊柱**と**胸郭**，およびその先端にある**頭蓋**より成る．

### ② 四肢骨格（体肢の骨格）

四肢を構成する骨格で，上肢の骨と下肢の骨がある．

❶ 上肢の骨は，**上肢帯の骨**と**自由上肢の骨**から構成される．自由上肢の骨は，**上腕の骨**，**前腕の骨**および**手の骨**より成る．

❷ 下肢の骨は，**下肢帯の骨**と**自由下肢の骨**より構成される．自由下肢の骨は，**大腿の骨**，**下腿の骨**および**足の骨**より成る．

## Ⅲ 脊柱

体の支柱を成す骨格であり，32〜35個の椎骨が正中面で縦方向に配列してできている．脊柱があることが，脊椎動物の特徴である．

### 1 区分と数

上位7個を**頚椎**，次の12個を**胸椎**と呼び，次いで，5個の**腰椎**があり，この下に5個の**仙椎**と3〜5個の**尾椎**がある．成人では，仙椎と尾椎は骨結合して，**仙骨**と**尾骨**になっている（c）．

### 2 椎骨の形態

椎骨の前部は円柱形の**椎体**であり，ここから後方に弓形の**椎弓**が出ている．椎体は，すべての体重を支えている．重みに耐えるため，頚椎から腰椎に向かうに従って，次第に大きくなっている．

椎弓からは，**棘突起**，**横突起**，**上関節突起**，**下関節突起**，**肋骨突起**などが出ている．隣接する椎弓の間には，側方に開く**椎間孔**があり，ここから**脊髄神経**が出ている．

椎体と椎弓により囲まれた孔を**椎孔**と呼ぶ．椎骨が縦方向に積み重なると，椎孔は縦方向に伸びる管を形成する．この管を**脊柱管**と呼び，中に**脊髄**が入っている．

# 骨格の構成を知ろう.
# 椎骨の形態を知ろう.

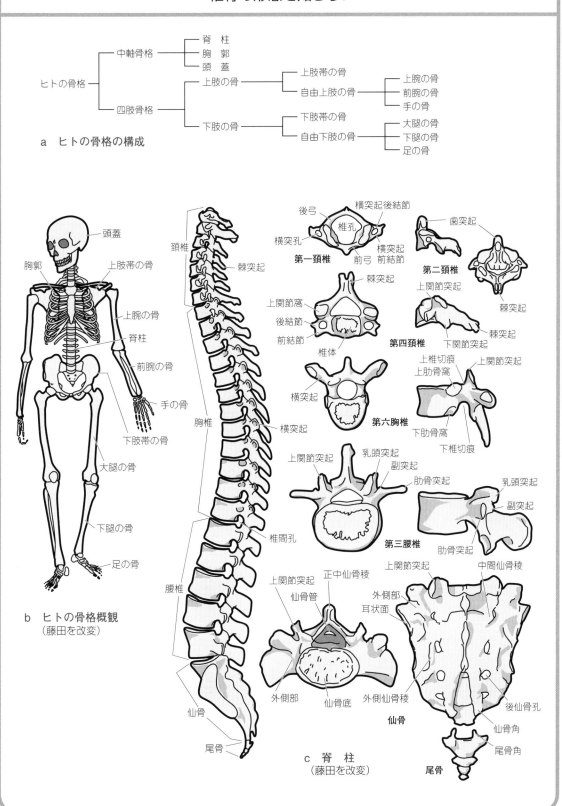

a ヒトの骨格の構成

b ヒトの骨格概観
（藤田を改変）

c 脊 柱
（藤田を改変）

椎骨の中には，特異な形態をしているものがある．第一頚椎は，**環椎**と呼ばれ，リング状をしている．第二頚椎は**軸椎**ともいい，椎体が上方に向かって大きく突出し，**歯突起**となっている．軸椎は，僧侶が座禅を組んでいるような形をしているので，「頚の仏さん」とも呼ばれる．第七頚椎は棘突起が長く突出しており，**隆椎**とも呼ばれる．

### 3 椎骨の連結

椎骨は縦方向に連結して**脊柱**を形成する．椎骨の連結は，**椎間円板**による椎体間の結合，上関節突起と下関節突起の間の**椎間関節**，および椎体の前後両面や，棘突起，横突起などの突起の間をつなぐ靱帯による**靱帯結合**により形成される（a）．

### 4 脊柱の弯曲（b, c）

脊柱は側方からみると，何ヵ所かで緩やかに弯曲している．脊柱の弯曲のうち，前方凸の弯曲を**前弯**，後方凸の弯曲を**後弯**と呼ぶ．正常では，頚椎で前弯，胸椎で後弯，腰椎で前弯，仙骨と尾骨で後弯となっている．腰椎と仙骨の移行部は前方に突出して岬角をつくる．このような弯曲をすることにより，顎関節，肩関節，股関節，膝関節，および距腿関節がほぼ一直線になり，重心が安定し，二足で直立することが可能になる．

脊柱の弯曲は最初からできているわけではない．生まれたばかりのときは，脊柱は全体が緩やかな後弯をしている．これを**一次弯曲**と呼ぶ．生後2～3ヵ月して頚がすわる頃になると，頚椎部に前弯が認められるようになる．これを**二次弯曲頚部**という．四足歩行の動物では，脊柱の弯曲はこれで完成する．直立二足歩行をするヒトでは，もう1つの弯曲が必要である．つかまり立ちをするようになり，さらによちよち歩きができるようになるに従い，腰椎部に前弯が認められるようになり，**二次弯曲腰部**ができてくる．胸椎部と仙骨・尾骨部は後弯のままで，それぞれ**一次弯曲胸部**と**一次弯曲仙尾骨部**を形成する．これだけの変化ができて始めて，直立二足歩行が可能になる．

## Ⅳ 胸 郭

胸郭は12個の胸椎，12対の肋骨および1個の胸骨によりつくられる．上端の**胸郭上口**は狭く，大きな**胸郭下口**に向かって次第に大きくなり，全体として円錐形をしている．これらの骨格に囲まれた腔所を**胸腔**と呼び，ここに心臓や肺などが入っている（d）．

### 1 肋 骨

半円形の長骨である．最初は肋軟骨として形成されるが，発生の過程で，後部と外側部は骨化して**肋硬骨**となり，前内側部は軟骨のまま残り，**肋軟骨**となる．

肋骨のうち，上位7対は**真肋**と呼ばれ，肋軟骨は胸骨に達している．残りは**仮肋**で，このうち上の3対は第七肋骨の肋軟骨を介して胸骨に付いている．第七～十肋軟骨は，胸郭下口の一部を成す**肋骨弓**を形成する．左右の肋骨弓は剣状突起の基部で合して約70°の**胸骨下角**をつくっている．下位の2対の肋骨は短く，肋軟骨はなく遊離端となって終わっており，**浮肋**と呼ばれる．浮肋は，退化の傾向にある肋骨であると考えられている．

# 脊柱は弯曲している．何故だろう．
# 胸部の骨組みを知ろう．

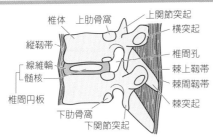

a　椎骨の連結
（第五，第六胸椎左側面）
（Kahle et al. を改変）

椎体　上肋骨窩　上関節突起
横突起
縦靱帯
椎間孔
線維輪　棘上靱帯
髄核　棘間靱帯
椎間円板　棘突起
下肋骨窩
下関節突起

**参考　椎間板ヘルニア**

椎間円板は中心部に髄核というゼリー状の組織があり，その周囲を線維軟骨が包んで線維輪を形成している．髄核は胎生期の脊索の残遺であり，ムコ多糖類より成る．椎間円板は体重を支え，クッションの役割を果たし，関節のはたらきもしている．椎間円板には血管が少なく，線維輪が疲労すると，弱い部分から髄核が脱出する．これが椎間板ヘルニアである．重力の関係から下部腰椎に起こることが多い．脱出のしかたによっては椎間孔を通る脊髄神経根を圧迫することがある．

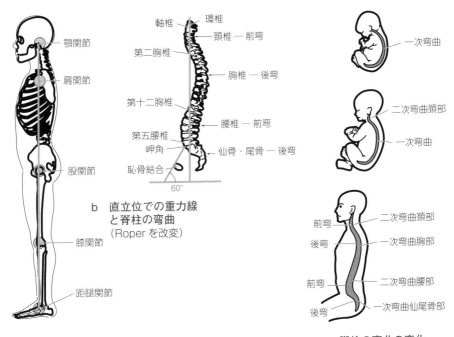

顎関節
肩関節
股関節
膝関節
距腿関節

軸椎　環椎
頚椎 ─ 前弯
第二胸椎
胸椎 ─ 後弯
第十二胸椎
腰椎 ─ 前弯
第五腰椎
岬角
仙骨・尾骨 ─ 後弯
恥骨結合
60°

b　直立位での重力線
と脊柱の弯曲
（Roper を改変）

一次弯曲

二次弯曲頚部
一次弯曲

前弯　二次弯曲頚部
後弯　一次弯曲胸部
前弯　二次弯曲腰部
後弯　一次弯曲仙尾骨部

c　脊柱の弯曲の変化
（Roper を改変）

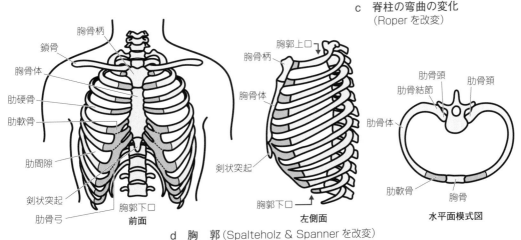

胸骨柄
鎖骨
胸骨体
肋硬骨
肋軟骨
肋間隙
剣状突起
肋骨弓
胸郭下口
**前面**

胸郭上口
胸骨柄
胸骨体
剣状突起
胸郭下口
**左側面**

肋骨頭　肋骨頚
肋骨結節
肋骨体
肋軟骨
胸骨
**水平面模式図**

d　胸　郭（Spalteholz & Spanner を改変）

## 2 胸 骨

胸郭の前面正中部にある骨で，上端部は短い**胸骨柄**であり，この下方に**胸骨体**が続いている．胸骨体から下方に向かって**剣状突起**が伸びる．胸骨柄と胸骨体は，肋軟骨と結合している．

# Ⅴ 頭 蓋

頭蓋は，多くの骨が組み合わさって，つくられている．数量的にみると，正中部にある不対骨と，左右両側に対称的に配列している対性骨を合わせ，15種23個の骨で形成されている（a～c）．

頭蓋は，**脳頭蓋（神経頭蓋）**と**顔面頭蓋（内臓頭蓋）**に分けられる．脳頭蓋は，脳を取り囲んでいる骨組みであり，顔面頭蓋は顔面をつくり，内部に呼吸器系や消化器系の起始部を入れている．

## 1 頭蓋上面（d）

頭蓋の天井部分は，前頭骨と左右の頭頂骨が占めている．後端部は後頭骨が形成している．前方の左右には頬骨弓が内前方から後外方に向かって伸びている．

前頭骨と頭頂骨の間の結合は左右方向に伸びる**冠状縫合**であり，左右の頭頂骨の間は，前後方向に走る**矢状縫合**である．頭頂骨と後頭骨の間の縫合は**ラムダ[状]縫合**である．新生児では，縫合はまだ完成しておらず，これらの骨の間は結合組織性の膜で塞がれる**頭蓋泉門**となっている．

## 2 頭蓋側面（e, f）

脳頭蓋の側壁は側頭骨を中心に，後方には後頭骨，上方には頭頂骨，前方には前頭骨や蝶形骨が配列している．顔面頭蓋の側面部は，主に，頬骨，上顎骨，下顎骨から成る．側頭骨と頬骨の外方には頬骨弓が張っている．頬骨弓の後方には外耳孔があり，その後方に乳様突起が突出している．

頭蓋を構成する骨の多くは，互いに不動性の結合をしているが，下顎骨は側頭骨と可動性の結合をしており，舌骨はどの骨とも結合していない．舌骨は喉頭の上方にある小さい骨で，種々な筋の付着部となっている（「4. 筋系」参照）．

縦断して内部を見ると，上半分は脳を入れる大きな**頭蓋腔**となっている．顔面頭蓋は頭蓋の前下方部を占め，脳頭蓋よりはるかに小さい．

## 3 頭蓋前面（g）

骨学的には，左右の眼窩の上縁を結ぶ線より上方の部分が**頭部**であり，それより下方の部分を**顔面部**という．頭部はドーム状をしており，表面は平坦である．顔面部の上部は眼窩が占めている．眼窩は，眼球を入れるくぼみであり，視神経管，上眼窩裂，下眼窩裂などの，神経や血管の通る裂隙がある．眼窩の下内方には**梨状口**があって，奥の**鼻腔**に通じている．梨状口の左右は上顎骨が占めている．顔面部のいちばん下方は下顎骨より成る．上顎骨と下顎骨は，消化器系の入口をつくっている．

頭蓋前面には，**眼窩下孔**や**オトガイ孔**などの小さな孔があって，神経や血管が顔面に出る通路となっている．

## 頭蓋はどのような骨が，どのように組み合わさってできているのだろう．

### a　頭蓋の構成

| 頭蓋骨 | 後頭骨，蝶形骨，側頭骨，頭頂骨，前頭骨，篩骨，鋤骨，下鼻甲介，涙骨，鼻骨 |
|---|---|
| 顔面骨 | 上顎骨，頬骨，口蓋骨，下顎骨，舌骨 |

### b　新生児の頭蓋
（Kopsch を改変）

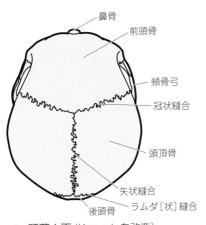

### c　頭蓋泉門

縫合により結合されている所の一部は，新生児では，骨相互の間が離れていて，骨の間隙が結合組織性の膜のみで塞がれている所がある．このような部位を頭蓋泉門という．頭蓋泉門は，すべて頭頂骨の周囲に存在している．

❶ 大泉門：矢状縫合と冠状縫合の会合部にある四角い形をした泉門である．生後2年頃に閉鎖する．

❷ 小泉門：矢状縫合とラムダ[状]縫合の合する所にある三角形の泉門である．生後3ヵ月頃に閉じる．

❸ 前側頭泉門：冠状縫合の外側端にあり，前頭骨，頭頂骨，側頭骨，蝶形骨により囲まれた四角い形の泉門である．生後半年～1年で閉鎖する．

❹ 後側頭泉門：ラムダ[状]縫合の外側端にあり，頭頂骨，後頭骨，側頭骨により囲まれた不規則な形の泉門である．生後1年～1年半で閉鎖する．

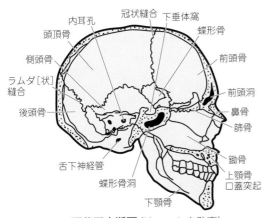

d　頭蓋上面（Kopsch を改変）

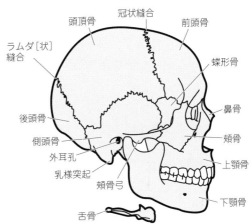

e　頭蓋右側面（Kopsch を改変）

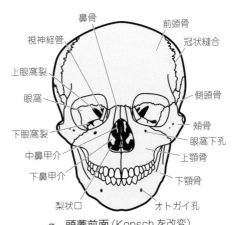

f　頭蓋正中断面（Kopsch を改変）

g　頭蓋前面（Kopsch を改変）

### 4 頭蓋下面

　頭蓋の下面は**外頭蓋底**とも呼ばれる（**a**）．この面は，筋が付着するための突出部や，神経や血管の通路となる小孔があって非常に複雑になっている．前方部は，U字形の歯列に囲まれた**硬口蓋**が占めている．硬口蓋の後方は**後鼻孔**である．後部には，脊髄が通る**大後頭孔**があり，その両側には，脊柱と関節する**後頭顆**がある．

　頭蓋腔の底面は，**内頭蓋底**と呼ばれ，脳の受け皿となっている（**b**）．脳の底面の形に対応して，前頭葉を入れる**前頭蓋窩**，側頭葉に対応する**中頭蓋窩**，および小脳や脳幹を入れる**後頭蓋窩**を区別することができる．神経や血管の通路である多くの裂孔がある．

## VI 上肢の骨

　上肢の骨は，体幹と自由上肢を連結する上肢帯の骨と，自由上肢の骨より構成される．

### 1 上肢帯の骨（c, d）

#### ① 肩甲骨

　先端を下方に向けた三角形をしており，**上角**，**下角**および**外側角**が認められる．外側角の先端は，上腕骨と肩関節を形成する**関節窩**となっている．前面は浅くくぼんだ**肩甲下窩**となっている．後面には，**肩甲棘**と呼ばれる横走する隆起があり，その外側端は突出して**肩峰**をつくる．

#### ② 鎖　骨

　肩甲骨と胸骨の間にある短い骨で，S字形に彎曲している．

### 2 自由上肢の骨（e〜g）

#### ① 上腕の骨

　上腕の骨は**上腕骨**である．上腕骨の上端は，内上方に向かって半球形に突出した**上腕骨頭**となり，肩甲骨の関節窩に入って**肩関節**を形成する．上腕骨頭の基部の線状にくぼんだ所は**解剖頸**と呼ばれる．臨床的には，骨折などのトラブルは，解剖頸より少し下方のわずかに細くなった所で起こりやすいので，ここを**外科頸**と呼ぶ．骨幹は円柱状をした**上腕骨体**である．下端部は**上腕骨小頭**および**上腕骨滑車**となり，それぞれ橈骨および尺骨と関節をつくっている．

#### ② 前腕の骨

　母指側の橈骨（とうこつ）と，小指側の尺骨から成る．
- ❶ 橈骨：近位端は，円筒状の**橈骨頭**で，その上面は上腕骨と関節をつくり，側面は尺骨と関節をつくる**関節環状面**となっている．橈骨体は三角柱状をしている．遠位端は手根骨と関節をつくる**手根関節面**で，その先端は細く突出する**茎状突起**となっている．
- ❷ 尺骨：近位端は，上腕骨滑車と関節をつくる**滑車切痕**となっており，その上方は肘の先端部となる**肘頭**である．肘頭の先は曲がり，上腕骨の**肘頭窩**にはまり込む．滑車切痕の下端は上

# 上肢の骨を知ろう.

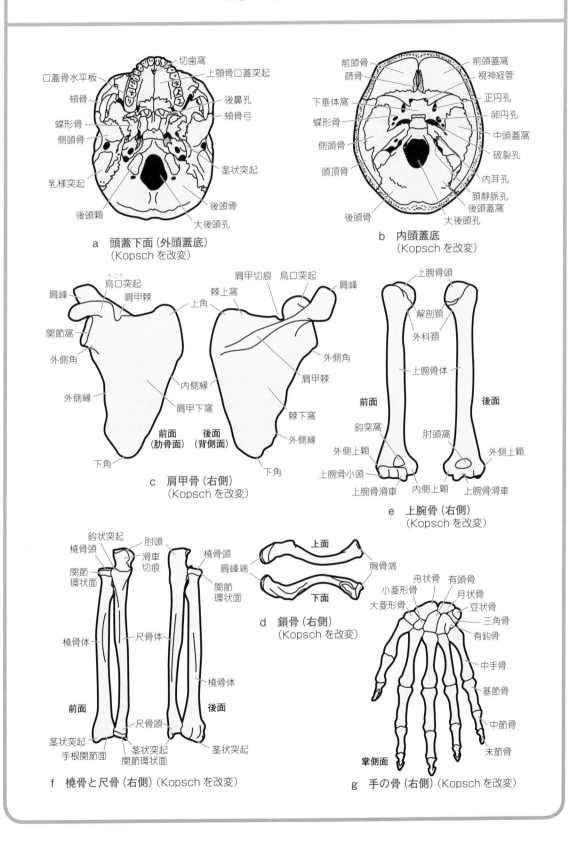

a 頭蓋下面（外頭蓋底）
（Kopsch を改変）

b 内頭蓋底
（Kopsch を改変）

c 肩甲骨（右側）
（Kopsch を改変）

d 鎖骨（右側）
（Kopsch を改変）

e 上腕骨（右側）
（Kopsch を改変）

f 橈骨と尺骨（右側）（Kopsch を改変）

g 手の骨（右側）（Kopsch を改変）

方に突出した**鉤状突起**となっている. 中央部は三角柱状の**尺骨体**である. 遠位端は細い**尺骨頭**で, その外側面は橈骨と関節をつくる**関節環状面**になっている.

### ③ 手の骨

手の骨は, 8個の**手根骨**, 5個の**中手骨**, および14個の［**手の**］**指骨**より成る.

## VII 下肢の骨

下肢の骨は, 体幹と自由下肢を連結する下肢帯の骨と, 自由下肢の骨より構成される.

### ■ 下肢帯の骨

下肢帯の骨は左右の寛骨である. 寛骨と, 仙骨および尾骨は結合して骨盤を形成する.

### ① 寛　骨（a, b）

思春期までは, **腸骨**, **坐骨**および**恥骨**が軟骨結合してできている扁平な骨である. 成人では軟骨部は骨化して1つの**寛骨**となっている. 外側面では, 3つの骨の結合部は深い**寛骨臼**となっており, 大腿骨頭と**股関節**を形成する. 寛骨臼の下方には, 坐骨と恥骨に囲まれた**閉鎖孔**がある.

- ❶ 腸骨：寛骨の上半部を占める扁平な骨である. 下部は**腸骨体**で, 上部は薄い**腸骨翼**である. 腸骨翼の上縁は肥厚した**腸骨稜**である. 内側面は斜めに走る**弓状線**により二分され, 前上部はくぼんだ**腸骨窩**となり, 後下部は**腸骨粗面**と, 仙骨と関節をつくる**耳状面**になっている.
- ❷ 坐骨：寛骨の後下部を占める. 寛骨臼の後下部をつくり, 前方に伸びて**坐骨結節**に至る部分を**坐骨体**という. 坐骨結節は, 腰掛けた際に, 椅子に当たる所である. 坐骨結節から**坐骨枝**が前方に向かって伸びている.
- ❸ 恥骨：寛骨の前下部を占める. 寛骨臼の前下部をつくる部分を**恥骨体**という. ここから前内方に**恥骨上枝**が伸び, 内側端はやや膨らんで**恥骨結節**をつくっている. 恥骨結節から下方に**恥骨下枝**が出ている. 恥骨の前内側部は, 反対側の恥骨と結合する**恥骨結合面**となっている.

### ② 骨　盤（c～e）

骨盤は, 前方では左右の寛骨が**恥骨結合**で連結し, 後方では左右の寛骨が脊柱の下部と結合することによりつくられる. 仙骨底の前縁は**岬角**となって, 前方に張り出している. 岬角から寛骨の弓状線を通って恥骨結合の上縁に至る線を**分界線**という. 分界線を境界にして上部の**大骨盤**と下部の**小骨盤**に分けられる. 小骨盤を（狭義の）骨盤という. 骨盤には**骨盤上口**と**骨盤下口**があり, この両口の間の円筒状の領域を**骨盤腔**という. 骨盤は骨盤内臓を保護するとともに, 体幹と自由下肢の骨格を結合する役割も果たしている. 女性の場合, 骨盤は分娩の際には産道になるので, 骨盤の形状を示す多くの径が設定されている.

骨盤は, 骨格の中で, 男女差の著明な所である. 主な差異は次の諸点である. ❶腸骨は, 女性の方が, 男性より広い. ❷仙骨は, 女性では, 男性より短くて左右幅が広い. ❸岬角は, 女性では, 突出が弱い. ❹左右の恥骨下枝によりつくられる恥骨弓は女性の方が角度が大きい. ❺骨盤上口は, 男性ではハート形をしているが, 女性では長円形である.

# 骨盤の形態を知ろう.

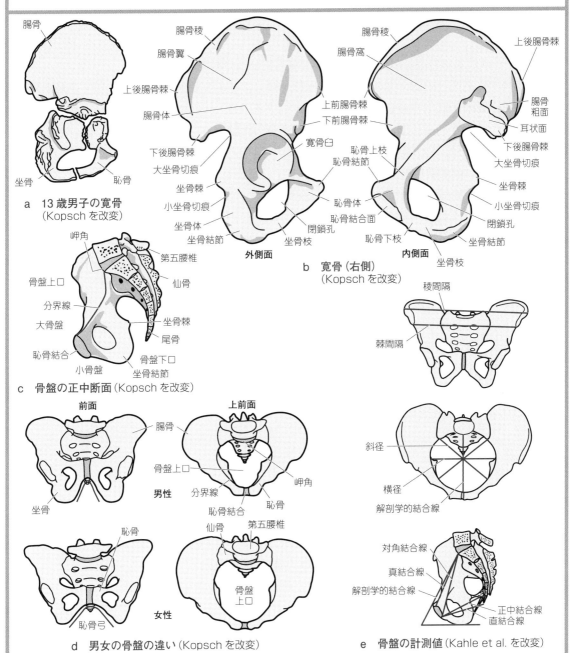

**a　13歳男子の寛骨**
（Kopsch を改変）

腸骨
上後腸骨棘
坐骨
恥骨

腸骨稜
腸骨翼
上後腸骨棘
腸骨体
下後腸骨棘
大坐骨切痕
坐骨棘
小坐骨切痕
坐骨体
坐骨結節
上前腸骨棘
下前腸骨棘
寛骨臼
恥骨上枝
恥骨結節
恥骨体
恥骨結合面
閉鎖孔
恥骨下枝
坐骨枝

**外側面**

腸骨稜
腸骨窩
上後腸骨棘
腸骨粗面
耳状面
下後腸骨棘
大坐骨切痕
坐骨棘
小坐骨切痕
閉鎖孔
坐骨結節
坐骨枝

**内側面**

**b　寛骨（右側）**
（Kopsch を改変）

岬角
骨盤上口
分界線
大骨盤
恥骨結合
小骨盤
第五腰椎
仙骨
坐骨棘
尾骨
骨盤下口
坐骨結節

**c　骨盤の正中断面**（Kopsch を改変）

稜間隔
棘間隔

**前面**
腸骨
坐骨

**男性**

**上前面**
骨盤上口
分界線
恥骨結合
岬角
恥骨

恥骨
恥骨弓

**女性**
仙骨
第五腰椎
骨盤
上口

**d　男女の骨盤の違い**（Kopsch を改変）

斜径
横径
解剖学的結合線

対角結合線
真結合線
解剖学的結合線
正中結合線
直結合線

**e　骨盤の計測値**（Kahle et al. を改変）

骨盤は，分娩時には産道となる．骨盤の形態は産科学上重要であり，多くの計測値が設定されている．

❶ 稜間線：左右の腸骨稜の間の最大距離で，平均29cm.

❷ 棘間線：左右の上前腸骨棘の間を結ぶ線で平均26cm.

❸ 横径：左右の分界線の間の最大幅をいい，平均12～12.5cmである.

❹ 斜径：1側の仙腸関節と分界線との交点から反対側の腸恥隆起までで，平均12～12.5cmである.

❺ 解剖学的結合線：恥骨結合と岬角を結ぶ線で，平均12cmである．この線が水平線と交わる角度は約60°であり，骨盤傾度と呼ばれ，骨盤上口の傾きを示す.

❻ 真結合線：恥骨結合の後面と岬角を結ぶ線である．平均10～11.8cmである.

❼ 対角結合線：岬角から恥骨結合下縁までの距離．平均12.7～13cm.

❽ 正中結合線：恥骨結合の下縁と仙骨の下縁を結ぶ線で，平均11.5cmである.

❾ 直結合線：恥骨結合の下縁と，尾骨尖を結ぶ線で，平均9.5～10cmである.

## **2** 自由下肢の骨

直立姿勢を支える役割を担っているため，自由上肢骨よりはるかに頑丈になっている.

### ① 大腿の骨

大腿の骨を構成するのは大腿骨であるが，膝蓋骨についてもここで述べる.

**❶ 大腿骨**：上端は上内方に曲がって**大腿骨頚**となり，その先端は半球形に膨らんで**大腿骨頭**となって，寛骨臼にはまり込んで**股関節**を形成する（a）．大腿骨頚の基部には，**大転子**と**小転子**という突出があり，筋の付着部となっている．**大腿骨体**は円筒状をしている．遠位部は大きくなっており，内外方向にいちばん突出した所を**内側上顆**と**外側上顆**という．この両上顆より遠位部は**内側顆**と**外側顆**を形成しており，この下面は**膝関節面**となっている.

大腿骨の形態は特異的である．長い大腿骨体から斜め内上方に向かって大腿骨頚が伸びて，その先端が丸く膨らんで大腿骨頭となって，寛骨臼に入り込んでいる．この部分は物理的に弱く，骨折を起こしやすい．大腿骨頚での骨折を**大腿骨頚部骨折**という.

大腿骨頚と大腿骨体のつくる角度を**頚体角**という（b）．頚体角は年齢により変化する．3歳児では145°であり，かなり直線的である．成人では126°になり，高齢者になると120°になる．頚体角が小さくなればなるほど物理的な抵抗は弱くなり，骨折を起こしやすくなる．高齢になると骨粗鬆症などの骨の障害を持っていることが多く，よりいっそう骨折を起こしやすくなる.

**❷ 膝蓋骨**：大腿四頭筋腱の中にあり，クリの実を逆さにしたような形をした骨である（c, d）．膝関節の断面を見ると，膝蓋骨は大腿骨の前面にあって，膝関節の運動の際の摩擦を少なくし，関節のはたらきを円滑にする役割を果たしている．腱の中に含まれる小さい骨を**種子骨**という．膝蓋骨は代表的な種子骨である．手の骨の豆状骨も種子骨である.

### ② 下腿の骨

母指側の脛骨と，小指側の腓骨より成る（e）.

**❶ 脛骨**：上端は内方と外方に突出して，**内側顆**と**外側顆**を形成している．上面は膝関節を形成する**上関節面**である．骨幹は**脛骨体**で三角柱状をしており，**前縁**と前内方に向かう**内側面**は皮膚の直下にある．下端は大きくなり，下内方に突出して**内果**と呼ばれ，「うちくるぶし」を形成する．下面は足の距骨と関節を形成する**下関節面**となっている.

**❷ 腓骨**：脛骨の外方にある細い骨である．上端は**腓骨頭**で，その内側面は脛骨と関節をつくる**腓骨頭関節面**となっている．**腓骨体**は三角柱状である．下端の**外果**は「そとくるぶし」をつくり，その内側面は，距骨との関節面である**外果関節面**となっている.

### ③ 足の骨（f～i）

7個の**足根骨**，5個の**中足骨**，および14個の[足の]**指骨**より成る．足の骨はアーチ形に配列して**足弓**を形成している．足弓には，踵骨から距骨，舟状骨，内側楔状骨を経て第一中足骨に至る**内側縦足弓**と，踵骨，立方骨，第五中足骨を結ぶ**外側縦足弓**，および第一中足骨から第五中足骨の間の**横足弓**がある．足弓のため，接地しているのは，踵骨，および第一中足骨と第五中足骨の遠位部の3点であり，この3点で体重を分散して支えている．内側縦足弓に対応して，「土踏まず」が形成され，ここを通る神経や血管は，中足骨と地面による圧迫を免れている.

下肢の骨を知ろう.

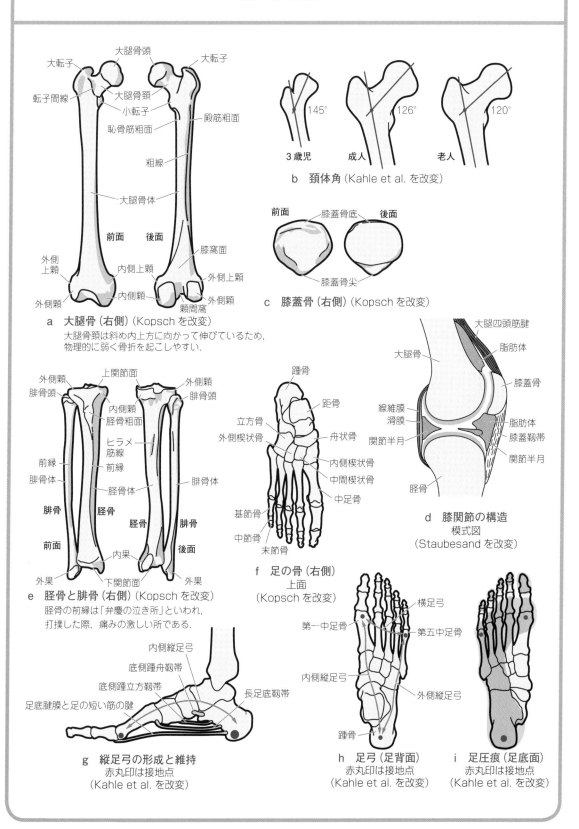

a 大腿骨 (右側) (Kopsch を改変)
大腿骨頚は斜め内上方に向かって伸びているため,
物理的に弱く骨折を起こしやすい.

b 頚体角 (Kahle et al. を改変)

c 膝蓋骨 (右側) (Kopsch を改変)

d 膝関節の構造
模式図
(Staubesand を改変)

e 脛骨と腓骨 (右側) (Kopsch を改変)
脛骨の前縁は「弁慶の泣き所」といわれ,
打撲した際, 痛みの激しい所である.

f 足の骨 (右側)
上面
(Kopsch を改変)

g 縦足弓の形成と維持
赤丸印は接地点
(Kahle et al. を改変)

h 足弓 (足背面)
赤丸印は接地点
(Kahle et al. を改変)

i 足圧痕 (足底面)
赤丸印は接地点
(Kahle et al. を改変)

# ●セミナー●　骨粗鬆症

　骨量は，骨芽細胞による骨形成と，破骨細胞による骨吸収が，均衡を保つことにより維持されている．この均衡が崩れて，骨吸収が骨形成を上回ったときに，骨粗鬆症が発症する．骨粗鬆症になると，骨基質を構成する無機質や膠原線維などが減少し，骨の微細構造が変化して骨の強度が低下するため，骨折を起こしやすくなる．

　骨粗鬆症には，原発性骨粗鬆症と，他の疾患に伴う続発性骨粗鬆症がある．

① 原発性（退行性）骨粗鬆症

　原発性骨粗鬆症は，中年以降に発症し，男性より女性，特に閉経後の女性に多い．女性に多い理由として，骨量が少ないこと，および閉経後にエストロゲンの分泌の減少などが原因となっている．エストロゲンは，破骨細胞に抑制的に作用して，骨組織の減少を防止している．

② 続発性骨粗鬆症

　上皮小体や副腎皮質の機能亢進症や，腎不全に伴う活性型ビタミンDの産生障害などの際に，骨粗鬆症を併発することがある．
　❶ 上皮小体のはたらきが亢進すると，骨細胞の機能が抑制され，破骨細胞のはたらきが刺激されて，骨破壊が促進される．
　❷ 糖質コルチコイドの機能亢進が長期にわたると，骨での細胞分裂と蛋白質合成が抑制されて，骨形成が抑えられる．
　❸ 活性型ビタミンDの産生が抑制されると，腸管からのカルシウム（Ca）の吸収が妨げられ，腎臓でのCaの再吸収が抑制される．この結果，骨基質へのCaの沈着が妨げられる．

③ 症　状

　❶ 骨折：好発部位は，椎体，大腿骨頚部，橈骨遠位端，上腕骨近位端などである．
　❷ 変形：椎体の圧迫骨折に起因するもので，身長短縮などが起こる．
　❸ 胸腰背部痛：椎骨の支持力が低下し，背部の筋への負担が増加することによる．

④ 予　防

　❶ Caを十分に摂取する．
　❷ ビタミンDを活性化させるため，日光浴を十分にする．
　❸ 歩行機能を維持するために，屋外運動を心がける．

⑤ 治　療

　❶ カルシトニン製剤やビスホスホネートなどの骨吸収抑制剤を使用する．
　❷ 血中のCaのレベルを維持し，骨形成作用も有するビタミンD製剤を投与する．
　❸ エストロゲンを投与する．

# 4

# 筋　系

　本章では，骨格筋と皮筋について述べる.

　骨格筋は，関節を越えて2つまたはそれ以上の骨の間に
張っている筋であり，その収縮と弛緩により関節の運動が
行われる.

　表層にある骨格筋の一部は，骨から起こって，皮膚に停
止している. このような筋を皮筋と呼び，皮膚の位置や形
を変化させるはたらきをする. 多くの動物では皮筋は広い
範囲に分布しているが，ヒトでは顔面や頚部に限局してい
る.

# I 筋の形態と機能

## 1 筋の形態（a, b）

　筋は骨から起こり，次の骨または皮膚に終わっている．骨や皮膚への付着部のうち，運動に際して固定される方を**起始**，動かされる方を**停止**と呼ぶ．筋の起始に近い部分を**筋頭**，停止に近い所を**筋尾**といい，中央部を**筋腹**と呼ぶ．筋の骨や皮膚に付く部分は結合組織性の腱となっている．

　筋は，形状により，**羽状筋**，**半羽状筋**，**紡錘状筋**，**放射状筋**，**鋸筋**などに分けられる．また，筋頭が複数ある筋は，**二頭筋**，**三頭筋**，**四頭筋**などと呼ばれる．腱が筋腹を横切るように伸びていることがある．このような腱を**腱画**または**中間腱**という．腱画により筋腹がいくつかに分断されている筋は**二腹筋**や**多腹筋**である．

## 2 筋のはたらき

### ① 筋の作用（c）

　筋が収縮した結果起こる骨格の運動を**筋の作用**と呼ぶ．筋の作用は，筋がどのような関節に，どのような付きかたをしているかにより決まる．筋そのものは，収縮と弛緩を繰り返しているだけである．

❶ 屈曲と伸展：骨相互の角度を減少させるはたらきが**屈曲**であり，増大させることが**伸展**である．屈曲や伸展をする作用のある筋を，それぞれ**屈筋**や**伸筋**と呼ぶ．

❷ 外転と内転：体肢を，体幹に対して遠ざけることを**外転**，近づけたりすることを**内転**という．外転や内転をする筋を，それぞれ**外転筋**や**内転筋**と呼ぶ．

❸ 挙上と下制：上に挙げる作用を**挙上**と呼び，このはたらきをする筋が**挙筋**である．これとは反対に，下げるはたらきが**下制**であり，下制する作用を持つ**下制筋**である．

❹ 外旋と内旋：骨の長軸を軸とする運動を**回旋**という．このはたらきをする筋を**回旋筋**という．回旋のうち，外向きに回すことを**外旋**，内向きに回すことを**内旋**という．つま先を外方に向けることが外旋であり，内方に向けることは内旋である．外旋と内旋の作用をする筋が，それぞれ**外旋筋**と**内旋筋**である．

❺ 回外と回内：上肢では，回旋運動のうち，手首を回して，親指を身体から遠ざける運動を**回外**といい，近づける運動を**回内**と呼ぶ．これらの作用をする筋を，**回外筋**と**回内筋**と呼ぶ．

❻ 内反と外反：**内反**は，足の内側縁を上に，外側縁を下にして足底を内方に向ける運動である．**外反**は，内反と逆に足の外側縁を上げ，内側縁を下げて，足底を外方に向ける運動をいう．

❼ 背屈と掌屈（底屈）：**背屈**は，指先やつま先を上げ，手や足を手背側や足背側に曲げる運動である．**掌屈（底屈）**は，手先や足先を下げて，手や足を手掌側や足底側に曲げる運動をいう．

❽ 括約と散大：開口部の周囲を輪状に走行して，収縮すると開口部を小さくするはたらきを**括約**と呼ぶ．開口部の周囲から放射状に伸び，収縮すると開口部を拡大する作用を**散大**という．括約と散大のはたらきをする筋を，それぞれ，**括約筋**と**散大筋**と呼ぶ．

### ② 筋による運動（d）

　目的とする作用を起こす筋を**主動筋**という．主動筋と同じ方向の運動をする筋を**協力筋**と呼び，

## 筋の形状を知ろう.
## 運動の方向を理解しよう.

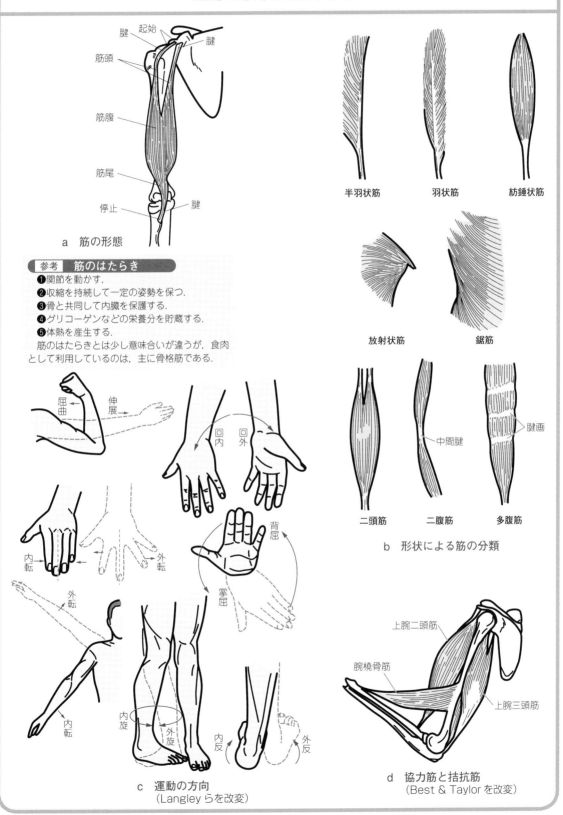

a 筋の形態

腱　起始　腱
筋頭
筋腹
筋尾
停止　腱

半羽状筋　　羽状筋　　紡錘状筋

放射状筋　　鋸筋

**参考　筋のはたらき**
❶関節を動かす.
❷収縮を持続して一定の姿勢を保つ.
❸骨と共同して内臓を保護する.
❹グリコーゲンなどの栄養分を貯蔵する.
❺体熱を産生する.
　筋のはたらきとは少し意味合いが違うが, 食肉として利用しているのは, 主に骨格筋である.

二頭筋　　二腹筋　　多腹筋
中間腱　　　　腱画

b 形状による筋の分類

屈曲　伸展
回内　回外
内転　外転
背屈
掌屈
外転
内転
内旋　外旋
内反　外反

c 運動の方向
(Langley らを改変)

上腕二頭筋
腕橈骨筋
上腕三頭筋

d 協力筋と拮抗筋
(Best & Taylor を改変)

反対の方向に作用し合う筋を**拮抗筋**という．肘関節についてみると，上腕二頭筋と腕橈骨筋は，いずれも肘関節を屈曲するはたらきをする協力筋である．上腕三頭筋は肘関節を伸展させる作用があり，上の2筋に対する拮抗筋である．

　筋線維ができるのは，収縮することと弛緩することであり，自らのはたらきで伸長することはできない．上腕二頭筋と腕橈骨筋は，収縮することにより肘関節を屈曲することができる．しかしこの両筋が伸長することにより肘関節を伸展させることはできない．肘関節の伸展は，上腕二頭筋と腕橈骨筋が弛緩したうえで，拮抗筋である上腕三頭筋が収縮することにより行われる．上腕三頭筋が収縮することにより，上腕二頭筋と腕橈骨筋は，受動的に伸長されて収縮する元の長さに戻ることになる．筋による運動は，主動筋と拮抗筋が協調してはたらくことにより行われている．

## ③ 筋の構造

### ① 筋の構成（a）

　骨格筋の主要な構成要素である骨格筋細胞は，長い紡錘形をしており，**（骨格）筋線維**とも呼ばれる．筋線維の周囲には結合組織性の**筋内膜**があって，隣接する筋線維を結合している．いくつかの筋線維は**筋周膜**に包まれて**筋線維束**を形成する．筋周膜に包まれた多数の筋線維束が集まり，その周囲を結合組織性の**筋上膜（筋膜）**が取り巻いて1つの筋を形成している．

### ② 筋線維の構造（b, c）

　筋線維は，長さ数mm～数10cm，直径10～100μmの細長い細胞である．筋頭から筋尾まで達している筋線維はまれであり，腱に始まり遊離端に終わるものや，両端が遊離して終わるものが多い．

　筋線維は，発生の過程で，多数の筋芽細胞が縦方向につながって1本の筋線維が形成されたので，多くの核を持っている．100個以上の核を持つものもある．

　筋線維の細胞膜を**筋形質膜（筋鞘）**といい，細胞質は**筋形質**と呼ばれる．筋形質には，筋原線維，筋小胞体，ミトコンドリア，グリコーゲン顆粒，ミオグロビンなどが含まれる．

### ③ 筋原線維

　**筋原線維**は，太い**ミオシン細糸**と，細い**アクチン細糸**より構成され，筋形質の中で大きなスペースを占めている（d～f）．

- ❶ ミオシン細糸：ミオシン分子が集まったものである．ミオシン分子は，1個の頭部と1本の尾部を持ったミオシン重鎖が，2本集まり，互いにねじれ合ってできている．したがって，ミオシン分子は，2個の**頭部**と1本の**尾部**より成る．
- ❷ アクチン細糸：アクチン，トロポミオシンおよびトロポニンより成る．
  - (a) アクチン：ビーズ玉を連結したような形状をしたアクチンの2本が，ラセン状に絡み合ったものである．
  - (b) トロポミオシン：細い線維状の蛋白質で，アクチンに巻き付いている．
  - (c) トロポニン：トロポニンC，トロポニンTおよびトロポニンIより成り，一定の間隔でトロポミオシンと結合している．
- ❸ ミオシン細糸とアクチン細糸の配列：ミオシン細糸とアクチン細糸は，交互に配列している．ミオシン細糸は**M線**を中心にして，左右両方向に伸びている．ミオシンの一方の端から，他方の端までの間を**A帯**という．A帯の中央部で，ミオシン細糸のみで成っている部分を**H帯**

# 筋の構造を理解しよう.

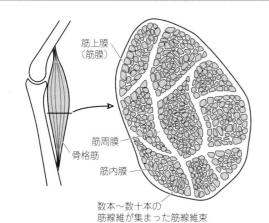

**a 骨格筋の構成**（瀬戸口を改変）

数本〜数十本の筋線維の束を筋内膜が束ねている．筋内膜が束ねた数個〜数十個の筋線維の束を筋周膜が囲んでいる．筋周膜で囲まれた筋線維の束が数個〜十数個集まり，その周りを筋上膜（筋膜）が取り巻いて1つの筋ができている．

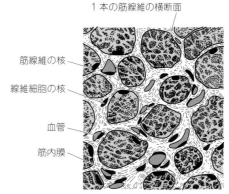

**b 骨格筋の横断面**（瀬戸口を改変）

筋線維の中の黒い点は筋原線維，大きい黒は核を示す．筋線維は筋内膜に囲まれている．筋線維には多数の筋原線維が分布しているため，核は周囲に偏在している．

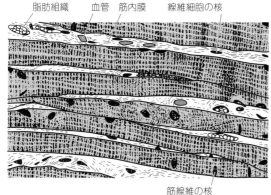

**c 骨格筋の縦断面**（瀬戸口を改変）

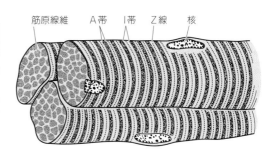

**d 骨格筋線維**（山本を改変）

筋原線維は，骨格筋細胞の長軸方向に平行に伸びる，多くの線維束をつくるように配列している．

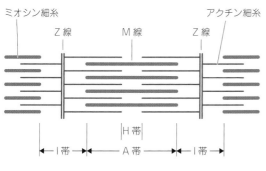

**e 筋原線維の配列**（Ganong を改変）

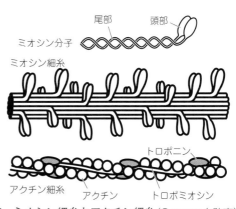

**f ミオシン細糸とアクチン細糸**（Ganong を改変）

と呼ぶ．アクチンはZ線から左右両方向に伸びている．Z線の両側でアクチン細糸のみで成っている所をI帯という．1つのZ線から次のZ線までの間を**筋節（サルコメア）**という．

筋線維内の筋原線維は，A帯とI帯が，それぞれ同じ高さにそろって配列しているので，筋線維には周期的な横縞模様が形成される．光学顕微鏡で見ると，A帯は暗く見えるので**暗帯**と呼ばれ，I帯は明るく見える**明帯**である．暗帯と明帯が規則的に繰り返しているため，**横紋**が生ずる．哺乳類の場合，筋の静止状態では，A帯は約 $1.5\ \mu m$，I帯は約 $0.8\ \mu m$ である．

### ④ 筋細管系（a, b）

筋線維には，横細管と筋小胞体という2系統の細管系がある．

**横細管（横行小管，T細管）**は，筋形質膜がA帯とI帯の境界線の所で筋形質内に陥入して，筋原線維と直交する方向に伸びる細い管を形成したものである．筋形質膜が局所的に陥入したものであるため，横細管は細胞外液で満たされている．横細管は，筋形質膜を伝わってきた活動電位を筋原線維に伝えるはたらきをしている．

**筋小胞体**は滑面小胞体であり，筋線維の長軸方向に伸びる細管系を形成している．中央部では多数の細い管に分かれて**筋細管**となっており，A帯とI帯の境界部で横細管に隣接する所では，大きく膨らんで**終末槽**を形成している．

横細管とその両側にある終末槽を一括して**三連構造**と呼ぶ．

## ４ 筋の収縮

### ① 筋収縮の機構（c, d）

筋線維は刺激されると，活動電位を発生する．活動電位から短い潜伏期をおいて収縮が起こる．収縮は次のような過程で起こる．

❶ 筋線維の興奮は横細管に伝わり，筋小胞体からカルシウムイオン（$Ca^{2+}$）が筋形質内に放出される．

❷ $Ca^{2+}$はアクチン細糸のトロポニンCに結合する．これに伴いトロポニン・トロポミオシン複合体の形態が変わって，アクチン細糸にあるミオシン結合部が露出し，ここにミオシン細糸の頭部が結合する．

❸ ミオシンの頭部は，アクチン細糸に結合するとM線の方に向かって屈曲し，次いでアクチン細糸から離れて伸展する．このような運動を繰り返しながら，アクチン細糸をM線の方に引き寄せる．この仕組みがはたらくために，アデノシン三リン酸（ATP）が使われる．

筋線維が興奮してから収縮を起こすまでの一連の反応を**興奮収縮連関**という．

興奮が終わると，$Ca^{2+}$は筋小胞体に回収される．トロポニンCから$Ca^{2+}$が離れると，トロポニン・トロポミオシン複合体の形態は元の状態に戻り，ミオシン細糸とアクチン細糸の間の相互作用は止まり，筋は**弛緩**する．

筋の収縮は，アクチン細糸が，ミオシン細糸の間に入り込み，両者の相対的な位置関係が変わることにより起こる．アクチン細糸やミオシン細糸そのものの長さは変わらない．つまり，筋が収縮しても，A帯の長さは変わらないが，H帯とI帯は短くなる．筋の収縮をアクチン細糸の滑り込みにより説明する学説を**滑走説（滑り説）**という．

滑り込みによる収縮は，骨格筋のみならず，心筋や平滑筋など，すべての筋に共通する収縮様式である．

# 筋の収縮の仕組みを理解しよう.

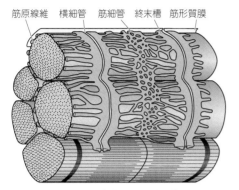

**a 筋原線維と筋細管系**
(Ham & Cormack を改変)

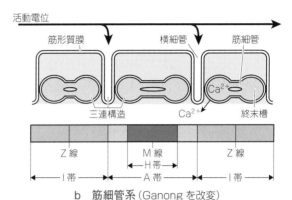

**b 筋細管系** (Ganong を改変)

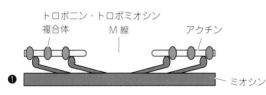

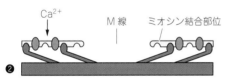

❶ 弛緩している状態では、トロポニン・トロポミオシン複合体はアクチンにあるミオシン結合部位を覆っている.

❷ Ca²⁺ が作用すると、トロポニン・トロポミオシン複合体が変位して、ミオシン結合部位が露出する. 露出したミオシン結合部位にミオシンの頭部がはまり込む.

❸ ミオシン結合部位にはまり込んだミオシンの頭部は、M線の方に向かって屈曲する. 次いで、ミオシンの頭部は結合部位から離れて伸展し、新たなミオシン結合部位にはまり込んで、屈曲する. このような過程を繰り返して、アクチンをミオシンの中心に引き寄せる.

**c 筋の収縮機構** (Marieb を改変)

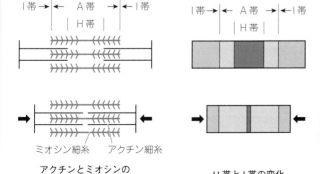

アクチンとミオシンの
相対的位置変化

H帯とI帯の変化

**参考 横紋を構成する部位の名称**
A帯：anisotropic disk（複屈折帯），
H帯：Hensen's disk（ヘンゼン盤），
I帯：isotropic disk（単屈折帯），
M線：Mittelmembran（middle disk）（中盤），
Z線：Zwischenmembran（間盤）

**d 筋収縮に伴う変化** (Guyton を改変)

### ⑤ 神経筋接合部（a〜c）

　筋は脳幹や脊髄にある運動ニューロンの軸索が集まった**運動神経**に制御される．運動神経は，細かく分枝して，筋線維に終止している．１個の運動ニューロンとそれが支配する筋線維群を合わせて**運動単位**という．精密な運動をする筋では，１個の運動ニューロンが支配する筋線維は少なく，大まかな運動をする筋では，１個の運動ニューロンに支配される筋線維は多い傾向がある．

　運動神経の先端部を**運動神経終末**と呼び，筋との接合部を**神経筋接合部**（**運動終板**）という．神経筋接合部の構造は，シナプスとよく似ており，運動神経終末のシナプス前膜と，筋形質膜のシナプス後膜が，シナプス間隙を介して対峙している．運動神経終末は，多数のミトコンドリアとシナプス小胞を含んでいる．筋形質膜のシナプス後膜は，局所的に陥凹し，多数の凹凸のある接合部ヒダを形成している．

　運動神経の活動電位が運動神経終末に達すると，終末内のシナプス小胞に含まれる**アセチルコリン**がシナプス間隙に放出され，シナプス後膜にある**アセチルコリン受容体**と結合する．アセチルコリンが結合すると筋線維は脱分極し**終板電位**を発生する．終板電位により，筋線維の膜電位が変化し，筋線維は活動電位を発生し，収縮する．

### ⑥ 固有感覚（深部感覚）（d, e）

　我々は，目で確認しなくても，手や足の関節が伸びているか屈曲しているかを知ることができる．これは，筋や関節などに感覚器が分布していて，身体各部の状態についての情報が中枢神経系に送られているからである．筋や関節などで受容される感覚を**固有感覚**（**深部感覚**）といい，固有感覚の受容器を**固有受容器**（**深部感覚器**）と呼ぶ．固有受容器には，筋紡錘，腱器官，関節包にある受容器などがある．

　骨格筋は筋の収縮・弛緩にあずかる**錘外筋線維**と，筋の長さなどを感知する**錘内筋線維**より構成される．錘内筋線維には**核袋線維**と**核鎖線維**があり，それぞれIa群とⅡ群の神経線維が分布している．錘内筋線維は組織液を含んだ結合組織性の被膜に包まれて**筋紡錘**を形成している．筋紡錘は錘外筋線維と並列に配列し，両端で隣接する錘外筋線維に付着している．筋紡錘は錘外筋線維の長さ，伸展の速度や程度などを感知している．骨格筋の腱には，**腱器官**（**腱紡錘**）と呼ばれる受容器がある．腱器官は，腱を構成する膠原線維の周囲を結合組織性のカプセルが包んだものである．膠原線維には，Ib群の線維が分布している．腱器官は，筋の張力を感知している．さらに，関節包には関節の状況を知る受容器が分布している．

　固有受容器からの情報は中枢神経系に伝えられ，上行性神経路により上位脳に伝えられるとともに，反射経路を介して筋のはたらきを調整している．

## Ⅱ　筋系の構成

　人体には，骨格筋と皮筋を合わせて約400の筋があり，重量的には体重の約40％を占めている．筋は，存在部位により体幹の筋と四肢の筋に大別される（f, g）．

　❶ 体幹の筋：頭部の筋，頸部の筋，背部の筋，胸部の筋，腹部の筋より成る．
　❷ 四肢の筋：上肢の筋と下肢の筋に分けられる．

# 筋の活動は神経が制御している.
# ヒトの筋系の構成を知ろう.

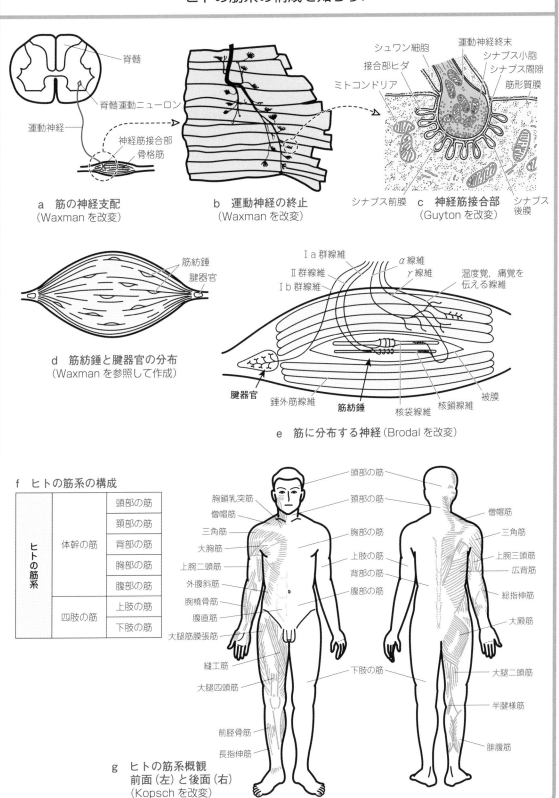

a 筋の神経支配
（Waxman を改変）

b 運動神経の終止
（Waxman を改変）

c 神経筋接合部
（Guyton を改変）

脊髄
脊髄運動ニューロン
運動神経
神経筋接合部
骨格筋

シュワン細胞
接合部ヒダ
ミトコンドリア
運動神経終末
シナプス小胞
シナプス間隙
筋形質膜
シナプス前膜
シナプス後膜

d 筋紡錘と腱器官の分布
（Waxman を参照して作成）

筋紡錘
腱器官

e 筋に分布する神経（Brodal を改変）

Ⅰa 群線維
Ⅱ 群線維
Ⅰb 群線維
α 線維
γ 線維
温度覚，痛覚を伝える線維
腱器官
錘外筋線維
筋紡錘
核袋線維
核鎖線維
被膜

f ヒトの筋系の構成

| ヒトの筋系 | 体幹の筋 | 頭部の筋 |
|---|---|---|
| | | 頚部の筋 |
| | | 背部の筋 |
| | | 胸部の筋 |
| | | 腹部の筋 |
| | 四肢の筋 | 上肢の筋 |
| | | 下肢の筋 |

頭部の筋
頚部の筋
胸部の筋
上肢の筋
背部の筋
腹部の筋

胸鎖乳突筋
僧帽筋
三角筋
大胸筋
上腕二頭筋
外腹斜筋
腕橈骨筋
腹直筋
大腿筋膜張筋
縫工筋
大腿四頭筋
前脛骨筋
長指伸筋

僧帽筋
三角筋
上腕三頭筋
広背筋
総指伸筋
大殿筋
大腿二頭筋
半腱様筋
腓腹筋

下肢の筋

g ヒトの筋系概観
前面（左）と後面（右）
（Kopsch を改変）

# Ⅲ 頭部の筋

頭部の筋は浅頭筋（表情筋）と深頭筋（咀嚼筋）に大別される（**a**）．

## ① 浅頭筋（表情筋，顔面筋）（**b**）

顔面に広く分布しており，骨から起こって皮膚に停止する**皮筋**である．顔面神経の支配を受けている．浅頭筋は目，耳，鼻，口などの開口部を開閉するために発達してきた筋である．

## ② 深頭筋（咀嚼筋）（**c**）

頭蓋から起こって下顎骨に停止する筋である．主な作用は下顎骨の挙上，および前進と後退である．三叉神経の支配を受ける．

# Ⅳ 頚部の筋

存在部位により，浅頚筋，外側頚筋，前頚筋および後頚筋に分けられる（**d, e**）．

## ① 浅頚筋

広頚筋のみである．表情筋と同系の筋であり，頚部の表層に広がっている．顔面神経支配である．

## ② 外側頚筋

胸鎖乳突筋のみである．胸骨柄と鎖骨の内側部から起こり，後上方に向かって伸び，側頭骨の乳様突起に停止する．片側がはたらけば頭部を反対側に回し，両側がはたらけば顔を仰向ける．副神経と頚神経叢の枝が分布する．

## ③ 前頚筋（舌骨筋）
- ❶ 舌骨上筋：下顎と舌骨の間にあり，舌骨を引き上げる作用がある．舌骨が固定されているときには，下顎を引き下げ，口を開く役割をする．神経支配は様々で，顎二腹筋は三叉神経と顔面神経，茎突舌骨筋は顔面神経，顎舌骨筋は三叉神経，オトガイ舌骨筋は舌下神経の支配を受ける．神経支配の面からみると，舌骨上筋は，由来の異なる筋が集まったものであると考えられる．
- ❷ 舌骨下筋：舌骨の下方にあり，舌骨を引き下げるはたらきをする．頚神経叢の枝が分布する．

## ④ 後頚筋

頚椎の前面と側面にある縦走筋群で，頚神経叢と腕神経叢の枝が分布する．
- ❶ 椎前筋：椎体の前面を走る筋で，頭部や頚部を曲げるはたらきがある．
- ❷ 斜角筋：頚椎から起こって，第一肋骨と第二肋骨に停止する．頚椎を曲げたり，肋骨を挙上したりする．

## 頭部や頚部の筋を知ろう.
## 顔には表情を変えるための筋がたくさん分布している.

### a　頭部の筋

| 分　類 | | 筋の名前 |
|---|---|---|
| 浅頭筋（表情筋） | 頭蓋表筋 | 前頭筋，後頭筋，側頭頭頂筋 |
| | 耳介周囲の筋 | 上耳介筋，前耳介筋，後耳介筋 |
| | 眼裂周囲の筋 | 眼輪筋，眉毛下制筋，皺眉筋，鼻根筋 |
| | 鼻孔周囲の筋 | 鼻筋，鼻中隔下制筋 |
| | 口裂周囲の筋 | 口輪筋，上唇挙筋，笑筋，口角挙筋，口角下制筋，下唇下制筋，オトガイ筋，眼角筋，大頬骨筋，小頬骨筋，頬筋など |
| 深頭筋（咀嚼筋） | | 咬筋，側頭筋，外側翼突筋，内側翼突筋 |

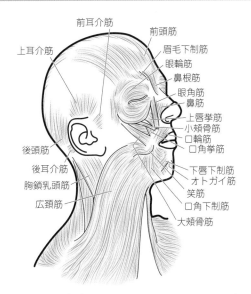

### b　浅頭筋（右）（Spalteholz & Spanner を改変）

浅頭筋はヒトではよく発達しており，喜怒哀楽などの表情を表すはたらきもしている．表情筋とも呼ばれる．

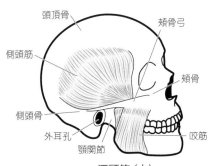

### c　深頭筋（右）
（Spalteholz & Spanner を改変）

### d　頚部の筋

| 分　類 | | 筋の名前 |
|---|---|---|
| 浅頚筋 | | 広頚筋 |
| 外側頚筋 | | 胸鎖乳突筋 |
| 前頚筋（舌骨筋） | 舌骨上筋 | 顎二腹筋，茎突舌骨筋，顎舌骨筋，オトガイ舌骨筋 |
| | 舌骨下筋 | 肩甲舌骨筋，胸骨舌骨筋，胸骨甲状筋，甲状舌骨筋 |
| 後頚筋 | 椎前筋 | 頭長筋，頚長筋，前頭直筋，外側頭直筋 |
| | 斜角筋 | 前斜角筋，中斜角筋，後斜角筋，（最小斜角筋） |

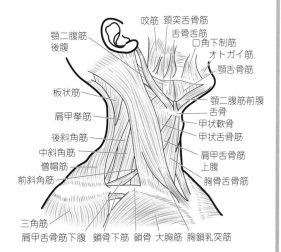

### e　頚部の筋（右）（Spalteholz & Spanner を改変）

# Ⅴ 背部の筋

　脊柱と胸郭の後方にある筋を背部の筋と総称する．背部の筋は浅背筋と深背筋に大別される．筋の由来についてみると，上肢の筋由来の筋，胸筋由来の筋，および固有背筋が含まれる（a）．

① 浅背筋（棘腕筋）（b）
　脊柱から起こって上肢帯の骨や上腕の骨に停止する筋であり，上肢を動かすはたらきをする．上肢の筋に由来する筋群である．主に腕神経叢と頚神経叢の支配を受ける．

② 深背筋（c）
　体幹から起こり，体幹に停止する筋で，棘肋筋と固有背筋に分けられる．
　❶ 棘肋筋：本来は胸筋であって，脊柱の棘突起に起始して肋骨に停止する筋である．肋骨を動かすはたらきがあり，呼吸の際に活動する．肋間神経の支配を受ける．
　❷ 固有背筋（棘背筋）：脊柱と後頭骨，肋骨および腸骨の間に広がる縦走筋群である．これらの筋は集まって，背側正中部の左右両側に伸びる縦方向の隆起をつくっている．脊柱を左右に曲げたり，捻ったりするはたらきをし，両側が一緒に作用すれば，脊柱を起立させる．胸腸肋筋などが属する腸肋筋，胸最長筋などの最長筋，胸棘筋などの棘筋は一括して**脊柱起立筋**と呼ばれ，脊柱をまっすぐ伸ばして，直立姿勢を保つ際に中心的なはたらきをする．固有背筋は，いずれも脊髄神経後枝の支配である．

# Ⅵ 胸部の筋

　存在部位により，浅胸筋，深胸筋，および横隔膜の3群に分けられる（d, e）．

① 浅胸筋
　胸部の上肢筋とも呼ばれ，胸郭から起こり，上肢帯の骨または上腕の骨に付く筋群である．上肢を動かすはたらきをする．腕神経叢支配である．

② 深胸筋（固有胸筋）
　脊柱，肋骨または胸骨から起こり，肋骨に停止する筋で，肋骨を動かす．深胸筋は，横隔膜とともに主要な呼吸筋である．外肋間筋は，吸息の際に重要なはたらきをする（「9. 呼吸器系」参照）．肋骨挙筋のみ脊髄神経後枝，その他の筋は肋間神経の支配である．

③ 横隔膜
　胸腔と腹腔の間にある膜状の筋で，胸腔と腹腔を分けている．起始部により，腰椎部，肋骨部，胸骨部に分けられる．筋束は，内上方に向かって伸び，停止に相当する腱中心に収束する．全体の

# 背部や胸部の筋を知ろう.

## a 背部の筋

| 分 類 | | 筋の名前 |
|---|---|---|
| 浅背筋(棘腕筋) | | 僧帽筋,広背筋,菱形筋,肩甲挙筋 |
| 深背筋 | 棘肋筋 | 上後鋸筋,下後鋸筋 |
| | 固有背筋(棘背筋) | 板状筋,脊柱起立筋,横突棘筋,棘間筋,横突間筋,後頭下筋 |

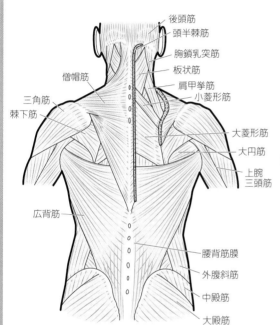

b 背部の筋(浅背筋)(Staubesand を改変)

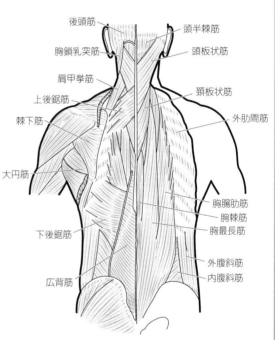

c 背部の筋(深背筋)(Staubesand を改変)

## d 胸部の筋

| 分 類 | 筋の名前 |
|---|---|
| 浅胸筋(胸部の上肢筋) | 大胸筋,小胸筋,鎖骨下筋,前鋸筋 |
| 深胸筋(固有胸筋) | 外肋間筋,内肋間筋,最内肋間筋,肋下筋,胸横筋,肋骨挙筋 |
| 横隔膜 | (腰椎部,肋骨部,胸骨部) |

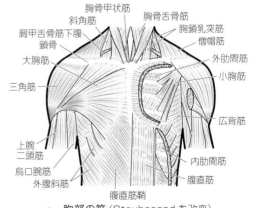

e 胸部の筋(Staubesand を改変)

形は胸腔に向かってドーム状の円蓋を形成している．下行大動脈，大静脈および食道が通過する大動脈裂孔，大静脈孔および食道裂孔がある．

横隔膜が収縮すると円蓋を下げて胸腔を広げ，弛緩すると円蓋が上がって胸腔が狭くなり，呼吸運動に重要な役割を果たしている．腹筋と協調して腹圧の調整にも関与している．横隔神経の支配を受ける（a）．

# Ⅶ 腹部の筋

腹壁をつくる筋である．存在部位により，前腹筋，側腹筋および後腹筋に分ける（b, c）．

## ① 前腹筋

前腹壁の正中線の両側を縦走する筋群である．胸郭を引き下げ，脊柱起立筋と拮抗して脊柱を前屈させる．横隔膜と共同して腹圧を高める作用もある．肋間神経と腰神経叢の枝により支配される．

## ② 側腹筋

深胸筋と同系の筋である．互いに重なり合って走る外腹斜筋，内腹斜筋および腹横筋という3層の板状の筋から成り，腹壁の大部分をつくる．側腹筋は，脊柱を前に曲げるはたらきをする．脊柱が固定している際には，肋骨を引き下げたり，骨盤を引き上げたりする．さらに，腹圧を高めるはたらきもある．肋間神経，腸骨下腹神経，および腸骨鼡径神経の支配である．

側腹筋の内側部は，腱膜となり，前腹筋の前後を鞘状に包む**腹直筋鞘**をつくる（d）．筋鞘をつくった腱膜は，正中線で左右のものが互いに交叉し，正中部を縦方向に伸びる**白線**を形成する．

**臍**は胎生期に臍動脈と臍静脈，尿膜管と卵黄腸管，およびこれに伴う血管などが通っていた所で，生後は閉じる．ここには皮膚と腹横筋の筋膜との間に薄い結合組織があるだけで，脂肪や筋はない．このため，臍の皮膚は腹横筋の筋膜を介して腹膜に接していることになる．臍は抵抗力が弱い所であり，腹部内臓が腹膜に包まれたまま皮下に出て**臍ヘルニア**を起こすことがある．

## ③ 後腹筋

この筋に属するのは腰方形筋（a）だけであり，下位肋骨と腸骨稜にある筋である．腰椎を曲げたり，肋骨を引き下げたりするはたらきをする．腰神経叢の支配である．

## ④ 鼡径靱帯と鼡径管（e）

**鼡径靱帯**は，外腹斜筋の腱が発達したもので，上前腸骨棘と恥骨結節との間に張る靱帯である．鼡径靱帯の内側半分に沿って，腹横筋の下を後上方から前内下方に向かって貫く間隙がある．この間隙を**鼡径管**という．鼡径管の内部を，男性では，精管，精巣動・静脈などが被膜に包まれた精索が通っており，女性では，子宮円索が通る（「11. 生殖器系」参照）．内腹斜筋の一部が分かれてできた精巣挙筋が，精索や子宮円索の周囲を覆っている．

鼡径管やその周囲は抵抗の弱い所で，腹部内臓の一部が皮下に脱出して**鼡径ヘルニア**を起こすことがある．鼡径ヘルニアは男性に多く，女性にはまれである．

# 腹部の筋を知ろう.

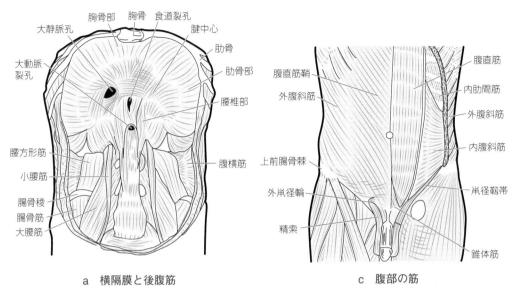

**a 横隔膜と後腹筋**
（Spalteholz & Spanner を改変）

**c 腹部の筋**
（Staubesand を改変）

**b 腹部の筋**

| 分　類 | 筋の名前 |
|---|---|
| 前腹筋 | 腹直筋, 錐体筋 |
| 側腹筋 | 外腹斜筋, 内腹斜筋, 腹横筋, 精巣挙筋 |
| 後腹筋 | 腰方形筋 |

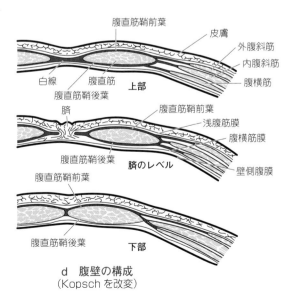

**d 腹壁の構成**
（Kopsch を改変）

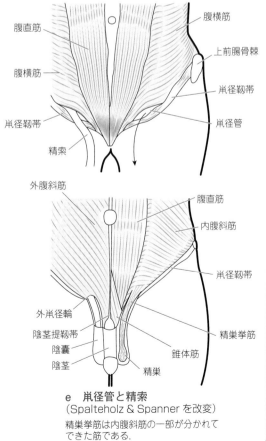

**e 鼠径管と精索**
（Spalteholz & Spanner を改変）
精巣挙筋は内腹斜筋の一部が分かれて
できた筋である.

# Ⅷ 上肢の筋

　上肢の筋には，上肢帯の筋と固有上肢筋がある．上肢帯の筋は，上肢帯の骨から起こり上腕骨に終止する筋である．固有上肢筋は，上腕の筋，前腕の筋および手の筋に分けられる（a）．

## ① 上肢帯の筋（肩甲筋）（b）
　鎖骨や肩甲骨に起始し，上腕骨に停止する筋で，上腕の運動に関与する．腕神経叢の支配である．
　❶ 外側上肢帯筋：鎖骨や肩甲骨から起こり，上腕骨に停止する筋で，上腕を外転させる．
　❷ 後上肢帯筋：肩甲骨から起こり，上腕骨に停止する筋群である．作用はいろいろであり，棘上筋は，上腕を外転させ，棘下筋と小円筋は，上腕を回外させ，上腕を内転させる．
　❸ 前上肢帯筋：肩甲骨から起こり上腕骨に停止する．作用は上腕の内転と回内である．

## ② 上腕の筋
　肩甲骨または上腕骨から起こり，上腕骨または前腕の骨に付く筋である．はたらきのうえからは，上腕を動かす筋と，前腕を動かす筋がある．機能的には，屈筋と伸筋に分けられる．
　❶ 屈筋：上腕の前面にある筋群で，表層にある上腕二頭筋と，深層にある烏口腕筋および上腕筋より成る．支配神経は筋皮神経である．
　❷ 伸筋：上腕の後面に分布している上腕三頭筋と肘筋であり，前腕を伸展させるはたらきをする．支配神経は橈骨神経である．

## ③ 前腕の筋（c）
　上腕骨または前腕の骨から起こり，多くは手の骨に付くが，一部は橈骨に付く．主に手や指を動かすはたらきをするが，前腕の運動にも関与している．機能的には，屈筋と伸筋に分けられる．
　❶ 屈筋：前腕の尺側と掌側を占め，上腕骨の内側上顆や前腕の骨の前面から起こって手に達する筋である．主な作用は，前腕の回内，および手根や手指の屈曲である．深指屈筋の内側部と前腕手根屈筋は尺骨神経，そのほかの筋は正中神経の支配である．
　❷ 伸筋：前腕の背側部や橈側部を占め，上腕骨の下端や，前腕の骨の後面から起こって手に行く筋である．前腕を回外させ，および手根や手指を伸展させる．すべて橈骨神経支配である．

## ④ 手の筋（d）
　手根や中手部から起こって指に行く筋で，掌側に分布している屈筋である．部位的に❶母指球筋，❷小指球筋，❸中手筋に分けられる．これらの筋は，短く小さい筋であり，指の繊細な運動に関与している．虫様筋と母指球筋の外側部は正中神経，そのほかの筋は尺骨神経の支配である．
　上肢の神経障害の症状は，手に特徴的に現れる．橈骨神経の障害では，伸筋群の機能が障害される．このため手関節や指の関節の伸展ができなくなり，手は垂れ下がる「下垂手」となる．正中神経の障害では，前腕の回内や屈曲が障害され，指では母指，示指，中指で末節と中節の屈曲ができなくなり，「猿手」となる．尺骨神経の障害では，指は基節関節で伸展し，中節と末節で屈曲した「鷲手」となる．

# 上肢の筋を知ろう.

## a　上肢の筋

| 分　類 | | 筋の名前 |
|---|---|---|
| 上肢帯の筋<br>（肩甲筋） | 外側上肢帯筋 | 三角筋 |
| | 後上肢帯筋 | 棘上筋，棘下筋，小円筋，大円筋 |
| | 前上肢帯筋 | 肩甲下筋 |
| 上腕の筋 | 屈　筋 | 上腕二頭筋，烏口腕筋，上腕筋 |
| | 伸　筋 | 上腕三頭筋，肘筋 |
| 前腕の筋 | 屈　筋 | 円回内筋，橈側手根屈筋，長掌筋，浅指屈筋，尺側手根屈筋，深指屈筋，長母指屈筋，方形回内筋 |
| | 伸　筋 | 腕橈骨筋，長橈側手根伸筋，短橈側手根伸筋，総指伸筋，小指伸筋，尺側手根伸筋，回外筋，長母指外転筋，短母指伸筋，長母指伸筋，示指伸筋 |
| 手の筋 | 母指球筋 | 短母指外転筋，短母指屈筋，母指対立筋，母指内転筋 |
| | 小指球筋 | 短掌筋，小指外転筋，短小指屈筋，小指対立筋 |
| | 中手筋 | 虫様筋，掌側骨間筋，背側骨間筋 |

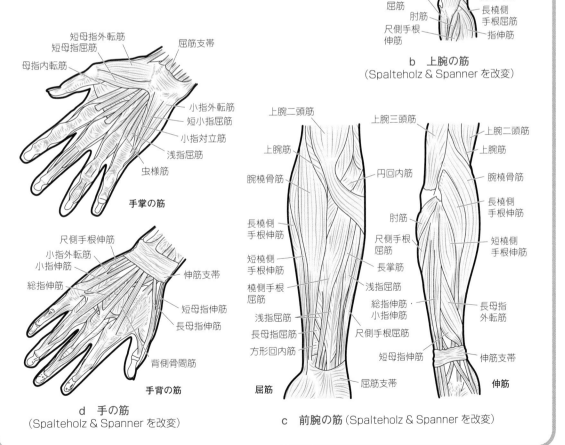

**b　上腕の筋**
（Spalteholz & Spanner を改変）

**手掌の筋**

**手背の筋**

**d　手の筋**
（Spalteholz & Spanner を改変）

**c　前腕の筋**（Spalteholz & Spanner を改変）

## Ⅸ 下肢の筋

　下肢の筋は，すべて固有の下肢筋である．筋腹の存在部位により，下肢帯の筋，大腿の筋，下腿の筋，および足の筋に分けられる（a）．機能的には，伸筋群と屈筋群に大別される．

① 下肢帯の筋（骨盤筋，寛骨筋）
　骨盤後壁の前にある内寛骨筋と，骨盤の後にある外寛骨筋より構成される．
　❶ 内寛骨筋（内骨盤筋）：腸腰筋と呼ばれ，腰筋と腸骨筋が含まれる（P.65，a参照）．腰筋は，大腰筋と小腰筋より成り，いずれも腰椎から起こって大腿骨に終わる．腸骨筋は腸骨窩から起こり，大腿骨に停止する．腸腰筋は，大腿の屈曲に中心的な役割を果たす筋であり，大腿が固定されている際には，腰椎を前方に曲げる．腰神経叢と大腿神経の枝が分布する．
　❷ 外寛骨筋（外骨盤筋）：殿筋群と回旋筋群に分けられる．殿筋群は大腿を伸展するはたらきをし，大腿が固定されている際には，体を直立位に保つ作用をする．回旋筋群は，大腿を外旋させる．神経支配は，大殿筋は下殿神経，中殿筋，小殿筋，および大腿筋膜張筋は上殿神経，その他の筋は仙骨神経叢の枝である．

② 大腿の筋（b）
　伸筋，屈筋，および内転筋に分けられる．
　❶ 伸筋：大腿前面の筋で，寛骨や大腿骨から起こって下腿の骨に終わり，下腿を伸展させる．
　❷ 屈筋：大腿後面にある筋で，寛骨や大腿骨から起こり，下腿の骨に付く．下腿を屈曲させる．
　❸ 内転筋：主として寛骨から起こって大腿骨または脛骨に付き，これらを内転する．
　神経支配は，伸筋は大腿神経，屈筋は坐骨神経，内転筋は閉鎖神経と大腿神経である．

③ 下腿の筋（c）
　前側にある伸筋と，後側にある屈筋とに分けられる．伸筋のうち外側にある2つの筋は腓骨筋群として独立に扱う．
　❶ 伸筋：下腿の前面にあり，脛骨や腓骨から起こって足に行く筋で，足を背屈させるとともに，指を伸展する．深腓骨神経の支配である．
　❷ 腓骨筋群：主に腓骨から起こり，外果の後方を回って足底に行き，中足骨に終わる．足を底屈および外反する．浅腓骨神経の支配を受ける．
　❸ 屈筋：大腿骨，脛骨および腓骨の後面から起こって足に行く筋である．腓腹筋とヒラメ筋の腱は一緒になって踵骨腱（アキレス腱）となり，踵骨に終わる．はたらきは足を底屈し，指を屈曲する．脛骨神経支配である．

④ 足の筋（d）
　足根部と中足部から起こって指に行く筋であり，下腿筋と協調して指の運動を支配する．
　❶ 足背の筋：指を伸展する筋である．深腓骨神経の支配を受ける．
　❷ 足底の筋：母指球筋，小指球筋，中足筋があり，指の細かい運動に関与している．すべて脛骨神経支配である．

## 下肢の筋を知ろう.
## 下肢の筋と上肢の筋を比較してみよう.

a　下肢の筋

| 分　類 | | | 筋の名前 |
|---|---|---|---|
| 下肢帯の筋 | 内寛骨筋 | 腸腰筋 | 大腰筋，小腰筋，腸骨筋 |
| | 外寛骨筋 | 殿筋群 | 大殿筋，中殿筋，小殿筋，大腿筋膜張筋 |
| | | 回旋筋群 | 梨状筋，内閉鎖筋，上双子筋，下双子筋，大腿方形筋 |
| 大腿の筋 | 伸　筋 | | 縫工筋，大腿四頭筋，膝関節筋 |
| | 屈　筋 | | 大腿二頭筋，半腱様筋，半膜様筋 |
| | 内転筋 | | 恥骨筋，薄筋，長内転筋，短内転筋，大内転筋，外閉鎖筋 |
| 下腿の筋 | 伸筋群 | | 前脛骨筋，長母指伸筋，長指伸筋，第三腓骨筋 |
| | 腓骨筋群 | | 長腓骨筋，短腓骨筋 |
| | 屈筋群 | | 下腿三頭筋，足底筋，膝窩筋，後脛骨筋，長指屈筋，長母指屈筋 |
| 足の筋 | 足背の筋 | | 短母指伸筋，短指伸筋 |
| | 足底の筋 | 母指球筋 | 母指外転筋，短母指屈筋，母指内転筋 |
| | | 小指球筋 | 小指外転筋，短小指屈筋，小指対立筋 |
| | | 中足筋 | 短指屈筋，足底方形筋，虫様筋，底側骨間筋，背側骨間筋 |

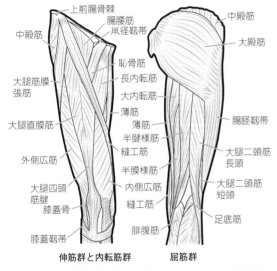

**b　大腿の筋**（Spalteholz & Spanner を改変）

大殿筋は，ヒトで大きく発達している筋で，殿部の膨らみをつくっている筋である.

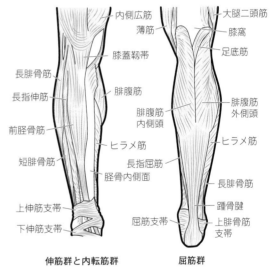

**c　下腿の筋**（Spalteholz & Spanner を改変）

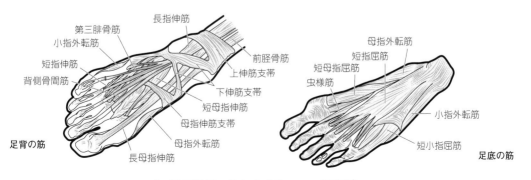

**d　足の筋**（Spalteholz & Spanner を改変）

# X ウシ，ブタ，ニワトリの筋系

　食肉として利用されるのは，主に骨格筋である．食肉について理解を深めるためには，食肉として利用されるウシ，ブタ，ニワトリなどの筋系を，理解しておく必要がある．

① ウシとブタ（a～c）
　ウシとブタの筋系は，ヒトの筋系と大体同じである．食肉用に品種改良されているので，筋によっては，ヒトの筋とは，発達の度合いが大きく違っていることがある．食肉として使われるのは，固有背筋，頚筋，深胸筋と側腹筋，上肢の筋，下肢の筋などである．

❶ 固有背筋：脊柱の左右両側に沿って縦方向に伸びる筋群であり，食肉用に品種改良された動物では，この筋群が大きく発達している．固有背筋はロースと総称される．ロースはロースト（roast）の転じたもので，焼き肉に適している肉，という意味である．部位的に，肩ロース，リブロース，サーロイン，ロインなどに区分される．リブロースは肋骨（rib）に付いている筋，ロイン（loin，腰）やサーロイン（sirloin，sirは敬称）は，腰部の筋である．

❷ 頚筋：頚部の運動に関与している筋である．"ネック（neck）"と呼ばれる．

❸ 深胸筋と側腹筋：胸壁と腹壁を形成する筋である．深胸筋は，"あばら骨（肋骨）"に付く筋であるので，"[ア] バラニク"と呼ばれる．側腹筋は外腹斜筋，内腹斜筋，腹横筋という3層の板状の筋が重なり合って構成されているので，"三枚肉"ともいう．

❹ 上肢の筋："肩（ショルダー，shoulder）"と呼ばれる肉で，上肢帯の筋や上腕の筋が使われる．ウシでは，前腕の筋も"スネ"として使用される．

❺ 下肢の筋：内寛骨筋では，腰筋が使われる．腰筋は"細長い紐（ヒレ，fillet）"のような形をしているところから，"ヒレ"という名前が付けられた．
　外寛骨筋や大腿の筋は，"モモ"として使われる．下腿の筋は"スネ"として使われる．

② ニワトリ（d，e）
　ニワトリでは，上肢が翼に変わっており，ウシやブタの筋系とは，大きく変わっている．ニワトリの羽の色が，植物の柏の葉の色に似ているところから，鶏肉は"カシワ"とも呼ばれる．

❶ 体幹の筋：頚部は長く，多くの筋が分布していて，大きな運動量を持っているが，個々の筋は小さい．胸椎，腰椎，仙椎はほとんど動かない構造になっているので，筋はあまり発達していない．頚部から腰部までは，"ガラ"と呼ばれ，スープのダシに使われる．

❷ 胸部の筋：翼を上下に動かす筋は，飛翔筋（胸筋）と総称され，主として胸骨に起始し，上腕骨に終わっている．飛翔筋は大きく発達しており，筋全体の約40％を占めている．
　飛翔の際に，翼を打ち下ろす筋は表層にある浅胸筋であり，"ムネ"と呼ばれる．翼を持ち上げる筋は，浅胸筋の内方にある深胸筋であって，"ササミ"である．筋の形が笹の葉に似ているところから"笹身"という名前が付けられた．

❸ 前腕の筋：翼の形を調整している筋である．"手羽元"や"手羽先"として使われる．

❹ 下肢帯の筋と大腿の筋：歩行する際に使われる筋である．ほとんど飛翔しないニワトリでは，この両筋群が運動のための主要な筋であり，よく発達している．"モモ"として使われる．

## 食肉として利用される筋を知ろう．

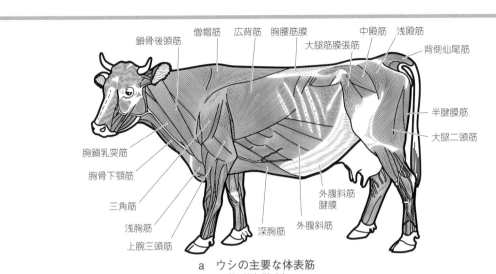

鎖骨後頭筋　僧帽筋　広背筋　胸腰筋膜　大腿筋膜張筋　中殿筋　浅殿筋　背側仙尾筋　半腱膜筋　大腿二頭筋　胸鎖乳突筋　胸骨下顎筋　三角筋　浅胸筋　上腕三頭筋　深胸筋　外腹斜筋　外腹斜筋腱膜

a　ウシの主要な体表筋
（加藤を改変）

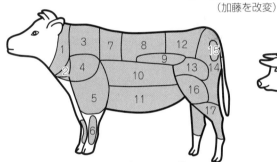

b　牛肉として利用される筋
（実業之日本社を改変）

| 1 | ネック | 7 | リブロース | 13 | 内モモ |
|---|---|---|---|---|---|
| 2 | トウガラシ | 8 | サーロイン | 14 | 外モモ |
| 3 | 肩ロース | 9 | ヒレ | 15 | シキンボー |
| 4 | 肩 | 10 | 内バラ | 16 | 芯玉 |
| 5 | 肩バラ | 11 | 外バラ | 17 | スネ |
| 6 | スネ | 12 | ランプ | | |

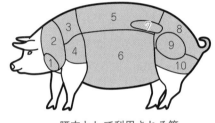

c　豚肉として利用される筋
（実業之日本社を改変）

| 1 | ネック | 6 | バラ |
|---|---|---|---|
| 2 | 肩 | 7 | ヒレ |
| 3 | 肩ロース | 8 | 外モモ |
| 4 | スペアリブ | 9 | 内モモ |
| 5 | ロース | 10 | 芯玉 |

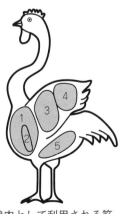

d　鶏肉として利用される筋
（実業之日本社を改変）

| 1 | ムネ | 4 | 手羽先 |
|---|---|---|---|
| 2 | ササミ | 5 | モモ |
| 3 | 手羽元 | | |

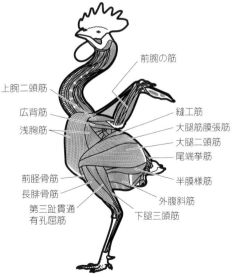

前腕の筋　上腕二頭筋　広背筋　浅胸筋　縫工筋　大腿筋膜張筋　大腿二頭筋　尾端挙筋　半膜様筋　前脛骨筋　長腓骨筋　第三趾貫通有孔屈筋　外腹斜筋　下腿三頭筋

e　ニワトリの主要な体表筋
（加藤を改変）

# ●セミナー● 赤筋と白筋

　筋細胞の筋形質には，ミオグロビンという鉄を持った赤い色素が含まれている．ミオグロビンは，ヘモグロビンから酸素を受け取り，筋の中に酸素を蓄えておくはたらきをする．筋細胞は，収縮のためのエネルギーを，主にグルコースを分解することにより得ている．筋細胞のミオグロビンの含有量により，グルコースの分解様式が異なり，筋の性質にも違いが生ずる．

　ミオグロビンを多く含む筋は赤い色をしているので赤筋と呼ばれ，ミオグロビンの少ない筋は白い色をしているので白筋と呼ばれる．

## ① 赤　筋

　ミオグロビンの含有量が多いので，筋には大量の酸素が蓄えられている．グルコースは，解糖系，クエン酸回路（TCA回路），電子伝達系に至る酸素呼吸で分解され，アデノシン三リン酸（ATP）が形成される．このATPを使って筋収縮を行っている．酸素を使うグルコースの分解は，ATPが得られるまでに時間がかかるが，エネルギー効率がよく，グルコース1 mol当たり38 molのATPが産生される．赤筋の収縮は緩徐なので遅筋とも呼ばれるが，ATPの産生効率がよいので，持続性のある運動ができる．

## ② 白　筋

　ミオグロビンが少なく，筋の酸素含有量が少ない．運動の際のエネルギーは，主にグルコースをピルビン酸に変え，これを嫌気的に乳酸に変化させ，この際に得られるATPを利用している．乳酸の嫌気的な分解では，ATPが速やかに産生されるが，グルコース1 molからATPは2 molしか産生されない．グルコースがすぐに使い果たされてしまうため，白筋には，多量のグルコースが含まれている．酸素の供給が不十分な状態で収縮を繰り返すと，次第に乳酸が蓄積してくる．乳酸は疲労物質とも呼ばれ，乳酸が蓄積すると，筋は拘縮を起こすことがある．白筋は速筋とも呼ばれ，素早い運動に適しているが，疲労しやすい．

## ③ 赤筋と白筋の分布

　動物種により，筋に含まれるミオグロビンの量が違うため，筋の色が異なっている．また，同一個体でも，体の部位によりミオグロビンの含有量が違うので，筋の色も異なっている．肩や腿などの運動量の多いところの筋は，ミオグロビンの含量が多く，赤みが強い傾向がある．

　哺乳類では，ウマの肉はミオグロビン含量が非常に多く，赤みが強いのでサクラニクと呼ばれる．ウシの肉がこれにつぎ，以下ヒツジ，ブタ，ウサギの順になる．ウシの場合には，年齢が増すに従い，ミオグロビンの含有量が多くなる傾向がある．

　魚類では，赤筋と白筋の区別が割にはっきりしている．赤筋の多い魚を赤身魚，白筋の多い魚を白身魚と呼んでいる．沿岸に棲息するタイやヒラメは，短時間すばやく動き回った後，岩陰で休息できるため白筋の多い白身魚である．太平洋やインド洋の中央部に棲息しているマグロやカツオは，長い時間にわたって泳ぎ回っているため，筋は赤筋が主体となっている．

# 5

# 血液と免疫系

　血液は全身を循環し，必要なものを送り届け，不要なもの
を運び去り，体の内部環境を一定に保つはたらきをしている．
　動物体には，病原微生物などの有害な異物の侵入を防ぎ，
異物が体内に入り込んでしまった場合には，これを排除し
ようとする機構がある．この機構を免疫系と呼ぶ．血液と
免疫系は，密接な関係を持っている．

# Ⅰ 血液の構成

　血液は，形態学的には，支持組織に属し，細胞と細胞間質より構成される．細胞は，血球と総称され，赤血球，白血球，および血小板より成る（a）．細胞間質は血漿である．血漿は約90％が水で，この中に，蛋白質，グルコース，電解質，老廃物などが溶けている．細胞間質が液体であることが，血液の特徴である．成人の血液量は約5Lであり，体重の約8％を占める．

# Ⅱ 血　球

　血液の細胞要素である．他の組織の細胞要素と違い，一個一個がバラバラに分離している（b）．

## ■ 赤血球（c）

　ヘモグロビンという赤色の色素蛋白質を含むため，赤い色をしているので赤血球と呼ばれる．分化・成熟の過程で核と細胞小器官を失う．

### ① 形態と数

　ヒトの赤血球は，直径約7μmの円板状をしている．内部には核はなく，ヘモグロビンと水分が入っている．ヘモグロビンは，全赤血球重量の30％を占め，乾燥重量では95％を占める．赤血球は，血球の中で最も数が多く，血液1μL中に450〜500万個含まれている．

### ② ヘモグロビン（Hb）

　**グロビン**という蛋白質に，**ヘム**という鉄を含んだ色素が4個結合した**色素蛋白質**で，分子量は約64,500である．

　酸素の多い所では，酸素と結合して鮮紅色の**オキシヘモグロビン（酸素化ヘモグロビン）**$HbO_2$となり，酸素の少ない所では，酸素を放出して暗赤色の**デオキシヘモグロビン（脱酸素化ヘモグロビン）**HHbになる（「9．呼吸器系」参照）．ヘモグロビン1gは1.34mLの酸素と結合することができる．赤血球1個に2億5,000万個のヘモグロビン分子が含まれている．

## ② 白血球

　新鮮な状態では無色に近い．形態も機能も異なる5種類の細胞より成る．

### ① 形態と数

　白血球の形は様々であるが，赤血球よりやや大きく，核がある．健康なヒトでは，血液1μL中に7,000個程度含まれている．循環している血液に出現しているのは全白血球の10％に過ぎず，残りの90％は，骨髄やいろいろな器官の中に存在している．

# 赤血球の形態とはたらきを知ろう.

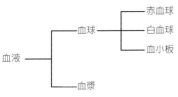

a 血液の構成

参考 **血液の主要なはたらき**
❶輸送：栄養分，酸素や二酸化炭素，老廃物，ホルモンなど.
❷恒常性の維持：pHや体温など.
❸生体防御.

赤血球

血小板

好中球

好酸球

好塩基球

顆粒球

小リンパ球　大リンパ球　単球

無顆粒球

b 血球の形態
（山本を改変）

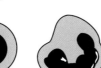

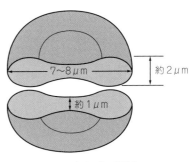

c 赤血球の形態
（Ham & Cormackを改変）
　未分化な段階では核を持っていたが，分化の過程で核を放出した．核があった所は丸くくぼみ，全体の形が円盤状になった.

---

参考 **赤血球恒数**
❶ 赤血球数：血液1 μL中に含まれる数は，男性が約500万個，女性が約450万個である.
❷ ヘマトクリット（Ht）：血液全容積に占める血球の割合をヘマトクリットといい，男性は45％，女性は40％である．血球のうち，赤血球が圧倒的に多いので，ヘマトクリット値は全血液に占める赤血球の容積にほぼ等しい.
❸ ヘモグロビン量：血液1 dL中に含まれるヘモグロビン量で，男性が約16 g，女性が約14 gである.
❹ 平均赤血球恒数
(a) 平均赤血球容積（MCV）：基準値81〜91 fL（フェムトリットル，1 fL＝$10^{-15}$ L）.
(b) 平均赤血球ヘモグロビン量（MCH）：基準値26〜32 pg（ピコグラム，1 pg＝$10^{-12}$ g）.
(c) 平均赤血球ヘモグロビン濃度（MCHC）：基準値32〜36％.
❺ 赤血球沈降速度：血液凝固阻止剤を加えた血液を細いガラス管に入れておくと，血球は次第に沈殿してくる．通常，1時間に沈降した長さで表したものを赤血球沈降速度といい，男性は10 mm以下，女性は15 mm以下である．この値は血液の性状により変化する．感染症や炎症性疾患などがある際には速くなるので，いろいろな障害の有無を知るためのスクリーニングテストとして用いられる.

---

参考 **分葉核（分節核）**
　円形ないし長円形をしている核を桿状核といい，桿状核を持った白血球を桿状核球という．白血球が成熟するに従い，核は何ヵ所かでくびれ，核糸でつながっている分葉核になる．くびれの数に従って，二葉核，三葉核などと呼ぶ．分葉核を持った白血球を分葉核球という．桿状核球と分葉核球は，核の形が違うだけで，機能に違いはない.
　単球はくびれが浅く，核が単一になっているので，単一核球と呼ばれていたものが一部省略されて，単［一核］球となった.

② 分　類(a)

　白血球は，細胞質に顆粒の有無を基準にして，顆粒がある顆粒球と，顆粒のない無顆粒球とに分けられる。**顆粒球**には，顆粒が酸性の色素に染まる**好酸球**，塩基性の色素に染まる**好塩基球**，どちらにも染まらない**好中球**の3種類がある。皮膚，肺，消化管などには，好塩基球と同じ性質を持った**肥満細胞**(マスト細胞)が存在している。**無顆粒球**は，中等大ないし小型で，細胞質の割に核の大きい**リンパ球**と，大型の**単球**に分けられる。

　白血球は，遊走性食細胞あるいはアメーバ様細胞と呼ばれ，毛細血管壁を通り抜けて，血管の外に出ることができる。血管の外に出ると，組織内を動き回り，生体防御に重要な役割を果たす。

## ❸ 血小板

　血小板は，直径約3 μmの扁平な形をしている。巨核球の細胞体の断片であるので核はない。血液1 μL中に20〜40万あり，止血と血液凝固に重要な役割を果たす(後述)。血小板数が5万以下になると，止血障害が起こる。

## ❹ 血球の産生

① 造血器官(b, c)

　血球を産生する器官を**造血器官**と呼ぶ。造血器官は発生の間に変化する。

　**❶** 発生第2週：血球は，卵黄嚢壁の外周を構成する結合組織に分布している血島で行われる。血島での造血は発生第9週頃まで続く。

　**❷** 発生2ヵ月：この時期の造血は，主に肝臓，脾臓，胸腺などで行われる。

　**❸** 発生4ヵ月：骨髄での造血が始まり，発生8ヵ月になると，骨髄が主要な造血器官となる。

　**❹** 生後：幼少期には，ほぼすべての骨髄で造血が行われており，骨髄は赤い色をした**赤色骨髄**となっている。発育に伴って，骨格が大きくなるに従い，血球が過剰になることを避けるため，一部の骨髄は造血機能を失い，脂肪細胞の多い**黄色骨髄**に変化していく。

② 血球の分化(d)

　血球は造血器官にある**造血幹細胞**に由来する。造血幹細胞から骨髄性幹細胞とリンパ性幹細胞が分化してくる。**骨髄性幹細胞**からは赤血球，顆粒球，単球，血小板ができてくる。**リンパ性幹細胞**はリンパ芽球に分化し，リンパ球になる。

　**❶** 赤血球：赤芽球(前赤芽球→ 好塩基赤芽球→ 多染性赤芽球→ 正染性赤芽球→ 網状赤血球)を経て赤血球になる。必要なヘモグロビンが蓄積されると，核と細胞小器官を細胞の外に放出し，円板状をした小型の細胞になる。赤血球の産生は，主に腎臓で産生される**エリスロポエチン**というホルモンにより制御される。

　**❷** 顆粒球：骨髄芽球(前骨髄芽球→ 前骨髄球→ 骨髄球→ 後骨髄球)を経て顆粒球に分化する。好中球，好酸球，好塩基球それぞれに特有な顆粒は，骨髄芽球の段階で認められるようになる。顆粒球の発生過程は**顆粒球コロニー刺激因子**により促進される。

　**❸** 血小板：巨核芽球が大型の巨核球に分化する。成熟の過程で巨核球の細胞膜が**分離膜**として細胞質内に陥入し，細胞質を多くの小区画に分ける。分化が進むと，分離膜に包まれた細胞質の小区画は分離し，バラバラになって放出され，分離膜に包まれた血小板が形成される。血小板の発生過程は，肝臓でつくられる**トロンボポエチン**により促進される。

# 白血球のはたらきを知ろう.
# 血球はどこでつくられるのだろう.

## a 白血球の分類

| 種　類 | | 形　態 | はたらき |
|---|---|---|---|
| 顆粒球 | 好中球 | 細胞質に大きな顆粒を持つ（顆粒には，アルカリホスファターゼ，ファゴシチンなどが含まれる）<br>核は2〜5葉に分かれた分葉核となっている<br>顆粒球全体の約95％を占める | 食作用<br>異物を取り込み，リソソームの作用で消化・分解するその後，好中球は壊れて膿になる |
| | 好酸球 | 細胞質にエオジンで赤く染まる顆粒を持つ（顆粒にはグルクロニダーゼ，ホスファターゼが含まれる）<br>核は通常2葉から成る分葉核となっている<br>顆粒球全体の約3％を占める | 食作用<br>寄生虫に対し殺作用<br>アレルギー反応に関与 |
| | 好塩基球 | 細胞質に青く染まる顆粒を持つ（顆粒にはヒスタミン，ヘパリンが含まれる）<br>核はU字形をしていることが多い<br>顆粒球全体の約1％を占める | アレルギー反応に関与<br>ヒスタミンを放出<br>食作用 |
| 無顆粒球 | リンパ球 | 白血球全体の30％を占める<br>発育する場所によりB細胞とT細胞に分けられる | 免疫系で中心的役割を果たす（後述） |
| | 単　球 | 血球中で最も大きい<br>白血球全体の3〜8％を占める<br>血管の外に出るとマクロファージとなる | 食作用<br>抗原提示細胞として免疫に関与する（後述） |

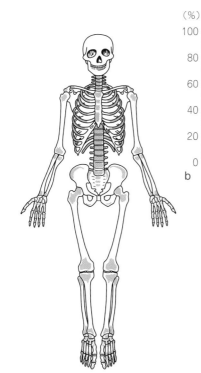

### c　成人の赤色骨髄
（Kahle et al.を改変）

　成長に伴い骨格が大きくなったとき，すべての骨髄で造血が行われると，血球が過剰になる. 血球が過剰になるのを避けるため，長骨から順に，造血機能を失っていく. 椎骨，胸骨，および肋骨の骨髄では終生造血が行われる.

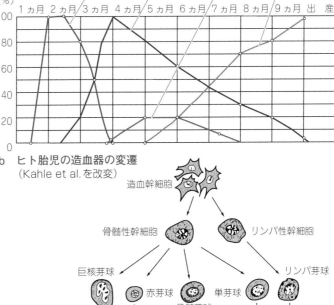

b　ヒト胎児の造血器の変遷
（Kahle et al.を改変）

d　血球の分化 （Pocock & Richards を改変）

❹ **単球**：単芽球を経て単球となる．この過程は**マクロファージコロニー刺激因子**により促進される．

❺ **リンパ球**：リンパ芽球から分化する．リンパ芽球には，骨髄でリンパ球まで分化・成熟する**B細胞**と，途中で胸腺に移り，そこで成熟する**T細胞**がある（後述）．

## 5 血球の処理

### ① 血球の寿命

　赤血球の寿命は約120日である．白血球では，顆粒球の寿命は3〜5日，リンパ球は数日〜数年である．血小板の場合は約10日である．老化した血球は，脾臓で処理される．

### ② ヘモグロビンの分解（a）

　古くなった赤血球は破壊され，ヘモグロビンはヘムとグロビンに分解される．**グロビン**は蛋白質として再利用される．**ヘム**は，鉄とビリルビンに分かれ，**鉄**はヘモグロビンを再生する際の材料として再利用される．

　**ビリルビン**は胆汁色素とも呼ばれ，血液中のアルブミンと結合して，**間接[型]ビリルビン**となる．間接[型]ビリルビンは肝臓に運ばれると，グルクロン酸と結合し，**直接[型]ビリルビン**に変わる．直接[型]ビリルビンは肝臓から分泌される胆汁の中に含まれ，胆嚢に出て，胆管を通って十二指腸に排出される．排出が障害され，血液中にビリルビンが増加した病態が黄疸である．

　十二指腸に排出された直接[型]ビリルビンは，腸内細菌の作用で**ウロビリノーゲン**に変換される．ウロビリノーゲンの約5％は，さらに**ステルコビリン**に変化して糞便中に排出される．ステルコビリンは黄色をしており，糞便の色はステルコビリンによる．

　腸内に排泄されたウロビリノーゲンの約95％は回腸から吸収されて血中に入り，門脈を通って肝細胞に取り込まれ，ビリルビンとなって再び胆汁中に分泌される．これをウロビリノーゲンの**腸肝循環**と呼ぶ．血中のウロビリノーゲンの一部は腎臓を経て尿中に排出される．ウロビリノーゲンは淡黄色をしており，尿の色はウロビリノーゲンによる．

# III 血漿

　血液の細胞間質で，血液全容積の約55％を占める黄色味を帯びた液体である．

## 1 組成（b, c）

　血漿の90％は水である．残りの10％は蛋白質，無機イオン，糖質，脂質，アミノ酸，老廃物などより構成される．

　血漿蛋白質は，6.4〜8.3 g/dLの割合で含まれ，アルブミン，グロブリン，フィブリノーゲンが主なものである．アルブミンは，肝臓でつくられる．血漿膠浸透圧を形成するとともに，脂質やホルモンの輸送にあたっている．グロブリンのうち，α-グロブリンとβ-グロブリンは肝臓で産生され，脂質や油溶性ビタミンなどの輸送蛋白質である．γ-グロブリンは，リンパ球でつくられる抗体であり，生体防御で重要な役割を果たす．フィブリノーゲンは肝臓で産生され，血液の凝固に関与している．

## ヘモグロビンは分解されたらどうなるのだろう.
## 血漿には何が含まれているのだろう.

**a ヘモグロビンの分解**
（本郷らを参照して作成）

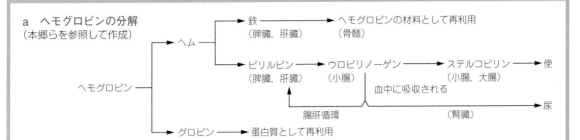

**b 血漿の成分**

| 成　分 | | はたらき |
|---|---|---|
| 水 | | 栄養分や老廃物の運搬 |
| 蛋白質 | アルブミン<br>α, β, γグロブリン<br>フィブリノーゲンなどの血液凝固因子 | 膠質浸透圧維持<br>緩衝作用<br>栄養<br>輸送<br>免疫<br>血液凝固 |
| 脂質 | 中性脂肪, 遊離脂肪酸コレステロール, リン脂質 | エネルギー源<br>生体の構成成分 |
| 糖質 | グルコースなど | エネルギー源 |
| アミノ酸 | | 細胞の構成成分 |
| 無機物 | ナトリウム, カリウム, カルシウム, 塩素, マグネシウム | 膠質浸透圧維持<br>酸塩基平衡維持<br>ミネラルの補給 |
| ビタミン類 | | |
| ホルモン類 | | |
| 老廃物 | 尿素, 尿酸, アンモニア, クレアチニン, ビリルビン | |

**参考 黄　疸**

　血中にビリルビンが増加した病態を「黄疸（高ビリルビン血症）」という. ヘモグロビンが分解され, 排出されるまでの過程のどこかに障害が生じた結果である.
　障害部位により, 次のように分けられる.
❶ 肝前性黄疸：脾臓でつくられたビリルビンが肝臓に収容しきれなくなった状態である. 赤血球が分解されてヘモグロビンが流出することを「溶血」という. 肝前性黄疸は, 一時に大量の溶血が起こったときに生ずる黄疸で, 「溶血性黄疸」とも呼ばれる. この黄疸では, 間接［型］ビリルビンが増加する.
❷ 肝性黄疸：脾臓から送られてきた間接［型］ビリルビンが, 肝細胞に取り込まれ, グルクロン酸と抱合されて直接［型］ビリルビンになり, 肝臓の外に出されるまでの過程のどこかが障害された結果起こる黄疸である. ほとんどすべての肝疾患が, この黄疸を伴う. 多くの場合, 間接［型］と直接［型］両方のビリルビンが増加する.
❸ 肝後性黄疸：肝臓でつくられた直接［型］ビリルビンが十二指腸に流れない結果起こる黄疸である. 代表的な黄疸は, 胆石や癌などで胆管が閉塞して生ずる「閉塞性黄疸」である. この際にはビリルビンが腸内に排出されなくなるので, 便の色は灰白色になる.
　血液中のビリルビン量を, 間接［型］ビリルビンと直接［型］ビリルビンに分けて測定すると, ある程度まで黄疸の原因を特定することができる.
　胆汁は, 脂肪の消化と吸収に重要なはたらきをしている. 閉塞性黄疸では, 脂肪の吸収が障害されるため, 脂肪下痢症を伴うことが多い.

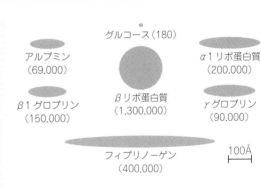

**c 血漿蛋白質の大きさ**（Jensen を改変）
大きさを比較するため, グルコース分子が示してある.
カッコ内の数字は分子量.

　無機イオンのうち，ナトリウムイオン（$Na^+$）は，主要な陽イオンであり，139〜146 mEq/Lの割合で含まれる．血漿の$Na^+$は，血漿の浸透圧，血漿の量，血圧などに影響を与える．血漿の$Na^+$の量は，副腎皮質ホルモンにより制御されている．塩素イオン（$Cl^-$）の含有量は，101〜109 mEq/Lである．$Cl^-$は重炭酸イオンと並んで，血漿に含まれる主要な陰イオンであり，酸塩基平衡や浸透圧に関与している．カルシウムイオン（$Ca^+$）は，9〜11 mg/dLの割合で含まれる．$Ca^+$は神経の興奮，伝達物質の放出，血液凝固などに重要なはたらきをしている．$Ca^+$の量は，カルシトニンやパラソルモンなどのホルモンや，活性型ビタミンDなどにより制御されている．

## 2 酸塩基平衡

　体内で行われているいろいろな化学反応は，一定の水素イオン指数（pH）の範囲内で行われる．体液のpHが変化すると，化学反応が障害され，体内の種々の機能に支障が起こる．このような事態を避けるために，体液のpHは7.40±0.04で，ほぼ一定に保たれるような機構が発達している．体液のpHをほぼ一定に保つ機構を**酸塩基平衡**という．酸塩基平衡は，**緩衝物質**（バッファー）による**緩衝作用**により維持されている（**a**）．

　酸塩基平衡には，血液性調節，呼吸性調節，および腎性調節がある（「9. 呼吸器系」，「10. 泌尿器系」参照）．

　血液性調節は，次のような**緩衝系**により行われる（**b**）．

❶ ヘモグロビン緩衝系
❷ 血漿蛋白質緩衝系
❸ 重炭酸塩緩衝系
❹ リン酸塩緩衝系

# Ⅳ 止血と血液凝固

　血管が傷害された際に，多量の血液が失われることを防ぐ機構ができている．

## 1 止　血（c）

　血管壁が傷害されると，血液が血管外へ流出するのを防ぐために止血機構が作動し，血栓が形成されて損傷部位が塞がれ，出血が止まる．この一連の反応を**止血機転**と呼ぶ．

❶ 血管壁が傷害されると，血管壁の膠原線維に血小板が付着して，小さい血栓が形成される．この現象を**血小板凝集**といい，この結果産生される血栓を**白色血栓**と呼ぶ．白色血栓ができる反応を**一次止血反応**という．血管壁に付着した血小板から，アドレナリンやセロトニンが放出され，血管が収縮して止血しやすくなる．

❷ 次いで，血小板からリン脂質（血小板第Ⅲ因子）が放出され，血液の凝固因子が活性化され，白色血栓の中に赤血球が入り込んで，**赤色血栓**が形成される．最終的に，血液全体が凝固した**凝固血栓**となり，血管からの血液の流出は止まる．凝固血栓がつくられる反応を**二次止血反応**と呼ぶ．

# 血液のpHはほぼ一定に保たれている.
# 止血の仕組みを知ろう.

## a　緩衝物質 (バッファー)

緩衝物質は, 次のような一般式で表される.

$$HX \rightleftarrows H^+ + X^-$$

HXは解離していない物質であり, $H^+$は水素イオン, $X^-$は陰イオンである.

酸が増え, この反応系に$H^+$が加わると, 加わった$H^+$は$X^-$と反応して, 解離していないHXとなる. この結果, 加わった$H^+$は相殺されて, 水素イオン指数(pH)は変わらない.

アルカリが増え, この反応系に水酸化物イオン($OH^-$)が加わると, 加わった$OH^-$は$H^+$と反応して水($H_2O$)となる. この結果, 加わった$OH^-$は帳消しになり, pHは変化しない.

つまり, 緩衝物質が含まれる液体では, 酸が加えられても, アルカリが増えても, pHはほとんど変化しないことになる.

緩衝物質として使われるのは, ヘモグロビン, 血漿蛋白質, 重炭酸塩, リン酸塩, アンモニアなどである.

## b　血液の緩衝系

### ❶ ヘモグロビン緩衝系

ヘモグロビンは, 緩衝物質としてのはたらきをする.

$$HHb \rightleftarrows Hb + H^+$$

酸が増え, $H^+$が増加すると, 増加した$H^+$はHbと結合してHHbとなるため, 増加した分の$H^+$は帳消しになり, pHは変化しない.

アルカリが増え, $OH^-$が増加すると, $OH^-$は$H^+$と反応して$H_2O$となり, 増加した$OH^-$は相殺される.

血液には大量のヘモグロビンが含まれているので, ヘモグロビン緩衝系の作用は大きく, 血液の緩衝作用の約70%はヘモグロビンによるものである.

### ❷ 血漿蛋白質緩衝系

(a) カルボキシル基($-COOH$)緩衝系

酸が増え, $H^+$が増加すると, 増加した$H^+$は$COO^-$と結合して$COOH$となり, 増加した$H^+$は相殺される.

アルカリが増え, $OH^-$が増加すると, 増加した$OH^-$は$H^+$と反応して水$H_2O$となり, pHは変わらない.

$$\underset{\overset{|}{NH_2}}{\overset{\overset{R}{|}}{H-C-COOH}} \rightleftarrows \underset{\overset{|}{NH_2}}{\overset{\overset{R}{|}}{H-C-COO^-}} + H^+$$

(b) アミノ基($-NH_2$)緩衝系

酸が増え, $H^+$が増加すると, 増加した$H^+$は$NH_2$と結合して$NH_3^+$となり, $H^+$の量は変わらない.

アルカリが増え, $OH^-$が増加すると, 増加した$OH^-$は$H^+$と反応して水$H_2O$となり, 増加した$OH^-$は相殺される.

$$\underset{\overset{|}{COOH}}{\overset{\overset{R}{|}}{H-C-NH_3^+}} \rightleftarrows \underset{\overset{|}{COOH}}{\overset{\overset{R}{|}}{H-C-NH_2}} + H^+$$

### ❸ 重炭酸塩緩衝系

炭酸($H_2CO_3$)と重炭酸イオン($HCO_3^-$)から成る緩衝系であり, 次の式で表される.

$$H_2CO_3 \leftrightarrows H^+ + HCO_3^-$$

酸が増え, $H^+$が増加すると, 増加した$H^+$は$HCO_3^-$と反応して$H_2CO_3$となり, 増加分は帳消しになる.

アルカリが増え, 水酸化イオン($OH^-$)が増加すると, 増加した$OH^-$は$H^+$と反応して水($H_2O$)となり, 増加分は相殺される.

### ❹ リン酸塩緩衝系

一塩基性リン酸イオン($H_2PO_4^-$)と二塩基性リン酸イオン($HPO_4^{2-}$)より成る緩衝系であり, 次の式で表される.

$$H_2PO_4^- \rightleftarrows H^+ + HPO_4^{2-}$$

酸が増え, $H^+$が増加すると, 増加した$H^+$は$HPO_4^{2-}$と反応して$H_2PO_4^-$となり, 増加した分は帳消しになる.

アルカリが増え, $OH^-$が増加すると, 増加した$OH^-$は$H^+$と反応して$H_2O$となり, pHは変化しない.

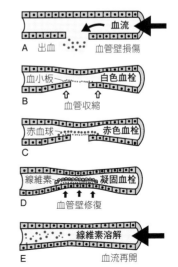

A　出血　血管壁損傷

血小板　白色血栓
B　　血管収縮

赤血球　赤色血栓
C

線維素　凝固血栓
D　　血管壁修復

線維素溶解
E　血流再開

## c　血管壁損傷の治療過程
　　(Guyton を改変)

## 2 血液凝固

　血液は，血管の外に出ると，短時間のうちに，流動性を失って固まる．この現象を**血液凝固**という．凝固した血液の塊を**血餅**と呼ぶ．血餅は次第に退縮し，周囲に**血清**が滲出してくる．

　血液凝固には，いろいろな**血液凝固因子**が関与している．これらの因子が次々に活性化されて，血液凝固が起こる．血液凝固には，内因系の凝固と，外因系の凝固がある（a～d）．

- ❶ 第一相：**内因系**の凝固は，血液が損傷した血管壁に接触することにより始動し，血液中にある血液凝固因子のはたらきで起こる凝固である．これに対して**外因系**の凝固は，血液が損傷した組織と接触することにより始まり，血管外の組織因子により血液凝固因子が活性化されて起こる凝固である．どちらの系も，最終的に第Ｘ因子が活性化第Ｘ因子（第Ｘa因子）に変化する．
- ❷ 第二相：第Ｘa因子が，血漿中の**プロトロンビン**を，**トロンビン**に変える．
- ❸ 第三相：トロンビンは，血漿中のフィブリノーゲンに作用して**フィブリン**に変える．フィブリンの線維網に血球が捕らえられて血餅となり，血液凝固が完了する．

## 3 線維素溶解（線溶）（e）

　血管壁が傷害されると，その修復が終わるまで，血餅が血管損傷部を塞ぎ，損傷部からの出血を阻止する．修復が終了すると，線維素が溶解されて，血餅が除去され，血行が再開される．この過程を**線維素溶解**と呼ぶ．線維素溶解は，活性化第Ⅻ因子により，カリクレインという血漿蛋白質の産生が，促進されることにより起こる．カリクレインは，プラスミノーゲンをプラスミンに変換する．プラスミンは，フィブリンを溶解する．フィブリンが溶解するのに伴って，フィブリンの線維網に捕らえられていた血球はバラバラになる．

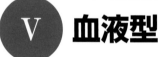

# Ⅴ 血液型

　ヒトの赤血球の表面には約30種類の抗原がある．これらの抗原に基づいて，赤血球が分類される．白血球の表面にも抗原があり，これらの抗原に基づいて，白血球が分類される．

## 1 赤血球の血液型

### ① ABO式血液型（f）

　赤血球の表面には**凝集原**という抗原が付いている．凝集原には**A型**と**B型**がある．A型凝集原が付いていれば**A型**の血液，B型凝集原を持っていれば**B型**の血液である．両方の凝集原が付いている場合は**AB型**，どちらも持っていないのが**O型**である．

　凝集原に対する抗体は，凝集素と呼ばれる．**凝集素**は血漿に含まれており，**抗A凝集素**と**抗B凝集素**がある．A型凝集原を持つヒトの血漿には，抗A凝集素はなく，B型凝集原がある場合には，抗B凝集素がない．

　B型の血液に，A型の血液を滴下すると，A型の赤血球は集まって，多くの団塊をつくる．これを**血球凝集反応**という．凝集した赤血球では，膜が破壊され，内部のヘモグロビンが血漿中に流出する．流出したヘモグロビンは，肝臓でビリルビンに変換され，黄疸が生じ，腎障害を起こす．

# 血液はどのような仕組みで固まるのだろう.

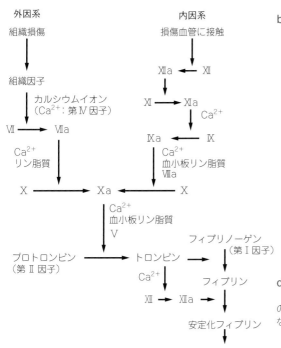

**a 血液凝固過程**（Pocock & Richards を改変）
ローマ数字は凝固因子を示す.
a の付いたものは活性化した凝固因子である.

### c 血液凝固因子

| | |
|---|---|
| 第Ⅰ因子 | フィブリノーゲン |
| 第Ⅱ因子 | プロトロンビン |
| 第Ⅲ因子 | 組織トロンボプラスチン |
| 第Ⅳ因子 | $Ca^{2+}$ |
| 第Ⅴ因子 | プロアクセレリン |
| 第Ⅵ因子 | （欠番） |
| 第Ⅶ因子 | プロコンベルチン |
| 第Ⅷ因子 | 抗血友病因子 |
| 第Ⅸ因子 | クリスマス因子 |
| 第Ⅹ因子 | スチュアート因子 |
| 第Ⅺ因子 | 血液トロンボプラスチン前駆体 |
| 第Ⅻ因子 | ハーゲマン因子 |
| 第ⅩⅢ因子 | フィブリン安定化因子 |

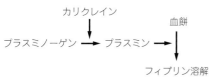

**e 線維素溶解の過程**

**b 内因系と外因系**

❶ 内因系：血管が損傷されて，血液が血管壁のコラーゲンと接触すると，第Ⅻ因子は活性化第Ⅻ因子に変換される．活性化第Ⅻ因子は第Ⅺ因子を活性化第Ⅺ因子に変える．活性化第Ⅺ因子は $Ca^{2+}$ の作用で第Ⅸ因子を活性型に変える．活性化第Ⅸ因子は $Ca^{2+}$，血小板リン脂質および第Ⅷ因子の作用で第Ⅹ因子を活性化第Ⅹ因子に変える．
活性化第Ⅹ因子は，$Ca^{2+}$，血小板リン脂質および第Ⅴ因子の作用で，プロトロンビンをトロンビンに変える．トロンビンはフィブリノーゲンをフィブリンに変える．フィブリンは安定化第ⅩⅢ因子の作用で不溶性の構造となり，血餅を形成し，血管の損傷部を覆う．

❷ 外因系：血液が損傷した組織と接触することにより始まる系である．損傷した組織からは，組織トロンボプラスチンという組織因子が放出されて，凝固系がスタートする．この組織因子は，$Ca^{2+}$ の存在下で第Ⅶ因子を活性化する．活性化第Ⅶ因子は，$Ca^{2+}$ やリン脂質の作用で第Ⅹ因子を活性化第Ⅹ因子に変換する．ここからの経路は内因系と同様であり，最終的に血餅が形成される．

**d 血液凝固の制御**

血管内で血液凝固が起こると，重篤な循環障害を起こす．このため，正常な状態では，血管内での血液凝固を防止するような機構が発達している．

❶ 血管内皮細胞：内皮細胞の表面は滑らかであり，内因系の血液凝固系が活性化されるのを防いでいる．内皮細胞が滑らかさを失うと第Ⅻ因子が活性化され，内因系の血液凝固が起こりうる．

❷ 抗トロンビン因子：血液自身が持っている抗凝固作用はトロンビンを血液から除くことである．血液凝固が起こって血餅が形成される際に，プロトロンビンから形成されるトロンビンのうちの過剰なものはフィブリンにより吸着され，不要な血液凝固が起こることを防いでいる．

❸ ヘパリン：肥満細胞には，抗凝固作用を持ったヘパリンが含まれている．このヘパリンは血流中に拡散し，血液凝固を防止している．ヘパリンは，プロトロンビンがトロンビンになるのを阻止することにより，血液凝固を阻止している．

❹ $Ca^{2+}$ の除去：血液凝固過程には $Ca^{2+}$ が関与している．理論上は $Ca^{2+}$ を除去してしまえば，血液凝固は阻止することができる．
動物体内では，血液凝固を阻止するまで $Ca^{2+}$ 濃度を下げることは不可能であり，実際に起こることはない．動物体外では，採血した血液の凝固阻止に使われる．$Ca^{2+}$ と結合するシュウ酸化合物を加えることにより，血液凝固を阻止することができる．

**f ABO式血液型**

| 血液型 | 凝集原<br>（血球） | 凝集素<br>（血漿） |
|---|---|---|
| O型 | なし | 抗Aと抗B（$\alpha$ と $\beta$） |
| A型 | A | 抗B（$\beta$） |
| B型 | B | 抗A（$\alpha$） |
| AB型 | AとB | なし |

② Rh式血液型

　**アカゲザル**（Rhesus monkey）の赤血球の表面にある凝集原のうち，D抗原を中心にした抗原を**Rh因子**と呼ぶ．赤血球表面にRh因子を持つものをRh$^+$（陽性），持たないものをRh$^-$（陰性）という．日本人は99％の人が陽性である．

　Rh型が問題になるのは，Rh$^-$の人がRh$^+$の血液を受けたときと，Rh$^-$の女性がRh$^+$の男性と結婚し，子供ができたときである（a, b）．

### ② 白血球抗原

　白血球の細胞膜にも，抗原性を持った蛋白質が組み込まれている．この蛋白質を**ヒト白血球抗原**（**HLA**）と呼び，この蛋白質の違いに基づいてHLA-A，HLA-B，HLA-C，HLA-Dなどの白血球の血液型に分けられる．

　さらに，生物体を構成する細胞の細胞膜には，抗原性のあるいろいろな蛋白質が組み込まれており，この抗原群を**主要組織適合抗原**（**MHC抗原**）と呼ぶ（c, d）．MHC抗原は遺伝的に決まるもので，HLAと同じであることが明らかになっている．MHCは個体間で異なっており，自己と非自己とを区別する抗原である．**臓器移植**の際には，MHC抗原が合致しないと，**拒絶反応**が起こる．

## VI 免疫系

　生物体は病原微生物などの有害な異物から，自分の体を防御するために，いろいろな防護壁をつくっている．この防護壁を通り抜けてきた異物に対しては，これを破壊したり，排除しようとしたりするはたらきを起こす．この一連のはたらきを**免疫**と呼ぶ．

　免疫に関与している細胞を**免疫細胞**（**免疫担当細胞**）という．免疫細胞には，リンパ性幹細胞由来の細胞と，骨髄性幹細胞由来の細胞が含まれる．免疫細胞の中で，中心的な役割をしているのは，リンパ球である．リンパ球が分化・成熟したり，機能を発揮したりするためには，**リンパ性器官**が重要なはたらきをしている．リンパ性器官には，一次リンパ性器官と二次リンパ性器官がある．

### ① 免疫細胞（e）

　リンパ性幹細胞に由来する細胞が主体であり，これに骨髄性幹細胞由来の細胞が加わる．由来も機能も異なった多くの細胞が集まって，免疫細胞を構成している．

① リンパ性幹細胞に由来するもの

　細胞表面に受容体を持っており，特定の抗原を認識し，特異的な免疫反応を起こす細胞である．

　❶ T細胞：胸腺で分化・成熟するリンパ球である．T細胞には，**ヘルパーT細胞**（**Th細胞**），**キラーT細胞**（**Tc細胞**），**制御性T細胞**，**メモリーT細胞**などがある．

　❷ B細胞：骨髄で分化・成熟するリンパ球である．抗原に出会うと活性化し，抗体を産生する**形質細胞**に分化する．B細胞の一部は**メモリーB細胞**となり，抗原の特徴を記憶する．

# Rh式血液型を理解しよう.
# 免疫系を構成する細胞を知ろう.

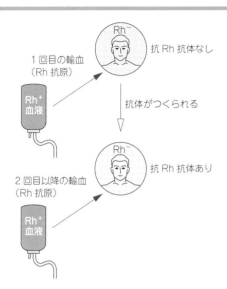

**a Rh⁻の人にRh⁺の血液を輸血する**
（大地を参照して作成）

　Rh⁻の人にRh⁺の血液を輸血すると，Rh抗原が与えられたことになり，抗Rh抗体がつくられる．抗Rh抗体ができている人に，Rh⁺の血液を再び輸血すると，抗Rh抗体と輸血される血液のRh抗原が反応して，重篤な障害が発生する.

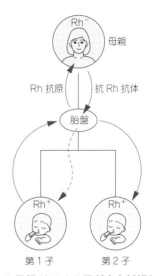

**b Rh⁻の母親がRh⁺の子どもを妊娠した場合**
（大地を参照して作成）

　妊娠中に胎児の赤血球が母親の循環血液中に入り込んだり，分娩に際して，少量の胎児の血液が母胎に入ったりすることにより，母親の血清に，抗Rh抗体ができる可能性がある．第1子の場合には，正常に生まれることが多い．第2子以降の場合に，母親の抗Rh抗体は，胎盤を通して子どもに送られ，重篤な障害が生ずるおそれがある.

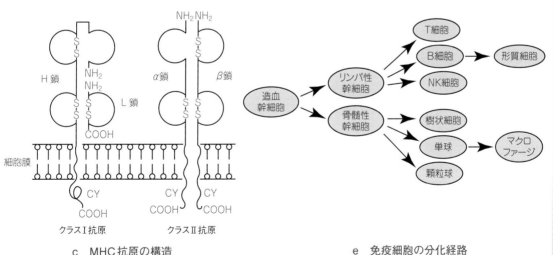

**c MHC抗原の構造**
（Weir & Stewartを改変）

**e 免疫細胞の分化経路**
（Riott et al.を参照して作成）

**d MHC抗原とMHC遺伝子複合体**
　MHC抗原は遺伝子により規定されており，その遺伝子をMHC遺伝子複合体と呼ぶ.
　MHC抗原には，クラスⅠ抗原（MHCⅠ）とクラスⅡ抗原（MHCⅡ）がある．クラスⅠ抗原はほとんどの組織の細胞に存在する抗原で，H鎖とL鎖より構成される．クラスⅡ抗原はB細胞，マクロファージ，樹状細胞など，ごく一部の細胞にしか存在しない抗原で，α鎖とβ鎖より成る.

❸ NK細胞（ナチュラルキラー細胞）：この細胞は，リンパ球様の大型の細胞で，T細胞と同じ母細胞に由来する細胞であると考えられている．NK細胞は，ウイルスに感染した細胞や，腫瘍細胞などのマーカーを認識する能力を持っている．マーカーを認識すると活性化し，細胞内にある顆粒を，標的細胞に向けて放出する．顆粒に攻撃された標的細胞は，細胞死を起こす．

② 骨髄性幹細胞に由来するもの

顆粒球，単球，および樹状細胞などが含まれる．

❶ 顆粒球：好中球，好酸球および好塩基球が含まれる．**好中球**には，食作用がある．貪食された物質は，細胞内の顆粒により消化される．**好酸球**は食作用を持つとともに，寄生虫に対して殺作用を持っている．**好塩基球**や，皮膚，腹腔，腸管，肺などに存在し，好塩基球と同じような性質を持った**肥満細胞（マスト細胞）**は，ヒスタミンやヘパリンを産生するとともに，免疫グロブリンEと結合する性質を持っており，I型アレルギーに関与している．

❷ 単球：骨髄でつくられ，血液中に出てくる．血液中の単球は，脾臓，肝臓，肺，リンパ節，神経系などいろいろな器官に移動して**マクロファージ**となる．器官に移ったマクロファージには，肝臓のクッペル星細胞，肺胞のマクロファージ，脳の小膠細胞（ミクログリア）などがある．マクロファージは，代表的な食細胞であるとともに，抗原提示のはたらきもする．

❸ 樹状細胞：多くは骨髄性幹細胞に由来する細胞で，樹枝状の突起を持っている．リンパ性組織，皮膚，種々の器官の細胞間質などに分布している．リンパ節や脾臓の**リンパ組織性樹状細胞**や**濾胞内樹状細胞**，皮膚の**ランゲルハンス細胞**，などが代表的な細胞である．これらの細胞は，抗原提示やT細胞の活性化などに重要なはたらきをする．

## ❷ 一次リンパ性器官（中枢性リンパ性器官）

リンパ球の産生・分化・成熟が行われる器官である．骨髄と胸腺が含まれる．

① 骨　髄（a）

骨の内部にある造血器官である．骨髄は，細網組織と大型の脂肪細胞より構成される（P.33，図a参照）．**細網組織**は，細網細胞と細網線維が交錯して網目状の構造をつくり，この網目の中に，造血系の細胞が分布している．造血系の細胞は，造血幹細胞に由来する細胞で，この細胞から，赤血球や血小板とともに，免疫に関与する顆粒球，単球，リンパ球などがつくられる．

**脂肪細胞**は，細網細胞に由来し，骨髄の予備空間を構成している．造血が行われている**赤色骨髄**では，細網組織が多く，脂肪細胞は少ない．一部の骨髄では，細網組織が次第に退縮し，その腔所を埋めるように，脂肪細胞が増殖して，**黄色骨髄**に変わる．

② 胸　腺（b〜d）

胸腺は左右の肺の間で，心臓の前上方に位置する器官であり，左葉と右葉より構成される．

胸腺は，結合組織性の被膜に包まれる．被膜の一部は中隔となって内部に進入し，実質を多くの**小葉**に分けている．

小葉は，周辺部の**皮質**と，中心部の**髄質**より構成される．隣接する小葉の髄質は，髄索により連結している．皮質も髄質も，上皮性細網細胞によりつくられる細網と，その網目を満たすリンパ球より成る．髄質の方が，皮質よりリンパ球の数が少ないため，髄質は皮質より明るく見える．

# 胸腺の構造とはたらきを知ろう.

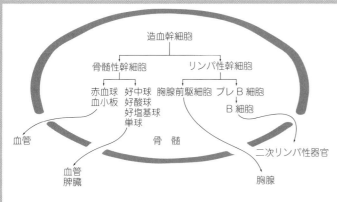

### a 骨髄における骨髄性幹細胞とリンパ性幹細胞 (Riott et al.を参照して作成)

骨髄性幹細胞に由来する細胞は，骨髄で分化・発育し，成熟したものは流血中に出る．

リンパ性幹細胞に由来する細胞のうち，多くのリンパ球は骨髄にとどまり，ここで分化・成熟し，B細胞となる．一部のリンパ球は，胸線に移って成熟してT細胞になる．

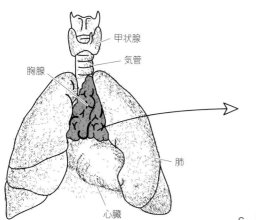

### b 胸腺の位置と外形（幼児）（Bradleyを改変）

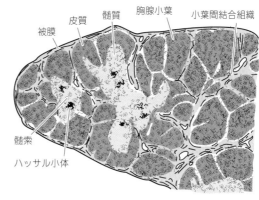

### c 胸腺 (ヒト胎児：発生5ヵ月)（瀬戸口を改変）

胸腺は結合組織性の被膜に包まれている．被膜の一部は実質内に小葉間結合組織（小柱）として入り込み，不完全ではあるが，実質をいくつかの小葉に分けている．胸腺の血管は小葉間結合組織を通って実質内に入る．

胸腺の実質は，細網組織がつくる網目の中に多数のリンパ球が分布したものである．実質の表層部は皮質と呼ばれ，リンパ球が密に分布しているため暗い色調をしており，深部はリンパ球の密度が低いため明るく見える髄質となっている．胸腺のリンパ球は胸腺細胞とも呼ばれる．

骨髄で産生された胸腺前駆細胞（前胸腺細胞）は皮質に入り，ここで分化し，髄質に移ってT細胞となって脾臓やリンパ節などの二次リンパ性器官に送られる．髄質にはハッサル小体が分布している．ハッサル小体は，細網細胞が同心円状に集まり，中心部が変性したものである．

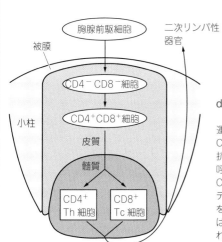

### d 胸腺におけるT細胞の分化 (Riott et al.を参照して作成)

骨髄でつくられた未熟なリンパ球の一部は，胸腺前駆細胞として胸腺の皮質に運ばれ，ここで分裂，増殖をする．胸腺で分裂，増殖した胸腺前駆細胞は，CD3抗原を持ったCD3細胞となる．この段階のリンパ球にはCD4抗原もCD8抗原も，まだ発現していないので，CD4⁻CD8⁻細胞（ダブルネガティブ細胞）と呼ばれる．もう少し分化が進むと，CD4とCD8の両方の抗原を持ったCD4⁺CD8⁺細胞（ダブルポジティブ細胞）となる．さらに分化が進むと，ダブルポジティブ細胞はCD4を失ってCD8のみのシングルポジティブ細胞となるか，CD8を失ってCD4のみのシングルポジティブ細胞となる．シングルポジティブ細胞は胸腺を出て，脾臓やリンパ節に移動し，CD4⁺細胞やCD8⁺細胞は，それぞれ，ヘルパーT細胞（Th細胞）やキラーT細胞（Tc細胞）になる．

上皮性細網細胞の一部は，髄質の中で，同心円状の球状の集団をつくる．この集団を**ハッサル小体（胸腺小体）**と呼ぶ．

胸腺は，胎生後期から幼児期にかけて大きく発育するが，思春期以後は次第に退縮していく．成人の胸腺は，大部分が脂肪組織に変わり，その間に胸腺組織が部分的に残存している．

骨髄で産生されたリンパ球の一部は胸腺前駆細胞として胸腺に運ばれ，胸腺内で分化・成熟し，T細胞となって脾臓やリンパ節などに送られる．

### 3 二次リンパ性器官（末梢性リンパ性器官）

リンパ球が集合し，抗原と反応して抗体を産生したり，T細胞を活性化したりする反応が行われる器官である．脾臓とリンパ性組織より成る．

#### ① 脾　臓（a〜c）

膵臓の左方にあり，内外方向に扁平な長円形をした器官である．内側面は窪んでおり，この中央を占める縦長の脾門から，脾動脈と脾静脈が出入りしている．

脾臓の表面は結合組織性の被膜に包まれる．この被膜の一部は，脾臓の中に入り込んで**脾柱**となり，実質をいくつかの小区画に分ける．脾臓の実質は脾髄と呼ばれ，白脾髄と赤脾髄より成る．

脾動脈は脾門から入ると，脾柱動脈となって脾柱の中を進み，白脾髄に入って中心動脈となる．中心動脈は白脾髄を出た所で分枝して，筆毛動脈となって赤脾髄に入る．筆毛動脈の先端部は，周囲を細網組織の莢（さや）で包まれた莢動脈となり，さらに数本の細い枝に分かれて脾洞に注いでいる．脾洞は広い腔所を持つ洞様毛細血管である．脾洞の内皮細胞は杆状細胞と呼ばれ，広い細胞間隙があるため，血液は容易に脾洞内に入ってくる．脾洞は静脈の出発点となっている．脾洞を出た静脈は，脾柱の中を通る脾柱静脈となり，集まって脾静脈となって，脾門から脾臓の外に出る．

**白脾髄**は肉眼的に白く見える所で，球状の脾リンパ小節（マルピギー小体）と，中心動脈を囲む動脈周囲リンパ組織鞘より成る．脾リンパ小節は，B細胞領域と呼ばれ，B細胞の増殖や分化に関与している．動脈周囲リンパ組織鞘はT細胞領域といい，マクロファージが異物を処理し，処理した異物の抗原物質をT細胞に提示している領域である．

**赤脾髄**は，脾臓の大部分を占める肉眼的に赤く見える部分で，脾洞とその周囲にある脾索より構成される．脾索（ビルロート索）は細網組織から成り，組織の網目には好中球，リンパ球，形質細胞，マクロファージなどが分布している．赤脾髄では，血中の異物を捕捉し，血液を濾過するとともに，古くなった赤血球を処理している．赤血球は，グロビン，鉄，ビリルビンに分解され，脾静脈を通って肝臓に運ばれる．

#### ② リンパ性組織

リンパ性組織とは，骨髄性組織に対応する組織である．細網組織が中心になって形成され，細網細胞と細網線維の作る網目の中に，多数のリンパ球が分布している．

- ❶ リンパ浸潤：最も原始的なリンパ組織で，細網組織にリンパ球がびまん性に浸潤したものである．この組織では，リンパ球が分裂，増殖して，新しいリンパ球がつくられている．リンパ浸潤は，消化管，呼吸器，泌尿生殖器などの粘膜に存在しており，外来微生物が身体に入ってくる主要な入り口における防衛を担当している．
- ❷ リンパ小節（d, e）：リンパ浸潤が進化したもので，リンパ球が密集して結節状を成している

# 脾臓の構造とはたらきを知ろう.
# リンパ小節の構造とはたらきを知ろう.

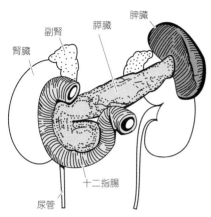

a 脾臓の位置と外形
（Kahle et al.を改変）

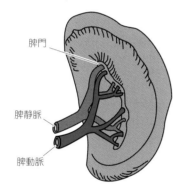

b 脾臓の外形（前内面）
（Feneisを改変）

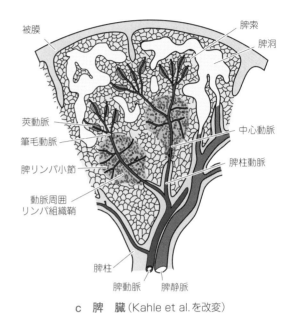

c 脾臓（Kahle et al.を改変）

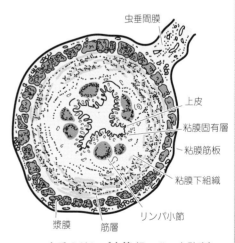

e 虫垂のリンパ小節（Bradleyを改変）
粘膜固有層から粘膜下組織にかけてリンパ小節が非常に密に配列している.

d 小腸のリンパ小節（回腸縦断面）（瀬戸口を改変）
　リンパ小節は小腸や虫垂に多く分布している. 小腸の集合リンパ小節をパイエル板と呼ぶ. パイエル板は粘膜固有層にあり, 一部は粘膜筋板を通り越して粘膜下組織に達している. 粘膜表面から見ると, パイエル板は腸絨毛が欠如した直径2cmくらいの長円形の隆起である.

ものである．リンパ小節のうちで，小さいリンパ球が均等に集まったものを一次小節と呼び，中心部分にやや明るく見える胚中心を持ったものを二次小節という．胚中心は，細網細胞とリンパ球様の大型の細胞より構成される．ここでは，リンパ球の産生や，形質細胞の分化・増殖が行われており，局所的な免疫反応が行われている．

リンパ小節には，小さいリンパ小節が孤立して散在している**孤立リンパ小節**と，10～30個のリンパ小節が集まっている**集合リンパ小節**がある．リンパ小節は，消化管でよく発達している．小腸の集合リンパ小節は**パイエル板**と呼ばれる（「8．消化器系」参照）．

❸ リンパ節（a～c）：リンパ節は，リンパ性組織が器官としての様式をとったものであり，リンパ小節がさらに進化した段階のものである．リンパ節は，リンパ管系の広い範囲に分布している（「6．循環器系」参照）．

リンパ節は，長径1～25mmの卵円形をしており，一側に**門**と呼ばれる陥凹部がある．リンパ節には，数本の輸入リンパ管が入る．輸出リンパ管は1～2本で，門から出る．

リンパ節の周囲は，結合組織性の**被膜**で覆われている．被膜の一部は，**小柱**となって内部に入り込み，実質をいくつかの小区画に分けている．実質は細網組織で，細網細胞と細網線維のつくる網目の中に，リンパ球が分布している．実質の表層部を皮質，深部を髄質と呼ぶ．

**皮質**には，多数のリンパ小節が配列している．リンパ小節の中心部は，胚中心を形成している．胚中心には，中等大の細胞が集まっており，B細胞がつくられている．皮質の深部には，細い血管が分布しており，その周囲には，T細胞が分布している．**髄質**には，髄索と呼ばれる，索状のリンパ性組織が，密に配列している．髄索には，リンパ球，マクロファージ，形質細胞などが，分布している．髄質の外周部には，主にB細胞が分布している．

リンパ節では，輸入リンパ管から入ってくる異物を除去するとともに，特定の抗原に対する新しいリンパ球がつくられている．

❹ 扁桃（d～g）：消化器系や呼吸器系の入り口を，取り巻くように配列しているリンパ小節の集団である．扁桃の表面は，凹凸のある不規則な形になっており，何ヵ所かで深く陥入し，**扁桃小窩**を形成している．扁桃小窩の深部は，やや広くなって**扁桃陰窩**となっている．扁桃は上皮に覆われる．粘膜固有層は，細網組織より構成され，多数のリンパ小節が配列している．扁桃の周囲は，結合組織の被膜が取り巻き，その一部は結合組織性中隔となって，リンパ小節の間に進入している．扁桃は，リンパ球を産生している．産生されたリンパ球は消化管や気道に遊出し，一部は唾液の中に混じって**唾液小体**を形成している．リンパ球は口や鼻からの異物の侵入を防ぎ，感染を防御するはたらきをしている．

扁桃は，幼年期にはよく発達しているが，年齢とともに退化し，リンパ小節の大きさや形が不規則になり，結合組織性中隔も不明瞭になる傾向がある．

# Ⅶ 自然免疫

免疫には自然免疫と獲得免疫がある．自然免疫は，生まれながらにして備わっている機構である．異物の種類にかかわらず，どのような異物に対しても起こる反応である．前もって異物にさらされても，強化されることはない．多くの細菌感染に対処しているのは，自然免疫である．

# リンパ節や扁桃の構造とはたらきを知ろう.

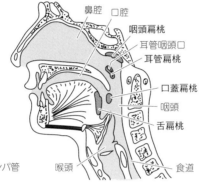

## c リンパ球の循環

　リンパ球は，赤血球や顆粒球などとともに血管の中を循環している．毛細血管に入ると，一部のリンパ球は血管の外に出る．血管の外に出る際には，まず血管の内皮と接着する．内皮と接着したリンパ球は平たくなり，隣接する内皮の間を通って血管の外に遊走していく．血管の外に出たリンパ球は，全身を遊走する．

　全身の組織や器官を遊走したリンパ球は，毛細リンパ管からリンパ管系に入り，リンパ節を通り，最終的に胸管や右リンパ本管を通って静脈に入る.

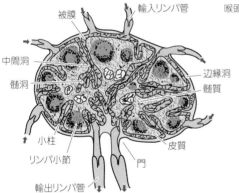

## a リンパ管とリンパ節
（Grollman を改変）
矢印はリンパの流れる方向を示す.

## d 扁桃の配列
（Staubesand を改変）

　扁桃とはアーモンドのことである．扁桃の表面の形態が，アーモンドに似ていることから付けられた名前である．

　扁桃には，口蓋舌弓と口蓋咽頭弓の間にある口蓋扁桃，舌根の背側面に分布している舌扁桃，咽頭鼻部の後壁上部に存在している咽頭扁桃，耳管咽頭口の周囲にある耳管扁桃などがある．これらの扁桃は口峡の周囲を取り囲むように配列してワルダイエルの咽頭輪を形成している.

## b リンパ節（Langley et al.を改変）
矢印はリンパの流れる方向を示す.

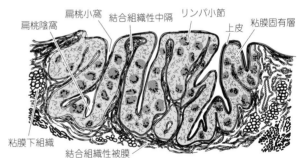

## e 口蓋扁桃（幼児）（Areyを改変）

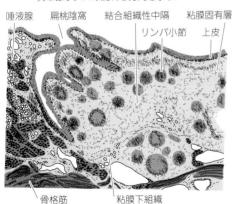

## f 口蓋扁桃（成人）（瀬戸口を改変）
幼児のものに比べると，リンパ小節の大きさや形にばらつきがあり，配列も乱れている.

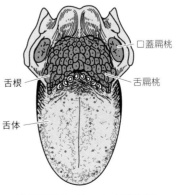

## g 舌の背面（kahle et al.を改変）

① 機械的防御壁（a）

　皮膚の表面は，ケラチンの層に覆われている．ケラチンの層は，多くの微生物に対して防御壁になっている．粘膜の表面には線毛があり，線毛運動により微生物などを体外に排除するはたらきをしている．多くの粘膜は粘液などを分泌しており，粘膜表面に付着した異物を洗い流している．

② 細胞性防御機構

　骨髄性幹細胞に由来する白血球や単球などが，中心的な役割を果たしている．

❶ 好中球（b）：血流に乗って体内を循環しており，異物に出合うと，異物に向かって遊走し，これを取り込んで消化するか，消化できないときには細胞内に取り込んで，その異物が刺激物にならないようにする．

❷ 好酸球：寄生虫などに対して毒性を示す塩基性蛋白質や陽イオン蛋白質などを含んでいる．

❸ 好塩基球：刺激されると，細胞毒性を持つ物質や，炎症を起こす物質を放出する．組織の中には，好塩基球と同じ性質を持つ肥満細胞が存在していて，組織への異物の侵入を防いでいる．

❹ 単球：血流に乗って全身を循環するとともに，肝臓，脾臓，肺などに定着して，定着型のマクロファージになっている．侵入した異物の周囲に集まり，これを取り込んで消化する．

❺ NK細胞：癌細胞やウイルスに対して，強い攻撃性を持っている．

③ 液性防御機構

❶ リゾチーム：涙液や鼻汁などに含まれる酵素で，細菌の細胞壁に作用して細胞壁を破壊する．

❷ サイトカイン：細胞の機能を修飾する作用を持つ，蛋白質またはペプチドである．リンパ球やマクロファージのほかに，内皮細胞，ニューロン，神経膠細胞からも分泌される．
　リンパ球などから分泌されるサイトカインを**インターロイキン**（IL）といい，細胞の分裂や分化を促進する作用を持っている．
　ウイルスに感染した細胞やT細胞などにより産生されるサイトカインは，**インターフェロン**（INF）と呼ばれ，細胞のウイルスに対する抵抗性を増強したり，感染した細胞のリンパ球に対する感受性を増強したりするはたらきをする．

❸ 補体：血液中に含まれる蛋白質であり，通常は，ほとんど何のはたらきもしていないが，活性化されると，抗原を破壊したり，炎症反応を促進したりする（後述）．

④ 炎　症（c）

　異物により生体が損傷された際に，侵入した異物を除去し，損傷を受けた自己組織を修復することを目的とした一連の生体防御反応を**炎症**という．炎症は**発赤**，**腫脹**，**疼痛**，**発熱**，**機能障害**などの症状を伴う．

　異物が侵入すると，組織内の種々の細胞から炎症を引き起こす物質が放出される．これらの物質により末梢の動脈が拡張して，毛細血管を通る血液量が増加するため，発赤と発熱が起こる．毛細血管壁の透過性が亢進して血漿成分が血管の外に出るため，組織の腫脹を起こす．透過性が亢進した血管から白血球が出てきて，炎症の原因になった異物を貪食する．

　炎症が終息すると，組織の修復が起こる．この際には，肉芽組織が形成されて，組織の欠損を埋め，上皮や表皮が再生する基盤となる．肉芽組織には，コラーゲンが沈着し瘢痕を形成する．

　炎症は，経過時間，部位，組織学的変化などに基づいて，いくつかの種類に分けられる．

# 皮膚や気管は，どのようにして細菌の侵入を防いでいるのだろう．炎症について知ろう．

## a 皮膚や粘膜に備わる防御機構

❶ 皮膚の角質層は病原菌，紫外線，熱などに対して，物理的に侵入を防ぐ機械的防護壁になっている．皮膚や粘膜から分泌される汗，唾液，涙液などは，異物の侵入を防いだり，付着した異物を洗い流したりするはたらきがある．汗や皮脂は酸性であり，細菌の増殖を抑制する．皮膚に生存している常在細菌叢は，バクテリオシンなどの抗菌物質を産生している．涙液，唾液，尿にはリゾチームが含まれ，細菌の細胞膜に含まれるムコ多糖類を分解するはたらきをしている．表皮に分布しているランゲルハンス細胞は，抗原提示の役割をしている．真皮の線維芽細胞やマクロファージは，抗ウイルス作用を持つ物質を産生する．

❷ 気管や気管支は，線毛を持った上皮に覆われている．吸気中に含まれている異物は，線毛に捕らえられ，粘液にくるまれ，痰として排出される．粘膜固有層には，線維芽細胞やマクロファージが分布しており，これらの細胞は，抗ウイルス作用を持つ物質を産生する．肥満細胞は，ヒスタミンやセロトニンなどの血管透過性因子を含んでいる．肥満細胞が活性化されると，血管透過性因子を放出し，生体防御作用を持った細胞性因子や液性因子が血管外に出てくる．肺胞にはマクロファージが分布しており，異物を貪食している．

❸ 胃酸は強酸性であり，細菌やウイルスに対して，殺菌効果を持っている．

❹ 腸内には，多数の細菌が常在している．これらの菌のため，新たに病原菌が入ってきても，腸内に定着することはできず，そのまま排出されてしまうことが多い．

❺ 肝臓には，クッペル星細胞があり，細菌の毒素や，食物の中の有害成分を，無毒化するはたらきをしている．

❻ 脳や精巣には，異物を通さない関門と呼ばれる防御機構が存在している．

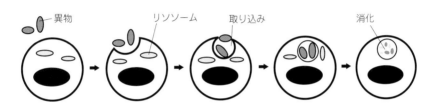

異物　　リソソーム　　取り込み　　消化

### b 好中球の食作用
（Weir & Stewart を参照して作成）

## c 炎症の種類

| | 炎症の種類 | 特　徴 | 代表的疾患 |
|---|---|---|---|
| 滲出性炎 | 漿液性炎 | 急性炎症の初期変化として現れる．フィブリンを含まない漿液性滲出液が滲出し，組織に炎症性浮腫を起こした状態である．ヒスタミン系物質が作動した場合の炎症像である．毛細血管の発達した組織に起こりやすい． | 鼻風邪の際の鼻炎 アレルギー性鼻炎 コレラ |
| | 線維素性炎 | 大量のフィブリンを含む滲出物を伴う炎症である．組織に細網状のフィブリンが析出する．漿膜，粘膜，肺胞にみられることが多い． | 心膜炎 |
| | 化膿性炎 | 滲出物が多量の好中球を含む炎症で，好中球が組織中にびまん性に分布している状態である． | 急性虫垂炎 皮膚の蜂窩織炎 |
| | 出血性炎 | 滲出物や炎症組織に，多量の赤血球が含まれる炎症である．炎症の結果起こる血管障害，局所の循環障害，出血性素因などによる現象である． | レンサ球菌感染症，ペスト，インフルエンザ，発疹チフス |
| | 壊死性炎 壊疽性炎 | 組織の壊死が著明なもので，炎症巣に好中球が浸潤して組織融解が起こり，潰瘍が形成された状態である．壊疽性炎は，壊死性炎に腐敗菌の感染を伴ったものである． | 壊死性炎：劇症肝炎，アメーバ赤痢 壊疽性炎：肺壊疽，口峡炎 |
| 増殖性炎 | 慢性増殖性炎 | 肉芽組織と，器官固有の実質細胞の再生性増殖から成る炎症で，傷害組織の修復過程でもある． | 肝硬変 慢性肝炎 |
| | 肉芽腫性炎 | 肉芽腫の形成を伴う慢性増殖性炎症である．病因となる微生物や抗原に対して，特徴のある肉芽腫が形成されることが多い． | 結核，梅毒，リウマチ |

## Ⅷ 獲得免疫

　獲得免疫とは，ある特定の抗原に対して，特異的に作用する防御機構であり，**特異的免疫**とも呼ばれる．特異的免疫には，リンパ球が特別な性質を獲得して，特定の異物を食作用で処理する**細胞性免疫**と，特定のリンパ球が産生する抗体が抗原を攻撃する**液性免疫**とがある．この免疫反応は，個体が成長するにつれ獲得し，環境に適応していくものであるので，**適応免疫**とも呼ばれる．

### 1 獲得免疫の始動

　獲得免疫は，侵入してきた異物の**抗原**をターゲットにして，異物を攻撃するものである．したがって，この免疫が作動するためには，異物の抗原がどのようなものであるかを認識し，次いで，その抗原を攻撃するようなリンパ球を分化・増殖させる必要がある．

#### ① 抗　原
　免疫系を刺激して，免疫反応を起こさせる物質を**抗原**という．抗原になりうるのは，細菌，ウイルス，腫瘍細胞，花粉などの表面に存在していて，異物であると認識される物質である．多くは蛋白質であるが，多糖類や脂質なども抗原になりうる．

#### ② 抗原提示（a）
　侵入してきた異物に対して，免疫反応を起こす中心的な役割をするのは，T細胞とB細胞である．しかしながら，T細胞もB細胞も侵入してきた異物の正体を自分で知ることはできない．このため，異物の正体を知らせるための細胞が必要となる．
　免疫細胞の中には，侵入してきた異物を取り込んで，その蛋白質をペプチドまで分解し，そのペプチドをMHCクラスⅡ抗原と結合し，MHC-ペプチド複合体として細胞表面に発現する細胞が存在している．この一連の過程を**抗原提示**と呼び，抗原提示のはたらきをする細胞を**抗原提示細胞**という．抗原提示細胞としてのはたらきをするのは，マクロファージやランゲルハンス細胞などである．

#### ③ T細胞の活性化，増殖および分化（b）
　生体に存在しているT細胞の中で，提示された抗原に対応する受容体を持ったT細胞が，抗原提示細胞からその抗原情報を受け取ると，そのT細胞は活性化し，分裂・増殖し，同じ受容体を持った細胞の集団が形成される．この細胞の集団を**コロニー**と呼ぶ．コロニーを構成するT細胞は，ヘルパーT細胞，キラーT細胞，抑制性T細胞，メモリーT細胞などに分化する．

#### ④ B細胞の活性化，増殖および分化（c）
　B細胞が活性化するためには，ヘルパーT細胞が関与している．ヘルパーT細胞には，抗原を認識する性質がある．抗原に対応する受容体を持ったB細胞は，ヘルパーT細胞に出合って，抗原についての情報を受け取ると活性化し，増殖して，B細胞のコロニーを形成する．コロニーを構成するB細胞は，形質細胞やメモリーB細胞に分化する．

抗原提示とはどういうことなのだろう.
T細胞やB細胞は,どのような変化をするのだろう.

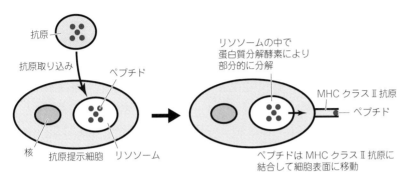

a 抗原提示（Riott et al. を改変）

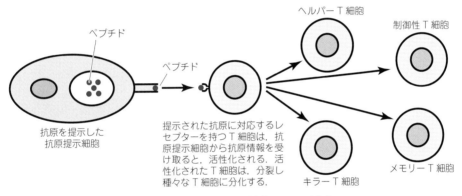

b T細胞の活性化,増殖,および分化
（Riott et al. を参照して作成）

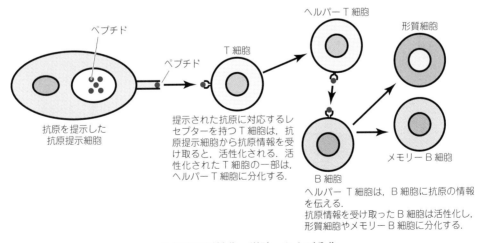

c B細胞の活性化,増殖,および分化
（Riott et al. を参照して作成）

## ② 細胞性免疫

T細胞を主体にした免疫である．T細胞は直接異物を攻撃して，傷害する．T細胞には，ヘルパーT細胞，キラーT細胞，制御性T細胞，およびメモリーT細胞の4つのサブグループがある．

### ① ヘルパーT細胞（Th細胞）(a)

ヘルパーT細胞は，抗原と反応する種々なサイトカインを産生し，放出する．産生するサイトカインの種類により，ヘルパーT細胞は，Th1細胞とTh2細胞に分けられる．

Th1細胞は，サイトカインとしてINFγ，IL2などを産生して，キラーT細胞，NK細胞，マクロファージを活性化し，細胞性免疫を促進させる．遅延型アレルギー反応や自己免疫疾患にも関与している．

Th2細胞は，IL4，IL5，IL10を産生し，B細胞，好酸球，肥満細胞に作用して，液性免疫を促進させる．即時型アレルギーにも関与している．

### ② キラーT細胞（細胞傷害性細胞，Tc細胞）(b)

この細胞は，ほかの個体の細胞，ウイルス感染細胞，腫瘍細胞などを傷害するはたらきをする．傷害の方法にはパーフォリンという細胞傷害作用のある物質を注入する方法と，Fas分子によりターゲットになった細胞のFasを刺激する方法がある．

### ③ 制御性T細胞

いろいろなサイトカインを放出して，T細胞やB細胞のはたらきを制御し，免疫反応を調整している細胞である．主なはたらきは，(a)抗体の産生を抑制する，(b)キラーT細胞のはたらきを制御する，(c)T細胞からのリンホカインの産生を抑える，などである．病原体が除かれると，この細胞のはたらきが高まり，免疫反応のレベルが下方に修正される．制御性T細胞は，免疫系が過剰にはたらくのを抑制している．

### ④ メモリーT細胞

抗原との接触情報を記憶することができる細胞である．生体内に長期間存続し，次に同一の抗原が侵入した際には，T細胞の増殖や分化を促進させる．

### ⑤ T細胞以外の細胞

マクロファージやNK細胞などによっても，標的となった異物への攻撃が行われる．

## ③ 液性免疫

B細胞による抗体産生を中心とした免疫である．

### ① B細胞

B細胞の大部分は，形質細胞に分化し，一部の細胞はメモリーB細胞になる．

形質細胞は，抗体産生に特化した細胞である．B細胞にも抗体を産生する能力があるが，形質細胞の方が，はるかに敏速に大量の抗体をつくることができる．

メモリーB細胞は，抗原の特徴を記憶する．メモリーB細胞は感染が終わっても残存し，同一

# 細胞性免疫を理解しよう.

**参考 抗原に対応したT細胞とB細胞の産生**

　獲得免疫は，侵入してきた抗原に対応する受容体を持ったT細胞やB細胞による免疫である．したがってこの免疫が行われるためには，抗原に対応する受容体を持ったT細胞やB細胞が，大量に産生される必要がある．

　抗原に対応する受容体を持ったT細胞やB細胞を産生するには，2つの方法が考えられる．

① 抗原の性質を特定したうえで，これに対応する受容体を持ったT細胞やB細胞を新たに産生する．

② 生涯に遭遇する可能性のある抗原を想定して，これらの抗原に対応できるように，異なった受容体を持ったいろいろな種類のT細胞やB細胞をあらかじめ準備しておく．

　生体が選択したのは，②の方法である．生体には，生涯に遭遇する可能性のあるいろいろな抗原を想定して，どのような抗原にも対応できるように，異なった受容体を持った$10^9$～$10^{10}$種類ものT細胞やB細胞が準備されている．

　異物が侵入してくると，この膨大な数のT細胞やB細胞の中から，侵入した異物の抗原と反応する受容体を持ったT細胞とB細胞だけが，選択的に増殖され，侵入してきた異物に対応する．

　膨大な数の細胞の中で，一生のうちで実際に防御活動に参加するのは，ごく一部だけで，大部分の細胞は，利用されることなく終わってしまう．一見無駄なように思えるが，異物が侵入してきたときに，免疫活動が速やかに始動できるためには，このシステムがすぐれているのであろう．

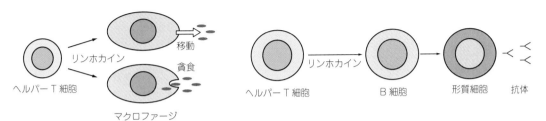

a　ヘルパーT細胞のはたらき（Riott et al.を参照して作成）

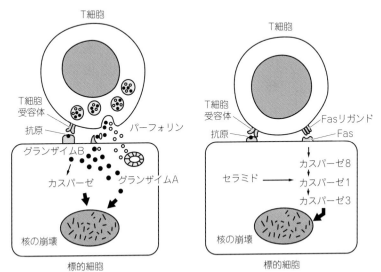

b　キラーT細胞による標的細胞傷害（Riott et al., Weir & Stewartを参照して作成）

❶ パーフォリンが関与する傷害：標的となる細胞表面の抗原と反応すると，T細胞の細胞質にある顆粒を抗原との接触部に移動させ，顆粒中にあるパーフォリン，グラヌリジン，グランザイムなどの物質を放出する．パーフォリンやグラヌリジンなどは標的細胞の細胞膜に孔を開ける．この孔からグランザイムが標的細胞の中に入り，その核を傷害し，細胞を死滅させる．

❷ Fasリガンドが関与する傷害：活性化されたB細胞やT細胞の多くでFasリガンドの表出が増加する．Fasリガンドが相手のFas分子に結合すると，標的細胞の核を傷害し，その細胞を死に導く．

の抗原が再び侵入すると，速やかに抗体を産生する．

## ② 抗体の構造（a, b）

　抗体は免疫グロブリンという蛋白質であり，血漿蛋白質のγグロブリン分画を構成している．構造的には，ポリペプチドから成る2本の短い**L鎖（軽鎖）**と，2本の長い**H鎖（重鎖）**より構成され，全体として Y 字形をしている．L鎖の上半分は**可変部**と呼ばれ，抗体によりアミノ酸配列が異なる．L鎖の下半分とH鎖は**定常部**と呼ばれ，どの抗体でも，アミノ酸配列は一定である．

　抗体はL鎖の先端で抗原と結合する．抗体と結合する部分のアミノ酸配列が抗体により異なっているため，この部分の立体構造が，それぞれの抗体により異なることになる．この結果，抗体は特定の抗原にのみ結合することになる．

## ③ 抗体の種類（c）

　抗体には，次の5種類がある．それぞれの抗体は，違った場所にあり，役割も異なっている．

❶ **免疫グロブリンG（IgG）**：主要な抗体で，グロブリン全体の4分の3を占める．胎盤を通ることができるので，母体から胎児にも運ばれ，生後数ヵ月間は，母親が罹患した感染症を防御することができる．

❷ **免疫グロブリンA（IgA）**：血清型と分泌型がある．血清型グロブリンAは，骨髄や脾臓に分布している．分泌型グロブリンAは唾液，乳汁，鼻汁，胃液，気管支分泌物などの主要な抗体となっており，外界と接する粘膜面で，防御機能を担当している．

❸ **免疫グロブリンM（IgM）**：五量体となっているが，定常部の末端はふさがっていない．サイズが大きいので，血管内にのみ存在している．感染早期につくられ，短期間で抗体価が低下する．

❹ **免疫グロブリンD（IgD）**：循環しているB細胞上にあって，B細胞の活性化に関与している．この抗体蛋白質は，蛋白質分解性の攻撃に影響されやすく，半減期も短い．

❺ **免疫グロブリンE（IgE）**：血液中には少なく，皮膚，扁桃，気管，消化管粘膜などに分布している．肥満細胞と結合しており，アレルゲンが作用すると，肥満細胞からヒスタミンを放出させ，アレルギー反応を起こす．

## ④ 抗体の作用（d）

　抗体には，(a)抗原を凝集させる**凝集素**，(b)細菌などの抗原を溶解する**溶菌素**，(c)毒素を無毒化する**抗毒素**，(d)蛋白質を沈殿させる**沈殿素**，などとしてのはたらきがある．特定の抗原を攻撃することにより，生体を保護している．

## ⑤ 補　体

　補体は，マクロファージや肝細胞などで産生される蛋白質群である．多くは酵素の前駆物質である．血液中に含まれて全身を循環しており，通常は，ほとんど何のはたらきもしていない．抗原と結合した抗体や，細菌の多糖類などにより活性化され，いろいろなはたらきをする．

　主要なはたらきは，(a)抗原を凝集する，(b)抗原を破壊する，(c)食細胞が抗原に向かって移動するのを促進する，(d)血管を拡張する，(e)炎症反応を促進する，などである．

# 液性免疫を理解しよう.

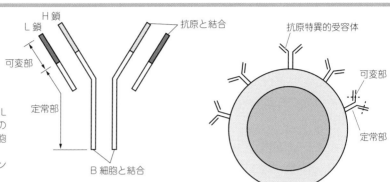

**a 抗体の構造**
（Weir & Stewart を改変）
抗体はそれぞれ2本ずつのH鎖とL鎖がY字形に配列している．可変部の先端で抗原と結合し，定常部でB細胞につながる．
定常部の違いにより免疫グロブリンG，A，M，E，Dに分けられる．

**b B細胞の膜表面**
（Weir & Stewart を参照して作成）

**c 抗体の種類**

| クラス | 構造，分子量 | 特　性 |
|---|---|---|
| IgG | 15万 | 血中で最も量が多い<br>毒物の無毒化や食菌作用が強い<br>半減期が非常に長い<br>胎盤を通過することができる<br>補体活性化作用がある |
| IgA | 単量体／二量体<br>16万（単量体） | 血中に存在するものは単量体となっていることが多いが，粘膜下のリンパ組織の中にある抗体産生細胞によりつくられたものは二量体となっている．二量体のIgAは粘膜を通過する間に，粘膜で産生される分泌成分に包まれて，分泌型という特別な構造になる<br>粘膜の防衛に関係が深く，粘液や尿中に多くみられる．母乳中に含まれるために，乳児の感染防御に役立っている |
| IgM | 95万（五量体） | 個体発生の早い時期から産生される<br>抗原の侵入に際し，早期に産生され，ほかのクラスの抗体がつくられると，産生が終わる<br>補体活性化作用が強い<br>細菌凝集能が高い |
| IgD | 17万 | B細胞が抗体産生細胞に分化する際に重要な役割を果たす |
| IgE | 19万 | 即時型アレルギーの原因となる<br>肥満細胞や好塩基球と結合する |

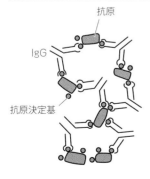

抗体による抗原の凝集

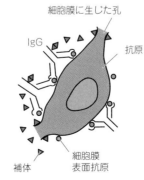

抗体と補体の作用による細胞溶解

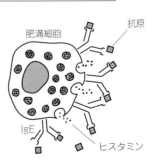

肥満細胞からのヒスタミン遊離

**d 抗体の作用**（Manning & Turnerを改変）

## 4 アレルギー（a, b）

　免疫反応は，有害な異物から個体を守るための反応であるが，免疫反応が不適当な形で起きたり，通常は無害である抗原に対して過剰な反応を起こしたりして，自己の組織を傷害することがある．このような反応を**アレルギー**と呼ぶ．アレルギーを引き起こす物質を**アレルゲン**と総称する．アレルゲンには，微生物に由来するものや，食餌や花粉など自然界に由来する物質などがある．医薬品や化粧品などがアレルゲンになることもある．

　アレルギーは次の5型に分けられる．

### ① Ⅰ型アレルギー（即時型アレルギー）

　花粉，動物の体毛，ハウスダストなどがアレルゲンとなり，脾臓やリンパ節でIgE抗体が産生されることにより起こる．産生されたIgE抗体は，血流に乗っていろいろな器官に到達し，IgE受容体を持った肥満細胞と結合する．肥満細胞の細胞質内にはヒスタミン，セロトニン，ロイコトリエン，プロスタグランジンなどが含まれている．

　再び同じアレルゲンが入ってくると，アレルゲンはIgE抗体と特異的に結合する．IgE抗体が結合した肥満細胞からは，ヒスタミンなどの化学伝達物質が放出される．これらの物質は，血管透過性の亢進，平滑筋の収縮，粘液分泌の亢進などを起こす．代表的疾患には，アレルギー性鼻炎やアトピー性気管支喘息などがある．

### ② Ⅱ型アレルギー（細胞傷害型アレルギー）

　自己の細胞膜上にある抗原に対して，IgG抗体やIgM抗体が産生されることにより起こる．産生された抗体は，細胞膜上の抗原に結合して，自己の細胞を傷害したり，キラーT細胞を活性化したりする．代表的な疾患として，自己免疫性溶血性貧血や新生児溶血性黄疸などがある．

### ③ Ⅲ型アレルギー（免疫複合体型アレルギー）

　抗原と抗体が結合した免疫複合体が大量につくられたり，十分に除去されなかったりするときに起こるアレルギーである．免疫複合体の沈着部に白血球が集まり，組織を傷害する．代表的疾患には，糸球体腎炎や血清病などがある．

### ④ Ⅳ型アレルギー（遅延型アレルギー）

　抗原に反応したT細胞が，サイトカインを産生し，マクロファージを集めて炎症を起こす障害である．このアレルギーは，反応が現れるまで1～2日かかるので，遅延型アレルギーという．紅斑や硬結を生じることが，このアレルギーの特徴である．接触性皮膚炎や血清病などが代表的疾患である．臓器移植の際の拒否反応も，この型のアレルギーに属する．

### ⑤ Ⅴ型アレルギー（抗受容体抗体型アレルギー）

　Ⅱ型アレルギーの一種であり，細胞表面の抗原に対する抗体ができることにより起こる．この抗体が細胞表面の抗原と結合した際に，抗体が細胞を傷害するのではなく，細胞の機能を亢進または低下させることにより起こる疾患である．バセドー病や重症筋無力症などが，代表的疾患である．

# アレルギーについて知ろう.

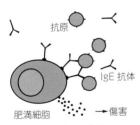

**Ⅰ型アレルギー**

肥満細胞に結合したIgE抗体に抗原が作用すると，ヒスタミンなどの化学物質が放出される．

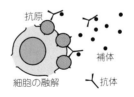

**Ⅱ型アレルギー**

自己の細胞膜表面の抗原に，抗体が産生される．この抗体が細胞膜表面の抗原と結合すると，細胞が傷害される．

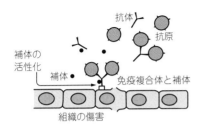

**Ⅲ型アレルギー**

抗原と抗体が結合した免疫複合体により，組織が傷害される．

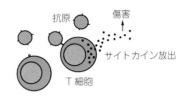

**Ⅳ型アレルギー**

抗原と反応したT細胞が，サイトカインを産生し，組織を傷害する．

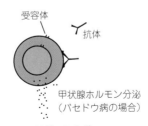

**Ⅴ型アレルギー**

細胞表面の受容体に対して抗体ができる．この抗体が受容体に作用すると細胞の機能が変化する．

**a　アレルギー性疾患**（Riott et al., Weir & Stewartを参照して作成）

## b　アレルギーの型とその特徴

| | **Ⅰ型** | **Ⅱ型** | **Ⅲ型** | **Ⅳ型** | **Ⅴ型** |
|---|---|---|---|---|---|
| 関与する抗体またはリンパ球 | IgE | IgG，IgM | IgG，IgM | T細胞 | IgG，IgM |
| 補体の関与 | － | ＋ | ＋ | － | ＋ |
| 関与する細胞 | 肥満細胞<br>好塩基球 | － | 好中球<br>血小板 | 単球<br>マクロファージ | － |
| 傷害の起こる場所 | 平滑筋，粘液腺，毛細血管 | 抗原保有細胞の表面 | 糸球体，血管 | 感作T細胞の周辺 | 抗原保有細胞の表面 |
| 代表的疾患 | アレルギー性鼻炎<br>アトピー型［気管支］喘息 | 自己免疫性溶血性貧血<br>新生児溶血性黄疸 | 糸球体腎炎 | 接触性皮膚炎<br>血清病 | バセドウ病<br>重症筋無力症 |

# ●セミナー● 食物アレルギー

　食餌をアレルゲンとするアレルギーで，主に即時型アレルギーとして発症する．食餌性アレルギーとも呼ばれる．

　食餌として摂取した蛋白質が吸収される際には，二重の仕組みがはたらいて，抗体や感作リンパ球などがつくられないようになっている．二重の仕組みのうちの，第一の仕組みは，食餌は蛋白質分解酵素で消化され，小さいサイズに分解された後に吸収されることである．第二の仕組みは，腸粘膜から吸収され，腸管周囲のリンパ組織に運ばれた抗原に対しては，抗体や感作リンパ球がつくられないようにコントロールされていることである．これを経口免疫寛容と呼ぶ．この2つの仕組みがはたらいているので，消化管が健全であれば，アレルギーが起こることはない．

　現実には，消化管の乱れは絶えず起きている．食餌の蛋白質の一部は，十分消化されずに，かなり大きな分子のまま，腸粘膜から吸収されて，体内に入ってくることがある．乳幼児期には，未消化の蛋白質が，腸粘膜から吸収されやすい．吸収された蛋白質に対しては，B細胞が反応して，免疫グロブリンE（IgE）に属する抗体がつくられる．抗体がつくられることにより，食餌性アレルギーがスタートする．

　肥満細胞，好塩基球，B細胞，マクロファージなどは，IgEに対する受容体を持っているので，B細胞によりつくられたIgEに属する抗体は，これらの細胞に付着する．次に同じ食餌を摂取して，食餌の蛋白質の一部が腸粘膜から吸収されると，抗体と反応する．抗体と反応すると，抗体と結合している細胞から，いろいろな物質が放出されて，種々な症状が起こる．

　抗体と結合する細胞の中では，肥満細胞が中心的な作用をする．肥満細胞から放出される主要な化学伝達物質は，ヒスタミンである．ヒスタミンは種々な作用を持っている．毛細血管に対しては，これを拡張するとともに，血管壁から水分が外に出やすくする．この結果，皮膚や粘膜に発赤や腫脹が起こる．平滑筋を収縮させるため，消化管が収縮して腹痛や下痢が起こる．神経が刺激され，消化管の運動が活発になる．このほか，肥満細胞から放出される化学伝達物質には，好酸球などを引き寄せる作用がある．集まった好酸球は，アレルギー性炎症を増強させる物質を分泌する．

　消化管だけに限局することはなく，肥満細胞が分布している所であれば，どこでも症状が起こりうる．一部の抗体は血流に乗って皮膚に到着し，そこに存在している肥満細胞に付着すると，次に同じ食餌を摂取したときに蕁麻疹が発生することになる．また，気管や気管支に存在している肥満細胞に抗体が作用すれば，喘息などの症状が起こりうる．

　さらに，肥満細胞が化学伝達物質さえ放出すれば，抗体がなくてもアレルギーの症状は起こりうる．また，別の刺激で肥満細胞から化学伝達物質が放出された場合でも，症状は起こりうることになる．もっと極端には，肥満細胞がなくても，化学伝達物質だけでもアレルギー様の症状は起こる可能性がある．ある食餌を連想しただけで，アレルギー様の症状が起こることもありうる．

# 6

# 循環器系

　循環器系は，ポンプの役割を果たす心臓と，輸送管である血管やリンパ管より構成される．

　循環器系はパイプラインであり，輸送の実務は内部を流れる血液やリンパにより行われる．

# I 循環器系の構成

　循環器系は，血液が循環する心臓血管系と，リンパが流れるリンパ管系より構成される．リンパ管系が，心臓血管系に合流することにより，両系はつながっている（a）．

① 心臓血管系
　❶ 血管系の構成
　　（a）心臓：血液に流れを起こすポンプの役割を果たしている．
　　（b）動脈：中を流れる血液が心臓から遠ざかる方向に流れている血管である．
　　（c）静脈：中を流れる血液が，心臓に向かって流れている血管である．
　　（d）毛細血管：動脈と静脈を結ぶ細い血管である．
　❷ 血管系の主要な循環経路
　　（a）冠循環：大動脈起始部-冠状動脈-心臓壁-冠状静脈-右心房
　　（b）肺循環（小循環）：右心室-肺動脈-肺-肺静脈-左心房
　　（c）体循環（大循環）：左心室-大動脈-全身-上大静脈と下大静脈-右心房

② リンパ管系
　毛細リンパ管から始まる．毛細リンパ管は次第に集まってリンパ管となり，最終的に心臓血管系に注いでいる．リンパ管の経路には多数のリンパ節が分布している（リンパ節については，「5. 血液と免疫系」参照）．

# II 心　臓

　心臓は一定の規律に従って拍動を繰り返し，血液を動かすポンプとしてのはたらきをしている．

## 1 心臓の形態

① 心臓の位置と外形（b, c）
　前方から見ると先端を下方に向けた円錐形をしており，長軸は右上後方から左前下方に伸びている．円錐の底面に相当する所を**心底**といい，第二肋間にあり，先端は**心尖**と呼ばれ，第五肋間にある．心臓全体の3分の2は，正中線より左方にある．大きさは握り拳くらいで，重量は約250 gである．
　胸部のX線写真像を見ると，中央部に心臓の陰影が見える．心臓の陰影には，右に2つ，左には4つの弓形の隆起が見られる．
　❶ 右側：上大静脈（右第一弓）と右心房（右第二弓）
　❷ 左側：大動脈弓（左第一弓），肺動脈（左第二弓），左心房（左第三弓），左心室（左第四弓）

# 循環器系の構成を理解しよう.

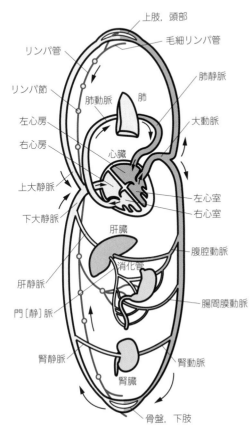

a ヒトの循環器系 (藤田を改変)
■は動脈血, □は静脈血, ━はリンパ.

上肢, 頭部
毛細リンパ管
リンパ管
肺静脈
リンパ節
肺動脈 肺
大動脈
左心房
右心房
心臓
上大静脈
左心室
右心室
下大静脈
肝臓
腹腔動脈
消化管
肝静脈
門[静]脈
腸間膜動脈
腎静脈
腎動脈
腎臓
骨盤, 下肢

### 参考 循環器系のはたらき

❶ 身体各組織に酸素や栄養分を運搬し, 老廃物を運び去る.
❷ 細胞外液の組成の調節.
❸ 生体機能の調節.
(a) ホルモンを輸送し, 生体の体液性調節に寄与する.
(b) 白血球や免疫グロブリンなどを運ぶことにより, 感染防御に基本的な役割を果たす.
(c) 皮膚の血流を調整して体温を調節する.

### 参考 動脈血と静脈血

動脈血と静脈血は, 血液の酸素と二酸化炭素の含有量を目安にした区別である. 肺を通って酸素を多く含んでいる血液が動脈血で, 肺を通る前の二酸化炭素が多い血液が静脈血である. したがって, 肺静脈, 左心房, 左心室, 大動脈とその枝には動脈血が流れており, 毛細血管が集まった静脈から大動脈, 右心房, 右心室, 肺動脈には静脈血が流れている. 体循環では動脈の中には動脈血が流れ, 静脈の中には静脈血が流れているが, 肺循環では逆で, 肺動脈の中を流れているのは静脈血であり, 肺静脈には動脈血が流れている.

### 参考 血管の色

オキシヘモグロビン (酸素化ヘモグロビン) を多く含んだ動脈血は鮮紅色をしており, デオキシヘモグロビン (脱酸素化ヘモグロビン) が多い静脈血は暗赤色をしている. 皮膚静脈には, 静脈血が通っているが, 皮膚や静脈壁を通して見ると, 光の具合で静脈は青色に見える. 静脈壁は無色で半透明に近い管であり, 静脈壁が青い色をしているわけではない.
理髪店のシンボルである赤, 青, 白の斜めによじれた看板は, 赤は動脈, 青は静脈, 白は包帯を示したものである. ヨーロッパで, 医師が理髪業を兼ねていた時代の名残である.

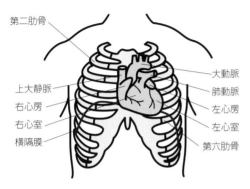

第二肋骨
大動脈
上大静脈
肺動脈
右心房
左心房
右心室
左心室
横隔膜
第六肋骨

b 心臓の位置と外形
(平沢・岡本を改変)

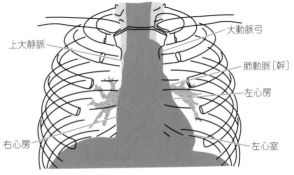

上大静脈
大動脈弓
肺動脈[幹]
左心房
右心房
左心室

c 心臓のX線写真像 (模式図)
(平沢・岡本を改変)

　心臓は，**冠状溝**により，上半分と下半分に分けられる（**a**）．上半分には心房と太い血管が含まれる．左右の心房の前方部は，それぞれ**左心耳**と**右心耳**と呼ばれる．下半分は心室が占めている．外表面では，前室間溝と後室間溝が左心室と右心室の境界になっている．

② 心臓の内部構造（**b**）

❶ 心房と心室：心臓は，縦方向に伸びる**心房中隔**と**心室中隔**により，左心と右心に分けられている．左心，右心とも，**房室口（静脈口）**により上方の心房と，下方の心室に分けられるので，心臓には**右心房**，**右心室**，**左心房**および**左心室**の4つの腔所がある．

　⒜ 右心房：心臓の右上方を占める．全身を循環した血液が，上大静脈と下大静脈を通って入ってくる．

　⒝ 右心室：右心房の下方にある腔所である．上方は動脈円錐となって肺動脈［幹］に続いている．

　⒞ 左心房：肺を循環した血液が，左右2本ずつの肺静脈を通って戻ってくる．

　⒟ 左心室：僧帽弁の下方の腔所であり，大動脈を介して体循環に血液を送り出す．

❷ 弁膜：心臓には弁膜があって，血液が1方向に流れるようになっている．房室口にある弁は，**房室弁**と呼ばれ，右左の房室口には，それぞれ**三尖弁**と**僧帽弁（二尖弁）**がある．心室の出口は**動脈口**と呼ばれ，**動脈弁**がある．右心室の動脈口は**肺動脈口**で，**肺動脈弁**がある．左心室の出口は**大動脈口**といい，**大動脈弁**がある．

③ 心臓壁の構造

　心臓壁は，内方から外方に向かって，心内膜，心筋層および心膜から成っている．

❶ 心内膜：心臓の内面を覆う薄い膜であり，血管の内膜に続いている．表面は多角形をした**内皮細胞**が1層に並んで**内皮**を形成している．内皮の下方には，膠原線維に富む**内皮下層**がある．弁膜は心内膜のヒダで，中に結合組織性の芯が入っている．

❷ 心筋層：心臓壁の主要な構成要素である．心房筋と心室筋より成る．心房筋は浅層筋と深層筋より成る．浅層筋は，前後方向に走ったり，左右の心房をつなぐように斜めに走ったりしている．深層筋は，主に輪状に走っている．心室筋は，3層に配列している．外層を構成する**外斜走筋**は，線維輪から起こり，心室の右上から左下に斜めラセン状に走行し，心尖部では渦巻き状の**心渦**を形成して反転し，反対方向に巻きあがり，内層を構成する**内斜走筋**となって線維輪に終わる．外層と内層の間を**輪走筋**が走っている（**c**）．

❸ 心膜：心臓の外表面を覆う膜であり，漿膜性心膜と線維性心膜より構成される．

　⒜ 漿膜性心膜：臓側板と壁側板の2層より成る．心臓の表面に密着している**臓側板（心外膜）**は，心臓から出る太い血管の基部で反転して**壁側板（心嚢）**になる．臓側板と壁側板の間は**心膜腔**と呼ばれ，内面は内皮により覆われ，内部に少量の**心膜液**を入れている．

　⒝ 線維性心膜：漿液性心膜の外方を覆っている線維性の膜である．下方は横隔膜に接着しており，前面は胸壁に結合している．

　心膜のはたらきは，（ⅰ）心臓を保護する，（ⅱ）心臓の位置を固定する，（ⅲ）周囲との摩擦を防ぐ，（ⅳ）心臓が過度に伸展することを防ぐ，などである．

④ 心臓の線維骨格（**d**）

　心臓の収縮や弛緩に際し，心臓が変形したり，歪んだりすることを防止するため，**線維骨格**と呼

# 心臓の構造を知ろう.

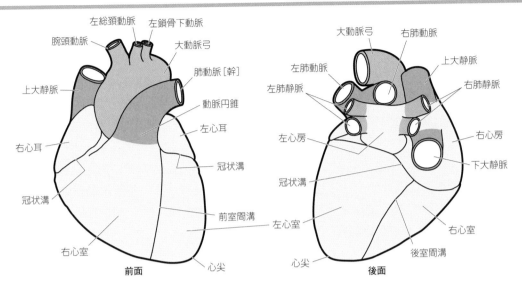

前面

後面

a 心臓の外形（Grollman を改変）

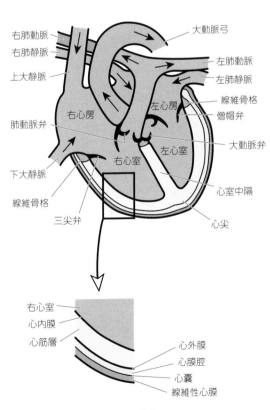

b 心臓の構造
（平沢・岡本を参照して作成）

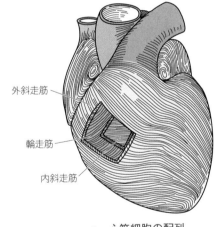

c 心筋細胞の配列
（Grollman を改変）

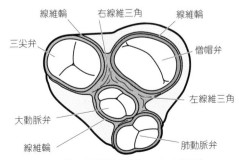

d 心臓の線維骨格（Feneis を改変）
弁平面を上方から見た図.

ばれる結合組織性の頑丈な骨組みが備わっている．心房を切除し，肺動脈と大動脈を基部で切断した心臓を上方から見ると，4つの弁がほぼ同一平面上に配列している．この面を**弁平面**と呼ぶ．線維骨格は，房室口と動脈口の周囲を取り巻く**線維輪**を形成するとともに，各線維輪は**左線維三角**と**右線維三角**を形成する線維により相互に結びつけられている．心臓の縦断面で見ると，線維骨格は心房と心室の境界部を通っており，心房筋と心室筋を分断している．

#### ⑤ 冠循環（a）

心臓を還流する血管系は，冠状動脈→心臓壁の毛細血管→冠状静脈という循環経路をつくっている．この経路を**冠循環**と呼ぶ．心臓から駆出される血液の約5％が冠循環を通っている．心房よりも，心室の方が，はるかに多くの血管が分布している．

❶ 冠状動脈：大動脈の基部から起こり，右と左の冠状動脈に分かれる．**右冠状動脈**は冠状溝を右回りして後方に向かい，右心室の後壁や右心房に分布する．**左冠状動脈**は冠状溝を左に走って前方に至り，左心房，右心室前壁，左心室，心室中隔などに分布する．

❷ 冠状静脈：冠状動脈とほぼ並行して走り，**冠状静脈洞**に集まり，右心房に注いでいる．

### 2 心臓の活動

心臓は，血液を循環させるポンプのはたらきをしている．心房も心室も，収縮と弛緩を繰り返しているが，心臓がポンプとしてのはたらきを果たすためには，心房と心室が秩序だった活動をしなければならない．心房と心室には収縮の順番がある．収縮の順番を厳密に守ることによって初めて，心臓はポンプとしての役割を果たすことができる．心臓が繰り返す収縮と弛緩の経過を**心周期**という．心周期を分析することによって，心臓の活動のルールが明らかになる．

#### ① 心周期（b）

心周期は，心房収縮期，等容性収縮期，駆出期，等容性弛緩期および流入期（充満期）に分けられる．時間的にみると，安静時には1分間の脈拍数は約70回であるので，毎分70回の心周期を繰り返していることになる．1回の心周期の時間は，約0.8秒である．

心房筋は，左右の心房を取り巻くように走っている．心室筋も，左右の心室にまたがるように走行している．このため，心房と心室は，いずれも左右が同時に収縮または弛緩する．心房筋と心室筋は，線維骨格により遮断されているので，心房筋と心室筋は，別個に活動する．

❶ 心房収縮期：心房の収縮開始から，心室の収縮開始までの期間である．心房が収縮を始めるまでの間は，房室弁は開いているので，心房に入ってきた血液の約70％は直接心室に入る．心房が収縮を始めると，心房に残っていた約30％の血液が心室に移る．右心房が収縮する間は，上下の大静脈の心房への入り口は収縮しているが，少量の血液は静脈側に逆流する．

❷ 等容性収縮期：心室が収縮を始め，房室弁が閉じ，動脈弁が開放するまでの期間である．この期間には，心室に血液が充満している．心室が収縮を始めると，心室内圧が高まり，房室弁が閉鎖する．この段階では，大動脈圧と肺動脈圧の方が心室内圧より高いので，動脈弁は閉じたままである．この期間には，心室内圧は上昇するが容積は変化しないので，等容性収縮期と呼ぶ．

❸ 駆出期：心室内圧が上昇し，動脈圧より高くなると，動脈弁が開放され，血液が動脈に駆出される．動脈弁が開放され，血液の駆出が終わり，動脈弁が閉鎖するまでの期間が駆出期で

# 心臓の活動を理解しよう.

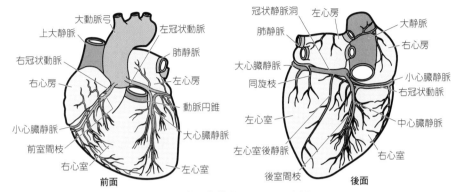

a　心臓の血管（Kopschを改変）

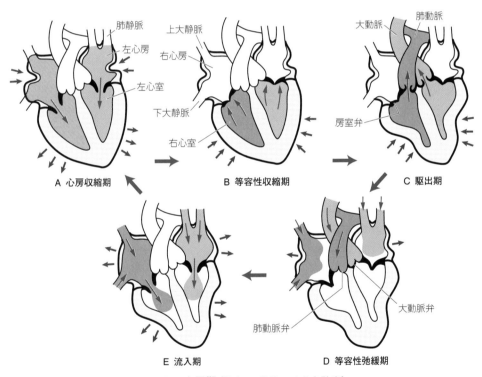

b　心周期（Eckert & Randallを改変）

　心臓の活動は，心周期に従って，心房収縮期，等容性収縮期，駆出期，等容性弛緩期，流入期の5期に分けて考えることができる．心拍数が毎分70回のときには，1回の心周期に要する時間は，約0.8秒である．内訳は，心房収縮期が0.1秒，等容性収縮期と駆出期を一緒にして0.2秒，等容性弛緩期と流入期の合計が0.5秒である．

　心周期のうちで，心房筋が収縮しているのは，心房収縮期だけであり，他の期間には心房筋は弛緩している．時間に換算してみると，心房筋は約0.1秒間収縮し，その後約0.7秒間弛緩していることになる．収縮しているときを活動している時間，弛緩しているときを休息している時間であると考えれば，0.1秒活動し，次の0.7秒は休息していることになる．

　心室筋が収縮しているのは，等容性収縮期と駆出期であり，他の期間は弛緩している．時間的には，心室筋は0.3秒間収縮し，その後約0.5秒間弛緩していることになり，0.3秒活動し，その後約0.5秒休息していることになる．

　心房筋も心室筋も，収縮して活動している時間より，弛緩して休息している時間の方が長くなっている．心房筋と心室筋は別個の筋であるため，両者は時間をずらして活動したり，休息したりしている．

ある．駆出期には，心室内圧も動脈圧も上昇する．収縮期の前半は急速駆出期と呼ばれ，心室筋が一様に興奮する時期である．収縮期の後半は減少駆出期と呼ばれ，心室筋が弛緩し始めるので，心室内圧は急速に低下する．心室内圧が低下すると，肺動脈弁と大動脈弁は閉鎖し，心室への血液の逆流を防ぐ（a）．

❹ 等容性弛緩期：動脈弁の閉鎖から房室弁の開放までの期間であり，心室の弛緩期に相当する．心室は弛緩するが，心室の容積は変化しないので，等容性弛緩期と呼ばれる．駆出期が終わっても，心室内圧の方が心房内圧より高いので，房室弁は閉じたままである．この間，心房には血液が流入し，心房内圧は次第に上昇する．

❺ 流入期（充満期）：心室は弛緩を続け，心室内圧が心房内圧より低くなるので，房室弁を押し開いて血液が心房から心室に流入してくる時期である．血液が流入してくるため，弛緩した心室は，入ってきた血液により引き伸ばされ心室の容積は増加する．動脈圧は高いので，動脈弁は閉じたままである．

## ② 心　音（b）

心拍に伴い，弁膜の開閉や血流の状況により生ずる音を**心音**という．通常，第1〜第4心音まで聞こえる．

## ③ 刺激伝導系（c）

心筋には，心臓がポンプとしての機能を果たすための仕事を担当する**固有心筋**（**作業筋**）と，心臓が規則的に拍動することを司る**特殊心筋**とがある．心筋の活動を統制するために，特殊心筋が集まって**刺激伝導系**という制御システムを形成している．

心筋には，周期的に活動する性質があり，これを**自動性**と呼んでいる．心筋に自動性があることにより，心臓は規律正しく作動することができる．心房筋や心室筋はそれぞれの頻度の自動性を持っているが，最も頻度の高い所のリズムが全体を支配し，ペースメーカーになる．

心房筋と心室筋は，線維骨格により分断されているため，両者は別個に活動する．心房筋の活動と心室筋の活動の間には，時間的なズレがあり，心房筋の収縮が終わり，心房の血液がすべて心室に移った後に，心室筋の活動が始まる．心房筋と心室筋の間は，刺激伝導系だけがつないでいる．刺激伝導系により，心房筋と心室筋の活動時間のズレが調整されている．

❶ 心臓の律動の起点となっているのは，自動性のリズムが最も早い**洞房結節**（**キース・フラック結節**）であり，ここが**ペースメーカー**と呼ばれる．結節とは，特殊心筋が集まったものである．洞房結節の細胞は周囲の心房筋と融合しており，洞房結節の興奮は，心房筋に伝わる．心房筋は，左右の心房を取り巻いているので，左右の心房が同時に収縮する．心房全体に興奮が広がるのに約0.1秒かかる．

❷ 洞房結節の興奮は，**結節間伝導路**を通って田原結節（房室結節）に伝えられる．

❸ **田原結節**（**房室結節**）は細い特殊心筋より構成されているので，伝導速度が遅く，心室に興奮が伝わるまでに約0.1秒かかる．この結果，洞房結節の興奮が心室まで伝わるのは，心房の収縮が終わり，心房の血液が心室に移り，心室に血液が充満した時点になる．心房の収縮の始まりから心室の収縮の開始までの時間的なズレの調整は，主に田原結節により行われている．

❹ 田原結節の興奮は，心房から心室に至る唯一の連絡路である**房室束**（**ヒス束**）を通って心室に伝わる．房室束は，線維骨格の右線維三角を貫いて，心室中隔に入り，**左脚**と**右脚**に別れ，

# 心臓の活動に伴ういろいろな変化を理解しよう.

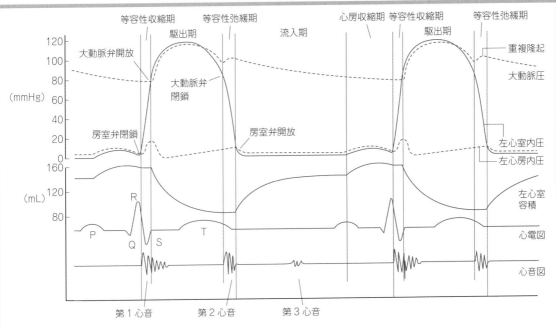

**a 心機能曲線** (Langley et al. を改変)

　左心系，すなわち左心房，左心室および大動脈について，心周期の間にみられる内圧と容積の変化の様相が示してある．さらに心電図と心音が心周期の各期にどのように対応しているかも示してある．

　右心房，右心室および大静脈より成る右心系については，内圧の時間経過は左心系の場合とほぼ同じであるが，圧ははるかに低く，右心室の収縮期圧は23 mmHg，弛緩期圧は9 mmHgである．右心系の容積の変化は，左心系の場合とほぼ同じである．

　この曲線により，種々な変化の時間的な経過をみることができる．左心系と右心系は，時間的に同期している．

**b 心 音**

❶ 第1心音：等容性収縮期の始めに，房室弁の閉鎖に関連して生ずる音である．心電図上のR波の直後に発生する．

❷ 第2心音：等容性弛緩期の始めに，動脈弁が閉鎖する際に生ずる音である．心電図上のT波の終わりに発生する．この心音は，大動脈弁と肺動脈弁の閉鎖によるものであるため，大動脈弁由来の音と肺動脈弁由来の音の2つの成分がある．

❸ 第3心音：等容性弛緩期の終わりに房室弁が開放した際に生ずる音である．この音は流入期の初期に心室に流入する血液の流れにより生ずる．

❹ 第4心音：まれに聴取することができる．この音は心房の収縮により心室へ血液が流入することにより生ずる音である．

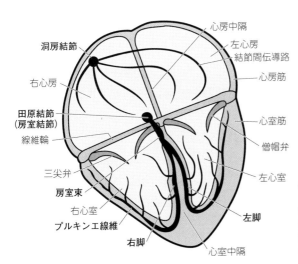

**c 刺激伝導系** (Pocock & Richards を改変)

　刺激伝導系を構成する特殊心筋は，固有心筋とは異なり，横紋が少なく細胞間の境界はあまり明確ではない．洞房結節や房室結節には，特殊心筋のほかに，P細胞と呼ばれる長円形の細胞がある．これが実際上のペースメーカーの細胞であると考えられている．

その先は**プルキンエ線維**に続いている.

　プルキンエ線維の興奮は，心室筋に伝わる．プルキンエ線維は，心尖で折り返して心室の上部に向かって進んでいる．プルキンエ線維がこのような経路をとるため，心室の収縮は心尖から始まり，次第に上方に向かって広がり，心室内の血液を効率的に動脈に向かって押し出す.

### ④ 心電図（a, b）

　心筋の活動は，電気的変化を伴う．心筋の電気的変化を体表から誘導したものが**心電図**であり，心疾患の診断に広く利用されている.

　心電図の波形は，P波，これに続く一連のQ波，R波，S波，およびT波より成る．T波の後にU波がみられることもある.

### ⑤ 心拍出量（c）

　1回の拍動により，心室から拍出される血液量を**1回心拍出量**といい，平均約70 mLである．安静時の心拍数は，1分間に約70回であるので，1分間に心室から拍出される血液量は70 mL×70回＝4,900 mLである．これを**心拍出量**（分時拍出量）という.

　ヒトの体内を循環している全血液量は約5 Lであるので，数字の上からは，1分間に，全血液量に相当する血液が，心臓から拍出されていることになる.

# Ⅲ 血管系

　血管系は，体の隅々まで分布して，輸送網を形成している．血管系は消化管で吸収した栄養分と，肺で取り込んだ酸素を全身に送り，身体各部で生じた二酸化炭素や窒素代謝産物を肺や腎臓に輸送している．ホルモンや熱を運ぶのも，血管系の重要な仕事である.

　機能的にみると，血管系は，上水道としてのはたらきと，下水道としての機能を兼ね備えた，輸送系となっている.

## 1 血管走行の基本形式（d）

　心臓のはたらきにより，血管の中の血液は循環する．血液が心臓から遠ざかる方向に流れている血管を**動脈**といい，心臓に近づく方向に流れている血管を**静脈**と呼ぶ．動脈は次第に分かれて**毛細血管**になる．毛細血管の中では血液の流れは緩やかになり，血液成分の一部は，薄い血管壁を通して血管の外に出て，組織や器官との間でいろいろな**物質交換**が行われる．血管の外に出た血液成分の大部分は，毛細血管に回収される．毛細血管は集まって静脈となって心臓に戻ってくる．毛細血管に回収されなかった血液成分の一部は毛細リンパ管に取り込まれ，**リンパ管**を通って静脈に戻ってくる．動脈は心臓の拍動に伴って血管壁が動くことから，動脈という名前が付けられた．静脈の方は，ほとんど動きはなく，静かな脈管である.

# 心電図を理解しよう.

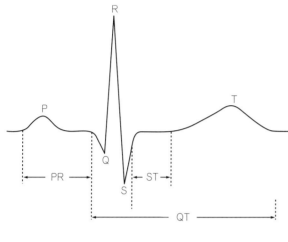

a 心電図の波形

❶P波：心房収縮の直前に起こる．この波はペースメーカーからのインパルスが心房を横切って広がる際に生ずる．この前に洞房結節の興奮があるが，心電図には記録されない．持続時間0.06〜0.10秒．

❷PR間隔：P波の始まりからQ波の始まりまでであり，興奮が房室束を伝導している期間である．PQ間隔とも呼ばれる．心房の収縮はこの間に起きている．持続時間0.12〜0.2秒．

❸QRS波：心室筋全体が興奮することにより形成される．持続時間0.05〜0.08秒．

❹QT間隔：Q波の始まりからT波の終わりまでで，心室筋の興奮開始から回復までに相当する．持続時間0.3〜0.45秒．

❺ST間隔：S波の終わりからT波の始まりまでで，心室筋全体が興奮している時期である．すべての心室筋が同じ電位にあるので，STは平坦となる．持続時間0.1〜0.15秒．

❻T波：この後にU波がみられることもある．両波とも，心室筋の興奮の回復期に相当する．持続時間0.2〜0.5秒．

## b 心臓疾患の心電図所見

❶心筋の障害：狭心症などの一過性の酸素不足では，ST低下や陰性Tを生ずる．心筋梗塞などの心筋の障害を伴う疾患では，異常Q波，ST上昇，T反転がみられる．

❷ブロック：興奮の伝導が遮断されることをブロックという．房室間の遮断を房室ブロックといい，PRの延長がみられる．左脚や右脚の伝導障害を脚ブロックといい，QRS波が長くなる．

❸期外収縮（早期収縮）：興奮の生成の異常であり，正常の収縮が予期されるよりも早い時期に収縮が起きることである．心房性期外収縮と心室性期外収縮がある．心房性期外収縮では，早期拍動とその前の拍動との間は短縮している．また，早期拍動とその次の拍動との間隔は延長する．心室性期外収縮では，心室での興奮発生が早期に起こるため，P波を先行しないQRS波が早期に出現する．

## c 心拍出量の調節

心拍出量は分時拍出量とも呼ばれ，心室から1分間に拍出される血液量である．心拍出量は，心拍数と1回拍出量により調節される．

❶心拍数：ペースメーカーの律動リズムによる．交感神経系は，心拍数を増加させ，副交感神経系は，心拍数を減少させる．

❷1回拍出量：次の4つの因子により調節されている．

　(a) スターリングの法則：心筋は伸展される度合いが大きいほど収縮力は強くなり，1回拍出量は増加する．

　(b) 神経性調節：交感神経系は，心筋の収縮力を強め，副交感神経系は，心筋の収縮力を弱める．

　(c) ホルモン性調節：副腎髄質ホルモンのアドレナリンやノルアドレナリンは，心筋の収縮力を強める．

　(d) 血液量：出血などにより血液量が減少すると，心拍出量は減少する．

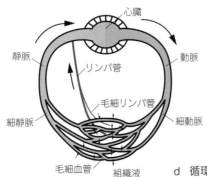

d 循環器系の模式図（藤田を改変）

### 2 血管壁の構造（a）

血管壁は，内方より，内膜，中膜および外膜より構成される．

**内膜**は，心内膜の続きで，内皮と内皮下組織より成る．内皮は多角形をした扁平な内皮細胞が1層に配列したものである．内皮下組織は，膠原線維や弾性線維などを含む結合組織である．

**中膜**は，平滑筋細胞と弾性線維より構成されており，血管の内径を調節している．

**外膜**は，膠原線維を含む結合組織より成り，血管の過伸展を防ぐはたらきをするとともに，血管を周囲に固定している．

### 3 動 脈（b, c）

動脈系のどの部位に存在しているかにより，動脈のはたらきは異なっており，構造にも違いがある．構造の違いは，主に中膜にみられる．

#### ① 小動脈

内膜は，内皮と内皮下組織より成る．中膜には輪走する平滑筋がよく発達しており，神経も密に分布している．このため，血管の内径を比較的自由に変えることができる．外膜は，膠原線維と弾性線維を含んでいる．小動脈は**抵抗血管**と呼ばれ，血圧の変化に大きな影響を与える．

#### ② 中動脈

多くの動脈が，この範疇に属している．内膜は，内皮細胞より成る内皮と，その外方の膠原線維と弾性線維より成る内皮下組織より構成される．中膜はよく発達しており，多くの平滑筋細胞を含んでいるので，構造的に**筋性血管**と呼ばれることがある．外膜は，内方に輪走する弾性線維より成る層があり，その外方を膠原線維より成る結合組織が覆っている．中動脈は，いろいろな器官に血液を分配するはたらきをしているので，機能的には**分配血管**と呼ばれる．

#### ③ 大動脈

内膜は，内皮とその外方を覆う内皮下組織より成る．中膜には，弾性線維が厚い輪状層を形成しており，**弾性血管**と呼ばれる．弾性線維が多いため，血管壁は伸展性に富んでいる．外膜は膠原線維と弾性線維より成る疎性結合組織である．心臓の収縮に伴って血液が拍出されると，大動脈の血管壁は紡錘形に膨らんで，血液を一時的にストックするはたらきをする．心室の弛緩期になり，血液の駆出が終わると，血管壁は弾性により元の太さに戻りながら，ストックした血液を末梢に送る．この作用により，心臓から拍動的に駆出された血液は，連続して流れるようになる．

### 4 静 脈（b, d）

静脈は，末梢から心臓に近づくに従って，次第に太くなるが，静脈壁の厚さは，太さには伴わず，部位や機能によって異なる．静脈壁は，動脈壁よりはるかに薄い．管壁の厚さの違いは，主に中膜の違いにある．管壁が薄くて伸展性に富むため，静脈の内径は大きく広がることができる．このため，静脈には，多くの血液が貯蔵されており，**容量血管**とも呼ばれる．

# 血管壁の構造を理解しよう.

外膜
中膜
内膜

動脈　　　静脈

a　血管壁の構造（Areyを改変）

血管壁には，それぞれに特徴を持った3種類の構成要素が含まれている．これらの構成要素の相乗効果により健康な血管は維持されている．

❶ 平滑筋細胞：収縮したり，弛緩したりする性質があり，血管の内径を調整している．

❷ 弾性線維：伸びたり，縮んだりする性質を持っている．血圧が上昇すると，弾性線維が引き伸ばされて血管壁が伸展する．血圧が下がると，弾性線維が収縮し，血管壁は元の状態に戻る．

❸ 膠原線維：伸展性は乏しいが，張力に対して強い性質を持っている．血管壁が過剰に引き伸ばされるのを防いでいる．

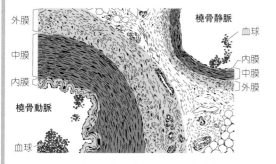

外膜
中膜
内膜
橈骨静脈
血球
内膜
中膜
外膜
橈骨動脈
血球

b　橈骨動脈と橈骨静脈（瀬戸口を改変）

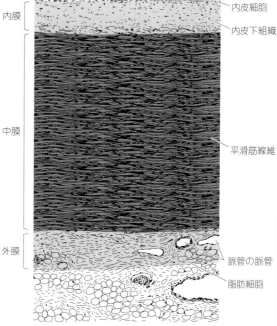

内膜
内皮細胞
内皮下組織
中膜
平滑筋線維
外膜
脈管の脈管
脂肪細胞

c　大動脈壁（横断面）（瀬戸口を改変）
太い血管には，血管壁を養う血管が分布している．このような血管を「脈管の脈管」という．

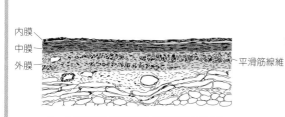

内膜
中膜
外膜
平滑筋線維

d　大静脈壁（横断面）（瀬戸口を改変）
外膜は厚く，血管を周囲と結び付けるはたらきもしている．

① 小静脈（a, b）

　内膜は，内皮と内皮下組織より成る．中膜は平滑筋線維より構成される．外膜は線維芽細胞，膠原線維，弾性線維より成る．小静脈や中静脈の静脈壁には，静脈弁が発達している．循環血液量の約半量が，小静脈の領域に分布している．

② 中静脈

　内膜は，内皮と内皮下組織より成る．中膜は，輪走する平滑筋とその間に散在する弾性線維や膠原線維より構成される．外膜は，膠原線維と弾性線維より成る．

③ 大静脈（c）

　内膜は，内皮と内皮下組織より構成される．中膜は，輪走する平滑筋線維，膠原線維，弾性線維より成る．外膜は非常に厚く，疎性結合組織の中に平滑筋線維が分布している．

　静脈の血圧は，心臓に近付くにつれて低くなり，大静脈では4.6 mmHgとなっている．

## 5 毛細血管

　循環器系の目的は，体のいろいろな所に必要なものを届け，不要になったものを運び去ることである．物質交換が実際に行われているのは，毛細血管のレベルである．

① 毛細血管の構造（d）

　毛細血管は**内皮細胞**と，その周囲を取り囲む**基底膜**より構成される．基底膜の外方に**周皮細胞**が認められることがある．管壁に平滑筋細胞がないために，毛細血管自身で内径を変えることはできない．毛細血管の前後にある動脈や静脈の変化により毛細血管の血流量が変わり，毛細血管の血圧も変わる．内皮細胞の違いにより，**無窓毛細血管**，**有窓毛細血管**，および**洞様毛細血管**に分けられる．

② 組織液

　血漿の一部は，毛細血管壁を通って細胞間隙に出て，細胞間隙を満たしている液性成分と一緒になって**組織液**となる．組織液と，組織を構成する細胞との間で，栄養分，酸素，二酸化炭素，窒素代謝産物などの交換が行われる．

③ 毛細血管レベルでの物質の流れ（e）

　毛細血管レベルでの物質交換は，拡散により行われる．物質の移動の方向は，血圧や組織液圧などの静水圧と，浸透圧との差により決まる．

　❶ 有効濾過圧：血漿には血漿蛋白質が含まれる．水分や小さなイオンは毛細血管壁を通過するが，血漿蛋白質はほとんど通過しない．この結果，血漿と組織液との間に浸透圧が生ずることになる．血漿蛋白質による浸透圧を**血漿膠質浸透圧**という．血漿膠質浸透圧は25 mmHgである．組織液の膠質浸透圧は低く，2 mmHgである．

　　毛細血管の動脈側での血圧は35 mmHgであり，血漿膠質浸透圧は25 mmHgで，組織液の膠質浸透圧が2 mmHgであるため，差し引き12 mmHgの**有効濾過圧**が生ずる．この圧により，血液中の液性成分や，グルコースなどの分子量の小さな物質は，外に押し出される．1日約20 Lの血液成分が，毛細血管壁から出て細胞間隙に入っている．

# 毛細血管で行われている物質交換を理解しよう.

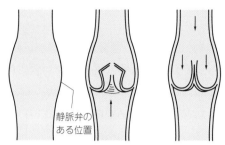

a　静脈弁 (Francis を改変)

b　循環器系各部位への
　　血液の配分
　　(Pocock & Richards
　　を改変)

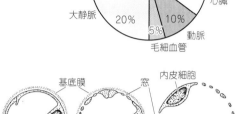

小静脈 42%
肺循環 12%
心臓 10%
動脈 10%
毛細血管 5%
大静脈 20%

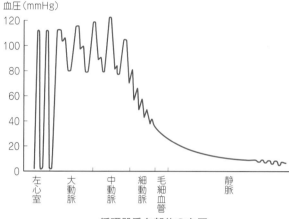

c　循環器系各部位の血圧
　　(Pocock & Richards を改変)

基底膜　　窓　　内皮細胞

無窓毛細血管　　有窓毛細血管　　洞様毛細血管

d　毛細血管の種類 (山田を改変)

❶ 無窓毛細血管 (連続性毛細血管):内皮細胞の厚さは,核から遠ざかるに従って次第に薄くなるが,細胞は連続した薄層となって管腔を取り囲んでいる.内皮細胞の外方を基底膜が覆っている.さらにその外方に,周皮細胞という多数の突起を持った細胞が存在していることがある.この型の毛細血管は,筋にみられることが多いので,筋型毛細血管とも呼ばれる.

❷ 有窓毛細血管:内皮細胞は,部分的に非常に薄くなっている.薄い所には,細胞質を貫いて多くの窓 (小孔) が形成される.この窓は隔膜により塞がれている.基底膜には窓はない.この型の毛細血管は内臓にみられることが多いので,内臓型毛細血管とも呼ばれる.

❸ 洞様毛細血管 (類洞):内腔は広く,不規則な形をしている.隣接する内皮細胞の間に広い間隙がある.内皮細胞には,窓がみられることがある.基底膜は欠如していることが多い.洞様毛細血管は,肝臓,脾臓,骨髄などにみられる.

---

**参考　血漿膠質浸透圧**

膠質溶液 (コロイド溶液) とは,径が10～1,000Åの膠質粒子 (コロイド粒子) が分散している系をいう.

血漿には,無機塩類,グルコース,アミノ酸などほかに,血漿蛋白質が含まれている.血漿蛋白質は膠質粒子の範疇に入るので,血漿蛋白質が含まれる血漿は膠質溶液である.

膠質溶液の示す浸透圧を「膠質浸透圧」といい,膠質溶液である血漿の示す浸透圧を「血漿膠質浸透圧」と呼ぶ.

毛細血管レベルでは,半透性膜である毛細血管壁を介して血漿と組織液が対峙している.血漿膠質浸透圧は,組織液を毛細血管内に吸引する力となる.

血漿蛋白質が減少するような事態が起こると,血漿膠質浸透圧が低くなり,組織液を吸引する力が弱くなる.この結果,組織液が過剰になる.

組織液が過剰になるような病態が浮腫である.血漿蛋白質が減少することが,浮腫の主要な原因の一つである.

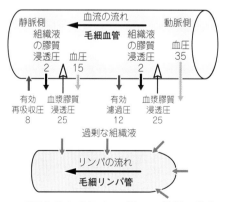

e　毛細血管と毛細リンパ管での物質の移動
　　(Guyton と大地を参照して作成)

このほかに組織液圧が存在するが,非常に小さいので省略した.数字の単位は mmHg.

❷ 組織液と組織や器官の間の物質交換：組織液に移った栄養分や酸素は組織や器官に供給され，組織や器官でできた二酸化炭素や窒素代謝産物は組織液に排出される（a）.

❸ 静脈への還流：静脈側では血圧が 15 mmHg と低く，血漿膠質浸透圧は 25 mmHg，組織液の膠質浸透圧が 2 mmHg であるので，毛細血管には 8 mmHg の**有効再吸収圧**が生じ，漏出してきた約 20 L の液性成分のうち，約 17 L は毛細血管に吸収される.

❹ リンパ（b）：毛細血管に吸収されなかった約 3 L の液性成分は，リンパ管を通って静脈に戻る．リンパ管の中を通るものをリンパと呼び，リンパ漿とリンパ球より成る．毛細リンパ管の内皮を構成する内皮細胞は薄く，隣接する内皮細胞の間には広い間隙があるので，蛋白質のような分子量の大きな物質も毛細リンパ管内に入ってくる．このため，リンパ漿は組織液とほぼ同じ組成をしている．一部の内皮細胞は，先端が管腔側に曲がって隣接する内皮細胞との間に広い間隙をつくるとともに弁の役割もしており，毛細リンパ管のリンパを，リンパ管に向かって流すはたらきをする．リンパが十分に還流せず，組織液が過剰になった状態が**浮腫**である.

## 6 血 圧（c〜e）

血管内の血液の圧力を**血圧**という.

### ① 最高血圧と最低血圧

心室が収縮し，心室内圧が大動脈圧を超えると，大動脈弁が開き，血液が大動脈に入ってくる．短時間内に大量の血液が入ってくるため，大動脈壁は伸展し，圧は約 120 mmHg に達する．これを**最高血圧（収縮期圧）**と呼ぶ.

次いで左心室が弛緩し始めると，大動脈弁が閉鎖し，大動脈への血液の流入は止まる．大動脈弁が閉鎖するときに，大動脈圧は一過性に上昇する．これを**重複隆起**といい，大動脈弁の閉鎖直後の血液の逆流により生ずる現象である.

心室の弛緩期になると，大動脈圧は徐々に低下するが，大動脈の弾性により，血液は末梢へと押し出され続ける．次の左心室の収縮により血液が再び大動脈に流入するまでに，大動脈圧は約 80 mmHg まで低下する．これが**最低血圧（拡張期圧）**である．血圧の基準値は最高血圧が 120 mmHg，最低血圧が 80 mmHg である.

血圧は種々な要因で変化する．最高血圧は，心臓拍出量や小動脈（抵抗血管）の硬化などの影響を受ける．最低血圧は，大動脈の硬度や末梢血管の硬化などにより変化する.

### ② 脈圧と平均血圧

最高血圧と最低血圧の差を**脈圧**という．脈圧は心臓の収縮力と拡張力の差を表しており，脈圧が大きいほど心臓の活動に柔軟性があることを示す．心拍出量が増加すると脈圧は上がり，心拍数が増加すると脈圧は下がる.

1 回の心周期の間にみられる全血圧の平均値を**平均血圧**といい，最低血圧に脈圧の 3 分の 1 を加えた数値にほぼ等しい．これは血管壁に平均してかかる血圧を示している.

## 7 肺循環

右心室から肺動脈を通って肺に入り，肺静脈を介して左心房に戻るまでの循環であり，二酸化炭素を排出し，酸素を取り入れるための循環である.

# リンパとはどのようなものだろう.
# 血圧について学ぼう.

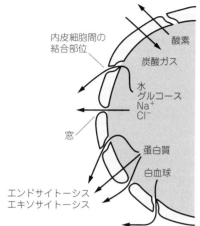

## a　いろいろな物質の毛細血管壁の通過（Pocock & Richards を改変）

❶ 油溶性の物質：酸素や二酸化炭素などは，内皮細胞を自由に通過する.

❷ 水溶性の物質：グルコースや電解質などは，内皮細胞を通過できない. 内皮細胞間の結合部位を通ったり，有窓毛細血管の場合には，窓を通ったりして外に出る.

❸ 分子量の大きい物質：蛋白質などは，内皮細胞を通過できない. 内皮細胞間の結合部位を通ったり，内皮細胞の窓を通ったり，さらに，エンドサイトーシスで，いったん内皮細胞内に取り込まれ，エキソサイトーシスにより，内皮細胞外に出されたりして，外に出てくる.

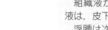 参考　浮腫

　組織液が過剰になった病態を浮腫と呼ぶ. 過剰になった組織液は，皮下組織などにたまる.

　浮腫は次のようなときに生じる.

① 毛細血管圧の上昇：心臓疾患で静脈圧が上昇したり，静脈が閉塞したりしたときなど.

② 毛細血管の透過性亢進：アレルギー疾患や炎症など.

③ 血漿膠質浸透圧の低下.

　❶ 血漿蛋白質が排出される：腎臓疾患のとき.

　❷ 血漿蛋白質の産生能力が低下する：肝臓疾患のとき.

　❸ 血漿蛋白質の原材料が不足する：低栄養のとき.

④ リンパ管の閉塞：寄生虫疾患など.

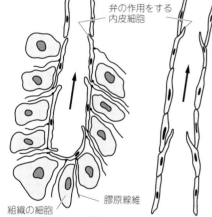

### b　毛細リンパ管（Guyton を改変）

　起始部は盲端になっている. 毛細リンパ管は1層の内皮細胞より構成される. 内皮細胞からは膠原線維が出て，周囲の細胞に付いてリンパ管を固定している. 内皮細胞の一部は内方に曲がって，弁の役割をしている. 弁が内方に曲がると大きな周隙ができ，分子量の大きな物質もリンパ管に入り込むことができる. 矢印はリンパの流れる方向を示す.

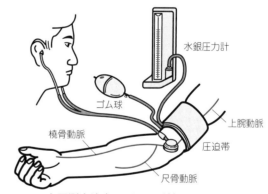

### c　血圧測定法（コロトコフ法）（大地を改変）

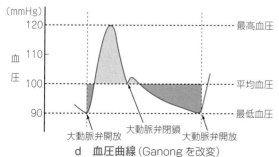

### d　血圧曲線（Ganong を改変）

平均血圧は，■■■の面積と□□□の面積が等しくなるような血圧である.

## e　脈　圧

　脈圧は心臓の1回心拍出量や，動脈壁の伸展性などの影響を受ける.

❶ 心拍出量：心拍出量が増加すると，脈圧も高くなる. 心拍数が増加すれば，脈圧は低くなる.

❷ 動脈壁の伸展性：動脈硬化などにより動脈壁の伸展性が低下すると，心室収縮期に動脈へ血液を拍出した際に，動脈が広がりにくいので，最高血圧は高くなる一方，心室弛緩期になっても動脈壁が縮まらないため，最低血圧は低くなる. その結果，脈圧は高くなる.

❸ 動脈弁の閉鎖不全：大動脈弁の閉鎖不全の場合には，心室弛緩期に血液が左心室に逆流してしまうため，最低血圧が下がるので，脈圧は高くなる.

① 肺循環の経路（a）

❶ 肺動脈：右心室の動脈円錐から起こり，左上方に向かい，第四胸椎の高さで右肺動脈と左肺動脈に分かれ，それぞれ右と左の肺に入る．内部を流れているのは静脈血である．

❷ 肺静脈：肺から起こり，左右2本ずつの肺静脈となり，左心房に入る．動脈血が流れる．

② 肺循環の生理

　肺動脈の最高血圧と最低血圧は，それぞれ22 mmHgと8 mmHgであり，平均肺動脈圧は13 mmHgである．循環している血液量は肺循環も体循環も等しいのに，肺動脈圧が低いのは，肺循環抵抗が体循環の場合より低いからである．肺静脈圧は4 mmHgであるので，肺動脈と肺静脈の圧の差は平均9 mmHgとなる．体循環では，動脈と静脈の圧の差は約100 mHgである．肺動脈と肺静脈の圧の差が，体循環の動脈圧と静脈圧の差の約10分の1であるため，同量の血液が循環する際に必要な力は，体循環の場合の力の10分の1で済む．右心室壁は左心室壁に比べると，はるかに薄くて済むことになる．

## 8 体循環の動脈系

　体循環は，心臓から出た血液が大動脈を介して全身を循環し，上下の大静脈を通って心臓に戻る循環である．大動脈は基幹となる動脈で，上行大動脈と大動脈弓を経て，脊柱の腹方を下方に向かう下行大動脈となる．下行大動脈は，横隔膜を境にして，胸大動脈と腹大動脈に分けられる．

① 上行大動脈（b, c）

　左心室から出て，肺動脈の背方を上方に進み，第二肋骨の高さで大動脈弓に移行する．基部から左右の**冠状動脈**が出る．

② 大動脈弓

　上行大動脈に続き，左気管支の上方を超えるようにして弓形に曲がり，気管と食道の左方を通り，第四胸椎の左方で下行大動脈に移行する．

　大動脈弓からは，**腕頭動脈**，**左総頚動脈**および**左鎖骨下動脈**が分かれる．腕頭動脈はまもなく，**右総頚動脈**と**右鎖骨下動脈**に分かれる．

　総頚動脈は上方に向かい，頭部に分布する**外頚動脈**と**内頚動脈**に分かれる（d, e）．

　鎖骨下動脈は，**椎骨動脈**や，甲状腺，喉頭，胸壁などに分布する枝を出し，腋窩動脈に続く．

③ 上肢の動脈（f）

　鎖骨下動脈に続く**腋窩動脈**は，肩甲部や胸部に行く枝を出し，腋窩の外側壁を通り**上腕動脈**となる．上腕動脈は上腕の内側部を走り，上腕に分布する枝を出し，肘窩で**橈骨動脈**と**尺骨動脈**に分かれる．橈骨動脈と尺骨動脈は，それぞれ前腕の橈側と尺側を下り，手掌で互いに吻合して**浅掌動脈弓**と**深掌動脈弓**をつくる．前腕の前部で脈拍を触れるのは橈骨動脈である．

④ 胸大動脈

　大動脈弓に続く下行大動脈の上半部で，脊柱の腹方を下行し，横隔膜を貫通して腹大動脈となる．

❶ 臓側枝：**気管支動脈**，**食道動脈**，**心臓枝**，**縦隔枝**，**上横隔動脈**などがある．

❷ 壁側枝：胸壁に分布する**肋間動脈**と**肋下動脈**である．

## 主要な動脈の走行を知ろう.

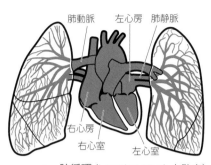

a　肺循環（Langley et al. を改変）

肺動脈には静脈血が流れ，肺静脈には
動脈血が循環する.

肺動脈　左心房　肺静脈
右心房　右心室　左心室

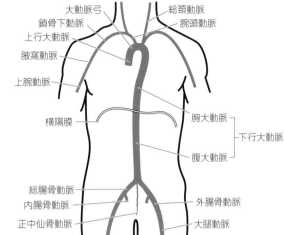

b　主要な動脈（Kopsch を改変）

大動脈弓　総頚動脈
鎖骨下動脈　腕頭動脈
上行大動脈
腋窩動脈
上腕動脈
横隔膜　胸大動脈　下行大動脈　腹大動脈
総腸骨動脈
内腸骨動脈　外腸骨動脈
正中仙骨動脈　大腿動脈

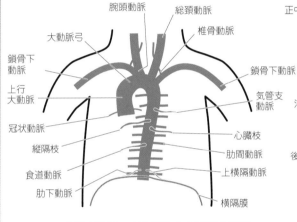

c　上行大動脈，大動脈弓および胸大動脈
　　（Kopsch を改変）

腕頭動脈　総頚動脈
大動脈弓　椎骨動脈
鎖骨下動脈　鎖骨下動脈
上行大動脈　気管支動脈
冠状動脈　心臓枝
縦隔枝　肋間動脈
食道動脈　上横隔動脈
肋下動脈　横隔膜

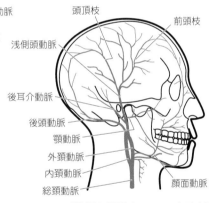

d　頭部の動脈（Kopsch を改変）

頭頂枝　前頭枝
浅側頭動脈
後耳介動脈
後頭動脈
顎動脈
外頚動脈
内頚動脈
総頚動脈　顔面動脈

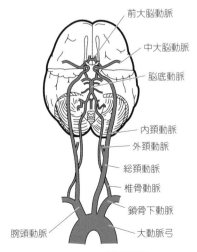

e　脳の動脈
（Kopsch を改変）

前大脳動脈
中大脳動脈
脳底動脈
内頚動脈
外頚動脈
総頚動脈
椎骨動脈
鎖骨下動脈
腕頭動脈　大動脈弓

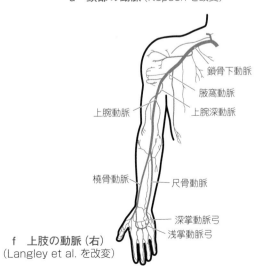

f　上肢の動脈（右）
（Langley et al. を改変）

鎖骨下動脈
腋窩動脈
上腕動脈　上腕深動脈
橈骨動脈　尺骨動脈
深掌動脈弓
浅掌動脈弓

⑤ 腹大動脈（**a**）

横隔膜の大動脈裂孔を出て腹腔に入り，脊柱の腹方を下行し，第四腰椎の高さで左右の総腸骨動脈を分枝した後，**正中仙骨動脈**となって，尾骨の先端に達する．

腹大動脈の枝には，臓側枝と壁側枝がある．

❶ 臓側枝：消化器系に分布する枝，泌尿生殖器系に分布するもの，および**下横隔動脈**がある．

(a) 消化器系に分布する臓側枝：発生学的に，消化器系は，1本の管から分化してくる．消化器系に分布する臓側枝も不対性で，腹大動脈の正中部から1本ずつ出る．

**腹腔動脈**は，左胃動脈，総肝動脈および脾動脈に分かれ，胃，十二指腸，肝臓，膵臓，脾臓などに分布する．

**上腸間膜動脈**は，小腸と，大腸の前半部に終止する．

**下腸間膜動脈**は，下行結腸から直腸までに分布する．

(b) 泌尿生殖器系に分布する臓側枝：副腎，腎，生殖器系は体軸の両側にできる対性原基から発生してくるので，これらに分布する血管も左右1本ずつある．

**中副腎動脈**は，副腎に分布する．

**腎動脈**は，第二腰椎の高さで分枝し，腎臓に向かう．

**精巣動脈（卵巣動脈）**は腎動脈のすぐ下方から出る．

❷ 壁側枝：**腰動脈**は腹壁に分布する4対の動脈である．

⑥ 骨盤の動脈（**b**）

**総腸骨動脈**は，第四腰椎の高さで腹大動脈から分枝し，下外方に向かって進み，仙腸関節の高さで**内腸骨動脈**と**外腸骨動脈**に分かれる．

❶ 内腸骨動脈：骨盤の外側壁に沿って骨盤腔に入り，(a)卵巣と直腸上部を除く骨盤内臓に分布する臓側枝と，(b)骨盤壁や殿部などに分布する壁側枝を出す．

❷ 外腸骨動脈：下腹壁に終止する枝を出した後，鼠径靱帯の下を通って大腿の前面に出て**大腿動脈**となる．

⑦ 下肢の動脈（**c**）

大腿動脈は，大腿を下行し，膝関節の所で**膝窩動脈**となる．膝窩動脈は，前脛骨動脈と後脛骨動脈に分かれる．**前脛骨動脈**は下腿の前面を下行し，足背部に分布する**足背動脈**となる．**後脛骨動脈**は，**腓骨動脈**を分枝し，下方に向かい内果の後方を回って**内側足底動脈**と**外側足底動脈**になる．

## 9 体循環の静脈系

上半身の静脈は集まって**上大静脈**となり，下半身の静脈は**下大静脈**となって，右心房に戻ってくる（**d～f**）．静脈のうち，深部を通る**深静脈（伴行静脈）**は，動脈に沿って走行する．体表に分布する**浅静脈（皮静脈）**は，動脈とは関係なく，皮下組織の中を通っている．

① 上大静脈（**g**）

上大静脈は，左右の**腕頭静脈（無名静脈）**が合流してできる太い静脈である．腕頭静脈は，**鎖骨下静脈**と**内頚静脈**が合してできる．鎖骨下静脈には，**外頚静脈**が合流し，さらに胸管や右リンパ本管を通ってリンパが入ってくる（後述）．

# 消化器系に分布する動脈を知ろう.
# 全身を循環した血液は心臓に戻ってくる.

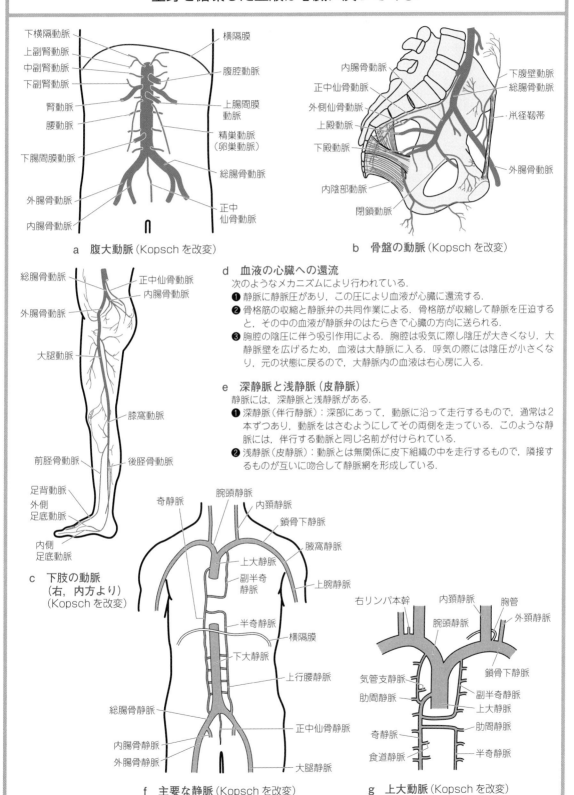

**a　腹大動脈**（Kopsch を改変）

下横隔動脈
上副腎動脈
中副腎動脈
下副腎動脈
腎動脈
腰動脈
下腸間膜動脈
外腸骨動脈
内腸骨動脈
横隔膜
腹腔動脈
上腸間膜動脈
精巣動脈（卵巣動脈）
総腸骨動脈
正中仙骨動脈

**b　骨盤の動脈**（Kopsch を改変）

内腸骨動脈
正中仙骨動脈
外側仙骨動脈
上殿動脈
下殿動脈
内陰部動脈
閉鎖動脈
下腹壁動脈
総腸骨動脈
鼡径靱帯
外腸骨動脈

**c　下肢の動脈（右，内方より）**（Kopsch を改変）

総腸骨動脈
外腸骨動脈
大腿動脈
前脛骨動脈
足背動脈
外側足底動脈
内側足底動脈
正中仙骨動脈
内腸骨動脈
膝窩動脈
後脛骨動脈

## d　血液の心臓への還流
次のようなメカニズムにより行われている.
❶ 静脈に静脈圧があり，この圧により血液が心臓に還流する.
❷ 骨格筋の収縮と静脈弁の共同作業による. 骨格筋が収縮して静脈を圧迫すると，その中の血液が静脈弁のはたらきで心臓の方向に送られる.
❸ 胸腔の陰圧に伴う吸引作用による. 胸腔は吸気に際し陰圧が大きくなり，大静脈壁を広げるため，血液は大静脈に入る. 呼気の際には陰圧が小さくなり，元の状態に戻るので，大静脈内の血液は右心房に入る.

## e　深静脈と浅静脈（皮静脈）
静脈には，深静脈と浅静脈がある.
❶ 深静脈（伴行静脈）：深部にあって，動脈に沿って走行するもので，通常は2本ずつあり，動脈をはさむようにしてその両側を走っている. このような静脈には，伴行する動脈と同じ名前が付けられている.
❷ 浅静脈（皮静脈）：動脈とは無関係に皮下組織の中を走行するもので，隣接するものが互いに吻合して静脈網を形成している.

**f　主要な静脈**（Kopsch を改変）

奇静脈
総腸骨静脈
内腸骨静脈
外腸骨静脈
腕頭静脈
内頚静脈
鎖骨下静脈
腋窩静脈
上大静脈
副半奇静脈
上腕静脈
半奇静脈
横隔膜
下大静脈
上行腰静脈
正中仙骨静脈
大腿静脈

**g　上大動脈**（Kopsch を改変）

右リンパ本幹
腕頭静脈
気管支静脈
肋間静脈
奇静脈
食道静脈
内頚静脈
胸管
外頚静脈
鎖骨下静脈
副半奇静脈
上大静脈
肋間静脈
半奇静脈

❶ 頭部の静脈（a, b）：頭部の皮膚や顔面からの血液は，**後頭静脈**，**浅側頭静脈**，**顔面静脈**などを通り，**内頸静脈**や**外頸静脈**に入る．脳の主要な静脈は，硬膜静脈洞である．**上矢状静脈洞**，**下矢状静脈洞**，直静脈洞などに集まった血液はＳ状静脈洞を経て，内頸静脈に注ぐ．

❷ 上肢の静脈：**深静脈**と**浅静脈（皮静脈）**がある（c）．
　⒜ 深静脈：動脈に沿って走る伴行静脈である．前腕の**橈骨静脈**と**尺骨静脈**が一緒になって**上腕静脈**となり，次いで**腋窩静脈**となって**鎖骨下静脈**に注ぐ．
　⒝ 浅静脈：動脈とは無関係に皮下を通る**皮静脈**である．走行には，変異が多い．本幹は**橈側皮静脈**，**尺側皮静脈**，**肘正中皮静脈**より成り，**上腕静脈**や**腋窩静脈**に注ぐ．静脈注射や採血は，前腕の浅静脈で行われる．

❸ 奇静脈と半奇静脈（d）：胸大動脈に対応する静脈で，脊柱の両側を上行する．右側と左側で走行に違いがある．**奇静脈**は右の総腸骨静脈に始まり，上行腰静脈となって脊柱の右側を通り，**上大静脈**に注ぐ．**半奇静脈**は左側の総腸骨静脈から起こり，上行腰静脈となって脊柱の左側を上行し，第九胸椎の高さで右側に曲がって奇静脈に注ぐ．この上方には**副半奇静脈**があり，下行して半奇静脈に注いでいる．奇静脈と半奇静脈の**壁側根**としては**肋間静脈**があり，**臓側根**として**気管支静脈**や**食道静脈**などがある．

② 下大静脈（e）

下大静脈は，下半身の血液を集める静脈である．第四〜第五腰椎の高さで，左右の**総腸骨静脈**が合流して下大静脈となり，下行大動脈の右側を上行し，肝臓の後方を通り，横隔膜の大静脈孔から胸腔に入り，下方から右心房に入る．下大静脈には壁側根と臓側根がある．
　⒜ 壁側根：4対の**腰静脈**である．腰静脈を束ねるように**上行腰静脈**が上行し，**奇静脈**や**半奇静脈**につながる．
　⒝ 臓側根：**下横隔静脈**，**肝静脈**，**副腎静脈**，**腎静脈**，**精巣静脈（卵巣静脈）**などがある．

❶ 総腸骨静脈（f）：仙腸関節の高さで内腸骨静脈と外腸骨静脈が合してできる静脈である．左総腸骨静脈には，**正中仙骨静脈**が加わる．**内腸骨静脈**には骨盤壁や骨盤内臓からの血液が入る．**外腸骨静脈**は大腿静脈の続きであり，下肢の血液と下腹部の血液の一部が入ってくる．

❷ 下肢の静脈（g）：上肢の場合と同様に，深静脈と浅静脈（皮静脈）より成る．
　⒜ 深静脈：動脈に沿って走り，**前脛骨静脈**と**後脛骨静脈**が一緒になって**膝窩静脈**となり，**大腿静脈**となる．
　⒝ 浅静脈：足背と足底の内側部から起こり，下腿と大腿の内側面を通って**大伏在静脈**となって大腿静脈に注ぐものと，足背と足底の外側部から起こり，外果を回って下腿の後面を通り，**小伏在静脈**となって膝窩静脈に注ぐものとがある．

❸ 門［静］脈：この血管は腹腔動脈，上腸間膜動脈，下腸間膜動脈の分布領域である胃，腸，脾臓，膵臓などからの血液を集めて肝臓に送る血管であり，**上腸間膜静脈**，**下腸間膜静脈**および**脾静脈**の3根に，**左胃静脈**や**右胃静脈**などが加わって形成される．門［静］脈は，肝門から肝臓の中に入ると，再び毛細血管に分かれる．この毛細血管は集まって肝静脈となって肝臓から出て，下大静脈に注ぐ．肝門から肝臓の中に入るので，門［静］脈という名前が付けられた．門脈を流れる血液には，消化管から吸収された栄養素のうちで脂肪の一部を除いたもの，脾臓で壊された赤血球のヘモグロビンに由来するビリルビン，血球の細胞膜からのコレステロールなどが含まれる．栄養分は肝臓に貯えられ，血球の分解産物などは肝臓で処理される．

# 主要な静脈の走行を知ろう.

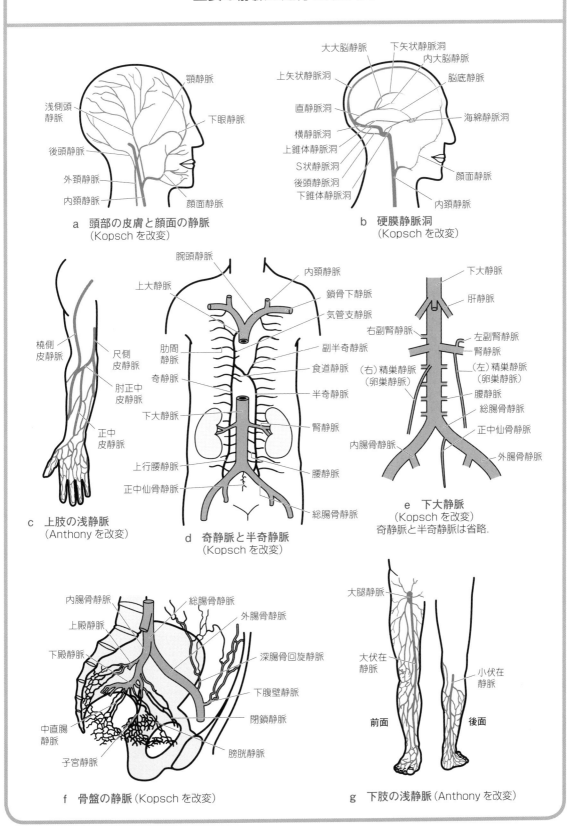

**a 頭部の皮膚と顔面の静脈**
（Kopsch を改変）

顎静脈
浅側頭静脈
下眼静脈
後頭静脈
外頚静脈
内頚静脈
顔面静脈

**b 硬膜静脈洞**
（Kopsch を改変）

大大脳静脈
下矢状静脈洞
内大脳静脈
上矢状静脈洞
脳底静脈
直静脈洞
横静脈洞
海綿静脈洞
上錐体静脈洞
S状静脈洞
後頭静脈洞
下錐体静脈洞
顔面静脈
内頚静脈

**c 上肢の浅静脈**
（Anthony を改変）

橈側皮静脈
尺側皮静脈
肘正中皮静脈
正中皮静脈

**d 奇静脈と半奇静脈**
（Kopsch を改変）

腕頭静脈
上大静脈
内頚静脈
鎖骨下静脈
気管支静脈
肋間静脈
副半奇静脈
奇静脈
食道静脈
下大静脈
半奇静脈
腎静脈
上行腰静脈
腰静脈
正中仙骨静脈
総腸骨静脈

**e 下大静脈**
（Kopsch を改変）
奇静脈と半奇静脈は省略.

下大静脈
肝静脈
右副腎静脈
左副腎静脈
腎静脈
（右）精巣静脈（卵巣静脈）
（左）精巣静脈（卵巣静脈）
腰静脈
総腸骨静脈
内腸骨静脈
正中仙骨静脈
外腸骨静脈

**f 骨盤の静脈**（Kopsch を改変）

内腸骨静脈
総腸骨静脈
上殿静脈
外腸骨静脈
下殿静脈
深腸骨回旋静脈
下腹壁静脈
中直腸静脈
閉鎖静脈
子宮静脈
膀胱静脈

**g 下肢の浅静脈**（Anthony を改変）

大腿静脈
大伏在静脈
小伏在静脈
前面
後面

　機能の面からみると，門［静］脈は，これらの物質が全身を循環せずに，直接肝臓に運ばれるための短絡路としてのはたらきをしている（a, b）．

## 🔟 胎児循環（c, d）

　胎児は胎盤を介して母体から酸素や栄養分を摂取し，母体に二酸化炭素や老廃物を排出している．胎盤が肺の代わりをするとともに，栄養分を集める門［静］脈の役割も演じ，腎臓の役割も果たしていることになる．このような状況を反映して，胎児の循環経路は，出生後とは異なったものになっている．

　胎児が出生するのに伴って，肺呼吸を開始し，胎盤を介した循環はなくなる．胎児期に活動した動静脈の一部は管腔を失い，結合組織に置き換えられ，索状の構造物となって残る．卵円孔の痕跡は心房中隔の右心房面に**卵円窩**という陥凹として残る．

　胎児期に使われていた血管のうち，生後不要になった血管は，次のような変化をする．

❶ 臍静脈 → 肝円索（臍静脈索）
❷ 静脈管（アランチウス管）→ 静脈管索（アランチウス索）
❸ 動脈管（ボタロ管）→ 動脈管索（ボタロ索）
❹ 臍動脈 → 臍動脈索

# Ⅳ　リンパ管系

　血液の液性成分のうち，1日約20Lが毛細血管壁を通って組織間隙に出てくる．毛細血管から出た液性成分は，組織間隙を満たしている液体と一緒になって**組織液**を形成する．血管から出てきた液性成分のうち，約17Lは毛細血管に吸収されて血管の中に戻るが，残りの3Lは毛細血管には吸収されず，組織間隙に残る．組織間隙に残留した液性成分は，毛細リンパ管に取り込まれ，リンパ管を通って，静脈に帰る．毛細リンパ管からリンパ管を経てリンパ本幹に至る管系と，その中を流れるリンパを一括して**リンパ管系**と呼ぶ．

　組織に出た液性成分は，毛細血管だけでは完全に回収できないため，第2の回収路としてリンパ管系がつくられた．

### ① リンパ

　リンパは，リンパ管の内容物であり，細胞成分である**リンパ球**と液体成分である**リンパ漿**より成る．毛細リンパ管壁の透過性が大きく，分子量の大きい物質も入り込むことができるので，リンパ漿は組織液とほぼ同じ組成をしている．

### ② リンパ管の構造

　毛細リンパ管は1層の内皮細胞から成り，末端は盲端となっている．毛細リンパ管は集まってリンパ管となる．リンパ管は血管と同様に内膜，中膜，外膜より成る．リンパ管には，多数の弁があり，リンパの逆流を防いでいる．リンパ管の経路には，多数のリンパ節が分布している．

# 門［静］脈とはどのような血管なのだろう.
# 胎生期の血液の流れを理解しよう.

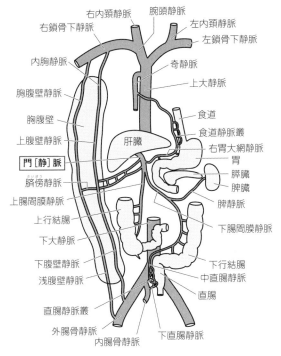

右内頚静脈
右鎖骨下静脈
腕頭静脈
左内頚静脈
左鎖骨下静脈
内胸静脈
奇静脈
胸腹壁静脈
上大静脈
胸腹壁
食道
上腹壁静脈
食道静脈叢
肝臓
右胃大網静脈
門［静］脈
胃
脐傍静脈
膵臓
上腸間膜静脈
脾臓
上行結腸
脾静脈
下大静脈
下腸間膜静脈
下腹壁静脈
下行結腸
浅腹壁静脈
中直腸静脈
直腸静脈叢
直腸
外腸骨静脈
内腸骨静脈
下直腸静脈

a　門［静］脈
（Spalteholz & Spanner を改変）

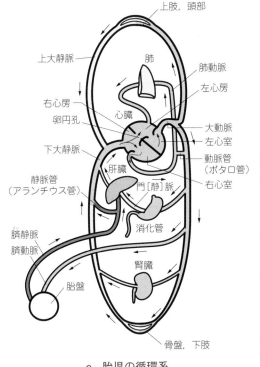

上肢, 頭部
上大静脈
肺
肺動脈
左心房
右心房
心臓
卵円孔
大動脈
左心室
下大静脈
動脈管（ボタロ管）
肝臓
静脈管（アランチウス管）
門［静］脈
右心室
消化管
脐静脈
脐動脈
腎臓
胎盤
骨盤, 下肢

c　胎児の循環系
（山本・鈴木・田崎を改変）

## b　門［静］脈の循環障害

　門［静］脈は，消化管，脾臓，腹壁などの血液を集めて，肝臓に送る血管である．肝臓の障害により，門［静］脈の血流が障害されると，門［静］脈に注ぐ血液は，ほかの静脈を迂回して心臓に還流せざるを得なくなる．このため，門［静］脈に血液を送っている静脈では循環障害を起こし，いろいろな障害をきたすことになる．

❶ 食道下部：食道下部の静脈を流れる血液は，門［静］脈に流入する．この領域の静脈は，奇静脈を介して上大静脈とも連絡している．肝臓の疾患で門［静］脈の血流が障害されると，食道下部の血液は，奇静脈を介して上大静脈に戻ることになる．血液が迂回路を通らなければならないため，食道下部の静脈は著しく怒張し，「食道静脈瘤」を形成する．食道静脈瘤は，通過する食餌などで傷害されると，大出血を起こす．

❷ 腹壁：脐の近傍を走る脐傍静脈の血液は門［静］脈に流入している．脐傍静脈は他方で，腹壁の静脈とも連絡している．腹壁の静脈は，上方では鎖骨下静脈を介して上大静脈とつながり，下方では大腿静脈とつながっている．門［静］脈の循環が障害されると，脐傍静脈を通る血液は，腹壁の静脈を通って還流することになる．このため，腹壁の静脈を通る血液量が増大するため，腹壁の静脈は怒張し，腹壁にミミズ腫れのようなものが何条も蛇行して走ることになる．これを「メズーサの頭」という．メズーサは，ギリシャ神話に登場する蛇髪の女性であり，蛇行する腹壁静脈を蛇髪に例えたものである．

❸ 直腸下部：直腸静脈叢の血液は，下腸間膜静脈を介して門［静］脈を通って肝臓に入る．直腸静脈叢は，中直腸静脈や下直腸静脈ともつながっている．門［静］脈の循環障害が起こると，直腸静脈叢からの血液は，中直腸静脈や下直腸静脈を経由して下大静脈に入る．直腸静脈叢を通る血液量が多くなるため，血管は太く腫脹し，「痔核」を形成する．これが排便の際の刺激に触れて破壊されると，出血を起こすことがある．

## d　胎児の循環系

❶ 酸素と栄養分に富む胎盤からの血液は脐静脈を通って胎児に入る．

❷ 胎児の体内に入った脐静脈は二分する．1本は静脈管（アランチウス管）となって下大静脈に入り，もう1本は門［静］脈に合流し，肝臓を通った後，下大静脈に入る．肝臓に栄養分を集める必要がないので，肝臓を通らない迂回路として静脈管が存在する．

❸ 下大静脈と上大静脈からの血液は右心房に入る．この血液の大部分は心房中隔に開いている卵円孔を通って左心房に入り，少量の血液のみが右心室に入る．

❹ 右心室の血液は，肺動脈を通って肺に向かうが，途中に動脈管（ボタロ管）があり，血液の多くは動脈管を通って大動脈に流入し，少量の血液のみが肺に行く．胎児期には，肺でガス交換が行われていないので，肺に多くの血液を送る必要はない．肺からの血液は左心房に戻る．

❺ 大動脈に入った血液は全身に酸素と栄養分を供給する．

❻ 大動脈血の一部は脐動脈を通って胎盤に入り，母体の血液との間で成分が交換され，二酸化炭素と老廃物を捨て，酸素と栄養分に富んだ血液となり，脐静脈を通り胎児に戻る．

③ リンパ管の経路（a, b）

毛細リンパ管は，次第に収束し，リンパ管となる．リンパ管には，**浅リンパ管**と**深リンパ管**がある．リンパ管は集まって，リンパ本幹を形成する．リンパ管の経路は，血管の経路とほぼ一致している．

❶ 下肢や体幹下部からのリンパ管は，浅鼠径リンパ節に集まり，左右の**腰リンパ本幹**をつくる．

❷ 小腸からのリンパ管は，腸間膜リンパ節に集まり，**腸リンパ本幹**を形成する．

❸ 右側の肺や気管支からのリンパ管は，肺門部のリンパ節に集まり，**気管支縦隔リンパ本幹**をつくる．

❹ 体幹上部と上肢のリンパ管は腋窩リンパ節に集まって，左右の**鎖骨下リンパ本幹**をつくる．

❺ 頭部と頚部のリンパ管は頚リンパ節に集まり，左右の**頚リンパ本幹**をつくる．

④ 胸管と右リンパ本幹

リンパ本幹は，胸管と右リンパ本幹（右胸管）に収束する．リンパ管系の一義的な目的は，過剰な組織液を血管に戻すことである．このため，リンパ管は最終的に静脈につながっている．静脈につながる際には，静脈圧が低く，最も抵抗の小さいところで流入する．ヒトの場合には，頚部で静脈につながっている．

胸管や右リンパ本幹を含むリンパ系は，発生初期には左右対称であったが，発生の過程で左右非対称になった．

❶ 左右の腰リンパ本幹と腸リンパ本幹は一緒になって**乳び槽**を形成する．乳び槽を通るリンパには，消化管から吸収された脂肪が含まれているため白濁している．白濁したリンパが集積するところから乳び槽という名前が付けられた．乳び槽からは，**胸管**が脊柱の前を上方に伸び，左の胸壁や肺からのリンパを集め，左の鎖骨下静脈と内頚静脈が合流する**静脈角**に流入する．静脈角に入る直前に，左頚リンパ本幹と左鎖骨下リンパ本幹が胸管に加わる．

❷ 右側では，右の頚リンパ本幹と鎖骨下リンパ本幹，右側の胸郭のリンパを集める気管支縦隔リンパ本幹が合流して**右リンパ本幹（右胸管）**となり，右の静脈角に流入する．

# Ⅴ 循環器系の調節

循環器系は，化学物質，ホルモン，神経などにより調節されている．

① 局所性調節（c）

末梢血管では，血管に対する拡張作用，または収縮作用のある物質が産生されている．

② ホルモン性調節（d）

ホルモンによる調節である．ホルモン性調節は，作用時間が長いことが特徴である．

③ 神経性調節

循環器系の状況は，圧受容器や容積受容器などにより感知される．これらの受容器からの情報

# リンパの流れを知ろう.

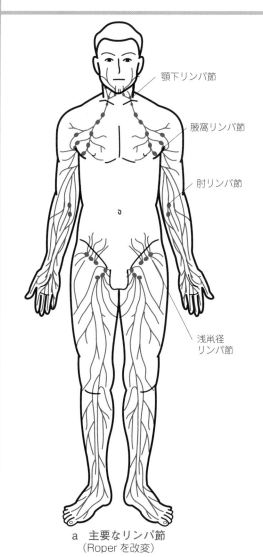

**a　主要なリンパ節**
（Roper を改変）

頸下リンパ節

腋窩リンパ節

肘リンパ節

浅鼠径
リンパ節

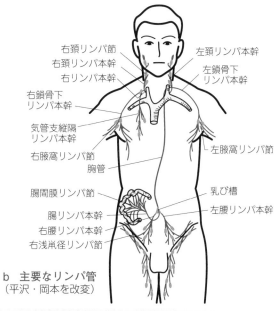

右頸リンパ節
右頸リンパ本幹
右リンパ本幹
右鎖骨下
リンパ本幹
気管支縦隔
リンパ本幹
右腋窩リンパ節
胸管
腸間膜リンパ節
腸リンパ本幹
右腰リンパ本幹
右浅鼠径リンパ節

左頸リンパ本幹
左鎖骨下
リンパ本幹

左腋窩リンパ節

乳び槽
左腰リンパ本幹

**b　主要なリンパ管**
（平沢・岡本を改変）

> **参考　リンパ管系のはたらき**
> ❶ 過剰になった組織液を静脈に戻す：リンパは，毛細血管レベルで，血管から出た血液の液性成分のうち，毛細血管に回収されなかった分を回収し，組織液の量を調整するためのシステムとして発達した．
> ❷ 消化管で吸収された脂肪を輸送する：消化管で消化された栄養分の多くは，血管に吸収されて肝臓に運ばれる．脂肪のうちで粒子の大きいものは，血管に吸収されないので，透過性の高いリンパ管系を通って運ばれる．
> ❸ 生体防御で重要な役割を果たす．

> **参考　リンパの流れの調節**
> リンパ管内でのリンパの流れは，次のものにより調節されている．
> ❶ 組織液の圧力：組織液の圧力が高くなると組織液は容易に毛細リンパ管に入ることができるので，リンパの量が増え，多くなったリンパにより，リンパの流れが促進される．
> ❷ リンパ管の弁：リンパ管には弁があるので逆流を防いでいる．隣接する骨格筋が収縮すると，リンパ管が圧迫され，リンパ管内のリンパは弁を押し開くようにして流れる．

**c　血管で産生される血管制御物質**
❶ 一酸化窒素（NO）：血管の内皮細胞により産生される物質で，血管の平滑筋を弛緩させ，血管を拡張する．狭心症の治療に用いられるニトログリセリンは，血管で分解されて一酸化窒素を発生し，血管を拡張させる．
❷ エンドセリン：血管の内皮細胞で産生されるペプチドで，血管収縮作用がある．その作用は動脈より静脈に対して強く，かつ収縮が長時間続く．

**d　循環調節作用のあるホルモン**
① 血圧上昇作用のあるもの
❶ アドレナリンとノルアドレナリン：副腎髄質ホルモンである．血管を収縮させて，血圧を上げる．心臓に作用して心拍出量や心拍数を増加させる（「7．内分泌系」参照）．
❷ アンギオテンシンⅡ：腎臓で産生されるレニンの作用でつくられる（「10．泌尿器系」参照）．アンギオテンシンⅡには強い血管収縮作用があり，血圧を上げるはたらきをする．
❸ バソプレシン：下垂体後葉ホルモンである．血管収縮作用があるとともに，抗利尿作用があって，水分の排出を減少させるので，大量に失血したような際に血圧の低下を防止する（「7．内分泌系」参照）．
② 血圧降下作用のあるもの
心房性ナトリウム利尿ペプチド（ANP）：心房筋より分泌される．腎臓に作用して $Na^+$ の排出と利尿を起こし，血管の平滑筋に作用して血管を拡張させ，血圧を下げる．

は，循環中枢に送られる．循環中枢で処理された情報は交感神経系や副交感神経系を通って心臓や血管に伝えられ，循環器系のはたらきが調整される（**a**，**b**）．

**❶ 循環中枢**

　循環器系についてのいろいろな情報を処理して，心臓や血管のはたらきを調整する中枢であり，延髄にある．延髄には，血圧を上昇させる**昇圧中枢**や，血圧を下げる**降圧中枢**がある．この両中枢を一緒にして**血管運動中枢**と呼ぶ．血管運動中枢と，孤束核や疑核などを一括して**循環中枢**という．

**❷ 入力系**

　循環器系の状況は，圧受容器や容積受容器などにより検出される．

(a) 頸動脈洞と大動脈弓の圧受容器：内頸動脈の起始部や大動脈弓にある受容器である．心臓から拍出される血液の圧を感知するために，心臓に近いこれらの動脈に圧受容器がつくられた．受容器は血管の外膜にあり，感覚神経の終末が集まって形成される密な線維叢である．受容器では，血圧の変化による血管壁の変化を感知している．血圧が上昇すると，受容器の活動電位の発生頻度が増加し，血圧が下がると活動電位の頻度は減少する．頸動脈洞からの情報は，頸動脈洞神経（ヘーリング神経）を介して舌咽神経を通って延髄に伝えられる．大動脈弓の圧受容器からは，迷走神経を介して延髄に伝えられる．

(c) 心房壁の低圧受容器（容積受容器）：静脈や心房の圧を感知する受容器である．圧の変化は，迷走神経により延髄に伝えられる．

(d) 大脳皮質から視床下部を経由してくる経路：情動の変化などを伝える経路である．

**❸ 出力系**

　循環中枢からは，迷走神経背側核や，脊髄の中間外側核に刺激が送られ，迷走神経や交感神経系を介して循環器系の調節が行われている（**c**）（「12．神経系」参照）．

(a) 心臓に対する作用

　ⅰ）交感神経系：交感神経系の節前細胞は，第一～第五胸髄にあり，交感幹神経節で節後線維になり，心臓に到達する．交感神経系は，心拍数を増加し，刺激伝導系の伝導速度を速め，心筋の収縮力を増強する．

　ⅱ）副交感神経系：迷走神経を通り，心房壁で節後線維になる．節後線維は，洞房結節や田原結節などに終止している．副交感神経系は，心拍数を減らし，刺激伝導系の伝導速度を遅くし，心筋の収縮力を減弱する．

(b) 血管に対する作用

　交感神経系による制御である．節後線維は，交感神経幹のほぼすべてのレベルから出て，血管の平滑筋に終止して血管を収縮させる．多くの血管は，血管収縮作用のある神経のみの支配を受けており，神経の活動の頻度により，平滑筋が収縮したり弛緩したりすることによって，血圧や血流量の調節をしている．血管に対しては，交感神経は持続的に作用しており，血管運動緊張と呼ばれる中等度の収縮状態を維持している．

# 循環器系の調節機構を理解しよう.

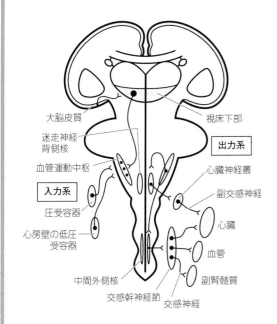

a 循環器系の神経性調節
（Schmidt & Thews を参照して作成）

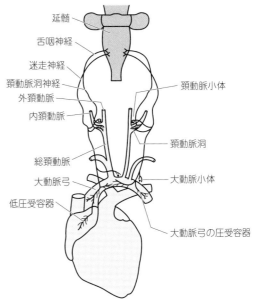

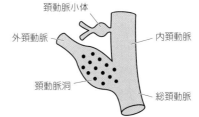

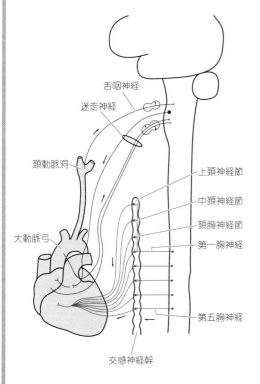

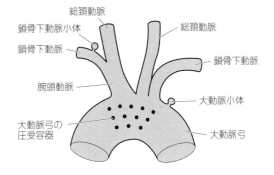

b 頸部にある受容器
（上：Miller & Leavell を改変，下：Ganong を改変）

　頸部には，圧受容器と化学受容器がある.
　圧受容器には，大動脈弓の圧受容器と頸動脈洞がある. 圧受容器は，血圧の変化を感知している.
　化学受容器には，大動脈小体，鎖骨下動脈小体，頸動脈小体などがあり，血液の酸素分圧，二酸化炭素分圧，水素イオン指数（pH）などを検出している.

c 心臓の神経性調節（Miller & Leavell を改変）

# ●セミナー●　動脈硬化症

　動脈系に最も普遍的にみられる病変の一つであり，動脈壁が肥厚し，硬くなって弾力性を失った病態である．

　次の3型に分けられる．

① 粥状硬化症

　大動脈や中等大の動脈を中心に起こる変化である．内膜の線維性肥厚と粥腫（アテローム）の形成を中心にした病変である．

　肥厚した内膜に，脂質が沈着した黄色の脂肪斑が形成される．脂肪斑は，泡沫細胞が，内膜に点状ないし線状に沈着したものである．泡沫細胞は，マクロファージや平滑筋細胞が，脂質を貪食したものであると考えられている．脂質は泡沫細胞の細胞内だけではなく，細胞外にも蓄積するため，内膜は局所的に隆起する．

　脂肪斑は，次第に大きくなり，粥腫を形成する．粥腫は，脂質に富んだ壊死崩壊物質の集まりで，病変が進行するに従って大きくなり，動脈内腔面の全面を覆うようになる．

　粥腫は進行すると，亀裂が生じ，破綻する．粥腫の破綻した所には血栓が形成され，石灰沈着を起こす．石灰は内膜に沈着するとともに，粥腫の内部やその周辺にも認められるようになる．

　粥腫が増大すると内腔に突出し，血流障害を起こす．中膜では，弾性線維が断絶し薄くなる．この結果，動脈壁が脆弱になって，動脈瘤などを発生することがある．

　粥状硬化症には，コレステロールが深いかかわりを持っている．コレステロールのうち，LDLコレステロール（低密度リボ蛋白質コレステロール）は，増えすぎると，血管壁に沈着し，粥腫の形成に関与していると考えられている．

② 中膜硬化症

　中動脈や小動脈に多く発生する病変であり，中膜の石灰沈着を主体とした変化である．内膜は肥厚し，内膜下組織には，平滑筋線維，抗原線維，弾性線維が増殖する．中膜では，膠原線維の増殖，平滑筋線維の消失，石灰化などがみられる．中膜の石灰化が著明な場合には，メンケベルグ動脈硬化症とも呼ばれる．頚部や四肢の動脈にみられる．

③ 小動脈硬化症

　血管壁に硝子様肥厚や類線維素変化がみられる硬化症である．

　硝子様肥厚は，線維性の構造を残した血管壁が好酸性に染まる変化で，主として良性の高血圧症の際にみられる．

　類線維素変化は血管壁が無構造に酸性になる変化で，脳や腎臓の血管にみられ，動脈壁が破れて出血を起こしやすい．

　小動脈壁が硬化したり，管腔が狭くなったりすると，器官への血液の供給が障害されるとともに，血圧も上昇する．

# 7

# 内分泌系

　内分泌系は，ホルモンを産生し，分泌する器官より構成される．ホルモンは，種々の細胞の機能を調整し，統合するはたらきをする物質で，血液を介して運ばれ，特定の「標的器官」に作用し，内外の状況の変化に，体内環境を適応させている．

　本章では，視床下部，下垂体，甲状腺，上皮小体，副腎，膵臓，松果体のホルモンについて述べる．

　心臓のホルモンは循環器系，消化管のホルモンは消化器系，腎臓のホルモンは泌尿器系，卵巣，精巣，胎盤のホルモンは生殖器系の章で述べる．

# I 内分泌腺とホルモン

内分泌腺などから分泌される情報伝達物質をホルモンという.

## 1 内分泌腺

　内分泌線は，上皮が陥入し，発生の途上で上皮との連絡を失ったものである（「2. 細胞と組織」参照）. できあがった内分泌腺では，腺細胞が団塊状または索状に集まって腺房を形成し，その間に多くの毛細血管を含んだ結合組織が介在している. 腺房で産生された物質は組織液中に放出され，ここから毛細血管内に吸収される（**a**）.

## 2 ホルモン

① 特　徴

❶ 血液により運ばれ，それぞれのホルモンに対する受容体を持つ**標的器官**に可逆的に結合し，その器官のはたらきを調整する. 標的器官は1つのこともあり，複数のこともある. 標的器官が複数あるときには，ホルモンの作用は標的器官により異なっていることがある. 進化の過程で，多くの受容体が発達し，作用する標的器官も多くなり，機能も多様になった.

❷ 微量で，特異的な作用をする. 微量で作用するので，内分泌腺は小型であることが多い.

❸ 作用が比較的緩慢で，長期間にわたる調整を行う.

② 化学構造

❶ ペプチドホルモン：いくつかの**アミノ酸**が**ペプチド結合**してできた**水溶性ホルモン**である. 大部分のホルモンがペプチドホルモンである.

❷ アミンホルモン：アミノ酸のチロシンに由来するホルモンで，**アミノ基**（$-NH_2$）を持っている. カテコールアミンやサイロキシンなどがアミンホルモンに属する.

❸ ステロイドホルモン：**ステロイド核**を持つ**油溶性ホルモン**で，**コレステロール**からつくられる. ステロイドホルモンには，副腎皮質ホルモンや性ホルモンなどが含まれる.

③ 受容体

　ホルモンは，受容体を介して標的器官に作用する. 受容体には，細胞膜上にあるものと，細胞内に存在するものがある（**b**）.

❶ 細胞膜上にある受容体：**ペプチドホルモン**と**カテコールアミン**の受容体は細胞膜上にある. これらのホルモンは，水溶性ホルモンであり細胞膜を通り抜けることができない. このため，細胞表面にある受容体に結合し，サイクリックAMP（cAMP）などのセカンドメッセンジャーを介して，特定の酵素を活性化することにより，標的細胞の機能を調整する.

❷ 細胞内にある受容体：**ステロイドホルモン**と**甲状腺ホルモン**は，油溶性ホルモンであり細胞膜を通過して，細胞内に入る. 細胞内に入ったホルモンは，受容体と結合して核の中に入り，DNAに作用して，蛋白質合成のための情報をメッセンジャーRNA（mRNA）に転写させる. この結果，いろいろな蛋白質が合成されて，細胞の機能が変化する.

## ホルモンとはどのようなものであるかを理解しよう．

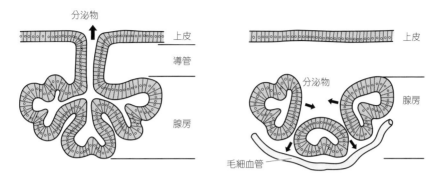

**a　外分泌腺（左）と内分泌腺（右）**（山田を改変）

❶ 外分泌腺：上皮の一部が陥入し，分泌能力を持った細胞が集まって腺房を形成したものである．腺房と上皮の間の細胞は分泌物が通る導管となる．外分泌腺では，腺房で産生される分泌物は，導管を通って上皮の表面まで運ばれる．汗腺や胃腺などが外分泌腺である．

❷ 内分泌腺：発生の過程で導管が消失し，上皮と腺房の間の連絡が失われたと考えられる腺である．導管が失われたため，分泌物は腺房の細胞から周辺に放出される．分泌物は，周囲にある組織液に入り，次いで近傍にある毛細血管に取り込まれる．

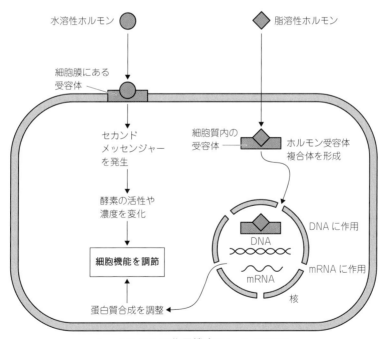

**b　ホルモンの作用機序**（Norris を改変）

　　水溶性ホルモンは，細胞膜にある受容体と結合する．ホルモンと受容体が結合してできたホルモン受容体複合体は，細胞内にサイクリック AMP（cAMP）などの種々のセカンドメッセンジャーに作用する．セカンドメッセンジャーは，酵素の活性や濃度などを変化させ，細胞の機能を調節する．

　　脂溶性ホルモンは，細胞質や核にある受容体と結合してホルモン受容体複合体を形成する．ホルモン受容体複合体は，核に入り，DNA に作用して，いくつかの蛋白質合成のための情報をメッセンジャー RNA（mRNA）に転写させる．この結果，種々の蛋白質が合成されて，細胞の機能が変化する．

④ 産生と分泌の調整（a）

　ホルモンの作用の調節は，産生と分泌を調整することにより行われる．ホルモンの量は，いろいろな機序により調整されており，特定のホルモンの分泌が異常に高くなったり，低くなったりすることがないような仕組みになっている．

## Ⅱ　内分泌系の構成

　ヒトの内分泌腺には，下垂体，甲状腺，上皮小体（副甲状腺），膵臓の内分泌部，副腎，卵巣と精巣，胎盤，松果体などがある．さらに，視床下部，消化管，腎臓などにもホルモンを分泌する細胞が分布している．

　構造的にみると，内分泌腺には，❶下垂体，甲状腺，上皮小体，副腎，松果体などのように独立した器官になっているものと，❷膵臓の内分泌部，卵巣の卵胞や黄体，精巣のライディッヒ細胞，消化管粘膜の一部などのように，ほかの器官の一部を成しているものがある（b）．

　内分泌線は，いろいろな所に分散して存在しており，消化器系や呼吸器系のように，構造的にまとまった器官系にはなっていない．しかしながら，各内分泌腺は血液を介してつながっており，機能的には，緊密に連携している．

## Ⅲ　下垂体と視床下部

　下垂体と視床下部は，構造的にも機能的にも，密接な関係を持っている．

### ■1　下垂体と視床下部の位置と形態

　視床下部は間脳腹側部の広い領域を占める（c）．正中断面では，視床下溝より下方の部分であり，前方の終板から，後方の乳頭体までの範囲である．視床下部の腹側面には，視［神経］交叉の後方に灰白隆起という突出部があり，その先端に下垂体が付いている．

### ■2　下垂体の発生と構造

　下垂体は，発生学的にも構造的にもまったく異なった，腺性下垂体と神経性下垂体が一緒になってつくられた器官である．下垂体は，直径約1cmの球形に近い形をした器官である．

① 発　生（d）

　**腺性下垂体**は咽頭粘膜に由来し，**神経性下垂体**は神経管から分化してくる．発生3週に，咽頭の上壁の一部は背方に向かって陥入して**ラトケ囊（下垂体囊）**を形成する．ラトケ囊は陥入を続け，その先端は間脳の腹方に達し，上皮性腺細胞の集まりである**腺性下垂体原基**となる．この時期に，間脳の腹側正中部を占める**漏斗突起**は，腹方に向かって突出する．漏斗突起や漏斗柄を中心にして**神経性下垂体原基**が形成される．腺性下垂体原基と神経性下垂体原基は，発生2ヵ月頃に融合して

## ヒトにはどのような内分泌腺があるのだろう.

### a ホルモンの産生と分泌の調整

❶ 液性因子による調整：血液中のイオンや化学物質の濃度による調整である．インスリンの分泌は血糖の量により調整される.
❷ 自律神経系による調整：副腎髄質ホルモンの分泌は，交感神経系により調整されている.
❸ ホルモンによるほかのホルモンの調整：視床下部ホルモンは，下垂体前葉や中葉のホルモンの分泌を制御している．下垂体前葉ホルモンは，甲状腺ホルモンなど種々のホルモンの分泌を調整している（後述）．このような調整様式を階層支配ともいう.
❹ 機械的，化学的刺激による調整：消化管ホルモンの分泌は，消化管の機械的刺激により調整されている.

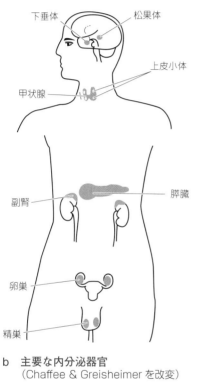

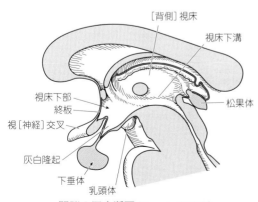

b **主要な内分泌器官**
（Chaffee & Greisheimer を改変）

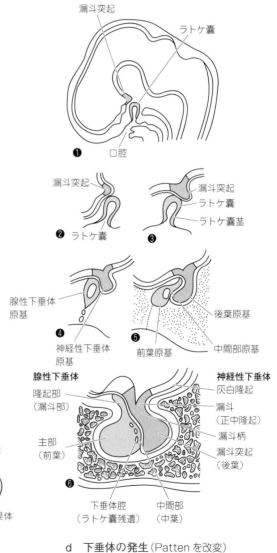

c **間脳の正中断面**（Feneis を改変）

下垂体を形成する.

② 構　成（a）
  ❶ 神経性下垂体：灰白隆起に続く**正中隆起（漏斗）**に始まり，その腹方は**漏斗茎**となり，この先
    は大きく膨らんで**漏斗突起**になっている.
  ❷ 腺性下垂体：正中隆起を取り巻くように伸びている**隆起部（漏斗部）**に始まり，腹方に向かっ
    て伸びる大きな**主部**となる. 主部の後方で漏斗突起との境界に近い所には**下垂体腔（ラトケ嚢**
    **残遺）**や嚢胞があり，その後方の小さい領域が**中間部**である.
  ❸ 下垂体の区分：主部，中間部および漏斗突起を，それぞれ**前葉**，**中葉**および**後葉**と呼び，特
    有のホルモンを分泌している.

③ 内部構造（b～e）
  前葉は，毛細血管の間に，多くの前葉細胞が分布している. 前葉細胞は，ホルモンを産生し，分
泌する腺細胞である.
  後葉は，血管の間に，神経線維と後葉細胞が存在している. 神経線維は，視床下部に由来する線
維で，ホルモンは，その末端から分泌される. 後葉細胞は，神経膠細胞である.

## ❸ 下垂体の血管

  下垂体には，内頚動脈の枝である上下垂体動脈と下下垂体動脈が分布する. 前葉に分布する血管
と，後葉の血管は，走行が違っている（f）.

① 前葉の血管
  内頚動脈の枝である**上下垂体動脈**が下垂体の上部から入り，正中隆起で多数の細い枝に分かれて
**一次毛細血管**となる. 一次毛細血管は，集まって**一次毛細血管網**を形成する. 一次毛細血管網をつ
くっていた血管は集まって**下垂体門脈**となり，下行して前葉に入る. 前葉に入った下垂体門脈は，
再び細かく分かれて**二次毛細血管**となり，**二次毛細血管網**をつくり，前葉の細胞の近傍に分布す
る. 二次毛細血管はまとまって**下垂体静脈**となり，下垂体の外に出る. 前葉のホルモンは，下垂体
静脈の血液により運ばれる.
  前葉は，ラトケ嚢に由来するものであり，視床下部との間には，連絡はない. 視床下部の情報を
前葉に伝えるために，下垂体門脈という，特別な血管がつくられた.

② 後葉の血管
  後葉には**上下垂体動脈**と**下下垂体動脈**の枝が分布する. 後葉に入ったこれらの動脈は後葉内で毛
細血管に分かれた後，集まって**下垂体静脈**となり，下垂体の外に出る.

## ❹ 視床下部ホルモン

  視床下部には，神経細胞の性格と内分泌細胞の性格を併せ持った**神経分泌細胞**と呼ばれる細胞が
分布している. 細胞が，自分のつくった物質を，自分の軸索で運んで血管の周囲に放出するはたら
きを**神経分泌**と呼び，このような機能を持った細胞が神経分泌細胞である. 神経分泌細胞で産生さ
れた物質は，長い軸索を通って運ばれ，軸索末端から分泌され，毛細血管の中を流れる血液に入る.

# 下垂体の構造を理解しよう．

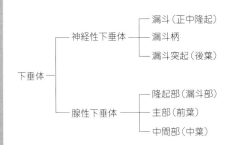

a　下垂体の構成

b　下垂体の構造
❶ 前葉：腺細胞である前葉細胞が索状または塊状の細胞集団を形成し，その周囲を毛細血管が取り囲んでいる．前葉細胞は，細胞体に顆粒をほとんど含まない色素嫌性細胞と，顆粒を含む色素好性細胞とに分けられる．色素好性細胞は顆粒の染色性に基づいて酸好性細胞と塩基好性細胞とに分けられる．
❷ 中葉：前葉と後葉の中間にあり，下垂体腔（ラトケ嚢残遺）やコロイドを蓄えた嚢胞の，周に色素嫌性細胞や色素好性細胞が散在している．
❸ 後葉：後葉は多くの神経線維と後葉細胞より成っている．神経線維には円形の好酸性顆粒が認められることがある．この顆粒は，神経分泌物質が貯留したものでヘリング小体と呼ばれる．後葉細胞は神経膠細胞である．

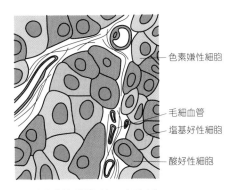

d　下垂体前葉（山田を改変）

c　下垂体（縦断面）（Kahle et al. を改変）
　主部は，いろいろなホルモンを分泌する細胞が不規則に配列しているので，種々の色をした細胞が不規則に分布している．

e　下垂体前葉の細胞

| 色素嫌性細胞 | 主細胞<br>（γ細胞） | 細胞質に特異な顆粒を持たない細胞<br>小型の細胞で，細胞索の中心部に多い |
|---|---|---|
| 色素好性細胞 | 酸好性細胞<br>（α細胞） | 成長ホルモン産生細胞<br>プロラクチン産生細胞 |
|  | 塩基好性細胞<br>（β細胞） | 甲状腺刺激ホルモン産生細胞<br>副腎皮質刺激ホルモン産生細胞<br>性腺刺激ホルモン産生細胞 |

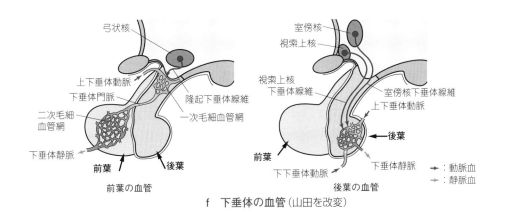

f　下垂体の血管（山田を改変）

① 神経分泌細胞

　視床下部にある神経分泌細胞は，視床下部内での分布領域，軸索の経路，および下垂体との関係に基づいて，次の2つの系に分けられる.

- ❶ 隆起漏斗系：弓状核を中心に，視床下部腹内側部から前部にかけての領域に分布している細胞の軸索は，集まって**隆起下垂体線維**を形成している（a）．これらの軸索は，正中隆起まで伸び，ここで**一次毛細血管網**を構成する毛細血管の近傍に終止する．弓状核などを構成する細胞で産生された物質は，軸索を通って正中隆起に運ばれ，一次毛細血管網を構成する血管の血液に取り込まれる．血液内に入った物質は，下垂体門脈を通って**下垂体前葉**に至り，二次毛細血管網から血管の外に出て，前葉や中葉の細胞に作用し，前葉ホルモンや中葉ホルモンの産生や分泌を制御している.

- ❷ 視床下部下垂体後葉系：主に視索上核と室傍核に分布している細胞は，オキシトシンやバソプレシンを産生し，その軸索は**視索上核下垂体線維**や**室傍核下垂体線維**を形成して**下垂体後葉**に入り，毛細血管の近傍に終わっている．この軸索末端から分泌された物質は毛細血管に入る.

② 視床下部ホルモン（b, c）

　視床下部ホルモンには，下垂体の前葉や中葉のホルモンの産生や分泌を調整している**向下垂体ホルモン**と，下垂体後葉ホルモンがある．向下垂体ホルモンには，前葉のホルモンの産生や分泌を調整しているものと，中葉のホルモンの産生や分泌を制御しているホルモンがある.

- ❶ 下垂体前葉ホルモンの産生や分泌を調整しているホルモン
  - (a) 放出ホルモン：下垂体前葉ホルモンの産生や分泌を促進するホルモンである．成長ホルモン放出ホルモン（GRH），プロラクチン放出ホルモン（PRH），甲状腺刺激ホルモン放出ホルモン（TRH），副腎皮質刺激ホルモン放出ホルモン（CRH），および性腺刺激ホルモン放出ホルモン（GnRH）などがある.
  - (b) 抑制ホルモン：下垂体前葉ホルモンの産生や分泌を抑制するホルモンである．成長ホルモン抑制ホルモン（GIH）（ソマトスタチン）と，プロラクチン抑制ホルモン（PIH）である.
- ❷ 下垂体中葉ホルモンの産生や分泌を制御しているホルモン：メラニン細胞刺激ホルモン放出ホルモン（MRH），およびメラニン細胞刺激ホルモン抑制ホルモン（MIH）が含まれる.
- ❸ 下垂体後葉ホルモン：バソプレシンとオキシトシンである．これらのホルモンは，視床下部の神経分泌細胞でつくられ，下垂体後葉まで伸びている軸索を通って運ばれ，下垂体後葉で分泌される．分泌される場所が下垂体後葉なのであって，つくられるのは視床下部である.

## 5 下垂体ホルモン（d）

① 前葉ホルモン

　前葉に分布している細胞により，産生され分泌されるホルモンである．前葉ホルモンには，**成長ホルモン（ソマトトロピン）（GH）**，**プロラクチン（PRL）**，**甲状腺刺激ホルモン（TSH）**，**副腎皮質刺激ホルモン（ACTH）**，および**性腺刺激ホルモン**（ゴナドトロピン）**（GnH）**がある．性線刺激ホルモンには，**卵胞刺激ホルモン（FSH）**と**黄体形成ホルモン（LH）**が含まれる．これらのホルモンは，いずれもペプチドホルモンである.

　前葉の細胞は，色素嫌性細胞と色素好性細胞に大別される．**色素嫌性細胞**は，主細胞とも呼ばれ前葉の細胞の約60％を占める．**色素好性細胞**には，**酸好性細胞**と**塩基好性細胞**があり，これらの

## 視床下部と下垂体のホルモンを理解しよう.

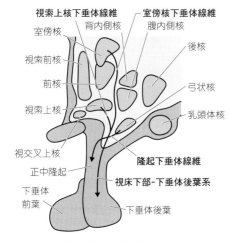

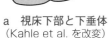

a　視床下部と下垂体
（Kahle et al. を改変）

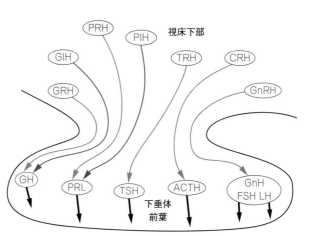

b　視床下部による下垂体前葉の制御（多くの資料を参照して作成）

⟶：放出ホルモン，⟶：抑制ホルモン，⟶：下垂体前葉ホルモン

#### c　視床下部ホルモン

| 分類と名称 | | | 主要な作用 |
|---|---|---|---|
| 下垂体前葉ホルモンの分泌を制御 | 下垂体前葉ホルモン放出ホルモン | 成長ホルモン放出ホルモン（GRH） | 成長ホルモンの分泌を促進 |
| | | プロラクチン放出ホルモン（PRH） | プロラクチンの分泌を促進 |
| | | 甲状腺刺激ホルモン放出ホルモン（TRH） | 甲状腺刺激ホルモンの分泌を促進 |
| | | 副腎皮質刺激ホルモン放出ホルモン（CRH） | 副腎皮質刺激ホルモンの分泌を促進 |
| | | 性腺刺激ホルモン放出ホルモン（GnRH） | 性腺刺激ホルモンの分泌を促進 |
| | 下垂体前葉ホルモン抑制ホルモン | 成長ホルモン抑制ホルモン（GIH） | 成長ホルモンの分泌を抑制 |
| | | プロラクチン抑制ホルモン（PIH） | プロラクチンの分泌を抑制 |
| 下垂体中葉ホルモンの分泌を制御 | 下垂体中葉ホルモン放出ホルモン | メラニン細胞刺激ホルモン放出ホルモン（MRH） | メラニン細胞刺激ホルモンの分泌を促進 |
| | 下垂体中葉ホルモン抑制ホルモン | メラニン細胞刺激ホルモン抑制ホルモン（MIH） | メラニン細胞刺激ホルモンの分泌を抑制 |
| 下垂体後葉ホルモン | | バソプレシン（抗利尿ホルモン） | （表d参照） |
| | | オキシトシン | （表d参照） |

#### d　下垂体ホルモン

| ホルモン名 | | | 主要な作用 |
|---|---|---|---|
| 前葉ホルモン | 成長ホルモン（GH） | | （成長期）骨端軟骨の形成促進，（成長期以後）組織の維持<br>蛋白質の合成促進，血糖値上昇，脂肪酸の遊離 |
| | プロラクチン（PRL） | | 乳腺の発育を促進，乳汁の産生と分泌を促進，排卵抑制 |
| | 甲状腺刺激ホルモン（TSH） | | 甲状腺の発育を促進，甲状腺ホルモンの産生と分泌を促進 |
| | 副腎皮質刺激ホルモン（ACTH） | | 副腎皮質の束状帯と網状帯のホルモンの産生と分泌を促進 |
| | 性腺刺激ホルモン（ゴナドトロピン）（GnH） | 卵胞刺激ホルモン（FSH） | 卵胞の発育を促進（♀）<br>精子形成を促進（♂） |
| | | 黄体形成ホルモン（LH） | 排卵の誘起，卵胞の黄体化を促進（♀）<br>アンドロゲンの分泌を促進（♂） |
| 中葉ホルモン | メラニン細胞刺激ホルモン（MSH） | | メラニン細胞でのメラニン色素の産生を促進 |
| 後葉ホルモン | バソプレシン（VP，抗利尿ホルモン） | | 腎臓での水分再吸収を促進，血管を収縮させ血圧を上げる |
| | オキシトシン（OXY） | | 子宮の収縮，乳汁の分泌（射乳）を促進 |

細胞がホルモンを産生している．多くの細胞は，1種類のホルモンをつくっている．ホルモンは，細胞の周囲に分泌され，毛細血管を流れる血液に取り込まれる．

### ② 中葉ホルモン

中葉のホルモンは，メラニン細胞刺激ホルモン（MSH）である．哺乳類では，皮膚のメラニン細胞でのメラニン色素の産生を促進する．両棲類や爬虫類では，黒色色素保有細胞のメラニン顆粒を拡散させ，皮膚の色を黒くする．

### ③ 後葉ホルモン

ホルモンは，バソプレシン（VP）とオキシトシン（OXY）であり，どちらもペプチドホルモンである．これらのホルモンは，視索上核や室傍核にある大型の神経分泌細胞でつくられ，ニューロフィジンと呼ばれる蛋白質とともに，軸索を通って下垂体後葉に運ばれる．軸索内を運ばれるホルモンのため，軸索には多くの局所的な膨らみが形成される．この膨らみを**ヘリング小体**という．ホルモンは，ヘリング小体や軸索の終末部に貯留される．視索上核や室傍核にある神経分泌細胞が興奮すると，ホルモンは軸索終末部より分泌され，毛細血管の血液に吸収される．

### ⑥ 向下垂体ホルモンや下垂体ホルモンの分泌の制御（a〜c）

向下垂体ホルモンは，下垂体前葉や中葉のホルモンの産生や分泌を調整している．下垂体前葉ホルモンのうち甲状腺刺激ホルモン，副腎皮質刺激ホルモン，性腺刺激ホルモンは，それぞれ甲状腺，副腎皮質，精巣や卵巣のホルモンの産生と分泌を制御している．

甲状腺，副腎皮質，精巣や卵巣から分泌されるホルモンの血中濃度は，視床下部や下垂体前葉で感知される．これらのホルモンの血中濃度に従って，向下垂体ホルモンや前葉ホルモンの産生や分泌が調整されている．

内分泌腺は，相互に制御し合うことにより，ホルモンの適正な分泌量が維持されている．

## Ⅳ 甲状腺と上皮小体

甲状腺は，代謝機能を調整する**サイロキシン系**のホルモンと，カルシウムイオン（$Ca^{2+}$）の血中濃度の調整に関与する**カルシトニン（CT）**という，はたらきの異なった2種類のホルモンを分泌する（a）．カルシトニンは，上皮小体ホルモンのパラソルモンと拮抗的なはたらきをする．

### ① 甲状腺

### ① 外形と構造（d〜f）

喉頭下部から気管上部にかけての腹側部にあり，気管を腹方から取り囲むように配列している．母指の頭くらいの大きさをした**左葉**と**右葉**，および両葉を結合する**峡部**より構成される内分泌器官である．峡部から上方に向かって**錐体葉**が伸びていることがある．甲状腺は思春期に肥大し，高齢になると次第に萎縮する．成人の甲状腺は，約15gである．

甲状腺の周囲は**被膜**で包まれている．被膜の一部は**小葉間結合組織**として実質に入り込み，実質

## 甲状腺の構造を理解しよう.

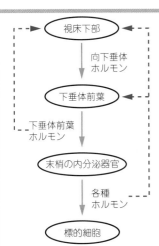

a　ホルモンの階層的支配（—→）とフィードバック調節機構（-‑►）（本郷らを参照して作成）

① 階層的支配
　❶ 向下垂体ホルモンには，放出ホルモンと抑制ホルモンがあり，下垂体前葉や中葉のホルモンの産生や分泌を調整している.
　❷ 下垂体前葉ホルモンは，甲状腺，副腎皮質，精巣や卵巣のホルモンなどの産生と分泌を制御している.
② フィードバック調節
　下垂体前葉ホルモンの制御を受けている内分泌器官から分泌されるホルモンの血中濃度は，視床下部や下垂体前葉で感知される．これらのホルモンの血中濃度に従って，向下垂体ホルモンや前葉ホルモンの産生や分泌が調整されている．このような調整をフィードバック調節と呼ぶ.
　❶ 負のフィードバック：内分泌器官からのホルモン分泌が亢進すると，視床下部や下垂体の機能が抑制される現象である．負のフィードバックは生体の恒常性を保つために，一般にみられる制御である.
　❷ 正のフィードバック：内分泌器官からのホルモン分泌が亢進すると，視床下部や下垂体の機能を亢進させることをいう．正のフィードバックは特定のホルモンの増幅機構である.

b　下垂体ホルモンの分泌異常

| ホルモン | 異　常 | 分泌異常による疾患 | 主要な症状 |
|---|---|---|---|
| 成長ホルモン | 分泌過剰 | 下垂体性巨人症 | 身長の増加，皮膚肥厚 |
| | | 末端肥大症 | 頬骨発達，下顎前突，手指・足指肥大，舌肥大 |
| | 分泌減少 | 下垂体性小人症 | 骨の成長障害 |
| 副腎皮質刺激ホルモン | 分泌過剰 | クッシング病 | 満月様顔貌，水牛肩，皮膚線条，高血圧，糖尿，精神障害 |
| | 分泌減少 | アジソン病 | 皮膚の色素沈着，低血圧，心機能低下 |
| プロラクチン | 分泌過剰 | 高プロラクチン血症 | 乳汁漏出，月経異常 |
| バソプレシン | 分泌過剰 | ADH不適合分泌症候群（SIADH） | 腎臓での水分吸収促進，低ナトリウム血症 |
| | 分泌減少 | 尿崩症 | 口渇，多飲，多尿 |

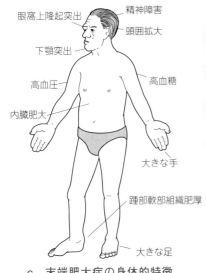

c　末端肥大症の身体的特徴
（Underwood を改変）
　成長期以後に成長ホルモンの分泌が過剰になると，成長期を過ぎても成長ホルモンに反応する次のような部位に肥大が起こる.
　❶ 手や足の小骨，鼻，眼窩上隆起，下顎骨
　❷ 舌，肝臓，腎臓，心臓

**参考　甲状腺ホルモン**
　魚類，両棲類，爬虫類，鳥類には，カルシトニンを分泌する鰓後体と呼ばれる内分泌腺が存在している．哺乳類では，鰓後体は，甲状腺と合併してしまった．この結果，哺乳類の甲状腺からは，本来の甲状腺ホルモンであるサイロキシンやトリヨードサイロニンに加えて，鰓後体のホルモンであるカルシトニンも分泌される.

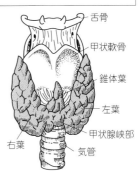

d　甲状腺前面
（Kahle et al. を改変）

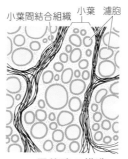

e　甲状腺の構造
（山田を改変）

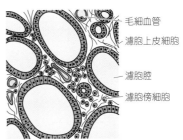

f　甲状腺小葉の構造（山田を改変）

を多くの**小葉**に分けている. 小葉には**濾胞上皮細胞**で囲まれた多数の**濾胞**がある.

　濾胞上皮細胞は扁平ないし立方形の細胞であり, 一列に並んで**濾胞腔**を取り囲んでいる. 濾胞腔は長径200〜900 μmの長円形をしており, 内部は**コロイド**で満たされている. 濾胞上皮細胞の周囲は**基底膜**が覆っている. 基底膜には多くの毛細血管が分布している.

　濾胞上皮細胞の細胞膜には**ヨウ素ポンプ**があり, ヨウ素イオンを細胞内に取り込んでいる. 甲状腺ホルモンである**トリヨードサイロニン($T_3$)とサイロキシン($T_4$)**は, **チロシンにヨウ素**が結合して合成され, サイログロブリンとペプチド結合した形でコロイドの中に貯蔵される(a).

　甲状腺ホルモンは, 下垂体前葉の甲状腺刺激ホルモン(TSH)が濾胞上皮細胞にあるTSH受容体に作用することにより分泌される. 甲状腺ホルモンが分泌される際には, コロイドが濾胞上皮細胞に再吸収され, リソソームの中で加水分解され, 遊離した$T_3$と$T_4$が血中に分泌される.

　甲状腺の活動が低いときには, コロイドの量が多く, 濾胞は大きく, これを囲んでいる細胞は扁平である. 甲状腺の活動が活発なときには, 濾胞は小さく, 細胞は円柱状になっている(b).

　隣接する濾胞の間には円形で大型の**濾胞傍細胞(C細胞)**が集団をつくって分布している. 濾胞傍細胞は**カルシトニン**を産生する. 明るい(clear)細胞質を持っているので, C細胞と呼ばれる.

② トリヨードサイロニン($T_3$)とサイロキシン($T_4$)

❶ はたらき：物質代謝を亢進する. このホルモンの分泌量を増減することにより, 体の内外の状況に, 物質代謝のレベルを適合させている. 標的器官は, 骨格筋, 心筋, 神経, 骨, 消化管などである(c).

❷ 分泌調整：視床下部の**TRH**が下垂体前葉の細胞を刺激して**TSH**の分泌を促進する. **TSH**の作用により$T_3$と$T_4$の産生や分泌が促進される. $T_3$と$T_4$の血中濃度により, 視床下部や下垂体前葉のTRHやTSHを分泌している細胞のはたらきは**フィードバック調節**されている(d).

❸ 分泌異常

　(a) 分泌過剰：代表的な疾患は, **バセドウ病(グレーブス病)**である. 甲状腺ホルモンの分泌が過剰になるため, 次のような変化が起こる. 代謝が亢進してエネルギーを消費する結果, 体重が減少する. 心機能が亢進して頻脈となり, 呼吸数と呼吸深度は増加し, 体温が上昇し発汗が起こり, 神経は過敏になる. 骨の成長は促進される. 消化管からの栄養分の吸収が促進されるので, 血糖値が上昇する. 眼筋に浮腫が起こるため, 眼球は突出する(e).
　　TSH受容体に対する抗体である持続性甲状腺刺激物質(LATS)が増加し, これが持続的に受容体を刺激する結果, 甲状腺ホルモンの分泌が促進される, 自己免疫疾患であると考えられている.

　(b) 分泌不足：代表的な疾患は, **クレチン病**と**粘液水腫**である. 小児期に甲状腺ホルモンが不足すると, **クレチン病**になる. クレチン病では, 物質代謝が低下し, 行動が鈍くなる. 体は小さく, 体幹に比べて四肢が短く, 頭部は大きい. 脳や脊髄の発育が障害される. 成人で欠乏すると, **粘液水腫**になる. この疾患では, 精神機能が低下し, 皮下組織にヒアルロン酸より成るムコ多糖類が沈着し, そこに水分が貯留する.

③ カルシトニン(CT)

　カルシウムイオン$Ca^{2+}$の血中濃度を下げるはたらきをする. 標的器官は, 骨と腎臓である. 分泌は血中の$Ca^{2+}$濃度により制御される.

## 甲状腺ホルモンのはたらきを理解しよう.

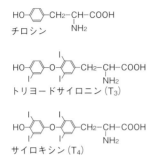

a　甲状腺ホルモンの化学構造

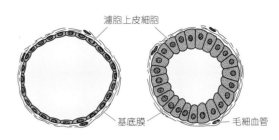

b　甲状腺濾胞の変化
（Kahle et al. を改変）

c　甲状腺ホルモンと上皮小体ホルモン

| | 産生する細胞 | ホルモン名 | 主な作用 |
|---|---|---|---|
| 甲状腺ホルモン | 濾胞上皮細胞 | サイロキシン（T4）<br>トリヨードサイロニン（T3） | 物質代謝亢進（蛋白質合成促進，脂肪代謝促進，糖代謝促進，糖新生促進）<br>成長の促進<br>精神機能亢進<br>心機能亢進<br>消化管での栄養分吸収促進<br>体温上昇 |
| （鰓後腺ホルモン） | 濾胞傍細胞 | カルシトニン（CT） | 骨芽細胞のはたらきを促進し，破骨細胞のはたらきを抑制し，$Ca^{2+}$を骨に移す<br>腎臓からの$Ca^{2+}$の排出を促進 |
| 上皮小体ホルモン | 主細胞 | パラソルモン（PTH） | 破骨細胞のはたらきを促進し，骨から$Ca^{2+}$が血中に移るのを促進<br>腎臓の尿細管での$Ca^{2+}$の再吸収促進<br>腎臓でのビタミン$D_3$の活性化を促進し，消化管からの$Ca^{2+}$の吸収を促進 |

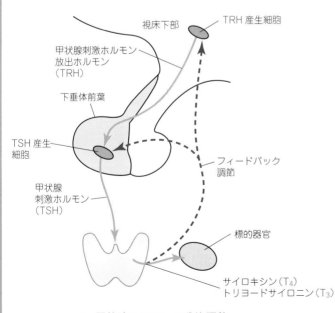

d　甲状腺ホルモンの分泌調整
（本郷らを参照して作成）

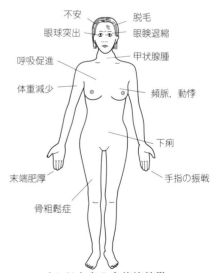

e　バセドウ病の身体的特徴
（Underwood を改変）

主なはたらきは，次の2つである．（カルシウムについては「3．骨格系」参照）

❶ 血中の$Ca^{2+}$を骨に移す．骨では，破骨細胞のはたらきを抑制し，骨細胞のはたらきを刺激して骨形成を促進する．成長期にはカルシトニンの分泌が増加する．

❷ 腎臓での$Ca^{2+}$の排出を促進し，血中の$Ca^{2+}$濃度が上昇するのを防いでいる．

## ② 上皮小体

### ① 形　態（a〜c）

甲状腺の背側面に上下各1対ずつ，合計4個ある米粒大の器官である．

周囲を包んでいる薄い結合組織性の**被膜**は，**結合組織性中隔**として内部に入り込み，実質を多くの**小葉**に分けている．小葉は多くの実質細胞の集団より構成される．実質細胞には，**主細胞**と**酸好性細胞**があり，上皮小体のホルモンであるパラソルモンは，主細胞から分泌される．

### ② パラソルモン（PTH）

$Ca^{2+}$の血中濃度を上昇させる．$Ca^{2+}$の移動についてはカルシトニンと拮抗的な作用をする．標的器官は，骨，腎臓，消化管である．分泌は血中の$Ca^{2+}$濃度によりコントロールされる．

主要なはたらきは，次の3つである．（「3．骨格系」，「10．泌尿器系」も参照）

❶ 骨に作用して，骨細胞のはたらきを抑制し，破骨細胞のはたらきを刺激して骨破壊を促進することにより，$Ca^{2+}$を放出させる．

❷ 腎臓の尿細管での$Ca^{2+}$の再吸収を促進する．

❸ 腎臓でのビタミンDの活性化を促進し，消化管での$Ca^{2+}$の吸収を増加させ，血中の$Ca^{2+}$濃度を上昇させる．

PTHとカルシトニンのはたらきにより，$Ca^{2+}$の血中濃度はほぼ一定に保たれている．

### ③ 分泌異常

❶ 分泌亢進：骨組織の$Ca^{2+}$が少なくなり，骨が脆くなる．

❷ 分泌低下：血中カルシウム濃度が低下する結果，骨格筋や神経の興奮閾値が低下し，骨格筋の不随意収縮を起こす．このような病態を**テタニー**という．

# V 副　腎

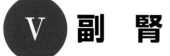

## ① 副腎の位置，外形，および構成

副腎は**腎上体**とも呼ばれ，腎臓の上にある内分泌腺である．右副腎は扁平な三角形をしており，左副腎は扁平な半月状をしている．副腎は，起源が異なる**皮質**と**髄質**より構成される（d〜g）．皮質は中胚葉由来である．髄質は神経堤から分化したものであって，髄質を構成する細胞は，交感神経節の細胞と同類のものである（「12．神経系」参照）．

副腎の周囲は，固有の結合組織性被膜に包まれ，その外方を腎臓と共通の脂肪被膜に覆われる．外表面は黄褐色を呈しており，断面で見ると皮質は黄色，髄質は赤味を帯びた灰色をしている．

# 上皮小体ホルモンのはたらきを知ろう.
# 副腎の構造を知ろう.

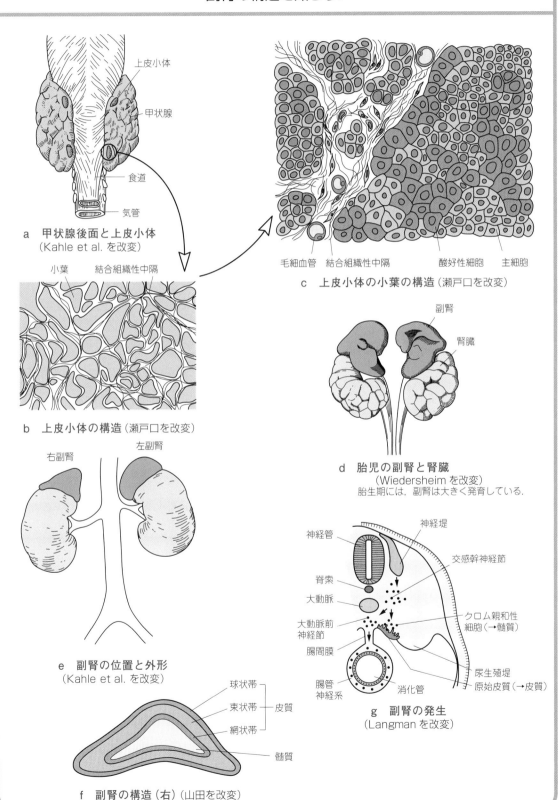

a 甲状腺後面と上皮小体
（Kahle et al. を改変）

上皮小体
甲状腺
食道
気管

c 上皮小体の小葉の構造（瀬戸口を改変）

毛細血管　結合組織性中隔　　　酸好性細胞　　主細胞

b 上皮小体の構造（瀬戸口を改変）

小葉　結合組織性中隔

d 胎児の副腎と腎臓
（Wiedersheim を改変）
胎生期には，副腎は大きく発育している.

副腎
腎臓

e 副腎の位置と外形
（Kahle et al. を改変）

右副腎　　左副腎

g 副腎の発生
（Langman を改変）

神経管
神経堤
交感幹神経節
脊索
大動脈
クロム親和性細胞（→髄質）
大動脈前神経節
腸間膜
腸管神経系
消化管
尿生殖堤
原始皮質（→皮質）

f 副腎の構造（右）（山田を改変）

球状帯
束状帯　皮質
網状帯
髄質

## 2 副腎皮質

① 区　分

　外表に近い側から，次の3帯に分けられ，それぞれ別個のホルモンを分泌する（a, b）．皮質ホルモンは，いずれもコレステロールからつくられるステロイドホルモンである．

- ❶ 球状帯（顆粒帯）：細胞が数個ずつ集まってできた球状の細胞塊が多数分布している．**電解質コルチコイド**を分泌する．
- ❷ 束状帯：表面に直交する方向に伸びた多数の柱状の細胞索が配列している．**糖質コルチコイド**を分泌する．
- ❸ 網状帯：複雑な網目状に配列した細胞索から成る．**副腎アンドロゲン**を分泌する．

② 電解質コルチコイド

- ❶ ホルモン：主なものは，**アルドステロン**である．
- ❷ 作用：電解質の組成を調整し，これに伴い，体液量や血圧の調整もしている．標的器官は腎臓の尿細管や集合管である．
  - (a) 尿細管でのナトリウムイオン（$Na^+$）の再吸収と，カリウムイオン（$K^+$）の分泌を促進し，電解質量と水分量の調整をする．
  - (b) 水分量を調整することにより，血圧の調整をする．
- ❸ 分泌の調節
  - (a) 副腎皮質自体による調節：副腎皮質には，電解質量の増減を感知して，ホルモンの分泌を調整する機構がある．
  - (b) レニン・アンギオテンシン系による調節：腎臓の輸入細動脈の血圧が低下したり，遠位尿細管中の糸球体濾過液の$Na^+$の濃度が減少したりすると，**糸球体近接装置**から血中に**レニン**が分泌される．レニンのはたらきが引き金になって，血中の**アンギオテンシノーゲン**が**アンギオテンシンⅡ**に変わる．アンギオテンシンⅡが球状帯の細胞に作用することにより，電解質コルチコイドの分泌が調節される（「10. 泌尿器系」参照）．
- ❹ 分泌障害
  - (a) アジソン病：電解質コルチコイドの分泌が低下した状態であり，血圧が低下し，筋力は衰え，皮膚の色素沈着，などを起こす．
  - (b) アルドステロン症（コーン症候群）：分泌が亢進した状態で，血中の$Na^+$が増加し，$K^+$は減少して，低カリウム血症を伴った高血圧症を起こす．

③ 糖質コルチコイド

- ❶ ホルモン：主なものは，**コルチゾール**と**コルチコステロン**である．両ホルモンの分泌比率は動物により異なっている．ヒトではコルチゾールの方が多い．
- ❷ 作用：(i)中心的なはたらきは糖新生である．糖新生のために，蛋白質のグリコーゲンへの転換を促進する．この結果，肝臓にグリコーゲンが増加する．肝臓では，過剰になったグリコーゲンからグルコースがつくられ，血中に放出され，血糖値が上昇する．このほかに，(ii)抗アレルギー作用，(iii)抗炎症作用，(iv)ストレスに対する抵抗を増強，(v)免疫抑制，(vi)胃液の分泌を促進，などの作用がある．

# 副腎皮質ホルモンのはたらきを知ろう.

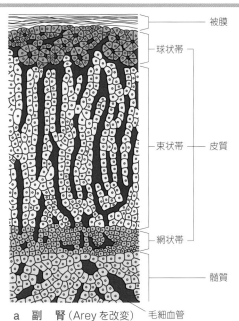

a　副　腎（Arey を改変）

b　副腎皮質ホルモン

| 産生部位 | ホルモン名 | 主な作用 |
|---|---|---|
| 球状帯<br>（顆粒帯） | アルドステロン<br>（電解質コルチコイド） | 腎臓での$Na^+$の再吸収と$K^+$の分泌を促進<br>体液量の増加，血圧上昇 |
| 束状帯 | コルチゾール<br>コルチコステロン<br>（糖質コルチコイド） | 代謝に対する作用：蛋白質の異化を促進，脂肪を脂肪酸に分解し，アミノ酸や脂肪からの糖新生を促進し，食事と食事の間の血糖値を維持<br>抗炎症作用・抗アレルギー作用：ストレス刺激に対する抵抗力の増強<br>消化管に対する作用：胃酸やペプシンの分泌を促進し，粘液分泌を抑制する<br>循環系に対する作用：心拍出量を増加させ，血圧を上昇させる |
| 網状帯 | 副腎アンドロゲン | 男性化作用 |

**参考　ステロイドホルモン**

副腎皮質ホルモンや性ホルモンは，コレステロールからつくられるステロイドホルモンである.

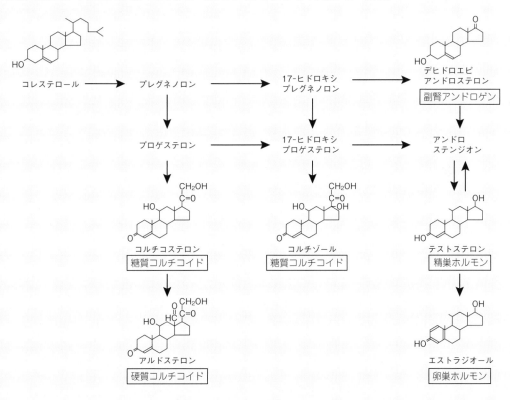

❸ 分泌の調節：視床下部の**CRH**や下垂体前葉の**ACTH**により分泌が促進される．血中の糖質コルチコイドは視床下部や下垂体前葉の細胞に対して**フィードバック調節**をしている（a）．ACTHの分泌には概日周期があり，午前6時から8時の間に最大になり，その後次第に低下する．コルチゾールの1日の分泌量の約半量は午前中に分泌される．

❹ 分泌異常：分泌が亢進すると，肥満し，血糖が上昇し，精神機能障害や，満月様顔貌を主徴とする**クッシング症候群**を起こす（b）．（P.156，セミナー参照）

### ④ 副腎アンドロゲン

　**男性ホルモン**であり，代表的なものは**デヒドロエピアンドロステロン（DHEA）**である．男性では，精巣からの男性ホルモンがあるので，副腎アンドロゲンの影響は少ない．女性では，陰毛や腋毛の発育を促進するとともに，蛋白質の合成を促進する．分泌は，視床下部や下垂体の制御を受けている．分泌過剰になると，女性では，男性化がみられる．これを**副腎性器症候群**と呼ぶ．

## ③ 副腎髄質

### ① 髄質の細胞（c）

　髄質を構成する**髄質細胞**は，神経堤由来の細胞であり，**交感神経節**の細胞と同類の細胞である．髄質細胞は，発生の過程で分泌機能を持つ細胞となった．このほかに，少数の神経節細胞が含まれる．

　髄質細胞は，大きな核を持った多角形の細胞である．細胞質には，重クロム酸カリウムなどで処理すると，黄褐色に染まる顆粒を含んでいるため，**クロム親和性細胞**とも呼ばれる．髄質内では，短い細胞索や丸い細胞塊を形成しており，その間隙を血管や神経線維を含む結合組織が埋めている．

　髄質細胞には，アドレナリン含有細胞（E細胞）とノルアドレナリン含有細胞（N細胞）とがある．E細胞の顆粒は電子密度が低いが，N細胞の顆粒は電子密度の高い芯を持っている．

### ② 髄質のホルモン（d）

　**アドレナリン，ノルアドレナリン，ドーパミン**などである．ホルモンの割合は，約80％がアドレナリンで，残り約20％がノルアドレナリンである．これに微量のドーパミンが含まれている．これらのホルモンは，カテコール基を持つアミンなので，**カテコールアミン**と総称される．

　ホルモンは，アミノ酸の**フェニールアラニン**や**チロシン**からつくられる．

### ③ ホルモンの作用（e）

　アドレナリンとノルアドレナリンは，アドレナリン受容体に作用する．アドレナリン受容体には$\alpha$受容体と$\beta$受容体があり，ノルアドレナリンは$\alpha$受容体に親和性が強く，アドレナリンは$\beta$受容体に親和性を持つ．このためアドレナリンとノルアドレナリンの作用には，微妙な違いがある．髄質のホルモンは，危機に直面したときに，闘争反応，逃走反応，恐怖反応などを引き起こすに際して，大きな役割を果たしている．

### ④ ホルモン分泌の調節

　ホルモンの分泌は，交感神経系の支配を受けている．この交感神経系の神経伝達物質は，アセチルコリンである．髄質細胞は，アセチルコリンに反応して，エキソサイトーシス（開口分泌）により，ホルモンを血液中に分泌する．

## 副腎髄質ホルモンのはたらきを知ろう.

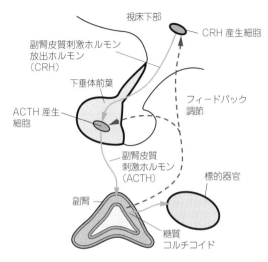

a　糖質コルチコイドの分泌調整
（本郷らを参照して作成）

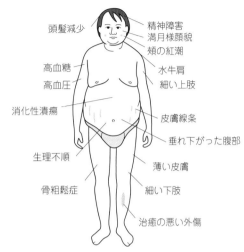

b　クッシング症候群の身体的特徴（Ganong を改変）

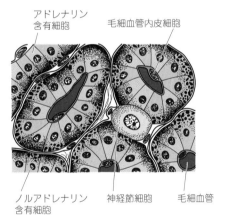

c　副腎髄質の構造（Junqueira et al. を改変）

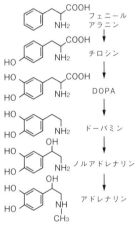

d　髄質のホルモンの合成経路
（Pocock & Richards を改変）

e　副腎髄質ホルモン

| | 作　用 | アドレナリン | ノルアドレナリン |
|---|---|---|---|
| 循環系 | 末梢循環抵抗の増加 | ± | ＋＋＋＋ |
| | 血圧上昇 | ＋ | ＋＋＋＋ |
| | 心拍出量 | ＋＋＋ | ± |
| | 心拍数 | ＋＋＋ | ± |
| 代謝系 | 肝臓のグリコーゲン分解 | ＋＋＋＋ | ＋ |
| | 血糖値上昇 | ＋＋＋＋ | ＋ |
| | 遊離脂肪酸放出 | ＋＋ | ＋＋＋ |
| | 熱産生増加 | ＋＋＋＋ | ＋＋ |
| 神経系 | 中枢神経系の興奮 | ＋＋＋＋ | ＋＋ |

# Ⅵ 膵 臓

## １ 膵臓の構造

　膵臓は胃の後方にある横長の器官であり，外分泌部と内分泌部より構成される（a〜c）．**外分泌部**は消化酵素を産生する外分泌腺より成り（「8．消化器系」参照），外分泌部の間にランゲルハンス島（膵島）と呼ばれる**内分泌部**が散在している．

　**ランゲルハンス島（膵島）**は直径100〜150μmの球形に近い形をしており，膵臓の中に約100万個存在している．膵臓の中で占める容積は，膵臓全体の2〜3％にすぎない．膵島を構成する細胞は不規則な索状に配列しており，その間に多数の毛細血管が通っている．細胞学的には，A細胞（α細胞），B細胞（β細胞），D細胞（δ細胞）およびPP細胞（F細胞）より成り，それぞれグルカゴン，インスリン，ソマトスタチンおよび膵ポリペプチド（PPP）を分泌している．細胞の構成割合は，B細胞が約60％，A細胞が約20％で，残りがD細胞とPP細胞である．

　グルカゴン，インスリン，ソマトスタチンは糖代謝を制御するホルモンであり，膵ポリペプチドは消化管ホルモンである（「8．消化器系」参照）．

## ２ インスリン

### ① 化学構造（d）

　B細胞の中では，**プレプロインスリン**が産生され，これが変化した**プロインスリン**として蓄えられている．プロインスリンは**A鎖**，**B鎖**および**Cペプチド**が，アミノ酸により結合したものである．分泌に際して，A鎖とB鎖から成るインスリンと，Cペプチドが切り離され，インスリンとともにCペプチドが出てくる．血液中のCペプチドの量を測定すると，分泌されたインスリンの量を知ることができる．インスリンは，分子量5,808のポリペプチドである．

### ② 作　用（e）

　標的器官は骨格筋・心筋，肝臓，脂肪組織などである．これらの器官に対し，グルコースの取り込みを増やし，同化作用を促進し，異化作用を抑制することにより，栄養分を蓄えるようにはたらく．

　骨格筋や脂肪組織などの標的器官では，血液中のインスリン量が増加すると，グルコースの取り込みが増加する．これらの器官は，体重の約65％を占めている．インスリンは，これらの器官でのグルコースの取り込みを増加させる結果，血糖値が下がる．

　脳，腎臓，小腸，赤血球などでは，インスリン量の影響を受けることなしに，グルコースの取り込みが行われる．グルコースを主要なエネルギー源にしている脳に，インスリン量に関係なく，グルコースが安定供給されることは，脳が機能するうえで，重要な意義を持っている．

- ❶ 骨格筋・心筋に対する作用：グルコースの細胞内への取り込みを促進し，取り込んだグルコースをエネルギー源として利用したり，グリコーゲンに変換したりするはたらきをする．
- ❷ 肝細胞に対する作用：グルコースのグリコーゲンへの変換を促進する．このほかに，蛋白質や脂肪の合成を促進したり，ケトン体の生成を低下させたりするはたらきもある．
- ❸ 脂肪組織に対する作用：グルコースを細胞内に取り込んで，グリコーゲンや脂肪酸を合成す

# 膵臓の構造を知ろう.
# 膵臓ホルモンのはたらきを知ろう.

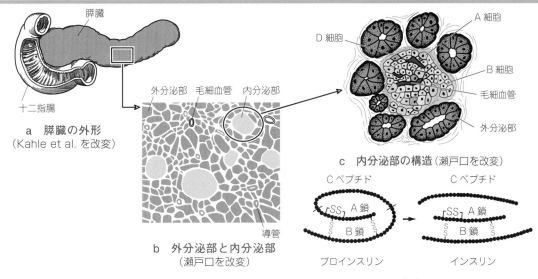

a 膵臓の外形
(Kahle et al. を改変)

b 外分泌部と内分泌部
(瀬戸口を改変)

c 内分泌部の構造(瀬戸口を改変)

d インスリンの産生(Ganong を改変)

e 膵臓ホルモン

| 細 胞 | ホルモン名 | 主な作用 |
|---|---|---|
| B細胞 | インスリン | 骨格筋：グルコースの取り込みを促進，グルコースをグリコーゲンに変えたり，エネルギー源として利用したりすることを促進<br>肝臓：グルコースのグリコーゲンへの変換を促進，蛋白質や脂肪酸の合成を促進，ケトン体の生成低下<br>脂肪組織：グルコースを取り込んでグリコーゲンや脂肪酸に変換することを促進，脂肪酸の産生を抑制 |
| A細胞 | グルカゴン | グリコーゲンをグルコースに分解して血糖値を上昇<br>脂肪を分解して血中遊離脂肪酸を増加 |
| D細胞 | ソマトスタチン | インスリンやグルカゴンの分泌を抑制 |
| PP細胞<br>(F細胞) | 膵ポリペプチド | ソマトスタチンの分泌を抑制，胆嚢の収縮や膵臓の外分泌を抑制 |

**参考 血糖値を調整するホルモン**

　生体を構成する細胞が活躍するためには，栄養分が必要である．栄養分として，多くの細胞では，血液に含まれるグルコースが使われている．このため，細胞が活動できるためには，血液の中に，絶えず必要量のグルコースが，含まれていなければならない.
　血液に含まれるグルコースの量が，ある程度低下すると，脳を始めとして，種々な器官が栄養障害を起こして，低血糖ショックを起こす．血液に含まれるグルコースが多すぎても，いろいろな障害が出てくる．血糖値の高い状態が，長期間にわたって続くと，網膜，腎臓，神経などに，種々な障害が起きる.
　血液には，至適な量のグルコースが含まれていなければならない．血液に含まれるグルコースを血糖といい，血糖の量を血糖値という．血糖値の基準値は80〜100 mg/dLである．血糖値の調整には，いろいろなホルモンが関与している.
❶血糖値を下げるホルモン：血糖値の降下は，次のように行われる．(a)解糖回路などを促進して，グルコースの利用を高める.
　(b)グルコースを，グリコーゲンなどに変えて，肝臓，筋，脂肪組織などに貯蔵する.
　血糖値を下げるホルモンの代表は，インスリンである．その他に，インスリン様成長因子なども，インスリン様の活性を持っているが，作用ははるかに弱い．血糖値を下げるはたらきをするホルモンは，実質上，インスリンだけである.
　インスリンの分泌量が少なかったり，分泌されてもうまく機能できなかったりすると，血糖値を下げることができなくなり，血糖値の調整が乱れてしまうことになる．これが糖尿病である.
❷血糖値を上げるホルモン：血糖値の上昇は，次のような方法により行われる．(a)グリコーゲンをグルコースに分解する.
　(b)脂肪，蛋白質，アミノ酸などから，グルコースを新生する．(c)いろいろな組織での，グルコースの利用を抑制する.
　血糖値を上昇させるはたらきを持ったホルモンには，グルカゴン，アドレナリン，糖質コルチコイド，成長ホルモン，甲状腺ホルモンなどがある.
　肝臓でのグルコースの産生が低下したり，いろいろな組織でのグルコースの利用が亢進したりすると，血糖値が低下する.
　血糖値が低下すると，上記のホルモンにより，血糖値を上げるはたらきが起こる.

ることを促進するとともに，リパーゼのはたらきを抑制し，脂肪酸ができるのを抑える．

### ③ 分泌の調節
- ❶ 液性調節：血液中のグルコース量が増加すると，ランゲルハンス島のB細胞が直接反応して，インスリンの分泌が促進される．
- ❷ 神経性調節：迷走神経は，インスリンの分泌を促進する．

## 3 グルカゴン

### ① 作　用
A細胞のホルモンで，血液中のグルコースを増加させる．主な標的器官は肝臓である．
- ❶ 肝臓でのグリコーゲンのグルコースへの分解を促進したり，アミノ酸の糖新生を促進したりして，血液中のグルコースを上昇させる．
- ❷ 肝臓での脂肪の分解を促進し，血中の遊離脂肪酸を増加させる．

### ② 分泌の調節
- ❶ 液性調節：血液中のグルコース量が低下すると，A細胞が直接反応して，グルカゴンが分泌される．
- ❷ 神経性調節：交感神経により，分泌が促進される．

## 4 ソマトスタチン

D細胞のホルモンで，インスリンやグルカゴンの分泌を抑制する．ソマトスタチンの分泌は，グルコースやアミノ酸などにより促進される．

ソマトスタチンは，抑制作用を持つ物質で，いろいろな所から分泌されている．視床下部から分泌されるソマトスタチンは，成長ホルモン抑制ホルモンと呼ばれる．

# Ⅶ 松果体

## 1 位置と形態（a〜c）

第三脳室後端の上壁の一部が，上方に突出したものである．形態が松の果実に似ている所から松果体と呼ばれる．長さ7mm，幅5mm，重量0.2gである．表面は脳軟膜に続く結合組織性の被膜に覆われる．被膜は結合組織性の中隔となって実質内に入り，内部を多くの小葉に分けている．

## 2 ホルモンの作用（d）

網膜で受容された光の情報は，視神経→視床下部→脊髄→上頚神経節を経て松果体に伝達される．松果体は，昼と夜の光量の差により活動を変える．活動を変えることより，外界の昼と夜のサイクルに体内機能を同調させ，1日のリズムをつくっている．代表的なホルモンは，セロトニンとメラトニンである．昼間はセロトニンが多く，夜間はメラトニンが多い．

# 松果体のはたらきを知ろう.

いろいろな器官はグルコースが欠如しても，アミノ酸や脂肪酸などを燃料にして活動することができる．ただし脳は，ほとんどグルコースのみを使って活動している．脳の中にはグルコースの予備量は非常に少ない．このため，脳の正常機能が維持されるためには，グルコースが絶えず供給されている必要がある．血中のグルコースが欠如して最初に現れる症状は神経系の糖欠乏症状である．初期の糖欠乏症状は，自律神経系の興奮に基づく動悸，発汗，神経過敏などである．さらにグルコース濃度が下がると，昏睡や痙攣を起こし，最後には死亡する．
低血糖による症状が現れたときは，グルコースを飲ませるか，または静脈注射をする．多くの場合はこのような処置により，症状は劇的に改善する．

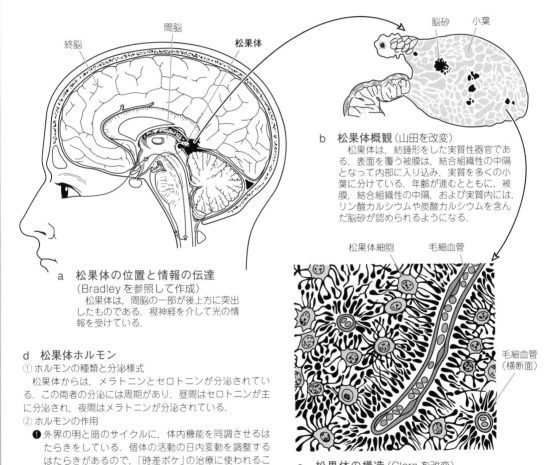

**a 松果体の位置と情報の伝達**
（Bradley を参照して作成）
松果体は，間脳の一部が後上方に突出したものである．視神経を介して光の情報を受けている．

**b 松果体概観**（山田を改変）
松果体は，紡錘形をした実質性器官である．表面を覆う被膜は，結合組織性の中隔となって内部に入り込み，実質を多くの小葉に分けている．年齢が進むとともに，被膜，結合組織性の中隔，および実質内には，リン酸カルシウムや炭酸カルシウムを含んだ脳砂が認められるようになる．

**c 松果体の構造**（Clara を改変）
松果体は，松果体細胞（主細胞）と神経膠細胞（間質細胞）より構成される．
松果体細胞は，分泌機能を持つようになった神経細胞である．多角形の細胞で，数本の突起を出している．突起の先端はやや膨らんで，毛細血管に接して終わっている．メラトニンやポリペプチドなどを分泌する．
神経膠細胞は，数が少ない．細胞体からは長い突起が出て網状構造をつくり，その網目の中に松果体細胞が分布している．

## d 松果体ホルモン
① ホルモンの種類と分泌様式
松果体からは，メラトニンとセロトニンが分泌されている．この両者の分泌には周期があり，昼間はセロトニンが主に分泌され，夜間はメラトニンが分泌されている．
② ホルモンの作用
❶ 外界の明と暗のサイクルに，体内機能を同調させるはたらきをしている．個体の活動の日内変動を調整するはたらきがあるので，「時差ボケ」の治療に使われることがある．
❷ 性腺刺激ホルモン放出ホルモンや性腺刺激ホルモンの分泌を抑え，生殖器の発育を抑制する作用がある．幼年期に松果体腫瘍で松果体細胞が傷害されると性早熟となる．

# ●セミナー●　クッシング症候群

　糖質コルチコイドであるコルチゾールが慢性的に過剰に分泌されることにより引き起こされる症候群である.

① 病　因

　次のように分類される.

❶ 下垂体からのACTH分泌過剰：下垂体のACTH産生細胞の腫瘍などによりACTHが過剰に分泌されるもので，クッシング病とも呼ばれる. このほかに，視床下部からのCRHの分泌過剰によるものがある.

❷ 副腎皮質腫瘍：コルチゾール産生細胞が腫瘍性に増殖し，コルチゾールが過剰に産生されることによる.

❸ 異所性ACTH産生腫瘍：肺癌，胸腺腫瘍，膵臓癌などでACTHやCRHを産生する腫瘍によるもの.

❹ 原発性副腎皮質過形成：原発性色素沈着性結節性副腎皮質異形成と，ACTH非依存性両側副腎皮質大結節性過形成がある.

② 症　状

　主要な症状は，糖質コルチコイドの過剰によるものである.

❶ 蛋白質欠乏状態に基づく症状：蛋白質の分解が促進されるため，蛋白質欠乏状態になる. 皮膚や皮下組織は薄くなり，弱い刺激でも，出血しやすく，傷は治癒しにくい. 筋萎縮や筋力低下も認められる.

❷ 体脂肪の分布の変化：顔面や体幹に多くの脂肪が分布する. この結果，中心性肥満となり，顔面は大きく赤ら顔の満月様顔貌を呈し，肩は盛り上がって水牛肩となる. 皮下に脂肪が沈着するため，皮膚が過度に伸展されて皮膚が断列し，皮下の血管が透けて見えるため，赤紫色の皮膚線条を生ずる.

❸ 高血糖：糖新生が促進され，種々の器官での糖利用が低下するため，高血糖を起こす.

❹ 骨の障害：骨吸収の増加と，骨形成の低下が起こるため，骨粗鬆症を発症し，肋骨骨折や腰椎の圧迫骨折などを起こしやすくなる.

❺ 高血圧：ナトリウムや水の貯留が起こるため，血圧が上昇する.

❻ 男性化：副腎皮質の網状帯からアンドロゲンの分泌増加を伴うと，多毛症となったり，尋常性痤瘡（ニキビ）が生じたりすることがある.

❼ 精神症状：脳にも糖質コルチコイド受容体があるので，不眠症，抑うつ症，食欲亢進などをきたす.

③ 治　療

　クッシング病に対しては，下垂体腫瘍の摘出を行う. 副腎皮質腫瘍では，腫瘍を外科的に摘出する. 異所性ACTH産生腫瘍に対しては，原因となっている腫瘍を摘出する. 原発性副腎皮質過形成では，副腎を除去する. 術後はヒドロコルチゾンによる補充療法を行う.

# 8

# 消化器系

　消化器系は，食餌を摂取し，摂取した食餌を消化して栄養分を吸収し，不消化物を排出するはたらきをする器官系である.

　消化器系は，体の中で，非常に大きな領域を占めている.

# I 消化器系の構成

消化器系は，口腔から肛門に至る消化管と，消化管から分化した消化腺より成る（a）.

❶ 消化管：位置や機能の違いにより口腔，咽頭，食道，胃，小腸，大腸に分けられる.

❷ 消化腺：消化管の内面を覆う上皮の一部が陥入してできたものであり，管壁にある小消化腺と，消化管から独立した大消化腺がある.

# II 口　腔

口腔は消化管の最初の部分を占め，咀嚼器であり，唾液による消化器でもあり，味覚器としてもはたらいている. 発声の際にも重要な役割をし，補助気道としてのはたらきもしている.

口腔は歯列と歯槽により，前部から外側部を占める**口腔前庭**と，内方の**固有口腔**に分けられる. 固有口腔は，口峡を介して咽頭口部に続いている.

## 1 口　唇（b）

口唇は歯列の前方にできたヒダであり，消化器系の入り口を形成している. **口裂**の上下にある**上唇**と**下唇**より成る. 上唇は左右の**鼻唇溝**で囲まれた広い領域であり，下唇は**オトガイ唇溝**より上方の部分である.

口唇の外表面は皮膚で覆われ，口腔側は粘膜で覆われている. 皮膚が粘膜に移行する所では，皮膚の表層に色素が少なく，かつ表皮の角化が少ないために深部の血液の色が透けて見え，赤い色をしている. 赤い部分は**赤色唇縁（唇紅）**と呼ばれる.

## 2 歯

食餌の咀嚼をする硬い器官で，上顎と下顎の歯槽部に馬蹄形に配列して歯列弓を形成している.

### ① 種類と配列

ヒトの歯は**二生歯**であり，幼児期に生えている**乳歯**は，成人になると**永久歯**に生え変わる（c）. 形態学的には，**多形歯**で，生えている部位により形態が異なる. いちばん前方には，噛み切るのに適した**切歯**がある. 切歯の後外方には，引き裂くはたらきをする**犬歯**があり，いちばん奥には，食餌をかみ砕く**臼歯**が配列している. 正中線から後外方に向かって，乳歯では，切歯2本，犬歯1本，乳臼歯2本である. 永久歯では，切歯2本，犬歯1本，そして臼歯5本であり，このうち，前2本を小臼歯，後3本を大臼歯と呼んで区別する.

### ② 構　造

歯は，外に現れている**歯冠**，歯槽の中に埋まっている**歯根**，この両者の境界部である**歯頚**に区分される.

# 消化器系の構成を知ろう.

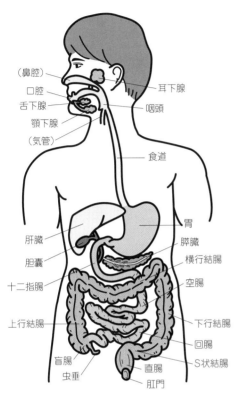

a　ヒトの消化器系の概観
（King & Showers を改変）

（鼻腔）
口腔
舌下腺
顎下腺
（気管）
耳下腺
咽頭
食道
肝臓
胆囊
十二指腸
上行結腸
盲腸
虫垂
胃
膵臓
横行結腸
空腸
下行結腸
回腸
S状結腸
直腸
肛門

**参考　内　臓**

消化器系，呼吸器系，泌尿器系，生殖器系および内分泌系を一括して内臓と呼ぶ.

脳や心臓などは，それぞれ神経系や循環器系として，内臓とは別個に扱われる. 私たち東洋人にとっては，やや不自然な感じがするが，西欧諸国の慣例に従ったものである.

**参考　五臓六腑**

東洋医学では，体内に五臓六腑があるとされてきた. 臓も腑も，ともに「腹内にあるもの」という意味である. 五臓は，肺，肝臓，脾臓，腎臓および心臓である. 心臓以外は，実質性器官である. これに対して六腑は，胃，小腸，大腸，胆囊，膀胱，および三焦である. 胃，小腸，大腸，胆囊，膀胱は，いずれも中腔性器官である. 三焦が何であるかはわからない.

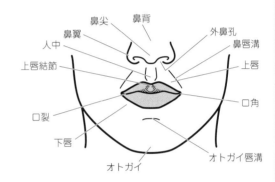

b　口　唇（Staubesandを改変）

鼻尖　鼻背　外鼻孔
鼻翼　鼻唇溝
人中　上唇
上唇結節　口角
口裂
下唇　オトガイ唇溝
オトガイ

**参考　口唇のはたらき**

口唇は，多くの筋により制御されているので，微細な運動をすることができ，多彩なはたらきをしている.

口唇のはたらきは，年齢により変わる. 生後，最も早い時期に始まるはたらきは，母乳を吸う際に，母親の乳頭に吸い付くことである. 乳頭に吸い付くという機能は，離乳後になっても，ストローでジュースを飲むなどのはたらきとして残る.

離乳すると，摂食の際に補助的なはたらきをしたり，表情を変える一環として口唇の形を変化させたりするはたらきが主流になる.

さらに年齢が進んで，言葉を話すようになると，発音に際してのはたらきが加わる. 口唇で調音される音を「唇音」と総称する. 唇音には，両唇音（p），（b），（m），（w）と，唇歯音（f），（v）とがある. 口唇が正常にはたらいて初めて，唇音の発音が可能になる.

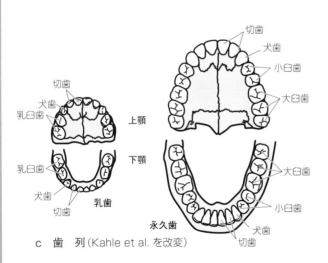

c　歯　列（Kahle et al. を改変）

切歯
犬歯
小臼歯
大臼歯
上顎
下顎
大臼歯
小臼歯
犬歯
切歯
永久歯

切歯
犬歯
乳臼歯
乳臼歯
犬歯
切歯
乳歯

**参考　乳歯と永久歯**

乳歯と永久歯が生え変わるのは，顎の骨の成長に対応するためである. 大きくなった顎の骨に合うように，大きな歯にして，数も多くする. 生え変わりは，6歳頃から始まり，顎の骨の成長が止まる20歳頃までにわたって，十数年かけて行われる. ヒトの場合には，生え変わりは，1回だけ行われる二生歯である. 動物によっては多生歯で，何回も生え変わりが行われる.

断面で見ると，一番深部は血管や神経の分布している**歯髄**であり，その外方は**象牙質**である．一番表層は，歯冠では**エナメル質**，歯根では**セメント質**より成る(a)．

ヒトの歯は，顎の骨にできた**歯槽**という陥凹部に歯根が入っている**槽生歯**である．歯槽と歯根の間には**歯根膜**が介在し，歯と歯槽との間をしっかり繋いでいる．

## 3 口 蓋(b, c)

口蓋は，口腔の上壁を成し，鼻腔との境界になっている．正中部には**口蓋縫線**が通っており，その両側には，左右方向に走る**横口蓋ヒダ**がある．口蓋の前方約3分の2は骨口蓋に裏打ちされた不動性の**硬口蓋**である．後方の約3分の1は，内部に口蓋帆挙筋や口蓋帆張筋などの筋が含まれ，可動性の**軟口蓋(口蓋帆)**である．軟口蓋が可動性であることは，嚥下や発音の際に重要な意義がある．軟口蓋の正中部の先端は，突出して**口蓋垂**となっている．

## 4 舌

粘膜に包まれた筋の集合体で，口腔底の大部分を占め，咀嚼，嚥下，発声，味覚受容など，多彩なはたらきをしている．

### ① 区 分(d)

部位的に**舌尖**，**舌体**および**舌根**を区別する．舌体と舌根はV字形の**分界溝**により分けられている．分界溝の頂点は**舌盲孔**となっている．発生3週に，甲状腺原基は，舌盲孔となっているところに形成される．発生の過程で，甲状腺原基は，頸部に移動した．甲状腺原基の跡が舌盲孔である．

### ② 舌の背面(e, f)

舌尖と舌体の表面には多数の小さい突起があり，これを**舌乳頭**と呼ぶ．舌乳頭には，**有郭乳頭**，**葉状乳頭**，**茸状乳頭**，および**糸状乳頭**の4種類がある．

舌根の表面には，**舌小胞**と呼ばれる小豆大の隆起が密集している．舌小胞の中央部は陥入して**扁桃小窩**となっている．舌小胞の集まりを**舌扁桃**と呼ぶ(「5. 血液と免疫系」参照)．

### ③ 舌の下面と口腔底(g)

舌の下面の正中部には，縦方向に伸びる**舌小帯**というヒダがあり，周辺部には**采状ヒダ**がある．舌小帯の両側には，**舌下小丘**という小さい隆起があり，ここに顎下腺管と舌下腺管が開口している．舌下小丘から後外方に伸びる**舌下ヒダ**には，舌下腺と顎下腺が入っている．

### ④ 舌 筋

舌を構成する横紋筋であり，舌下神経の支配を受ける(「12. 神経系」参照)．
- ❶ **外舌筋**：舌以外の所に起始し，舌に停止する筋であり，舌の位置を変える．
- ❷ **固有舌筋**：舌に起始し，舌に停止する筋であり，主に，舌の形を変える．

## 5 唾液腺(口腔腺)

唾液を産生し，分泌する腺であり，粘膜の上皮が落ち込んでできたものである．

# 口蓋や舌の構造を知ろう.

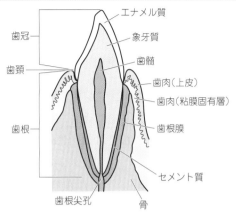

a　犬歯（断面）（Kahle et al. を改変）

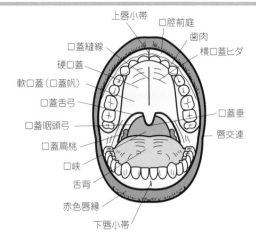

b　口腔（前方から）（Kahle et al. を改変）

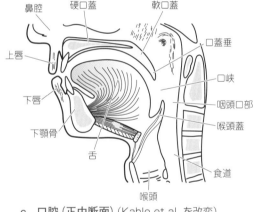

c　口腔（正中断面）（Kahle et al. を改変）

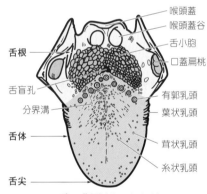

d　舌の背面（藤田を改変）

### e　舌乳頭

❶ 有郭乳頭：周囲を深い輪状の溝で取り囲まれ，その外方を輪状の堤防で囲まれた円形の乳頭で，分界溝の前方に一列に配列している．

❷ 葉状乳頭：細長いヒダ状の乳頭で，舌の外側縁に沿って並んでいる．

❸ 茸状乳頭：先端部が赤く丸く膨らんだ乳頭である．赤い点状をしており，舌の背面の全域に分布している．

❹ 糸状乳頭：細い円柱状ないし延髄状の乳頭で，舌の背面の全域に密生している．この乳頭のため，舌の表面は白いビロード状に見える．

有郭乳頭，葉状乳頭，茸状乳頭には味蕾が分布している（「13. 感覚器系」参照）.

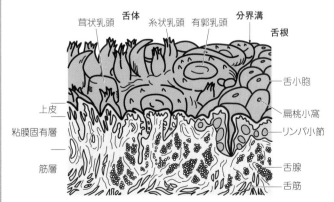

f　舌の構造（瀬戸口を改変）

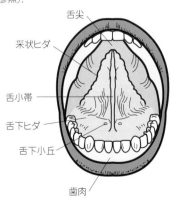

g　舌の下面と口腔底（Kahle et al. を改変）

① 分　類（a～c）

❶ 小唾液腺：口腔の広い範囲にわたって，粘膜固有層や粘膜下組織に分布している．終末部の存在部位により，口唇腺，頬腺，臼歯腺，口蓋腺，舌腺などと呼ばれる．

❷ 大唾液腺：口腔粘膜が深く陥入してできたもので，終末部は口腔粘膜の外にある．大唾液腺には，耳下腺，顎下腺，および舌下腺がある．

② 唾液のはたらき

　唾液はアミラーゼ（プチアリン）とムチンを含んでいる．**アミラーゼ**はデンプンを麦芽糖に分解する消化酵素である．**ムチン**は食餌や口腔の表面を滑らかにして嚥下を容易にする．さらに唾液には，食餌に含まれる味物質を溶かして，味覚の受容器である味蕾に作用させるはたらきもある．

③ 分泌の制御（d）

　唾液は口腔粘膜の刺激，味覚，嗅覚，視覚，さらには食餌を連想することなどが刺激となって，反射的に分泌される．唾液の分泌を直接制御しているのは，自律神経系である．副交感神経系も，交感神経系も，どちらも分泌に関与しているが，分泌される唾液成分に違いがある．

❶ 副交感神経系：水分や塩分に富み，粘稠度の低い漿液性唾液の分泌を促進する．

❷ 交感神経系：粘稠性が高く，有機物質の濃度も高い，粘液性唾液の分泌を促進する．分泌される唾液の粘稠性が高いため，交感神経の活動が高まると，口内が乾燥した感じになる．

## ❻ 口　峡

① 位置と範囲

　口腔と咽頭の間に介在する狭搾部である．上壁は軟口蓋の後部であり，その後正中部は**口蓋垂**となって後下方に突出している．口峡の側壁となっている**口蓋弓**は，軟口蓋から外下方に向かう粘膜のヒダである．口蓋弓は口蓋舌筋による**口蓋舌弓**と，口蓋咽頭筋による**口蓋咽頭弓**より成り，この両弓の間は陥凹して**扁桃洞**となり，ここに**口蓋扁桃**が入っている．口峡の下壁は舌である．

② 口蓋扁桃

　扁桃洞に入っている小指頭大のリンパ性組織である（「5．血液と免疫系」参照）．表面には，多くの**扁桃小窩**があり，この奥はやや広い**扁桃陰窩**となっている．粘膜固有層には，多数のリンパ小節が配列しており，ここでつくられるリンパ球は，上皮を通過して唾液の中に入り，**唾液小体**となっている．

# Ⅲ　咽　頭

　鼻腔，口腔および喉頭の後方にある狭い腔所である．上方は頭蓋底に達し，下方は第六頸椎のレベルで食道に移行するまでの，長さ約12cmの領域である．咽頭の内腔を**咽頭腔**と呼ぶ．

　元来は，消化器系の一部であるが，鼻腔と咽頭の間の空気の通り道にもなっているので，呼吸器系の一部としてのはたらきも兼ねている．

# 唾液腺の構造を知ろう.

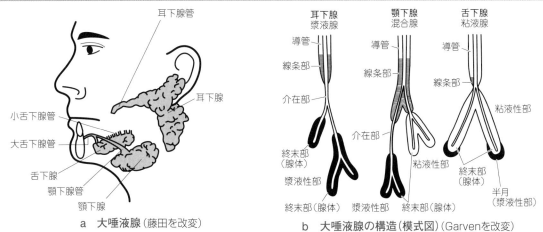

**a 大唾液腺**（藤田を改変）

**b 大唾液腺の構造（模式図）**（Garvenを改変）
筋上皮細胞は省略してある.

## c 唾液腺の構造

唾液腺の周囲は，結合組織性の被膜に包まれる．被膜の一部は，小葉間結合組織となって実質内に入り込み，実質を多数の小葉に分けている．小葉間結合組織には，多数の血管が含まれている．唾液腺は，分泌する唾液の性質により，粘液腺，漿液腺，および混合腺に分けられる．形態学的には，唾液腺はすべて複合管胞状腺であり，終末部（腺体）と導管より成る．導管の一部が介在部や線条部となっていることがある．腺によっては筋上皮細胞が終末部の周囲を取り囲んでいる（「2．細胞と組織」参照）．

❶ 終末部：腺細胞である粘液細胞や漿液細胞と，その外周を取り巻く筋上皮細胞より構成される．
　粘液腺の終末部は，明るい胞体を持った粘液細胞より成り，漿液腺の終末部には，暗調な胞体を持つ漿液細胞が配列している．混合腺の終末部では，粘液細胞と漿液細胞が単一の終末部をつくっていることも，別個の終末部をつくっていることもある．単一の終末部をつくっているときには，粘液細胞が導管に近い側に集まり，漿液細胞は遠位部に集まって，粘液部をキャップのように覆う漿液半月を形成している．
　筋上皮細胞は，終末部からの唾液の分泌を調整している．筋上皮細胞は，上皮に由来する細胞でありながら，平滑筋細胞のように収縮性を持った細胞である所から名付けられた．

❷ 介在部：終末部と導管の間にある細い管状部である．単層立方上皮細胞より成り，管腔が細くなっている．漿液腺で発達しており，粘液腺や混合線維にはない．

❸ 線条部：介在部と導管の間にあり，細胞の基底部に好酸性の線条を持った単層円柱上皮細胞より成る．線条は基底面に垂直に伸びる細胞膜の鋸歯状の陥入と，その間に，縦に配列しているミトコンドリアより形成されている．ここでは分泌された唾液から電解質を除去して唾液を低張にするとともに，重炭酸塩を分泌して唾液を塩基性にしている．

❹ 導管：小葉内導管から小葉間導管を経て葉間導管となり，最終的に腺導管となって口腔に開く．円柱上皮細胞より構成される．

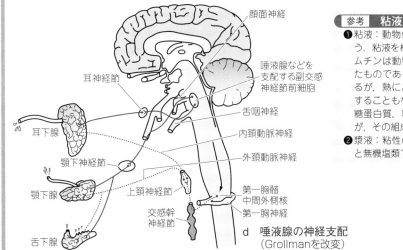

**d 唾液腺の神経支配**
（Grollmanを改変）

### 参考　粘液と漿液

❶ 粘液：動物体内で産生される粘稠な液体をいう．粘液を構成する成分はムチンと呼ばれる．ムチンは動物体にみられる粘性物質を総称したものである．ムチンは高い粘性を持っているが，熱により凝固することはなく，ゲル化することもない．ムチンはプロテオグリカン，糖蛋白質，糖類，無機質などより構成されるが，その組成は動物により様々である．

❷ 漿液：粘性の低い液体をいう．組成は蛋白質と無機塩類である．

① 区　分（a）

　❶ 鼻部（鼻咽頭）：後鼻孔の後方にある腔所である．上壁は**咽頭円蓋**で，後上壁には**咽頭扁桃**がある．外側壁には中耳に続く**耳管咽頭口**があり，その周囲を**耳管扁桃**が取り巻いている．

　❷ 口部：口峡の後方の領域である．

　❸ 喉頭部：咽頭口部の続きであり，前方には喉頭口がある．下方は食道に続く．

② 構　造

　❶ 粘膜：鼻部の前部は多列線毛円柱上皮，鼻部後部から，口部，喉頭部にかけては重層扁平上皮より成る．粘膜固有層には多くの**リンパ小節**や**咽頭腺**が分布している．粘膜下組織は強靱な線維膜となっている．

　❷ 筋層：輪走筋に相当する咽頭収縮筋群と，縦走筋に当たる咽頭挙筋群より成り，咽頭の収縮や挙上を制御している．これらの筋は，嚥下の際に重要な役割を果たしている．

　❸ 外膜：疎性結合組織より成り，咽頭と周囲の器官を結合している．

③ 嚥下運動（b, c）

　口腔内の食餌を，咽頭を通って，食道から胃に送る運動である．求心性線維は，三叉神経，舌咽神経，迷走神経を通る．嚥下中枢は，延髄にある．遠心性線維は，舌咽神経や迷走神経を通って咽頭の筋を支配する．第一相（口腔相），第二相（咽頭相），第三相（食道相）の3相に分けられる．

　❶ 口腔相：下顎を固定し，舌の運動により，食餌を口腔から咽頭まで運ぶ随意運動である．

　❷ 咽頭相：食餌を咽頭から食道に移す運動をいう．これは反射運動である．咽頭部に食餌が押し込まれると，咽頭の粘膜が刺激されて，その情報は嚥下中枢に伝えられる．嚥下中枢からは，舌咽神経や迷走神経を介して，軟口蓋を挙上して鼻腔との交通を遮断し，喉頭を引き上げて喉頭蓋が喉頭口を塞ぎ，食道の運動を開始する指令が出されて，食餌は食道に運ばれる．

　❸ 食道相：食道の蠕動運動により，食餌が食道から胃に送られる反射運動である．

## Ⅳ　食　道

　咽頭と胃の間を連絡している全長約25 cmの管状器官であり，食餌を胃に送る通路となっている．

① 外　形（d）

　咽頭の下方への延長で，第六頚椎の高さで始まり，脊柱の前方を下り，横隔膜を貫いて第十一胸椎の高さで胃に続いている．粘膜下組織が，数ヵ所で肥厚しているため，内表面には数本の縦走するヒダができている．食餌が通過するとき以外は，前後に扁平になり，内腔は塞がっている．

② 構　造（e）

　❶ 粘膜

　　(a) 上皮：重層扁平上皮である．上皮の一部は，陥入して食道腺をつくる．

　　(b) 粘膜固有層：密性結合組織より成り，リンパ小節が分布している．

# 咽頭の構造を知ろう.
# 食道の構造を知ろう.

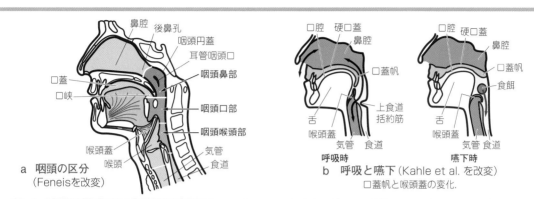

a　咽頭の区分
（Feneisを改変）

b　呼吸と嚥下（Kahle et al. を改変）
口蓋帆と喉頭蓋の変化.

呼吸時　　　嚥下時

**参考　空気の通路と食物の通路**

　咽頭では, 食餌の通路と空気の通路が交叉する. 交叉の原因は, 呼吸器系にある. 鼻腔を中心とした上気道は, 元は嗅覚専用の腔所であり, 口腔とは独立した別個の器官であった. 肺呼吸をする動物では, 嗅覚器が後鼻孔を介して, 背方から咽頭につながった. 喉頭や気管などの下気道は, 消化管壁が腹方に突出してつくられた（「9. 呼吸器系」参照）. 上気道と下気道が咽頭でつながることにより, 肺呼吸をする動物においては, 鼻腔から咽頭を通り, 喉頭や気管につながる空気の通路が形成された. この結果, 口腔から咽頭を通って食道につながる食餌の通路と, 鼻腔から咽頭を通って喉頭や気管に続く空気の通路は, 咽頭で交叉することになった.

　呼吸の際には, 口蓋帆は下がり, 空気は鼻腔から咽頭を通り, 喉頭口から気管に入る. 上食道括約筋が収縮するため, 食道の入り口は閉鎖する.

　嚥下する際には, 口蓋帆は挙上して口腔と鼻腔を遮断し, 喉頭は引き上げられ, 喉頭蓋は後方に曲がって喉頭口を塞ぎ, 上食道括約筋は弛緩し, 食餌は口腔から咽頭を通り食道に入る. 嚥下の際には, 呼吸はいったん遮断されることになる.

　ネコやイヌでは, 喉頭口が咽頭鼻部に向かって高く突出しているため, 食餌は喉頭蓋の左右両側を通って食道に入る. ヒトの乳児でも同様である. このため, 乳や水を飲みながら, 呼吸をすることができる.

　ヒトでは成長するに従い, 喉頭口は低くなる. このため嚥下時には, 喉頭蓋が喉頭の入り口を塞がなければならない. 結果として, 呼吸と嚥下を同時に行うことはできなくなる. 嚥下の際には, 会話もとぎれることになる. 一方で, 喉頭口が低くなったおかげで, 口を構音装置として活用することができ, 多くの言葉を話すことができるようになった.

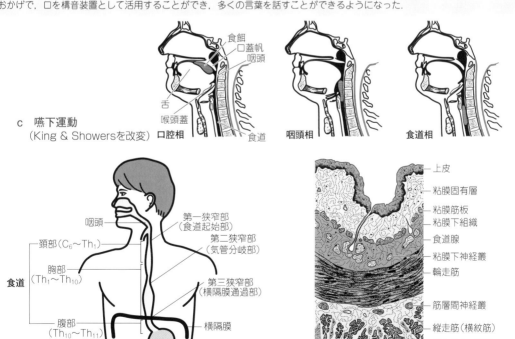

c　嚥下運動
（King & Showersを改変）　口腔相

咽頭相

食道相

d　食道の形態
（Feneisを改変）

食道の太さは一様ではなく, 3ヵ所に狭窄部がある.

e　食道の構造（横断面）（Bradleyを改変）

 (c) **粘膜筋板**：薄い平滑筋の層で，粘膜を動かすはたらきをする．

 (d) **粘膜下組織**：疎性結合組織であり，食道腺や**粘膜下神経叢（マイスナー神経叢）**が分布している．粘膜下神経叢は，食道腺の分泌や粘膜筋板の活動を制御している．

❷ **筋層**：内方の**輪走筋**と，外方の**縦走筋**の2層より成る．上部3分の1は横紋筋，下3分の2は**平滑筋**である．輪走筋は食道の上端と下端で大きく発達して，**上食道括約筋**と**下食道括約筋**を形成している．輪走筋と縦走筋の間には，**筋層間神経叢（アウエルバッハ神経叢）**がある．筋層間神経叢は，輪走筋と縦走筋のはたらきを制御している．

❸ **外膜**：筋層の周囲を覆う結合組織の層で隣接する器官や体壁と結合している．

③ **蠕動運動（a, b）**

 嚥下した食餌が食道に入ってくると，食餌のすぐ上方の輪走筋が収縮する．これに続き，下方の輪走筋が次々に収縮し，食餌を胃の方に送り込む．この一連の動きを，食道の**蠕動運動**と呼ぶ．

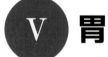

# V 胃

 食道に続く拡張部である．容積は約1.5Lである．

## 1 胃の外形と区分（c）

 胃は第十一胸椎の高さで左上の**噴門**に始まり，弓形に斜め右下方に向かって伸び，第一腰椎の高さで**幽門**となって，十二指腸に続いている．胃の上縁と下縁は，それぞれ**小弯**と**大弯**と呼ばれる．

 **噴門口**を入った所が**噴門部**で，これに続いて左上方に大きく膨らんだ**胃底**がある．胃の中央部は，広い**胃体**が占めている．胃体の右下方は**幽門部**で，漏斗状に細くなり，**幽門洞**を経て，**幽門口**に至る．幽門口は，発達した幽門括約筋のために，内腔に突出して幽門弁を形成している．

 胃は部位により，機能が異なっている．胃底と胃体の近位部は，食餌が入ってくると弛緩するので，食餌は一時的に貯蔵される．これに対して，胃体の遠位部と幽門部では，活発な蠕動運動が行われるので，食餌は胃液と混ざってかゆ状液となり，少量ずつ十二指腸に送られる．

## 2 胃の内景（d, e）

 胃の内表面は平坦ではなく，多数の**胃粘膜ヒダ**がみられる．このヒダは，噴門に始まり，胃体では，胃の縦軸方向に平行に伸び，幽門に向かって収束している．胃粘膜ヒダは，胃壁が引き伸ばされるとほとんど消失する．

 粘膜の表面は，浅い溝により内径2〜3mmの多角形をした**胃小区**と呼ばれる多くの小区画に分けられている．胃小区には**胃小窩**と呼ばれる多数の小孔が認められる．胃小窩の奥は**胃腺**に続いている．

## 3 胃壁の構造

 内方から，粘膜，筋層および漿膜より成る（f）．

# 胃の形態を知ろう.

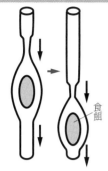

**a　食道の蠕動運動**（Ganongを参照して作成）

　平滑筋を含む管状器官にみられる内容物移送運動である．環状の収縮が，次々に下方に向かって移行し，内容物を下方に向かって移動させる．食道の蠕動運動は，筋層間神経叢を介する反射性の運動であり，反射中枢は延髄にある．

　食道の蠕動波の移動速度は2〜4cm/秒で，食餌は4〜6秒で食道を通過する．

**b　食道括約筋**

①はたらき
- ❶ 上食道括約筋：嚥下のとき以外は収縮し，咽頭腔と食道腔を隔絶し，咽頭からの空気の流入および食餌の食道から咽頭への逆流を阻止している．
- ❷ 下食道括約筋：通常は収縮していて，嚥下の際にのみ弛緩する．胃の内容物が胃から食道へ逆流することを阻止している．

②障　害
- ❶ アカラシア（特発性食道拡張症）：下食道括約筋の狭窄により，口側の食道の拡張をきたす食道の通過障害である．病理的な所見として，筋層間神経叢の機能の減弱または消失を認める．この神経叢の障害により，蠕動運動とそれに続く食道下端部の弛緩が，連動しないことによる疾患であると考えられている．
  主な症状は，嚥下障害である．環境の変化や精神的なストレスなどを契機にして，急激に発症することが多い．慢性に経過することが多く，病状は軽快と増悪を繰り返す．
  治療法としては，括約筋を機械的に拡張する，括約筋を外科的に減力する，括約筋の緊張を抑制するような薬物を使用する，などである．
- ❷ 逆流性食道炎：下食道括約筋の閉鎖不全で，酸性の胃内容物が食道内に逆流する．この結果，潰瘍が発生したり，瘢痕が形成されることによる狭窄が起こったりする．症状は，胸焼けである．治療として，酸分泌抑制薬や酸中和薬などが使用される．

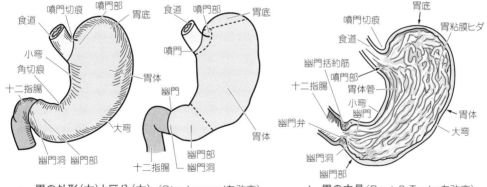

**c　胃の外形（左）と区分（右）**（Staubesandを改変）　　　**d　胃の内景**（Best & Taylorを改変）

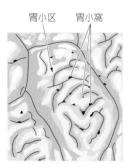

**e　胃小区と胃小窩**
（Grollmanを改変）

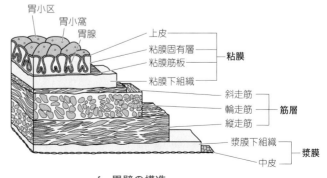

**f　胃壁の構造**
（Staubesand を改変）

① 粘　膜

❶ 上皮：単層円柱上皮である．円柱上皮細胞は，**表面上皮細胞**と呼ばれ，中性で胃酸に溶けない粘液を分泌する．この粘液は，胃の表面を覆っているので，粘膜は酸性度の強い胃酸から保護されている．上皮の一部は，粘膜固有層まで陥入して胃腺を形成している．

❷ 粘膜固有層：疎性結合組織より成り，膠原線維，線維芽細胞，リンパ球などが分布している．リンパ球の一部は集まって胃リンパ小節を形成している．多数の胃腺が分布している．

❸ 粘膜筋板：内方の輪走筋と，外方の縦走筋より成る平滑筋の層である．筋板を構成する筋線維の一部は，粘膜固有層に入り込んでいる．この筋は，粘膜を動かすはたらきをするとともに，粘膜固有層に入り込んだ筋線維は，腺の分泌を助けている．

❹ 粘膜下組織：主に膠原線維から成る疎性結合組織である．**粘膜下神経叢（マイスナー神経叢）**があり，胃腺の活動や粘膜筋板の運動を制御している．

② 筋　層（a）

斜走筋（内層），輪走筋（中層），縦走筋（外層）の3層より成る．**斜走筋**は，食道の輪走筋の一部が分岐したものである．**輪走筋**は，食道の輪走筋の続きであり，幽門の所では発達して**幽門括約筋**を形成している．この筋のために，幽門口を取り囲む粘膜ヒダができる．このヒダを**幽門弁**と呼ぶ．**縦走筋**は，食道の縦走筋の続きであり，食道から胃に向かって放射状に広がる．輪走筋と縦走筋の間には，**筋層間神経叢（アウエルバッハ神経叢）**があり，筋のはたらきを制御している．

③ 漿　膜

臓側腹膜（臓側葉）であり，中皮と，疎性結合組織より成る漿膜下組織より構成される．

## ４ 胃　腺（b〜d）

粘膜固有層に分布している管状腺である．胃腺は，胃小窩の深部にあり，分泌物は胃小窩から胃の内部に出る．分布している胃の部位に従って，構造と分泌物が異なる．

## ５ 胃の運動（e）

胃の運動は，食餌が胃に入った時点で始まる．

❶ 受け入れ弛緩：胃に食餌が入ると，胃底と胃体の近位部が弛緩する現象である．このため，食餌が入っても，胃の内圧はほとんど上昇しない．食餌は，一時的に，胃底と胃体に貯留される．

❷ 蠕動運動：胃が食餌で充満すると始まり，胃体の**歩調取り部**から発生し，幽門に向かって進む運動である．蠕動運動の際に，幽門は閉じているため，内容物が消化液と混和してかゆ状液となる．かゆ状液は少量ずつ十二指腸に送られる．

## ６ 胃のはたらき

❶ 食餌を一時貯留する：大量の食餌が，一度に小腸へ送り込まれると，小腸の機能が障害される．胃は内容物をしばらくためておいて，少しずつ小腸へ送るはたらきをしている．

❷ 食餌を大量の胃液と混ぜ合わせる．成人では，1日2〜3Lの胃液が分泌される．胃の内容物は，かゆ状液となって十二指腸に送られる．

# 胃の構造を知ろう.

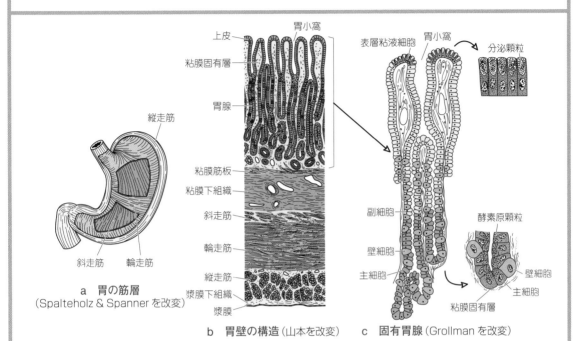

上皮
粘膜固有層
胃腺
胃小窩

粘膜筋板
粘膜下組織
斜走筋
輪走筋
縦走筋
漿膜下組織
漿膜

縦走筋
斜走筋　輪走筋

**a　胃の筋層**
（Spalteholz & Spanner を改変）

**b　胃壁の構造**（山本を改変）

表層粘液細胞
胃小窩
分泌顆粒

副細胞
酵素原顆粒
壁細胞
主細胞
壁細胞
主細胞
粘膜固有層

**c　固有胃腺**（Grollman を改変）

## d 胃 腺

### ① 分 類

存在部位により，胃底と胃体に分布している固有胃腺，噴門部の噴門腺，幽門部の幽門腺に分けられる.

❶ 固有胃腺：単一管状腺で，部位的に腺頚，腺体，および腺底を区別する. 腺底は粘膜固有層の深部にまで達している. 腺細胞には，主細胞，壁細胞（傍細胞），副細胞，基底顆粒の4種類がある.
　(a)主細胞：腺体から腺底にかけて分布している円柱状の細胞である. ペプシノーゲンを分泌する.
　(b)壁細胞（傍細胞）：腺頚から腺体に多く分布している大形の細胞である. 塩酸と（胃）内因子を分泌する.
　(c)副細胞（頚粘液細胞）：円柱状の細胞で粘液を分泌する. この粘液は，表面上皮細胞の粘液とは異なり，酸性の粘液である.
　(d)基底顆粒細胞：腺底で主細胞と基底膜の間に散在する. ガストリン（後述）を血液中に分泌する.

❷ 幽門腺：幽門部にある分枝管状腺である. 主に粘液細胞より成り，底部には，基底顆粒細胞（内分泌細胞）が分布している. 粘液細胞はアルカリ性の粘液を分泌する. 基底顆粒細胞はG細胞とも呼ばれ，ガストリンを血液中に分泌する.

❸ 噴門腺：噴門部にある複合管状腺で，粘液を分泌する.

### ② 分 泌

神経性調節と液性調節（ホルモン性調節）の2つの調節を受けている. 消化時の胃液の分泌は，神経性調節である脳相と，液性調節である胃相と腸相の3相に分けられる.

❶ 脳相（反射相）：味覚や嗅覚などの刺激により，延髄にある胃液の分泌中枢が刺激され，迷走神経を介して胃液が分泌される.
❷ 胃相：食餌が胃に入り，幽門部が伸展すると，幽門腺からガストリンという消化管ホルモン（後述）が分泌され，ガストリンにより胃腺の分泌が促進される. この分泌を液性分泌（ホルモン性分泌）と呼ぶ.
❸ 腸相：食餌が小腸に入ると，小腸粘膜から胃抑制ペプチド（GIP）やセクレチンという消化管ホルモンが分泌される. これらのホルモンにより，胃腺の分泌は抑制される.

### ③ 胃内因子

分子量約45,000の糖蛋白質であり，ビタミン$B_{12}$（コバラミン）の吸収に関与している. 胃内因子と結合したビタミン$B_{12}$（外因子）は飲作用により回腸終末部の上皮細胞に取り込まれて血中に入る. 胃の障害などで胃内因子が欠乏すると，ビタミン$B_{12}$不足となり，悪性貧血を起こす. ただしビタミン$B_{12}$は，肝臓に大量に蓄えられているので，胃内因子が欠乏してもすぐに悪性貧血を発症するわけではない.

悪性貧血の原因がよくわかっていなかった時代に，悪性貧血の患者に，健常者の胃液と牛肉を混合したものを投与したところ，症状が著しく改善した. 後に牛肉の中に含まれる有効成分（外因子）はビタミン$B_{12}$であることが判明した. 健常者の胃液に含まれる因子を胃内因子と呼んだ.

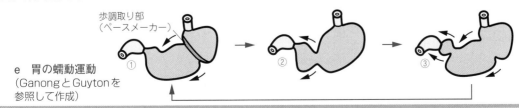

歩調取り部
（ペースメーカー）

① ② ③

**e　胃の蠕動運動**
（GanongとGuytonを
参照して作成）

❸蛋白質を分解する：ペプシンの作用による．

❹胃酸により食餌中の微生物を殺菌する：胃液が強い酸性である主な目的は殺菌である．

# Ⅵ 小　腸

胃に続く領域で，回盲弁までの約6.5mに及ぶ管状器官である．部位的に，十二指腸，空腸および回腸に分けられるが，明瞭な境界はない．終末部に向かうに従って，次第に細くなる．

## 1 外形と区分

### ① 十二指腸（a, b）

膵頭を囲むようにC字形に彎曲した25～30cmの管状器官である．指を横に12本並べたくらいの長さがあるところから，十二指腸という名前が付けられた．十二指腸は，次のように区分される．**上部**は，幽門に続いて右方に伸びる部分である．次いで，**上十二指腸曲**で下方に曲がって**下行部**となる．下行部は**下十二指腸曲**で左方に曲がって**下部（水平部）**となり，最後は左上方に伸びる**上行部**で，第二腰椎の高さで**十二指腸空腸曲**をつくり，**空腸**に移行する．

下行部には，肝臓の分泌物を運ぶ総胆管と，膵臓からの分泌物を運ぶ**膵管（ウィルスング管）**と**副膵管（サントリニ管）**が，開口している．総胆管と膵管は，多くの場合一緒になって**大十二指腸乳頭（ファーター乳頭）**に開口し，副膵管は**小十二指腸乳頭**に開いている．

### ② 空腸と回腸（c）

複雑な走行をする長い管状器官である．両者の間には明確な境界はないが，ほぼ前5分の2が空腸で主に腹腔の左上部を占め，残りの5分の3が回腸であり，腹腔の右下部を占める．

## 2 小腸壁の構造（d～h）

小腸壁は管腔側から，粘膜，筋層，漿膜より構成されている．

### ① 粘　膜

❶上皮：単層円柱上皮である．上皮を構成する細胞は，吸収上皮細胞と杯細胞である．

　(a) 吸収上皮細胞：栄養分を吸収する細胞である．その表面には微絨毛が密生している．微絨毛が密生しているところは，細胞膜が肥厚しているように見えるので**小皮縁**と呼ばれる．

　(b) 杯細胞：特殊化した円柱上皮細胞で，粘液を分泌する単細胞腺である．

❷粘膜固有層：腸絨毛の中心部を構成する，細網組織の層である．細網組織の網目の間には，リンパ球が分布する．多数の毛細血管やリンパ管が走行しており，絨毛筋細胞も入り込んでいる．

❸粘膜筋板：内方の輪走筋と，外方の縦走筋より成る薄い層である．筋板により，粘膜の運動が行われ，内容物の混和を助けている．

❹粘膜下組織：弾性線維の多い疎性結合組織より成り，**粘膜下神経叢（マイスナー神経叢）**が分布している．粘膜下神経叢は，腸液の分泌や，粘膜筋板の筋細胞の活動を制御している．

# 小腸の構造を知ろう.

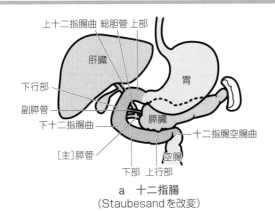

a 十二指腸
（Staubesandを改変）

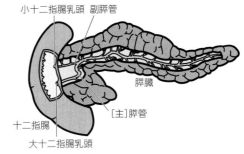

b 十二指腸と膵臓
（Miller & Leavellを改変）

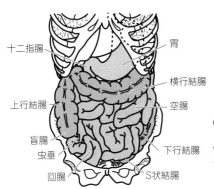

c 小腸と大腸の位置
（Mitchell & Pattersonを改変）

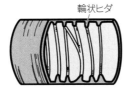

d 小腸壁（Grollmanを改変）
　輪状ヒダは小腸全体で約800個あり，空腸でよく発達している．回腸で少なくなる．

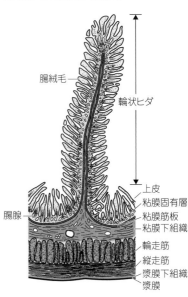

e 小腸壁（縦断面）（山本を改変）
　輪状ヒダは，粘膜下組織が局所的に肥厚してできたものである．

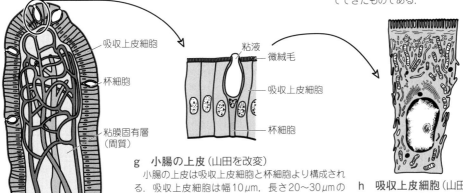

f 腸絨毛（Grollmanを改変）

g 小腸の上皮（山田を改変）
　小腸の上皮は吸収上皮細胞と杯細胞より構成される．吸収上皮細胞は幅10μm，長さ20～30μmの円柱状の細胞で，自由表面は微絨毛のため，膜が肥厚しているように見える小皮縁を形成している．
　杯細胞は，粘液を分泌する細胞で，細胞質は粘液で満たされ，核は基底部に偏在しているため，全体がワイングラスのように見える．

h 吸収上皮細胞（山田を改変）
　表面には，直径0.1μm，長さ1μmの微絨毛が密生している．1個の吸収上皮細胞には1,000～2,000本の微絨毛が生えている．このため小腸の表面積は非常に大きくなっている．

粘膜表面には，複雑な凹凸があり，**輪状ヒダ**，**腸絨毛**，**腸腺**などが形成されている．

　(1) 輪状ヒダ（ケルクリングヒダ）：内表面が輪状に突出して形成されるヒダである．輪状ヒダは，粘膜下組織が局所的に肥厚し，この上にある粘膜筋板，粘膜固有層，上皮を押し上げたものである．粘膜筋板が入り込んでいるため，運動性がある．
　　　長さは，腸壁全周の2分の1～3分の1に及んでいる．十二指腸から空腸上部でよく発達し，空腸下部から回腸になると次第にまばらになり，回腸の中央部で消滅する．

　(2) 腸絨毛：上皮と粘膜固有層より成る突起で，輪状ヒダの表面に密生している．腸絨毛は，粘膜固有層が局所的に管腔に向かって突出し，上皮を押し上げたものである．腸絨毛の粘膜固有層は**間質**と呼ばれ，その中には，リンパ管や毛細血管が走っている．粘膜筋板の筋細胞の一部は，腸絨毛の間質の中に**絨毛筋細胞**として進入し，絨毛を収縮させたり，弛緩させたりしている．多くのリンパ球が分布する．

　(3) 腸腺：隣接する腸絨毛の間で，粘膜上皮が粘膜固有層に落ち込んでつくられる（a～c）．
　　(a) 十二指腸腺（ブルンナー腺）：十二指腸に分布している腺である．分枝複合管状胞状腺で，粘膜下組織に分布している．
　　(b) 腸腺：小腸全体に分布している管状腺で，**腸陰窩（リーベルキューン腺）**とも呼ばれる．

## ② 筋　層

　内方の**輪走筋**と，外方の**縦走筋**より構成される．両筋の間に**筋層間神経叢（アウエルバッハ神経叢）**があり，筋を制御している．筋層は，小腸の太さや長さを変えるはたらきをしている．

## ③ 漿　膜

　腹膜の臓側葉に相当する．中皮と漿膜下組織より構成される．

## ❸ 小腸の運動（d, e）

　分節運動，振子運動，蠕動運動などがみられる．内容物を攪拌するとともに，大腸に移送する．

## ❹ 小腸のはたらき

　栄養分の消化や吸収で中心的なはたらきをする．このほかに，無機塩類やビタミン類の吸収にも関与している．水分の95％は，小腸で吸収される．

# Ⅶ 大　腸

消化管の終末部である．長さは約1.6 mあり，盲腸，結腸，直腸より成る．

## ❶ 盲　腸（f）

　回腸に続く部分で，右腸骨窩にあり，盲腸間膜により後腹壁に接着している．後内側壁からは，細い**虫垂**が突出している．回腸が盲腸に開口するところを**回盲口**という．回盲口には，**回盲弁（バウヒン弁）**があり，盲腸の内容物が回腸に逆流するのを防いでいる．

# 小腸の運動を知ろう.
# 盲腸の構造を知ろう.

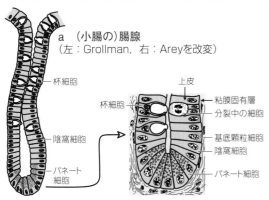

## a （小腸の）腸腺
（左：Grollman，右：Areyを改変）

杯細胞
陰窩細胞
パネート細胞

上皮
杯細胞
粘膜固有層
分裂中の細胞
基底顆粒細胞
陰窩細胞
パネート細胞

分節運動

振り子運動

蠕動運動

## d 小腸の腸管壁の運動
（Ganongを参照して作成）

## b 腸 腺
① 十二指腸腺（ブルンナー腺）
　アルカリ性粘液を分泌して，胃からの酸性内容物を中和する．十二指腸腺からの分泌が十分に行われないと，十二指腸内が酸性となり，十二指腸潰瘍を起こしやすくなる．
② 腸腺（リーベルキューン腺）
　❶ 構成要素
　（a）パネート細胞：腺の底部に存在し，細胞体に多くの顆粒を含んだ細胞で，細菌を攻撃する酵素であるリゾチーム（ライソザイム）や免疫グロブリンなどを分泌する．
　（b）基底顆粒細胞：基底部に分泌顆粒を持つ細胞で，セロトニンや消化管ホルモンなどを分泌する．
　（c）陰窩細胞：吸収上皮細胞や杯細胞などに分化していく未分化な細胞である．小腸の上皮は寿命が2〜3日と短く，絶えず更新されている．ヒトでは，1日当たり約70億個の細胞が剥離している．細胞分裂像は腺の下半分にみられ，ここで新生した細胞は腺の上方へ移動しながら，吸収上皮細胞や杯細胞などに分化する．腸絨毛の上皮に移動した細胞は，次第に腸絨毛の先端部へ移動し，先端部付近で剥離・脱落する．
　❷ 分泌液：腸腺の分泌液は腸液と呼ばれる．腸液は血漿に近い組成をした電解質溶液で，内容物の分散・溶解を助け，消化酵素の作用や消化した内容物の吸収を容易にしている．トリプシンを活性化するエンテロキナーゼも含まれている．
③ 分泌の調節
　❶ 腸管壁が内容物により刺激されることによりマイスナー神経叢を介して分泌が促進される．
　❷ 迷走神経系により分泌が促進され，交感神経系により抑制される．
　❸ 十二指腸腺は消化管ホルモンのセクレチンにより分泌が促進される．

## c 腸管のリンパ小節
　粘膜固有層には多数のリンパ球が分布しており，集まってリンパ小節を形成している．空腸では主に孤立リンパ小節として存在しているが，回腸では多数の孤立リンパ小節が集合して，数個から数十個の集合リンパ小節を形成している．集合リンパ小節はパイエル板とも呼ばれる．孤立リンパ小節は帽針頭大であるが，集合リンパ小節には，長さ4〜5cm，幅1cmに及ぶ長円形をしたものがある．リンパ小節は，粘膜筋板を破壊して粘膜下組織まで達していることがある（P.89，図d参照）．

## e 小腸の運動
① 腸管壁の運動
　❶ 分節運動：輪走筋が一定の間隔で収縮し，隣接する収縮部の間に長さ2cmくらいの多数のポケット状の膨らみができ，小腸はいくつかの分節に分けられる．一定の周期で収縮部が移動して膨らみのあった所が収縮し，収縮していた所が太くなる．この運動により，内容物は攪拌される．分節運動の周期は，平滑筋の自発性リズムにより決められる．
　❷ 振り子運動：腸の長さと太さが変化する運動である．輪走筋が収縮し，縦走筋が弛緩すれば細く長くなり，輪走筋が弛緩し，縦走筋が収縮すれば太く短くなる．内容物を胃側と大腸側に往復運動させて，攪拌している．
　❸ 蠕動運動：内容物の後方に収縮輪ができ，この収縮輪が下方に向かって進んでいくことにより，内容物を下方に移動させる運動である．
② 絨毛の運動
　収縮と弛緩がみられる．これは絨毛の中にある中心リンパ管への脂肪消化産物の輸送を促進する運動である．絨毛が弛緩しているときには，脂肪消化産物は中心リンパ管に取り込まれ，収縮しているときには，絨毛の外にあるリンパ管に送られる．絨毛の運動は，粘膜固有層に含まれる絨毛筋細胞により行われる．
③ 運動の制御
　小腸の運動は腸管神経系により制御されている．運動は副交感神経系により促進され，交感神経系により抑制される．

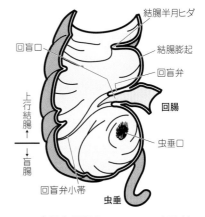

結腸半月ヒダ
回盲口
結腸膨起
回盲弁
回腸
上行結腸
↑
↓
盲腸
虫垂口
回盲弁小帯
虫垂

## f 盲腸と回腸（Kahle et al. を改変）

## ❷ 結　腸

### ① 走　行（a）

大腸の大部分を占める．盲腸に続いて右後腹壁を上行する**上行結腸**となり，肝臓右葉の下面で左方に曲がる**右結腸曲**を経て**横行結腸**に移行する．横行結腸は下方凸の緩やかな曲線を描いて左上方に向かい，脾臓の下方で**左結腸曲**に至る．ここで下方に曲がって**下行結腸**となる．左腸骨窩でS状結腸に移行し，骨盤腔に入って**直腸**となる．

### ② 外　形（b）

結腸には，結腸ヒモ，結腸半月ヒダ，結腸膨起，腹膜垂などの特徴的な構造物がみられる．
- ❶ 結腸ヒモ：縦走筋が3ヵ所で発達してつくられたものである．
   - (a) 大網ヒモ：前壁にあり，横行結腸ではここから大網が下がっている．
   - (b) 間膜ヒモ：後壁にあり，横行結腸とS状結腸ではここに結腸間膜が付いている．
   - (c) 自由ヒモ：上記両ヒモの間にある．
- ❷ 結腸半月ヒダと結腸膨起：結腸壁はほぼ一定の間隔を置いて，内腔側に突出した結腸半月ヒダを形成している．**結腸半月ヒダ**は，小腸の輪状ヒダと違って，結腸壁全体が内方に突出してつくられる．隣接する半月ヒダの間は外方に向かって膨隆して**結腸膨起**となっている．
- ❸ 腹膜垂：自由ヒモや大網ヒモにみられる小葉状の腹膜のヒダで，中に脂肪が入っている．

### ③ 結腸壁の構造（c〜f）

小腸と同様に，粘膜，筋層，漿膜より成る．
- ❶ 粘膜：輪状ヒダや腸絨毛はみられないが，**腸陰窩**は存在する．上皮は単層円柱上皮で，**吸収上皮細胞**と**杯細胞**より構成される．腸陰窩は深く，粘膜筋板に達している．粘膜固有層には多くの孤立リンパ小節が分布している．
- ❷ 筋層：内方の輪走筋と外方の縦走筋より成る．縦走筋は結腸ヒモの所で肥厚しているが，そのほかの所では発達が悪い．
- ❸ 漿膜：腹膜の臓側腹膜（臓側葉）であり，中皮と漿膜下組織より成る．大網ヒモと自由ヒモの所では，脂肪組織が集積して黄色の腹膜垂を形成している．

### ④ はたらき

吸収と分泌という2つのはたらきをしている．
- ❶ 吸収：栄養分は，小腸まででほとんど消化・吸収されている．結腸の主なはたらきは，内容物に含まれる水分を吸収して，固い糞便をつくることである．水分の吸収に伴い，水に溶けた無機塩類の一部も吸収される．
- ❷ 分泌：主要な分泌物は，杯細胞から分泌される粘液である．粘液は，結腸の内表面を滑らかにし，硬い糞便との摩擦による大腸壁の損傷を防ぐはたらきをしている．

### ⑤ 運　動

小腸と同じ分節運動，振り子運動，蠕動運動のほかに，大蠕動や逆蠕動がみられる．大腸の運動は腸管神経系により制御され，副交感神経系は促進的に，交感神経系は抑制的に作用する．

# 大腸の構造を知ろう.

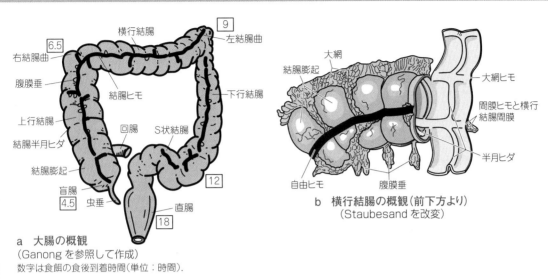

**a　大腸の概観**
（Ganong を参照して作成）
数字は食餌の食後到着時間（単位：時間）．

横行結腸
左結腸曲
右結腸曲
腹膜垂
結腸ヒモ
下行結腸
上行結腸
回腸
S状結腸
結腸半月ヒダ
結腸膨起
盲腸
虫垂
直腸
9
6.5
12
4.5
18

**b　横行結腸の概観（前下方より）**
（Staubesand を改変）

大網
結腸膨起
大網ヒモ
間膜ヒモと横行結腸間膜
半月ヒダ
自由ヒモ
腹膜垂

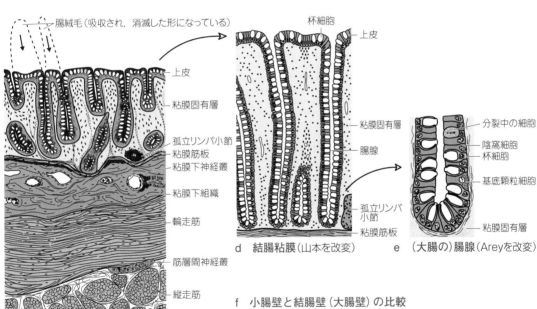

**c　結腸横断面**（瀬戸口を改変）

腸絨毛（吸収され，消滅した形になっている）
上皮
粘膜固有層
孤立リンパ小節
粘膜筋板
粘膜下神経叢
粘膜下組織
輪走筋
筋層間神経叢
縦走筋
漿膜下組織
漿膜

**d　結腸粘膜**（山本を改変）

杯細胞
上皮
粘膜固有層
腸腺
孤立リンパ小節
粘膜筋板

**e　（大腸の）腸腺**（Areyを改変）

分裂中の細胞
陰窩細胞
杯細胞
基底顆粒細胞
粘膜固有層

**f　小腸壁と結腸壁（大腸壁）の比較**

小腸壁と大腸壁には，構造上，次のような違いがある．
❶ 輪状ヒダ：小腸壁にはあるが，大腸壁にはない．
❷ 腸絨毛：小腸壁にはあるが，大腸壁にはない．
❸ 腸腺：腸腺の数は大腸壁の方が多い．さらに，粘膜固有層も大腸の方が厚いので，腸腺の長さは大腸壁の方が長い．

---

**参考　下　痢**

　糞便中の水分量が多くなり，水様便を大量に排出する病態を下痢という．
　成人の1日当たりの糞便排出量は約150gである．このうち，水分が60〜70％を占める．水分量が90％を超えると水様便となる．
　下痢の主要な原因は，蠕動運動の増加や分泌の亢進である．ある種の細菌性大腸炎では，大腸壁から粘液や水分の分泌が増加し，細菌による刺激物質を希釈するとともに，内容物を肛門の方に送って，積極的に排出する．一種の生体防御反応である．下痢が続くと脱水症状を起こす．

❶ 大蠕動：結腸に内容物が充満したときに，上位結腸から始まる強い蠕動運動で，内容物を一挙に直腸に運ぶ運動である．この運動は**胃大腸反射**によるもので，胃が充満したことが刺激となって起こる．

❷ 逆蠕動：結腸の末端部から盲腸に向かって起こる律動的な収縮であり，内容物を停滞させて，水分の吸収を十分に行うための運動である．

### 3 直　腸（a）

消化管の一番下端を占める約20 cmの部分である．ここでは消化や吸収は行われず，S状結腸からの内容物を排出するはたらきをしている．

直腸の上部は，内容物が充満すると大きく拡張できる直腸膨大部となっている．下部は円筒状の肛門管（直腸肛門部）となり，下端は肛門として外に開いている．

**直腸膨大部**には，横走する3本のヒダがある．このヒダを**直腸横ヒダ（ヒューストン弁）**と呼ぶ．このヒダのうち，中央部にある**コールラウシュヒダ**が最も大きい．

**肛門管**は長さ約4 cmで，中央部には，輪状に隆起した**痔帯（痔輪）**がある．ここでは輪走する平滑筋が発達して**内肛門括約筋**を形成している．痔帯の粘膜下には**直腸静脈叢**が発達している．

痔帯から上方に向かって縦走する5〜10個の小さな隆起があり，これを**肛門柱**と呼ぶ．この隆起は上方に行くと次第に不鮮明になり消滅している．隣接する肛門柱の間は陥凹して**肛門洞**となっている．肛門柱の下端は**肛門弁**と呼ばれる櫛状のヒダにより結合されている．肛門弁より上方は粘膜であり，あまり痛みはないが，下方は表皮が入り込んだもので痛覚に敏感である．肛門柱が腫脹し，炎症を起こした病態を**痔疾**という．

### 4 排便の制御（b. c）

直腸膨大部は，糞便を一時的にためる所となっている．糞便がたまって，直腸膨大部壁が引き延ばされると，これが引き金となって，排便が行われる．

## Ⅷ　肝臓と胆嚢

肝臓は，右の上腹部にある実質性器官である．暗赤褐色をしており，重量は約1.2 kgである．

### 1 肝臓の外形（d）

肝臓の上面は**横隔面**と呼ばれ，平滑な凸面をなしている．正中線よりやや右に寄ったところを**肝鎌状間膜**が前後方向に走っている．肝鎌状間膜を境にして**左葉**と**右葉**に分けられる．

下面は**臓側面**で，浅く陥凹している．胎生期の臍静脈に由来する**肝円索**と，静脈管の名残である**静脈管索**が，左葉と右葉の境界になっている．右葉の左側部で，胆嚢と下大静脈より左側の部分を，**方形葉と尾状葉**という．方形葉と尾状葉の境界部は**肝門**で，ここから門［静］脈，固有肝動脈，左右の肝管，リンパ管，神経などが出入りしている．

# 直腸の構造を知ろう.
# 排便の仕組みを理解しよう.

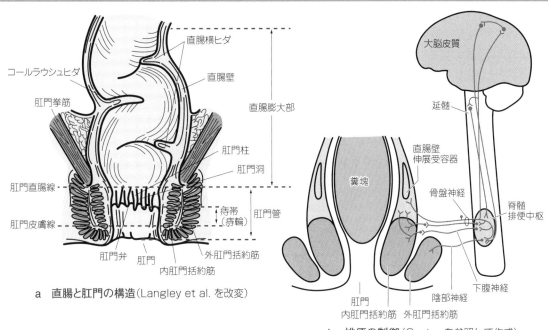

a　直腸と肛門の構造（Langley et al. を改変）

b　排便の制御（Guyton を参照して作成）

## c　排便の制御機構

　直腸膨大部に便がたまったことは，直腸膨大部壁の伸展受容器により感知され，骨盤神経を通って，排便中枢に伝えられる．排便中枢は脊髄や延髄にあり，さらに大脳皮質の制御を受けている．

　肛門には，内肛門括約筋と外肛門括約筋の2つの括約筋があり，排便を制御している．

❶ 内肛門括約筋：平滑筋で，直腸壁の輪走筋の一部が発達したものである．不随意筋で，交感神経性の下腹神経と，副交感神経性の骨盤神経による二重支配を受けている．交感神経は蓄便の際にはたらき，副交感神経は排便時に作用する．

❷ 外肛門括約筋：横紋筋であり，会陰筋の一つである．随意筋で，陰部神経の制御を受けている．

① 蓄便する際

❶ 下腹神経は興奮し，骨盤神経の活動は抑制されるので，直腸壁は弛緩し，内肛門括約筋は収縮する．

❷ 大脳皮質や脊髄からの陰部神経を介する指令により，外肛門括約筋は収縮する．

② 排便する際

❶ 骨盤神経は興奮し，下腹神経の活動は抑制されるので，直腸壁は収縮し，内肛門括約筋は弛緩する．

❷ 陰部神経の活動は抑制され，外肛門括約筋は弛緩する．

　排便に際しては，横隔膜を収縮させて腹腔を圧迫し，腹部の筋を収縮させてS状結腸や直腸を圧迫する．S状結腸や直腸を支配している神経は，同時に膀胱も支配しているので，しばしば排尿も同時に起こる．

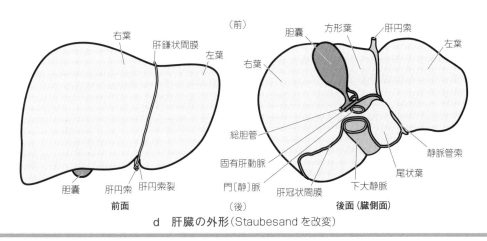

d　肝臓の外形（Staubesand を改変）

## **2** 肝臓の内部構造（a～d）

　肝臓は2層の被膜で覆われる．外層は臓側腹膜（臓側葉）で，内層は結合組織性の線維膜である．線維膜の一部は，肝管や脈管とともに肝門から肝臓内に入り，小葉間結合組織（**グリソン鞘**）となって，肝臓の実質を多数の**肝小葉**に分けている．

　肝小葉は肝臓の構造上の単位であり，直径1～2 mm，高さ1～2 mmの多角形の柱状をしている．肝細胞は多角形の大型の細胞であり，一列に配列して**肝細胞板**を形成している．

　**固有肝動脈と門［静］脈**は，肝臓の内部で細かく分枝して，**小葉間結合組織の中を走る小葉間動脈**と**小葉間静脈**になる．この両血管は，肝小葉に入ると合流して**洞様毛細血管**（類洞）を形成する．洞様毛細血管は放射状に配列した肝細胞板の間を走り，肝小葉の中心にある**中心静脈**に集まる．中心静脈は肝臓からの血液を外に導く静脈系の始めの部分であり，**小葉下静脈**を経て**肝静脈**となり，肝臓の外に出て，下大静脈に注いでいる．

　洞様毛細血管壁は，多くの小孔が開いた内皮細胞によりつくられている．内皮細胞の外方には細網線維が配列して血管壁を補強している．洞様毛細血管には，食作用のある**クッペル星細胞**が分布しており，生体防御のうえで重要な役割を果たしている．

　肝細胞板と洞様毛細血管の間には血管周囲リンパ腔である**ディッセ腔**と呼ばれる狭い間隙がある．洞様毛細血管の中を流れる血液の液性成分は，内皮細胞の小孔を通ってディッセ腔に出て，肝細胞と直接接して物質交換をする．

　ディッセ腔の中には，**伊東細胞**が分布している．この細胞は，**脂肪摂取細胞**とも呼ばれ，細胞内に脂肪滴とビタミンAを含有している．

　肝細胞板の間を**毛細胆管**が走っている．毛細胆管は肝細胞板の間を小葉の周辺に向かって走り，**小葉間胆管**に注いでいる．小葉間胆管は集まって太くなり，左右両葉から1本ずつの**左肝管**と**右肝管**にまとまり，肝門から出ると1本の**総肝管**となる．

## **3** 胆　囊

　肝臓の下面に接着している囊状器官である．胆囊の内表面には網目状のヒダがあるため，内表面積は著しく広くなっている．肝臓で産生された胆汁は，総肝管から胆囊管を通って胆囊に入る．

- ❶ 胆囊のはたらき：胆囊は胆汁を一時蓄え，濃縮するとともに，胆囊壁から多量の粘液を分泌して，これを胆汁に混ぜている．胆汁には，胆汁酸，コレステロール，レシチン，ビリルビンなどが含まれる．ビリルビンは赤血球の分解産物であり，胆汁の一成分として十二指腸に放出され，体外に排出される．胆汁は，1日に500～1,000 L産生される．
- ❷ 総胆管の走行：胆囊管は総肝管と合流して総胆管となる．総胆管は十二指腸の後方を通り，膵管と結合して**胆膵管膨大部**となり，十二指腸下行部の側壁を貫いて**大十二指腸乳頭（ファーター乳頭）**に開いている．膵管と合流するところに**総胆管括約筋（ホイデン括約筋）**があり，胆膵管膨大部には，**［胆膵管］膨大部括約筋（オッディ括約筋）**があって，胆汁の流れをコントロールしている（a, d）．
- ❸ 胆囊からの胆汁の放出：次の3つの段階を経て放出される．第1段階は，消化管ホルモンのコレシストキニンにより胆囊壁が収縮する（後述）．第2段階は，胆囊壁の収縮に伴ってオッディ括約筋が弛緩する．第3段階では，食餌が十二指腸に入ってくると，十二指腸の蠕動運動が始まり，これに伴いオッディ括約筋の弛緩の度合いが増加する．十二指腸に放出された

## 肝臓の内部構造を理解しよう.

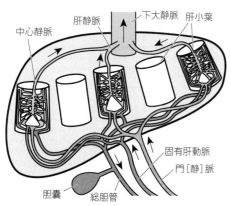

a　肝臓の基本構造（Garven を改変）
矢印は管の内容物の流れる方向を示す.

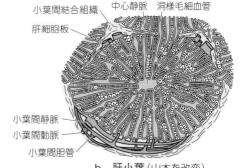

b　肝小葉（山本を改変）

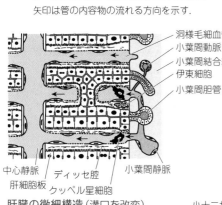

c　肝臓の微細構造（溝口を改変）
矢印は血液の流れる方向を示す.

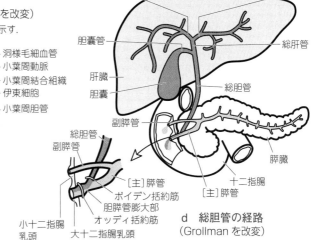

d　総胆管の経路
（Grollman を改変）

---

**参考　肝臓のはたらき**

① 代　謝
 ❶ 糖質代謝：肝臓に送られてきた糖質をグリコーゲンに変えて蓄える. 状況に応じて, 蓄えているグリコーゲンをグルコースに分解して血中に送り出す.
 ❷ 蛋白質代謝：吸収されたアミノ酸から蛋白質をつくったり, 蛋白質をアミノ酸に分解したり, 糖や脂肪に変えたり, また蛋白質の最終産物である尿素をつくったりしている.
 ❸ 脂質代謝：リン脂質やコレステロールなどを合成したり, 脂肪を分解してエネルギーを産生したりするはたらきをしている.
② 胆汁の生成
 胆汁は肝臓から分泌され, 胆嚢に蓄えられ, 濃縮されて, 十二指腸に放出される.
 ❶ 成分：胆汁酸, コレステロール, レシチン, ビリルビン（胆汁色素）などより構成される.
 ❷ はたらき：小腸内の脂肪を乳化して, リパーゼのはたらきを受けやすくするとともに, 脂肪が分解してできる脂肪酸やグリセリドと結合してミセルを形成し, 吸収を助ける. 体内に取り込まれた有害物の一部は胆汁の中に放出され, 胆汁とともに十二指腸に排出される.
③ 解　毒
 体内に有害物質が入ったときに, それを分解して無毒の物質に変えたり, グルクロン酸と抱合したり, 代謝過程で不要になった物質を排出しやすい物質に変えたりするはたらきをしている.
④ 血液凝固
 循環中の血液が血管内で凝固しないように抗凝固作用のあるヘパリンを産生する. また, 血液が血管外に出た際に, 血液を凝固させるために凝固因子であるプロトロンビンやフィブリノーゲンなどを産生している.

胆汁は，脂肪の消化・吸収に重要な役割を果たしている（後述）.

❹ 腸肝循環（a）：十二指腸に分泌された胆汁の成分の一部は，小腸で吸収され，肝臓に戻る．胆汁酸や，ビリルビンの変化したウロビリノーゲンは，門［静］脈を通り肝臓に戻る．コレステロールやリン脂質などの脂質の一部は，乳び管から胸管を経て血流に入り，肝臓に戻る．肝臓に戻ったこれらの成分は，再び胆汁の成分として分泌される．この循環を腸肝循環という.

# Ⅸ 膵　臓

消化に関与するいろいろな酵素を分泌する消化腺であると同時に，血糖の調節をするホルモンを分泌する内分泌器官でもある（「7．内分泌系」参照）.

## 1 外　形

膵臓は，胃の後方にある横長の大きな実質性器官である．長さは約15 cm，重量は約70 gである．膵臓の右端部は**膵頭**と呼ばれ，C字形に彎曲した十二指腸に囲まれている．膵頭を左方にたどると**膵体**となり，この先は細い**膵尾**となってその先端は脾臓に接している．膵頭から左下方に向かって**鉤状突起**が出ている．鉤状突起の起始部が鉤状に曲がる凹側を**膵切痕**と呼ぶ.

膵臓は，腹側膵芽と背側膵芽という2つの原基が癒合してできた器官である（b）．鉤状突起は，腹側膵芽から発生した部分であり，それ以外の所は，背側膵芽に由来する.

## 2 膵　管

膵臓が腹側膵芽と背側膵芽という2つの原基からできてきたことを反映して，導管も膵管と副膵管の2本がある.

❶ 膵管（ウィルスング管）：膵臓の内部を右方に向かって進み，総胆管と一緒になって**大十二指腸乳頭（ファーター乳頭）**に開いている.

❷ 副膵管（サントリニ管）：主に膵頭の分泌物を集め，大十二指腸乳頭の上方にある**小十二指腸乳頭**に開く.

## 3 構　造（c, d）

膵臓は膵液を分泌する外分泌部と，ホルモンを分泌する内分泌部より成る.

前面は臓側腹膜（臓側葉）に覆われる．臓側腹膜の下に薄い結合組織性の線維膜がある．線維膜の一部は小葉間結合組織として実質内に入り，実質を多数の膵小葉に分けている.

外分泌部は複合管状胞状腺で，その形態は，ブドウの房に似ている．中央の茎に相当するのは膵管や副膵管などの**導管**で，ここから柄に相当する**小葉間導管**が分枝して小葉間結合組織の中を走る．小葉間導管からは**小葉内導管**が出て，さらに数本の**介在導管**に分かれ，その先端にブドウの実に相当する**腺房**が付いている．（内分泌部は「7．内分泌系」で述べる．）

## 胆嚢の構造を知ろう.
## 膵臓の構造とはたらきを知ろう.

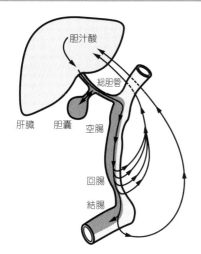

a　胆汁酸の腸肝循環（Ganong を改変）

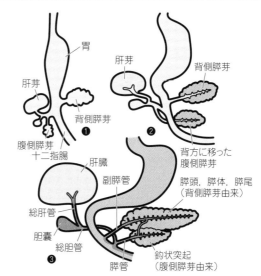

b　肝臓と膵臓の発生（Montagna を改変）

---

**参考　胆汁酸**

　肝臓でコレステロールから合成され，通常はナトリウム塩やカリウム塩などの胆汁酸塩となって，グリシンやタウリンと抱合している．肝臓で合成される胆汁酸は，一次胆汁酸と呼ばれ，コール酸とケノデオキシコール酸が含まれる．

　一次胆汁酸は，消化管内で微生物の作用で酸化され，コール酸とケノデオキシコール酸は，それぞれデオキシコール酸とリトコール酸になる．微生物の作用を受けた胆汁酸を，二次胆汁酸と呼ぶ．

❶ はたらき：表面張力を下げて乳化する作用があるので，脂肪を乳化して消化・吸収しやすくする．

❷ 腸肝循環：胆汁酸は何回も繰り返して使われる．胆汁として十二指腸に放出された胆汁酸塩の約90％は，小腸で再吸収される．残りの約10％は結腸に入り，一部は糞便中に排出され，残りは再吸収される．吸収されて血液中に入った胆汁酸塩は，門［静］脈を通って肝臓に入り，肝細胞に取り込まれる．肝細胞に取り込まれた胆汁酸塩は，再び胆汁中に分泌される．糞便中に失われた分は，肝臓で合成して補われる．

　胆汁酸が循環して何回も繰り返して使われるのは，脂肪の消化・吸収に，一定量の胆汁酸が，必要とされるためである．ヒトの体にある胆汁酸は約3.5 g である．これに対して，1日につくられる胆汁酸の量は0.3 g である．この数値から，十二指腸に放出された胆汁酸を，糞便中に全部排出してしまうと，胆汁酸の絶対量が不足してしまうことになる．胆汁酸が不足すると，脂肪の消化・吸収が十分に行われなくなるとともに，脂溶性ビタミンの吸収も十分にできなくなってしまう．

---

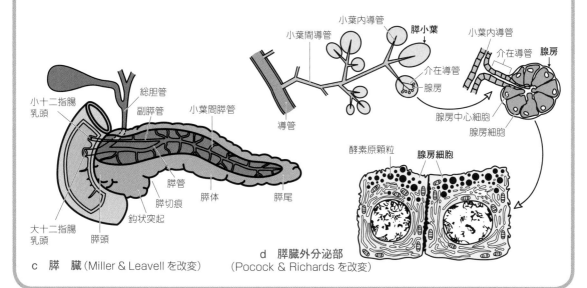

c　膵　臓（Miller & Leavell を改変）

d　膵臓外分泌部
（Pocock & Richards を改変）

## 4 膵 液

外分泌部からの消化液で，1日に700〜1,200 mL 分泌される.

### ① 成 分

❶ 酵素成分：多種類の酵素が含まれている. いずれも腺細胞で産生される(a).
❷ 液性成分：重炭酸イオンを豊富に含んでいる. 主に導管の上皮細胞で産生される.

### ② 分泌の制御

❶ 神経性調節：食餌が口腔に入ったことが刺激になり，迷走神経を介して分泌される.
❷ 体液性調節：セクレチンやコレシストキニン（パンクレオチミン）などの，消化管ホルモンにより制御される（後述）.

# X 消化器系の調節

消化管の活動は，タイミングよく行われる必要がある. 胃壁の運動や胃腺の分泌などは，胃に内容物が入っているときに行われる必要がある. 胃の内容物が小腸に移ってしまえば，これらの機能は抑制されなければならない. 消化器系の運動や分泌などの機能が，タイミングよく行われるためには，これらを制御するシステムが必要になる. 制御は，神経とホルモンにより行われる.

## 1 神経性調節（b）

消化管は腸管神経系（内在神経系）と外来神経系の支配を受けている.

### ① 腸管神経系（内在神経系）

消化管壁には，粘膜下神経叢と筋層間神経叢の2つの神経叢がある. この両神経叢を一括して**腸管神経系**と呼ぶ. 両神経叢の間には相互に密接な連絡があり，消化管の活動の多くは腸管神経系により支配されている.

❶ 粘膜下神経叢：粘膜機能系として，消化腺の分泌と粘膜の運動を制御している.
❷ 筋層間神経叢：筋機能系としてはたらき，消化管の運動を制御している.

### ② 外来神経系

消化管は，副交感神経系と交感神経系による二重支配を受けている.

❶ 副交感神経系：消化管の機能を促進する. 食道，胃，小腸では迷走神経，大腸では骨盤神経を介して作用する.
❷ 交感神経系：消化管の機能を抑制する.

## 2 液性調節（ホルモン性調節）（c, d）

消化管全体のはたらきを調整する信号物質として発達してきたものが消化管ホルモンである.

## 消化器系のはたらきがどのようにして調整されているかを知ろう.

### a 膵液に含まれる主な消化酵素

| 消化酵素 | 活性化物質 | 基質 | 分解産物 |
|---|---|---|---|
| トリプシン | エンテロキナーゼ | 蛋白質 | オリゴペプチド |
| キモトリプシン | トリプシン | 蛋白質 | オリゴペプチド |
| カルボキシペプチダーゼ | トリプシン | 蛋白質 | オリゴペプチド |
| アミラーゼ | | デンプン | 麦芽糖 |
| リパーゼ | | 脂肪 | 脂肪酸, グリセリン |
| ヌクレアーゼ | | 核酸 | 糖, 塩基, リン酸 |

**参考** 膵液中の蛋白質分解酵素の活性化
トリプシノーゲンのような蛋白質分解能力を持っていない物質が, トリプシンのような蛋白質分解能力を持つ物質に変わることを活性化という.

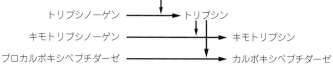

### 腸管神経系
（内在神経系）

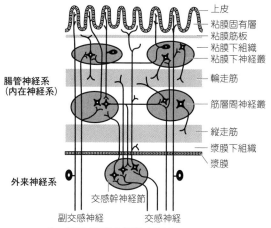

b 消化管壁の神経支配（Schutz & Wood を改変）

c 消化管ホルモンの作用
（Guyton を参照して作成）

### d 消化管ホルモン

| ホルモン | | 分泌 | 作用 |
|---|---|---|---|
| ガストリングループ | ガストリン | 幽門腺のG細胞 | 胃酸とペプシンの分泌促進 |
| セクレチングループ | コレシストキニン[-パンクレオチミン](CCK[-PZ]) | 上部小腸のI細胞 | 胃の内容物の排出を抑制<br>小腸と大腸の運動を促進<br>胆嚢の収縮<br>酵素に富む膵液の分泌 |
| | セクレチン | 上部小腸のS細胞 | 胃酸の分泌を抑制<br>幽門括約筋の収縮を促進<br>重炭酸イオンの多い膵液の分泌を促進 |
| | 胃抑制ペプチド（GIP） | 十二指腸や空腸のK細胞 | 胃液の分泌と胃の運動を抑制 |
| | 血管作動性腸管ペプチド（VIP） | 小腸のH細胞 | 胃液の分泌を抑制<br>電解質と水の分泌を促進<br>膵臓と胆嚢の機能を促進 |
| | グルカゴン | 胃や腸のE細胞とC細胞 | 胃液と膵液の分泌抑制<br>胃の運動抑制 |
| その他のポリペプチド | モチリン | 胃, 小腸, 大腸の細胞 | 胃や腸の運動促進 |
| | P物質 | 胃や腸のE細胞とC細胞 | 小腸の運動を促進 |
| | ニューロテンシン | 回腸粘膜の細胞 | 腸管の運動を抑制<br>回腸の血流量増加 |

（膵ポリペプチドは「7. 内分泌系」に記載した.）

　消化管ホルモンは，消化管粘膜にある**腸内分泌細胞**で産生され，粘膜内にある毛細血管内に分泌されるペプチドホルモンである．ほかの内分泌細胞と異なり，腸内分泌細胞は，集団をつくることはなく，他の細胞の間に散在している．消化管ホルモンは，消化管への機械的，または化学的刺激により分泌され，消化管の運動や腺の分泌を制御している．

## XI　栄養分の消化と吸収

　食餌の中の栄養分を，細胞が利用できる大きさに分解するはたらきを**消化**という．消化は栄養分の加水分解であり，これにより生じた単糖類，アミノ酸，脂肪酸，グリセリドなどが，小腸粘膜から吸収される．口腔から十二指腸までは，管腔内に分泌される消化酵素による**管腔内消化**が行われる．十二指腸，空腸，回腸では，吸収上皮細胞の細胞膜に含まれる酵素により**膜消化**が行われる．

### 1 消化と吸収

① 管腔内消化（**a**）

　口腔から十二指腸までは，栄養分は，消化管内に分泌される**細胞外酵素**の作用を受けて，消化される．糖類は二糖類まで，蛋白質はオリゴペプチドまで，脂肪は脂肪酸とグリセリドまで分解される．この消化を，**管腔内消化**または**中間消化**という．

② 膜消化

　腸絨毛の表面を覆う**吸収上皮細胞**の自由表面は，**小皮縁**となっている．小皮縁を構成する小皮縁膜には，いろいろな消化酵素が含まれている．小皮縁膜に含まれる酵素を**小皮縁膜酵素**（**終末酵素**，**膜消化酵素**）と呼ぶ．

　管腔内消化で，二糖類まで分解された炭水化物は，小皮縁膜酵素により，単糖類になり，オリゴペプチドまで分解された蛋白質はアミノ酸になって，消化は完成する．この消化は，**膜消化**または**終末消化**と呼ばれる．

③ 吸　収

　消化された栄養分は，吸収上皮細胞の中に取り込まれる．次いで，吸収上皮細胞の基底面から腸絨毛の粘膜固有層に出る（**b**）．腸絨毛の粘膜固有層は**間質**とも呼ばれる．栄養分の吸収上皮細胞内への取り込みや，間質への移動には，輸送体が関与している（**c**）．間質に出た栄養分は，間質内を通る毛細血管や中心リンパ管に吸収され，門［静］脈や腸リンパ本幹に入る．

### 2 炭水化物の消化と吸収

① 消　化（**d**）

　❶ 口腔：唾液のアミラーゼにより，デンプンの一部は麦芽糖まで消化される．
　❷ 十二指腸：膵液のアミラーゼにより，デンプンは麦芽糖に分解される．
　❸ 十二指腸・空腸・回腸：吸収上皮細胞の小皮縁膜酵素により，二糖類は単糖類まで分解される．

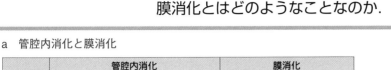

## 消化は管腔内消化と膜消化で行われる.
## 膜消化とはどのようなことなのか.

### a 管腔内消化と膜消化

| | 管腔内消化 | 膜消化 |
|---|---|---|
| 行われる場所 | 口腔, 胃, 十二指腸 | 十二指腸, 空腸, 回腸 |
| 栄養素の消化 | 蛋白質 → オリゴペプチド<br>炭水化物 → 二糖類<br>脂肪 → 脂肪酸 + グリセリド | オリゴペプチド → アミノ酸<br>二糖類 → 単糖類 |

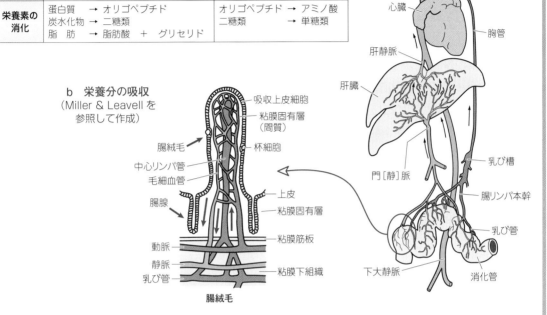

### b 栄養分の吸収
（Miller & Leavell を参照して作成）

腸絨毛

吸収上皮細胞
粘膜固有層（間質）
杯細胞
中心リンパ管
毛細血管
腸腺
上皮
粘膜固有層
動脈
静脈
乳び管
粘膜筋板
粘膜下組織

**腸絨毛**

左内頚静脈
静脈角
上大静脈
左鎖骨下静脈
心臓
胸管
肝静脈
肝臓
乳び槽
門［静］脈
腸リンパ本幹
乳び管
下大静脈
消化管

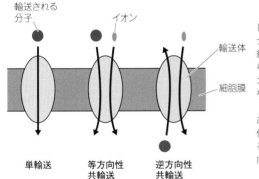

輸送される分子
イオン
輸送体
細胞膜

単輸送　等方向性共輸送　逆方向性共輸送

### c 輸送体による物質の移動
（Pocock & Richards を改変）

　輸送体（トランスポーター）を構成する輸送蛋白質は, 細胞膜を貫通している蛋白質であり, グルコースなどの分子量の小さい有機分子や, ナトリウムイオン（$Na^+$）やカリウムイオン（$K^+$）などの無機イオンと結合すると, 構造変化を起こし, これらの物質を細胞膜の一方の側から他方の側に輸送するはたらきをする. 蛋白質から有機分子や無機イオンなどが離れると, 輸送蛋白質は元の形に戻り, 再び同じサイクルを繰り返す.

　輸送体が, 細胞膜を通して物質を運ぶ様式には, 単輸送と共輸送がある. 単輸送は, ある特定の物質だけを, 細胞膜の一方の側から他方側に運ぶ. 共輸送は, ある特定の物質を, イオンなどとともに輸送するものである. これには, 特定の物質とイオンを同じ方向に運ぶ等方向性輸送と, 反対方向に輸送する逆方向性輸送がある.

　腸絨毛の吸収上皮細胞の細胞膜には, $Na^+$依存性グルコース輸送体（sodium-dependent glucose transporter, SGLT）や$Na^+$非依存性グルコース輸送体（glucose transporter, GLUT）などの輸送体が存在していて, 栄養分の輸送に重要な役割を果たしている.

### d 炭水化物の消化過程

| | 唾液（口腔） | 膵液（十二指腸） | 小皮縁膜酵素（十二指腸, 空腸, 回腸） | 最終分解産物 |
|---|---|---|---|---|
| デンプン | アミラーゼ↓ | アミラーゼ↓ → 麦芽糖 | マルターゼ↓ | → グルコース |
| ショ糖 | | | スクラーゼ↓ | → グルコース フルクトース |
| ラクトース | | | ラクターゼ↓ | → グルコース ガラクトース |

② 吸　収（a, b）

　グルコースとガラクトースは，小皮縁膜に存在しているSGLT1のはたらきで，$Na^+$との等方向性共輸送により，吸収上皮細胞内に輸送され，基底膜にあるGLUT2により間質に出る．フルクトースは小皮縁膜のGLUT5により吸収され，基底膜にあるGLUT5のはたらきで間質に移る．間質に出た単糖類は，毛細血管に入り，粘膜下血管から門［静］脈を経て肝臓に送られる．吸収上皮細胞内に取り込まれた$Na^+$は，ナトリウムポンプ（$Na^+$-$K^+$ ATPase）のはたらきで間質に出る．

### ③ 蛋白質の消化と吸収

① 消　化（b）

**❶** 胃：ペプシンにより，オリゴペプチドまで分解される．
**❷** 十二指腸：膵液の消化酵素により，オリゴペプチドまで分解される．
**❸** 空腸・回腸：オリゴペプチドは，小皮縁酵素によりアミノ酸に分解される．

② 吸　収

　アミノ酸は，単糖類の場合と同様に輸送体により運ばれる．輸送システムは複雑で，小皮縁膜側に7個，基底膜側に5個の輸送体が存在している．間質に入ったアミノ酸は，毛細血管に回収され，門［静］脈を経て肝臓に運ばれる．

### ④ 脂肪の消化と吸収

① 消　化（c）

　食餌中の脂肪は，大部分が中性脂肪で，そのほかに，レシチン，コレステロールなどが含まれる．炭素数が10〜12個以上の長鎖脂肪酸で形成される中性脂肪は，膵リパーゼの作用により長鎖脂肪酸と2-モノグリセリドに分解される．レシチンは，長鎖脂肪酸とリゾレシチンになる．炭素数6〜12個の中鎖脂肪酸でつくられている中性脂肪は，中鎖脂肪酸とグリセリドに分解される．

② 吸　収（d）

**❶** 長鎖脂肪酸と2-モノグリセリドは水に溶けにくいので，**胆汁酸，コレステロール，レシチン，**などと一緒になって**ミセル**と呼ばれる**脂質集合体**となって小腸の管腔内を運ばれ，吸収上皮細胞の小皮縁膜から吸収される．
　　吸収上皮細胞内に入った長鎖脂肪酸と2-モノグリセリドは結合して，中性脂肪になる．リゾレシチンは長鎖脂肪酸と結合してリン脂質となる．中性脂肪，リン脂質，コレステロールは，ゴルジ装置の中で**カイロミクロン（乳状脂粒）**を主体とするリポ蛋白質粒子を形成する．カイロミクロンは，吸収上皮細胞の基底膜から開口放出により間質に放出される．間質に出たカイロミクロンは，大きくて血管壁を通れないので，**中心リンパ管**に入り，**腸リンパ本幹**を通り，**乳び槽や胸管**を経て**静脈**に入る．**油溶性ビタミン類**も，一緒に中心リンパ管に吸収される．
**❷** 中鎖脂肪酸とグリセリドは，水に溶けやすいので，小腸の管腔内を移動して，吸収上皮細胞に吸収される．吸収上皮細胞に入った中鎖脂肪酸とグリセリドは，基底膜より間質に出て，血管に吸収され，門［静］脈を通って肝臓に運ばれる．

## 栄養分の消化と吸収の過程を知ろう.

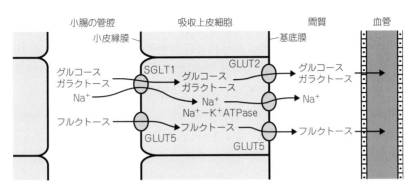

a 単糖類の輸送 (Ganong と Guyton を参照して作成)

b 蛋白質の消化過程

| | 胃 液<br>(胃) | 膵 液<br>(十二指腸) | 小皮縁膜酵素<br>(十二指腸, 空腸, 回腸) | 最終分解産物 |
|---|---|---|---|---|
| 蛋白質 | ペプシン<br>↓ | トリプシン<br>キモトリプシン<br>カルボキシペプチダーゼ<br>↓ | オリゴペプチダーゼ<br>アミノペプチダーゼ | |
| | ───────────────→ オリゴペプチド ───────→ | | | →アミノ酸 |

c 脂肪の消化過程

| | 膵 液 | 最終分解産物 |
|---|---|---|
| | リパーゼ<br>↓ | |
| 長鎖脂肪酸の中性脂肪 | ──── | →長鎖脂肪酸<br>2-モノグリセリド |
| レシチン | ──── | →長鎖脂肪酸<br>リゾレシチン |
| 中鎖脂肪酸の中性脂肪 | ──── | →中鎖脂肪酸<br>グリセリド |

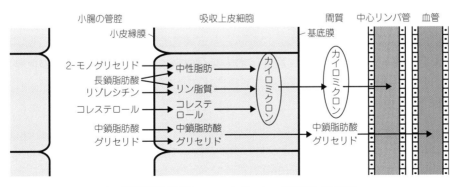

d 脂肪の輸送 (Ganong と Guyton を参照して作成)

# ●セミナー● 胃切除後症候群

　様々な疾患により，胃を切除しなければならないことがある．胃を切除してしまうといろいろな障害がみられる．胃を切除した際にみられる症状を，胃切除後症候群と総称する．

## ① 小胃症状

　胃の容積が小さくなったことによる障害である．少量の食餌で腹部の膨満感を生じ，さらに進んで，左肩痛や悪心などを訴えることがある．

## ② ダンピング症候群

　胃の食餌貯留能が減少したため，食道を通ってきた食餌がいきなり小腸内に入ってくることにより生ずる障害である．食餌摂取後，発症するまでの時間により，早期ダンピング症候群（食中，食直後に発症）と後期ダンピング症候群（食後数時間で発症）とに分けられる．

**❶ 早期ダンピング症候群**：摂取する食餌の多くは，血液に比べるとはるかに水分量が少なく，高い浸透圧を持った高張なものである．高張な食餌が直接小腸に入ってくるため，血管より腸管に水分が移動し，全身の循環血液量が減少する．このため，全身的な脱水症状が起こる．さらに，小腸に急激に食餌が入ってくるため，小腸上部が拡張伸展され，セロトニン，ブラジキニン，消化管ホルモンなどが過剰に放出される．これらの結果，動悸，発汗，めまい，呼吸困難，頭痛，失神などの症状が起こる．

**❷ 後期ダンピング症候群**：食餌が急速に小腸に移動し，炭水化物が急激に吸収されると，高血糖を起こす．これに反応してインスリンの過分泌が起こり，低血糖を起こした状態である．冷汗，全身脱力感，手指の振戦，失神，痙攣などを起こす．

## ③ 欠損症候群

**❶ 胃内因子（ビタミン$B_{12}$）の欠如**：胃液の中には，壁細胞から分泌される胃内因子と呼ばれる糖蛋白質が含まれている．食餌中のビタミン$B_{12}$は蛋白質と結合しており，胃酸により分解されて遊離型のビタミン$B_{12}$となる．遊離型のビタミン$B_{12}$は胃内因子と結合して回腸の末端から吸収される．ビタミン$B_{12}$は，細胞分裂に際してDNAを合成するのに不可欠な物質である．特に，赤血球産生組織はビタミン$B_{12}$の欠乏の影響を受けやすい．ビタミン$B_{12}$が欠乏すると，赤芽球の分裂が阻害されて悪性貧血を起こす．

**❷ 鉄の吸収障害**：食餌中の鉄は，大部分が水酸化第二鉄または有機の第二鉄化合物として存在し，これらは胃酸によりイオン化され，十二指腸から空腸上部の領域で吸収される．胃を切除すると，胃酸がなくなるため鉄の吸収障害が起こりやすい．鉄の吸収障害により鉄欠乏性貧血が起こる．鉄欠乏性貧血の発症は遅く，胃切除後に体内の貯蔵鉄を使い果たしてから生ずることが多い．通常，発症まで数年かかる．

## ④ 栄養障害

　小胃症状による食餌摂取量の減少と，胃切除後における消化障害とによる．消化障害では，脂肪の消化障害が起こりやすい．脂肪の消化障害が起こる原因として，膵臓の外分泌機能の低下，食餌の通過時間と消化液分泌の時間的ずれなどが考えられている．症状として，体重減少，下痢，脂肪便，浮腫などがみられる．

# 9

# 呼吸器系

　呼吸器系は，酸素を取り入れ，二酸化炭素を排出するはたらきをする器官系である．

　多くの動物は，自由に呼吸できる環境で進化してきたため，酸素を備蓄する器官は，発達しなかった．酸素の備蓄ができないので，呼吸は休むことなく，続けなければならない．

##  I 内呼吸と外呼吸

　呼吸には，主に細胞内で行われる内呼吸と，生物体と外界との間で行われる外呼吸がある（a）.

### ① 内呼吸

　構造の複雑なものを，簡単なものに分解するはたらきを**異化**という. 異化の際に，分解される複雑な物質を**基質**と呼ぶ. 異化の過程では，基質を分解する際に，エネルギーが放出される. 異化によりエネルギーを得るはたらきを**呼吸**という.

　異化によりエネルギーを得るはたらきは，主に細胞内で行われるので，**内呼吸（細胞呼吸）**と呼ばれる. 内呼吸には，酸素を必要とする**酸素呼吸（有気呼吸，好気呼吸）**と，酸素を必要としない**嫌気呼吸（無気呼吸）**がある. 多くの動物では，酸素呼吸が行われており，生きて行くために酸素が必要になる. 酸素呼吸の結果，二酸化炭素がつくられる.

### ② 外呼吸

　内呼吸に必要な酸素は，外界から取り入れなければならないし，内呼吸の結果できた二酸化炭素は，体外に排出しなければならない. 酸素を外界から取り入れ，二酸化炭素を体外に排出するはたらきを**外呼吸**といい，外呼吸のための器官系を**呼吸器系**と呼ぶ.

　内呼吸の行われる細胞と外呼吸を行う呼吸器系の間は，血管の中を流れる血液がつないでいる.

## II 呼吸器系の構成

　呼吸器系は，ガス交換の行われる**呼吸部**と，呼吸部までの空気の通路である**気道**に大別される（b）. 気道は，位置的に上気道と下気道に分けられる. **上気道**は鼻腔であり，**下気道**は，喉頭，気管や気管支およびその枝より構成される.

　上気道と，下気道および呼吸部は，起源が異なっている（c）. 私たちの遠い祖先が，水の中で生活していて，鰓で呼吸をしていた時代には，鼻腔は，嗅覚専用の器官であって，行き止まりの腔所であった. 進化の過程で，肺で呼吸する動物が出現すると，鼻腔が後下方に広がって咽頭とつながるようになった. この時点で鼻腔は，嗅覚器としてのはたらきのほかに，気道としても用いられるようになった. これに対して下気道と呼吸部は，胎生期に，消化管の腹側壁の一部が，呼吸器憩室として前下方に突出して形成されたものである（d）.

　上気道と下気道の間には，咽頭が介在している. 鰓で呼吸する動物では，咽頭は，口腔と食道の間に広がる腔所であり，消化器系の一部であった. 肺で呼吸する動物が出現すると，咽頭は，上気道と下気道を連結する役割も果たすようになり，呼吸器系の一部としてのはたらきもするようになった（咽頭は，「8. 消化器系」参照）.

　呼吸器系は，外呼吸が主要なはたらきであるが，そのほかにも，酸塩基平衡の維持など，いくつかの機能を果たしている.

# 呼吸には内呼吸と外呼吸がある.
# 呼吸器系の構成を知ろう.

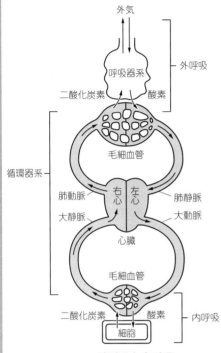

**a 外呼吸と内呼吸**
(Schmidt & Thews を改変)
　外呼吸を行う呼吸器系と, 内呼吸を行う細胞の間は, 血管の中を流れる血液がつないでいる.

**参考 呼吸器系のはたらき**
❶ 二酸化炭素と酸素のガス交換.
❷ 酸塩基平衡の調整.
❸ 呼気により, 熱と水分を外に逃がす.
❹ 発声に関与.
❺ 嗅覚の受容(「13. 感覚器系」参照).

**参考 呼吸商 (RQ)**
　定常状態において, 単位時間内に排出される二酸化炭素の量と, 消費される酸素の量の比を呼吸商という. 呼吸商は, エネルギー源となる物資により, ほぼ決まっている.
　グルコースの燃焼式は
$$C_6H_{12}O_6+6O_2 \rightarrow 6CO_2+6H_2O$$
である. 呼吸商は
$$RQ=6CO_2/6O_2=1.0$$
となる. 脂肪については, 例えばパルミチン酸の燃焼式は
$$C_{15}H_{31}COOH+23O_2 \rightarrow 16CO_2+16H_2O$$
であり, 呼吸商は
$$RQ=16CO_2/23O_2=0.70$$
である. 蛋白質については, 種々のアミノ酸のRQの平均値から, 0.80である.
　吸気と呼気を分析すれば, どのような物質が代謝されているかをある程度推測することができる.

**各栄養素が代謝されることにより発生する熱量, 消費酸素量, 排出二酸化炭素量, および呼吸商**

| 栄養素 | 発生する熱量(kcal/g) | 消費酸素量(L/g) | 排出二酸化炭素量(L/g) | 呼吸商 |
|---|---|---|---|---|
| 糖 質 | 4.1 | 0.75 | 0.75 | 1.0 |
| 脂 質 | 9.3 | 2.01 | 1.39 | 0.70 |
| 蛋白質 | 4.2 | 0.94 | 0.75 | 0.80 |

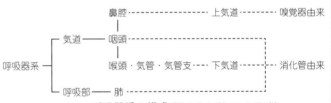

**c 呼吸器系の構成** (藤田を参考にして作成)

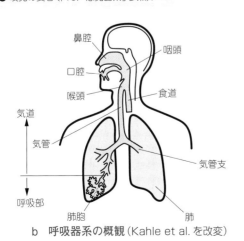

**b 呼吸器系の概観** (Kahle et al. を改変)

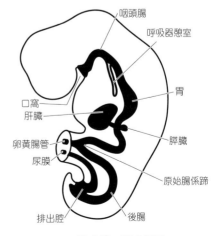

**d 発生第4週の胚子**
(Langman を改変)

# Ⅲ 鼻　腔

嗅覚器系としてのはたらきと，呼吸器系としてのはたらきを併せ持った腔所である．

## ■1 鼻　腔（くう）

### ① 形　態

鼻腔は，**外鼻孔**から**後鼻孔**までの腔所で，（狭義の）鼻腔と鼻前庭より成る（a）．正中部に伸びる**鼻中隔**により，左右に分けられている（b）．

内側壁は平滑であるが，外側壁からは**上鼻甲介**，**中鼻甲介**および**下鼻甲介**が内下方に向かって伸び，鼻腔を**上鼻道**，**中鼻道**，**下鼻道**に分けている．鼻腔の上部は嗅覚の受容器になっている．

### ② 鼻粘膜

鼻腔壁の上部を占める嗅部（きゅう）と，それ以外の鼻腔壁を覆う呼吸部とに分けられる．

❶ **鼻粘膜嗅部（嗅粘膜）**：嗅覚の受容器であり，鼻腔の上壁から中鼻甲介の上部にかけての領域，および鼻中隔の上部を占める領域で，黄色をしている（「13. 感覚器系」参照）．

❷ **鼻粘膜呼吸部**：深紅色をした領域である．上皮は多列線毛円柱上皮で，多数の杯細胞を含んでいる（c, d）．粘膜固有層には豊富な毛細血管叢があり，鼻腔に入ってきた空気を暖めるはたらきをしている．ここには，多数のリンパ浸潤やリンパ小節が分布している．粘膜下組織には混合線である**鼻腺**がみられる．鼻腺と杯細胞の分泌物により鼻粘膜の表面は絶えず湿っている．この湿り気は，吸気に湿度を与え，吸気に含まれる塵埃を吸着するはたらきをしている．

鼻腔と鼻前庭の境界部には，多くの毛細血管が分布している**キーゼルバッハ部位**と呼ばれる所がある．ここは鼻出血を起こしやすい．

## ■2 副鼻腔

鼻腔を取り囲む骨の中には多数の腔所がある．この腔所群を**副鼻腔**と総称する（e, f）．副鼻腔には**篩骨洞**，**前頭洞**，**上顎洞**，**蝶形骨洞**などがあり，いずれも鼻腔と交通している．

副鼻腔の機能は，(a)動物によっては，嗅覚器の一部となっている，(b)顔面を軽くする，(c)声の共鳴器となる，などである．

# Ⅳ 喉　頭

体表から見ると，喉頭隆起（ノドボトケ，アダムの林檎）を中心とした領域である．喉頭口から気管までの円筒状の領域であり，気道の一部をなすとともに，発声器としてのはたらきもする．

喉頭は，思春期になると，男女の間で差異を生ずる．男性では，アダムの林檎が突出し，声帯ヒダが長くなり，"声変わり"が起こる．

# 鼻の構造を知ろう.

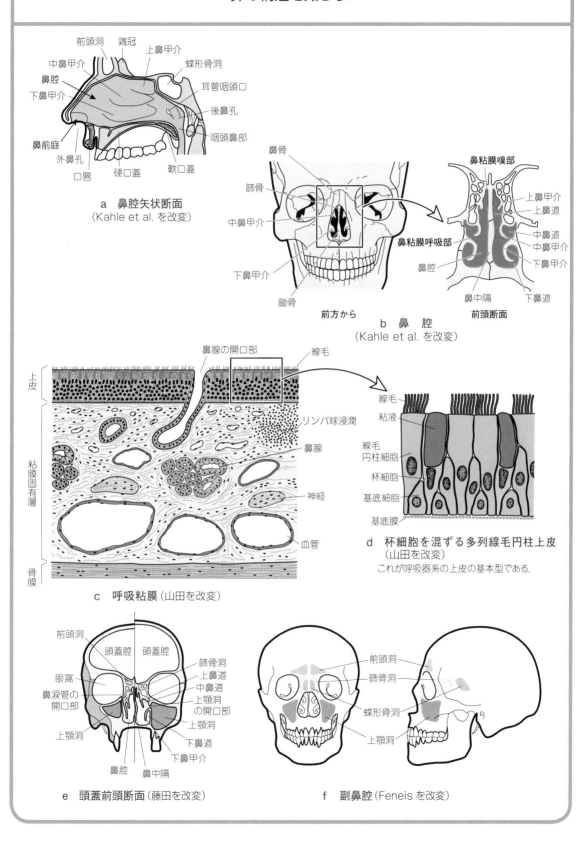

a 鼻腔矢状断面
（Kahle et al. を改変）

b 鼻 腔
（Kahle et al. を改変）

c 呼吸粘膜（山田を改変）

d 杯細胞を混ずる多列線毛円柱上皮
（山田を改変）
これが呼吸器系の上皮の基本型である.

e 頭蓋前頭断面（藤田を改変）

f 副鼻腔（Feneis を改変）

## **1 喉頭軟骨と喉頭筋**

喉頭壁は，**喉頭軟骨**により枠組みがつくられており，内腔は絶えず開いている．喉頭軟骨は関節や靱帯により結合しており，これに多くの**喉頭筋**が付いている．

### ① 喉頭軟骨（a）

喉頭の構造を支えているものであり，甲状軟骨，輪状軟骨などの6種の軟骨から成っている．

- ❶ 甲状軟骨：後外方に伸びる**右板**と**左板**より成る．右板と左板の後外側端は，上下に突出する**上角**と**下角**になっている．両板の合する正中部の上部は，**上甲状切痕**という深い切れ込みがある．上甲状切痕の底部は，前方に突出して**喉頭隆起（ノドボトケ，アダムの林檎）**を形成している．ノドボトケは，喉骨（ノドボネ）がなまった呼びかたである．
- ❷ 輪状軟骨：甲状軟骨といちばん上の気管軟骨の間にあるリング状の軟骨である．[**輪状軟骨**]**弓**と呼ばれる前方の狭い領域と，[**輪状軟骨**]**板**と呼ばれる後方の広い部分から成る．
- ❸ 披裂軟骨：輪状軟骨の上にある三角錐状の1対の軟骨である．声帯ヒダの後方の付着部となっており，発声の際に重要な役割を果たす．
- ❹ 喉頭蓋軟骨：喉頭蓋の中にある扁平な軟骨で，後面がくぼんだサジ状をしている．

### ② 喉頭筋（b）

喉頭には，甲状披裂筋，後輪状披裂筋，外側輪状披裂筋など8種の筋がある．これらの筋は，喉頭軟骨相互の間，または喉頭軟骨と舌骨や胸骨の間に張っており，喉頭の形を変えるはたらきをしている．喉頭の筋は横紋筋で，いずれも**迷走神経**の支配を受けている．迷走神経が障害されると，喉頭の運動ができなくなり，声がかれたり，場合によっては窒息したりするおそれがある．

## **2 喉頭腔と粘膜ヒダ（c, d）**

喉頭の内部は**喉頭腔**と呼ばれ，喉頭口に始まり，輪状軟骨の下縁で気管腔に続く．外側壁には，**室ヒダ（前庭ヒダ，仮声帯）**と，**声帯ヒダ**という2対のヒダが前後方向に走っている．この2つのヒダを基準にして，喉頭腔を室ヒダより上方の**喉頭前庭**と，声帯ヒダより下方の**声門下腔**とに分ける．室ヒダと声帯ヒダの間は外方に突出して**喉頭室**を形成している．喉頭蓋や声帯ヒダの一部は重層扁平上皮，それ以外は，多列線毛上皮により覆われる．多くの喉頭腺が分布している．

- ❶ 室ヒダ（前庭ヒダ）：声帯ヒダの上方にある厚いヒダで，内部には，甲状軟骨と披裂軟骨の間に張っている**前庭靱帯**が通っている．左右の室ヒダの間を**前庭裂**と呼ぶ．
- ❷ 声帯ヒダ：披裂軟骨から甲状軟骨の裏面に達するヒダで，粘膜，声帯靱帯，声帯筋より構成される．声帯ヒダの内側縁を**声帯唇**と呼び，左右の声帯唇の間を**声門裂**という．声門裂と声帯ヒダを合わせて**声門**という．声門裂の形は，披裂軟骨が喉頭筋の作用により回転することによって変化する．発声時には，左右の声帯ヒダは相接し，声門裂は閉じている．安静呼吸時には声門裂は三角形に開いており，深呼吸時には多角形になる．
- ❸ 発声：声門裂が閉じ，その間を空気が通ると，空気により声帯唇が振動して声が出る．声量は気流の強さに関係し，声の高さは振動数により決まるが，声帯ヒダの長さや厚さ，緊張度により変化する．発声に際して，気管，咽頭腔，口腔，鼻腔などが共鳴器としてのはたらきをする．

## 喉頭の構造を知ろう.

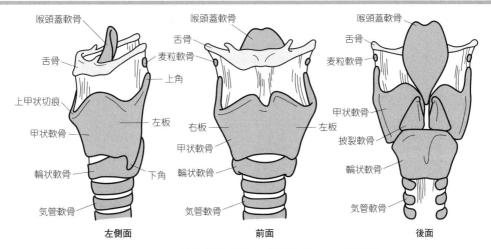

a 喉頭軟骨（Mitchell & Patterson を改変）

左側面　　前面　　後面

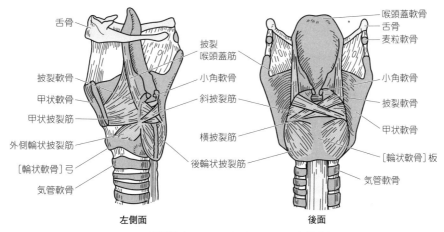

b 喉頭筋（Mitchell & Patterson を改変）

左側面　　後面

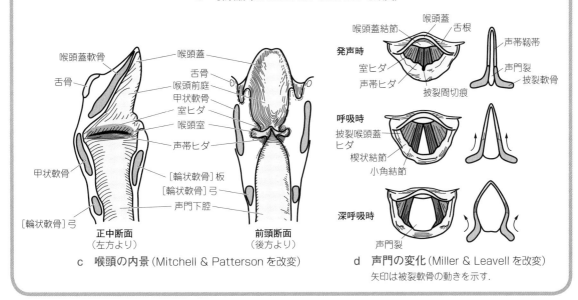

c 喉頭の内景（Mitchell & Patterson を改変）

正中断面（左方より）　　前頭断面（後方より）

d 声門の変化（Miller & Leavell を改変）
矢印は被裂軟骨の動きを示す.

発声時　呼吸時　深呼吸時

##  V 気管と気管支

### ① 外 形（a, b）

　気管は，長さ約10cm，左右幅は2cmの半円筒状の管で，心臓の後方で左右の気管支に分かれる．気管が左右の気管支に分かれるところを**気管分岐部**という．

　**気管支**は，左右で形態学的な違いがある．右気管支は太く，長さは約3cmで，かつ正中面と成す角が小さい．左気管支は細く，長さは4～5cmあり，正中面と成す角が大きい．このため，誤飲した異物は右気管支に詰まることが多い．

### ② 構 造（c, d）

　気管や気管支の内面は，粘膜に覆われる．粘膜上皮は，杯細胞を混じた**多列線毛円柱上皮**である．粘膜固有層は，弾性線維の多い結合組織である．粘膜下組織には，多くの**気管腺**や**気管支腺**が分布している．これらの腺の分泌液は，吸気中に含まれる塵埃を吸着し，上皮細胞の線毛により喉頭に運ばれ，痰として喀出される．

　前壁と外側壁では，粘膜の下に，輪状靱帯でつながった**気管軟骨**や**気管支軟骨**があり，管壁の支柱となっている．後壁は**膜性壁**である．膜性壁では，粘膜の下に内方の横走筋と，外方の縦走筋より成る筋層がある．横走筋は，気管や気管支の太さを調節している．

　気管の外表面は，結合組織性の外膜で覆われる．

## VI 肺

　ガス交換が行われる所である．肺におけるガス交換を**換気**という．

### ■1 外 形（e）

　肺は縦隔の左右両側にある1対の実質性器官であり，左右の胸腔を満たしている．肺は，左右で，外形が違っている．心臓が左に偏っているので，左肺は細くて長い．肝臓の右葉は上方に大きく隆起しているので，右肺は太くて短い．肺の大きさにも違いがあり，左肺は右肺より小さい．両肺の体積比は，右が6で，左が5の割合である．左肺は，容積900mLで，重量は450gあり，右肺は容積1,000mLで，重量は500gである．

　肺は先端を上方に向けた錐体に近い形をしている．肺の上端と下面をそれぞれ，**肺尖**および**肺底**と呼ぶ．肺尖は鎖骨の上方約2cmに達している．肺底は呼吸に伴い数cm上下する．肺には，**肋骨面**，**横隔面**，および縦隔に面した**内側面**の3面を区別することができる．

　内側面のほぼ中央に**肺門**がある．肺に出入りする気管支，肺動・静脈，気管支動・静脈，神経，リンパ管などは結合組織に包まれて**肺根**となり，一束になって肺門から出入りしている．

気管と気管支の構造を理解しよう.
肺の外形を理解しよう.

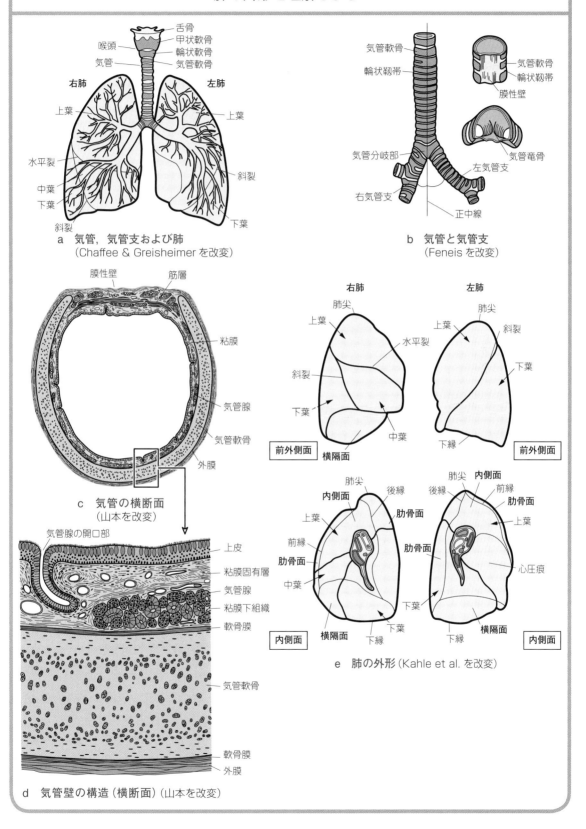

a 気管, 気管支および肺
（Chaffee & Greisheimer を改変）

b 気管と気管支
（Feneis を改変）

c 気管の横断面
（山本を改変）

d 気管壁の構造（横断面）（山本を改変）

e 肺の外形（Kahle et al. を改変）

　**右肺**は**水平裂**と**斜裂**により**上葉**，**中葉**，**下葉**の３葉に分けられ，**左肺**は**斜裂**（葉間裂）により上葉と下葉の２葉に分かれている．水平裂と斜裂は非常に深く，各肺葉をほぼ完全に分断している．

## ② 肺の構造

　肺の表面は臓側胸膜に覆われる．臓側胸膜は，中皮と漿膜下組織より成る．漿膜下組織の一部は，小葉間結合組織として肺内に進入し，実質を多くの小葉に分けている．成人の小葉間結合組織には，多数の黒い煤煙が沈着している．肺の表面には，黒い小葉間結合組織に囲まれた内径1〜3cmの多角形の紋理が認められる．この紋理に囲まれた領域が表面から見た肺小葉である．肺は，終末部を呼吸部，導管を気道とした複合胞状腺であると考えることができる．分泌物は二酸化炭素である．

### ① 気管支の分枝（a）

　肺門を入った気管支は，肺内で細かく分枝する．分枝するに従って管壁の構造が変わっていく．
　管壁の違いに基づいて，(a)**気管支**-(b)**葉気管支**-(c)**区[域]気管支**-(d)**区[域]気管支枝**-(e)**細気管支**-(f)**小葉間細気管支**-(g)**終末細気管支**-(h)**呼吸細気管支**-(i)**肺胞管**-(j)**肺胞囊**，と名前が変わり，最後はブドウの房のような**肺胞**に終わる．気管から数えると，終末細気管支は12〜18代目の分枝になる．管の直径も次第に小さくなり，気管は15〜18mmであるのに，終末細気管支になると15μmくらいになる．分岐した気管支は，全体の形が，枝を広げた樹木に似ているので，**気管支樹**と呼ばれる．

### ② 葉気管支と区[域]気管支（b）

　肺門を入ると，右の気管支は3本，左は2本の**葉気管支**に分かれて肺葉に入る．葉気管支は肺葉の中で，**区[域]気管支**に分枝する．区[域]気管支の枝が分布する範囲を**肺区域**といい，底面を肺表面に向け，頂点を肺門に向けた円錐形をしている．それぞれの肺区域には，それ専用の肺動脈の枝が分布している．肺区域は，肺の部分切除などをする際の単位となる．

### ③ 細気管支と肺小葉

- ❶ 細気管支：直径が1mm以下の気管支の枝である．このレベルになると，上皮は単層円柱上皮に変わる．軟骨はなくなり，これに代わって平滑筋細胞が増えてくる．このため喘息などの際に平滑筋が収縮すると，空気の通路が閉鎖してしまう．細気管支は，分かれて**小葉間細気管支**となる．小葉間細気管支は**終末細気管支**に分かれ，終末細気管支は分枝して**呼吸細気管支**となる．呼吸細気管支には，少数の肺胞が付いており，ガス交換が行われる．厳密な意味での呼吸部は，肺胞が存在する呼吸細気管支から始まる（c, d）．
- ❷ 肺小葉：呼吸細気管支の枝が分布する領域を**肺小葉**と呼ぶ（e, f）．肺小葉は，尖端を肺門に向け，底面を肺の表面に向けた直径約1〜3cmのピラミッド状の領域で，周囲は小葉間結合組織で包まれている．肺小葉は，肺の構成単位であり，肺は約6万の肺小葉より構成される．
　気管支の枝と伴走してきた肺動脈の枝は，肺小葉に入ると肺胞の外表面を取り巻くように走り，肺静脈に移行する．肺動脈には静脈血が流れている．肺胞の外表面を走る間に血管内の静脈血と肺胞内の空気の間でガス交換が行われる．ガス交換を終えて動脈血が流れる肺静脈は肺胞から離れ，小葉間結合組織内を通る．

# 肺の内部構造を理解しよう.

右肺　　　　　　　　　左肺

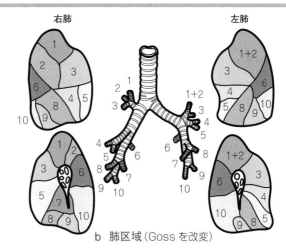

b　肺区域 (Goss を改変)

| | |
|---|---|
| 1　肺尖区，肺尖枝 | 1+2　肺尖後区，肺尖後枝 |
| 2　後上葉区，後上葉枝 | 3　前上葉区，前上葉枝 |
| 3　前上葉区，前上葉枝 | 4　上舌区，上舌枝 |
| 4　外側中葉区，外側中葉枝 | 5　下舌区，下舌枝 |
| 5　内側中葉区，内側中葉枝 | 6　上-下葉区，上-下葉枝 |
| 6　上-下葉区，上-下葉枝 | 8　前肺底区，前肺底枝 |
| 7　内側肺底区，内側肺底枝 | 9　外側肺底区，外側肺底枝 |
| 8　前肺底区，前肺底枝 | 10　後肺底区，後肺底枝 |
| 9　外側肺底区，外側肺底枝 | |
| 10　後肺底区，後肺底枝 | |

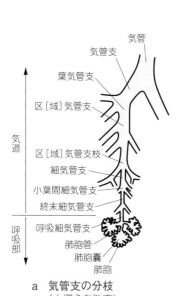

a　気管支の分枝
（本郷らを改変）

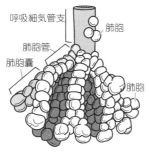

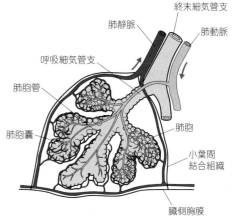

c　呼吸細気管支と肺胞
（Garven を改変）
肺の顕微鏡写真に基づいて
作成.

d　肺小葉概観
（Garven を改変）
立体模式図.

e　肺小葉の構造
（Spalteholz & Spanner を改変）

　肺小葉は，呼吸細気管支とその枝全体が，小葉間
結合組織で包まれたものであり，これが肺の構成単
位である.
　肺動脈の枝は多くの枝に分かれて肺胞の表面に分
布し，ガス交換をした後，肺静脈に移行する. ガス
交換を終えた血液が流れる肺静脈は肺胞から離れて
小葉間結合組織に沿って走り，小葉から出ていく.
　矢印は，血流の方向を示す.

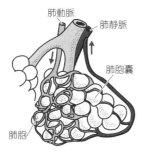

f　肺胞と血管
（Mitchell & Patterson を改変）

④ 肺胞管と肺胞嚢

　　肺小葉の中で，呼吸細気管支は分枝して肺胞管となる．**肺胞管**は，多数の肺胞が付いた管である．管壁は単層扁平上皮と，平滑筋細胞を含んだ結合組織より成る．肺胞管の先は，数個の肺胞が集まって嚢状になった**肺胞嚢**である．

⑤ 肺　　胞

　　肺胞は，直径0.1〜0.2 mmの半球形をした嚢であり，ヒトの肺には約3億個ある．小さい肺胞が多数あるため，肺胞の面積は非常に広くなり，広げるとテニスコート約1面分になる．肺胞は，肺胞上皮と基底膜より構成される．基底膜の外方は間質と呼ばれる結合組織が取り囲んでいる．

- ❶ 肺胞上皮：肺胞の内表面は1層の肺胞上皮に覆われる．肺胞上皮は**呼吸上皮細胞**と**大肺胞上皮細胞**より成る（a）.
  - (a) 呼吸上皮細胞（**扁平肺胞上皮細胞，Ⅰ型肺胞上皮細胞**）：基底膜上に広がる薄い扁平な細胞であり，肺胞内面の大部分を覆っている．ガス交換は，この細胞を介して行われる．
  - (b) 大肺胞上皮細胞（**顆粒肺胞上皮細胞，Ⅱ型肺胞上皮細胞**）：呼吸上皮細胞の間に散在する．球形をした細胞で，表面には微絨毛があり，細胞質には**層板小体**と呼ばれる封入体がみられる．
    　　肺胞の内表面は，薄い液体の層に覆われている．液体には，表面積を小さくしようとする性質がある．この性質を**表面張力**という．表面張力のために，肺胞は収縮してしまう傾向がある．肺胞が収縮するのを防ぐために，層板小体には，表面張力を低下させるはたらきを持った，表面活性剤が含まれている．表面活性剤を含んだ液が，肺胞内表面の薄い液体層の表面を覆うことにより，肺胞が収縮してしまうのを防いでいる．表面活性剤の主成分は，レシチンを含むリポ蛋白質である．
- ❷ 間質：肺胞の外周を取り囲む結合組織である．間質は，線維芽細胞，弾性線維，およびこの間を走る多数の毛細血管より成るが，筋細胞はない．このため肺胞壁には，弾力性はあるが，運動性はない．呼吸運動による胸腔内圧の変化により，肺胞の大きさが受動的に変わることによって，空気の出し入れが行われている．
- ❸ 肺胞大食細胞：肺胞内に出現するマクロファージである．外気に含まれる塵埃を取り込んでいるので，**塵埃細胞**とも呼ばれる．

### ❸ 肺の血管

　　肺には，全身を循環する血液量とほぼ同じ量の血液が，循環している．肺に分布する血管には，肺動脈と肺静脈，および気管支動脈と気管支静脈の2系統の血管がある（b，c）.

- ❶ 肺動脈と肺静脈：ガス交換のための**機能血管**である．静脈血が流れる肺動脈は，気管支の枝に沿って走り，肺胞の外表面に毛細血管網を形成する．この毛細血管内の血液と肺胞内の空気の間でガス交換が行われる．ガス交換を終え，動脈血が流れる静脈は，小葉間結合組織に沿って走り，集まって肺静脈となって，肺を出て左心房に入る．これが**肺循環**である．
- ❷ 気管支動脈と気管支静脈：肺に栄養分を供給する**栄養血管**である．気管支動脈は，胸大動脈の枝で，気管の枝に沿って走り，多くの枝を出す．これらの枝は，気管支静脈にまとまって肺を出て，右は奇静脈に，左は肋間静脈または副半奇静脈に入る．気管支動脈から気管支静脈に至る循環を**気管支循環**という．

## 酸素と二酸化炭素が交換される仕組みを理解しよう.

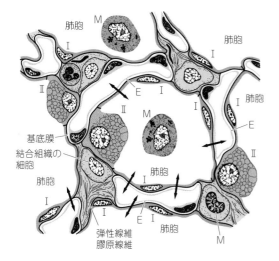

### a　肺胞の構造（Ham & Cormackを改変）

Ⅰ：呼吸上皮細胞，Ⅱ：大肺胞上皮細胞
M：大食細胞，E：毛細血管の内皮
矢印は，ガス交換の行われる場所を示す.

---

**参考　肺胞中隔**

　隣接する肺胞の間の隔壁を肺胞中隔という. 肺胞中隔は，両側を肺胞の上皮細胞とその基底膜に覆われる. 基底膜の下には，毛細血管が密に分布している. 毛細血管の間を，弾性線維や膠原線維を含む結合組織が満たしている. 結合組織には，少数の結合組織の細胞や大食細胞が分布している.

　弾性線維や膠原線維は，肺胞壁や毛細血管を結合したり，支えたりするはたらきをしている. このほかに，弾性線維は，肺胞壁の伸展や収縮に関与している. 膠原線維は，肺胞壁が過度に伸展することを防いでいる.

　肺胞中隔には，所々に，直径10〜15μmの中隔孔がある. この小孔は，コーン（Kohn）孔とも呼ばれる. 中隔孔により肺胞は，互いに交通している.

　肺胞中隔の厚さは，年齢とともに薄くなる.

---

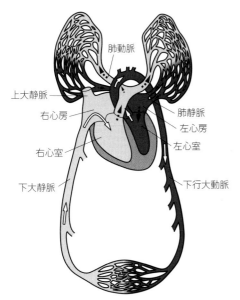

### b　肺循環（··▶）と体循環（⇨）（Ganongを改変）

　全身を循環して多くの二酸化炭素を含む血液は，右心房から右心室を経て肺動脈を通って肺に入る. 肺で二酸化炭素を排出して，多くの酸素を取り入れた血液は肺静脈を通り，左心房，左心室を経て大動脈を通って全身に送られる.

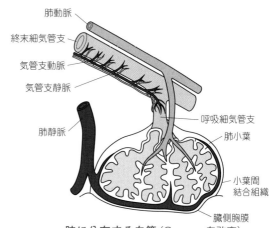

### c　肺に分布する血管（Ganongを改変）

　肺には2系統の血管系が分布している. この2つの血管系ははたらきが違っている.

❶ 肺動脈と肺静脈：機能血管とも呼ばれ，肺の機能であるガス交換に関与している血管系である. 多くの二酸化炭素を含んだ静脈血は肺動脈を通って肺に運ばれ，二酸化炭素を排出して，酸素を取り入れ動脈血になる. 動脈血は肺静脈を通って心臓に入り，全身を循環する.

❷ 気管支動脈と気管支静脈：栄養血管とも呼ばれる. 気管支動脈は気管支や肺胞に栄養分を運び，気管支静脈は気管支や肺胞で生じた老廃物を運び去るはたらきをしている.

# Ⅶ 胸膜と縦隔

胸腔には，左右の肺と縦隔が入っている．縦隔には，心臓，血管，気管，食道などが含まれる．

**① 胸膜（肋膜）と胸膜腔（a〜c）**

胸膜は肺の表面と胸壁の内面を覆う漿膜であり，臓側胸膜と壁側胸膜より成る．**臓側胸膜**は，肺の表面に密着している膜で**肺胸膜**とも呼ばれ，肺門を除く肺の全表面を覆っている．臓側胸膜は肺門から肺底に向かって引いた線で折り返して，胸壁の内面を覆う壁側胸膜に続いている．折り返しの所は**肺間膜**と呼ばれ，胸膜が二重になったヒダとなっている．**壁側胸膜**は，部位により，**肋骨胸膜，横隔胸膜，縦隔胸膜**に分けられ，肺を周囲に固定するはたらきをしている．

臓側胸膜と壁側胸膜で囲まれた所を**胸膜腔**と呼び，少量の**胸膜液（胸水）**が含まれている．胸膜液は潤滑剤の役割を果たしており，呼吸の際に生ずる摩擦を減らすはたらきをしている．

**② 胸膜の構造**

胸膜の表面は滑沢で，単層扁平上皮である**漿膜上皮（中皮）**に覆われ，その下方には，漿膜下組織がある．漿膜下組織は，弾性線維や膠原線維に富む**結合組織**であり，肺，胸壁，横隔膜，心膜などと結合している．臓側胸膜の漿膜下組織の一部は，**小葉間結合組織**として肺の中に入り，実質を多くの小葉に分けている．

**③ 縦隔**

縦隔は縦方向の隔壁という意味で，胸腔を左右に分ける障壁となっている．前方は胸骨，後方は椎体であり，上方は胸郭上口を経て頚の尾側部に続き，下方は横隔膜である．縦隔には心臓，胸腺，食道，気管，迷走神経，交感神経幹，胸大動脈，奇静脈，半奇静脈，胸管などが入っている．

# Ⅷ 呼吸運動と肺気量

空気を吸い込むことを**吸息**といい，吐き出すことを**呼息**と呼ぶ．吸息と呼息を繰り返すことが**呼吸運動**である．肺胞には筋がないため，自ら伸縮することができない．このため，肺胞に空気を出し入れするためには，胸郭や横隔膜が変化して，胸腔の容積を大きくしたり，小さくしたりする必要がある（d, e）．胸郭の形態を変える肋間筋や横隔膜を**呼吸筋**と総称する．

**1 吸 息**

吸息は，胸郭の拡張や，横隔膜の収縮により胸腔の容積を増大することにより行われる．

● 吸息筋である外肋間筋の収縮：肋骨は，脊椎との間の関節を軸にして上方に持ち上げられる．この結果，胸骨は前方に，下位肋骨は側方に張り出し，胸郭の前後径と左右径が増大し，胸腔の容積が大きくなる．

# 呼吸の仕組みを理解しよう.

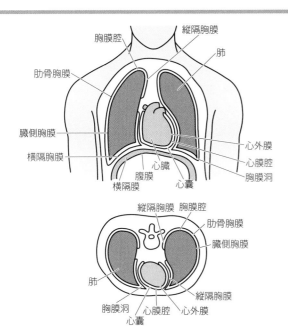

a 胸膜:前頭断面(上)と横断面(下)(藤田を改変)

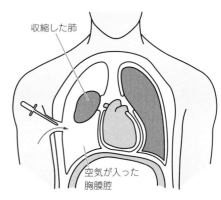

b 気 胸(藤田を改変)

胸膜腔が陰圧であるために,肺は胸壁や横隔膜に吸いつけられるようにして広がっている.胸壁や肺の傷害により胸膜腔に空気が入ると,肺は自らの弾性により小さく収縮してしまう.このようになった状態を気胸という.気胸になると,肺は伸縮できなくなり,呼吸ができなくなる.

c 胸膜腔

胸膜腔は,臓側胸膜と壁側胸膜の間にある狭い腔所で,陰圧になっている.2枚の胸膜の間には胸膜液が含まれており,互いに滑らかに滑るが,陰圧であるため,この2枚を引き離すことはできない.このため,胸郭や横隔膜の形態が変化すると,肺は受動的に大きくなったり,小さくなったりして,空気を吸い込んだり,吐き出したりしている.2枚の胸膜がぴったりとくっついていることが,呼吸運動には不可欠である.

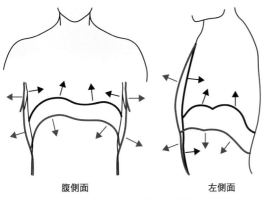

d 呼吸運動に伴う胸壁と横隔膜の変化
━は吸息時,━は呼息時.
(Kahle et al. を改変)

e 呼吸の機序

胸郭や横隔膜の変形に従って肺の容積が変化する.肺の容積が変化すると,それに従って肺の内圧が変化する.内圧の変化を平衡化するために気体が動く.肺への空気の出入りは,受動的に行われる一連の物理的なプロセスである.

横隔膜や外肋間筋が収縮すると,胸郭が広がる.胸郭が広がると,肺は胸腔に引かれて大きくなる.肺が大きくなると,肺の内圧が下がって外気圧より低くなるので,肺の内圧が外気圧と等しくなるまで外の空気が肺の中に入り込む.

呼息の際には,胸腔の容積が小さくなり,肺の内圧は外気圧より高くなるので,肺の空気は外に出ていく.

空気は圧の高い方から低い方に向かって,まったく他動的に移動する.

**参考 肋骨の意義**

吸気時には,胸腔が拡張するため胸腔内圧は外気圧より低くなる.この結果,肺は拡張するとともに,胸壁は内方に凹むような力を受ける.この際,胸壁が凹まないように,胸壁を支えるはたらきをしているのが,肋骨である.

肋骨は,胸椎のみならず,頚椎や腰椎にも存在していた.元来のはたらきは,内部にある器官を保護することであった.しかし,肋骨は体の運動の妨げになるので,胸椎以外では,進化の過程で退化してしまった.肋骨の痕跡は,頚椎や腰椎などに残っている.胸椎では呼吸のために必要であるので,肋骨が残存している.

❷ 横隔膜の収縮：横隔膜のドーム状の隆起が平坦になり，胸腔が広くなる.

　吸息筋や横隔膜のはたらきで胸腔の容積が変化する. 肺への空気の流入は，胸腔の容積の変化に伴って，受動的に行われる. 胸腔は閉鎖空間であるため，胸腔の容積が大きくなると，胸腔の中に入っている肺の容積も大きくなる. 肺の容積が大きくなると，肺の中にある肺胞も，周囲から引き伸ばされて容積が大きくなる. 肺胞の容積が大きくなると，空気は，肺胞の中に吸い込まれることになる.

　吸息に際して，肋間筋が主に活躍する場合を**胸式呼吸（肋骨呼吸）**と呼び，横隔膜が主になっているものを**腹式呼吸（横隔膜呼吸）**という.

## 2 呼　息

肺の持つ弾性により行われる.

❶ 安静呼吸をしているとき：呼息の際に，呼息筋がはたらくことはない. 吸息筋が弛緩すると，胸郭の重みで肋骨は下がり，胸骨が下後方に移動して胸腔は小さくなる. 横隔膜も弛緩して頂部が上がる. 胸腔が小さくなると，胸膜腔の内圧が上昇し，肺は自分の持っている弾性と肺胞内面の表面張力により縮小する. 肺が縮小する結果，肺胞は小さくなり，肺胞内圧は大気圧より大きくなって，肺胞内の空気は気道を通って外に出る.

❷ 強く呼息する必要があるとき：内肋間筋が作用して胸腔の容積を小さくするとともに，腹壁の筋を収縮させて腹圧を上げる.

## 3 肺気量

肺の中に入っているガスの量を**肺気量**という. 肺気量を測定することにより肺機能を知ることができる.

### ① 肺気量の区分（a, b）

　1回換気量，予備吸気量，予備呼気量，肺活量，努力性肺活量，1秒量（3秒量）と1秒率（3秒率），残気量，機能的残気量，全肺気量などがあり，肺機能を知るための指標になる.

### ② 死　腔

　肺の中にある空気のうちで，ガス交換に関わっているのは，肺胞内の空気のみである. ガス交換に直接関与していない部分の容積を**死腔**という. 死腔を満たしている空気は，ガス交換には関与していないが，吸気を暖め，加湿し，塵埃を除去するはたらきをするとともに，外気が肺に入り込む際に，適当な抵抗を与えて急激に肺胞が拡張するのを防止する役割もしている. 死腔には，解剖学的死腔と，生理学的死腔がある. 正常では，死腔は1回換気量の30％を占める.

❶ 解剖学的死腔：鼻腔，咽頭，喉頭，気管，気管支から終末細気管支に至るまでの気道をまとめて解剖学的死腔という. 全肺気量から肺胞の容積を引いたものであり，約150 mLである.

❷ 生理学的死腔：ガス交換に関与していないガスの量をいう. 健康な肺では，解剖学的死腔と等しい. 病気などのため，ガス交換ができない肺胞ができてくると，このような肺胞は，生理学的には，死腔に算入される. この結果，生理学的死腔は解剖学的死腔より大きくなる.

# 肺気量を理解しよう.

**a 肺気量分画**
（Guyton を改変）

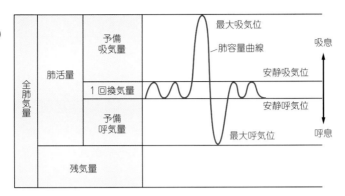

**b 肺気量**

| 項 目 | 内 容 | 基準値 |
|---|---|---|
| 1回換気量 | 1回に吸気または呼気する量 | 0.4〜0.5L |
| 予備吸気量 | 安静時に吸気した後で，引き続き最大限に吸入できる空気量 | 約2.4〜3L |
| 予備呼気量 | 安静呼吸の呼息に引き続いて，さらに呼出できる最大の空気量 | 約1.0L |
| 肺活量 | 1回換気量に予備吸気量と予備呼気量を加えたもの．最大吸気の状態から最大に呼息した状態までゆっくり時間をかけて呼出される空気量により測定 | 約3.5〜4.5L |
| 努力性肺活量 | 最大の呼気位から，できるだけ速く一気に呼出した量 | 約4L |
| %肺活量 | 標準肺活量に対する実測肺活量の比率 | 70〜80% |
| 1秒量（3秒量）と1秒率（3秒率） | 1秒量（3秒量）は最大吸息の状態から努力呼気をして1秒間（3秒間）で呼出される呼気量．1秒率（3秒率）は努力性肺活量に対する1秒量（3秒量）の割合 | 1秒率は努力性肺活量の70%以上 |
| 残気量 | 最大の呼息をした後でも，気道や肺胞に残っている空気量 | 約1.2L |
| 機能的残気量 | 残気量と予備呼気量の和 | 約2.2L |
| 全肺気量 | 肺活量に残気量を加えたもの | 約5L |

**参考 気道の抵抗**
　換気が障害されるのは，肺気量の障害のほかに，気道の抵抗による場合がある．気管支喘息などにより気道の狭窄が起こり，気道の抵抗が増加すると，肺気量は十分にあっても，換気障害が起こる．気道の抵抗を検査する方法の一つが，努力性肺活量（強制呼気量）である．努力性肺活量は気管支喘息，慢性気管支炎，肺気腫などの閉塞性肺疾患で低下する.

**参考 呼吸数と脈拍数**
　成人の1分間の呼吸数は平均16〜20回である．呼吸数と脈拍数は密接な関係がある．呼吸数は脈拍数の5分の1〜4分の1くらいになっている．呼吸数が多くなれば，脈拍数も多くなり，脈拍数が多くなれば，呼吸数も増加する.
　1分間の呼吸数を12回とすると，1回の呼吸時間は5秒である．このうち2秒が吸息相で，3秒が呼息相である.

**参考 機能的残気量**
　残気量と予備呼気量を加えたものである．機能的残気量は，通常の呼吸を行っている際に，常に肺の中に残っているガスの量を表す．このガスは，1回の換気により吸い込んだ新しい吸気中の酸素濃度を薄めるはたらきをしている．このため，機能的残気量が増加すると，肺の中の酸素濃度が下がってしまうことになり，呼吸困難をきたす.
　通常の呼吸の際は，機能的残気量に相当するガスが絶えず肺の中に残っていることになり，このガスと血液の間で持続的にガス交換が行われることになる．このガスがなければ，ガス交換は断続的にしか行われなくなり，血中の酸素濃度と二酸化炭素濃度は大きく変動し，呼吸の効率は著しく低下してしまう.
　機能的残気量は，種々の肺疾患により変化する．閉塞性肺疾患では増加し，拘束性肺疾患では減少する.

③ 肺胞換気量（a）

　1回換気量のうち，死腔への換気量を引いたものを**肺胞換気量**と呼ぶ．1分間当たりの肺胞換気**量を毎分換気量**といい，1回換気量から死腔量を引いたものに，毎分の呼吸数を乗ずることにより求められる．

## Ⅸ　ガスの交換と運搬

　肺では酸素が血液中に取り込まれ，二酸化炭素が大気中に排出される．組織では，酸素が血液から組織に入り込み，二酸化炭素が血液中に出される．酸素も二酸化炭素も，血液により運ばれる．

### ■ ガス分圧とガス交換

　ガスの交換は，ガスの圧力差に基づく拡散により行われる．

① 外気と肺胞気のガス組成

　外気は，酸素（$O_2$）21％，二酸化炭素（$CO_2$）0.03％，窒素（$N_2$）78％で構成される混合気体である．混合気体で，1種類の気体により生ずる圧を**分圧**という．分圧は，（混合気体の全圧）×（その気体の組成率）で求めることができる（b，c）．大気圧が1気圧760 mmHgであるときには，

　　　酸素分圧（$P_{O_2}$）：760×0.21＝159 mmHg
　　　二酸化炭素分圧（$P_{CO_2}$）：760×0.0003＝0.2 mmHgとなる．

　吸い込んだ外気には，気道内で水蒸気が飽和し，気道内の空気と混合して肺胞に到達する．体温37℃での水蒸気圧は47 mmHgである．肺胞気の組成は，酸素14％，二酸化炭素5.6％である．肺胞気の気圧は，大気圧と同じで，1気圧である．したがって，肺胞気のガス分圧は，

　　　酸素分圧：（760−47）×0.14＝100 mmHg
　　　二酸化炭素分圧：（760−47）×0.056＝40 mmHg

である．

② 肺胞でのガス交換（d）

　肺胞でのガス交換は，肺胞気のガス分圧と，肺に入ってくる血液のガス分圧の差により行われる．ガスの移動は物理的な拡散（受動輸送）による．

　肺に入ってくるのは，全身を循環し，右心室から肺動脈を通ってくる静脈血である．肺動脈を流れる静脈血のガス分圧は，酸素分圧が40 mmHg，二酸化炭素分圧は46 mmHgである．肺胞内の空気のガス分圧と比較してみると，

　　　酸素分圧：100−40＝60 mmHg

で肺胞気の方が高く，

　　　二酸化炭素分圧：40−46＝−6 mmHg

で血液の方が高い．

　このため，酸素は肺胞気から血液に移り，二酸化炭素は血液から肺胞気に移ることになる．
　二酸化炭素分圧の差は，酸素分圧の差に比べて少ないが，二酸化炭素は酸素よりはるかに拡散し

# 肺胞でのガス交換の仕組みを知ろう.

## a 肺胞換気量

1回換気量が500 mL，死腔量150 mLで1分間に16回呼吸をすると，毎分肺胞換気量は次の式で求められる.

$(500-150) \times 16 = 5,600$ mL/分

呼吸の様式による呼吸効率の違いをみるために，1回換気量250 mLの浅い呼吸を，毎分32回のペースで行った場合と，1回換気量1,000 mLの深い呼吸を，毎分8回のペースで行った場合を比較してみると，

浅い呼吸の場合の毎分肺胞換気量：$(250-150) \times 32 = 3,200$ mL/分

深い呼吸の場合の毎分肺胞換気量：$(1,000-150) \times 8 = 6,800$ mL/分

となり，深い呼吸をした方が毎分肺胞換気量は多くなり，呼吸効率は良いことになる.

## b 呼吸気の組成 (容積%)

|  | 酸 素 | 二酸化炭素 | 窒 素 | 水蒸気 | 計 |
|---|---|---|---|---|---|
| 吸 気 | 21 | 0.03 | 78.97 | | 100 |
| 呼 気 | 16.30 | 4.50 | 79.20 | 飽 和 | 100 |
| 肺胞気 | 14.00 | 5.60 | 80.40 | 飽 和 | 100 |

## c 呼吸気と血液のガス分圧 (mmHg)

|  | 酸素 | 二酸化炭素 | 窒素 | 水蒸気 | 計 |
|---|---|---|---|---|---|
| 吸 気 | 159 | 0.3 | 600 | 0.7 | 760 |
| 呼 気 | 116 | 32.0 | 565 | 47.0 | 760 |
| 肺胞気 | 100 | 40.0 | 573 | 47.0 | 760 |
| 動脈血 | 95 | 40.0 | 577 | 47.0 | 759 |
| 静脈血 | 40 | 46.0 | 577 | 47.0 | 710 |

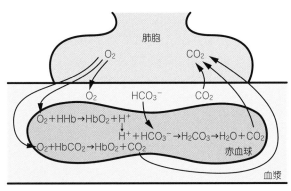

## d 肺胞におけるガス交換 (GanongとGuytonを参照して作成)

肺に戻ってくる血液は，次のような状態になっている.

❶ ヘモグロビン (Hb) は，デオキシヘモグロビン (HHb) やカルバミノヘモグロビン ($HbCO_2$) になっている.

❷ 血漿の中には，二酸化炭素や重炭酸イオン ($HCO_3^-$) が溶けている.

この血液に対して，肺胞では，次のような変化が起こる.

肺胞は，酸素分圧が高いので，血液に酸素が入ってくる.

❶ 血液に入ってきた酸素の一部は，血漿に溶ける.

❷ 残りの酸素は，赤血球の中に入る. 赤血球の中に入ってきた酸素の一部は，デオキシヘモグロビンと反応してオキシヘモグロビン ($HbO_2$) と水素イオン ($H^+$) を形成する. 水素イオンは血漿中に含まれている重炭酸イオンと結合し，炭酸 ($H_2CO_3$) を経て，水と二酸化炭素になる. 形成された二酸化炭素は，肺胞中に放出される.

❸ 赤血球の中に入ってきた酸素の残りは，カルバミノヘモグロビンと反応して，オキシヘモグロビンと二酸化炭素になる. 形成された二酸化炭素は，肺胞中に放出される.

❹ 血漿に溶けている二酸化炭素は肺胞に放出される.

---

**参考 ガスの拡散係数**

肺胞でのガス交換は，分圧の差に基づいた拡散により行われる. 分圧差が1 mmHgのときの1分間当たりの拡散量を拡散係数 (拡散能) という. 酸素の拡散係数は20 mL/分であり，二酸化炭素は500 mL/分である. 肺胞気と静脈血の間の酸素分圧差は60 mmHgであるので，1分間に1,200 mLの酸素が肺胞から血液に移ることができる. 二酸化炭素の場合には肺胞気と血液の間には6 mmHgの分圧差しかないにもかかわらず拡散係数が大きいので，計算上は3,000 mL/分の移動が可能である.

血液とガスが平衡するのに要する時間は計算上では0.5秒あれば足りることになる. 肺胞の毛細血管を血液が通過する時間は約0.7秒であり，十分なガス交換が行われていることになる. 激しい運動の際には，血液の通過時間は0.3秒にまで短縮してしまうことがある. あまり激しい運動をすると，十分なガス交換が行われなくなる.

やすいので，この分圧差で十分にガス交換は行われる．

　静脈血が流れる肺動脈は，肺の中で細かく枝分かれして，最終的に肺胞の外周を通る毛細血管となる．毛細血管では，静脈血の流れは緩やかになる．静脈血は，約0.7秒かけて，肺胞の外周を通る．この短い時間で，静脈血は肺胞内の空気から酸素を取り込み，二酸化炭素を捨てて，動脈血になる．肺胞の外周を通る毛細血管は集まって肺静脈になる．動脈血は，肺静脈を通って心臓に戻る．

③ 組織におけるガス交換（a〜c）

　組織におけるガス交換は，組織のガス分圧と血液のガス分圧の差により行われる．組織のガス組成は，組織により異なるが，多くの組織では酸素分圧は30 mmHg以下であり，二酸化炭素分圧は50 mmHgを超えている．動脈血では，酸素分圧は95 mmHg，二酸化炭素分圧は40 mmHgである．

　組織のガス分圧は，動脈血のガス分圧と比べて，酸素分圧は低く，二酸化炭素分圧は高いので，酸素は血液から組織に移り，二酸化炭素は組織から血液に移動することになる．

## 2 ガスの運搬

　血液により，酸素は肺から組織へ，二酸化炭素は組織から肺に運ばれる．運搬されるためには，ガスは血液中に溶解しなければならない．気体が血液に溶解するには，血液中の成分と化学的に結合して化学的に溶解するか，あるいは，そのままの形で物理的に溶解する必要がある．

① 酸素の運搬

　毎分約300 mLの酸素が，肺から末梢に運ばれている．血液中の酸素のうち，3％は血漿内に物理的に溶解して運搬される．残りの97％はヘモグロビン（Hb）と結合してオキシヘモグロビン（酸素化ヘモグロビン：$HbO_2$）となって運ばれる．

$$Hb + O_2 \rightarrow HbO_2$$

② 二酸化炭素の運搬

　二酸化炭素は毎分約200 mLの割合で産生されている．二酸化炭素分圧の高い組織では，二酸化炭素が血液の中に入ってくる．

　血液中に入った二酸化炭素のうち，約10％は血漿中に物理的に溶解して運ばれる．

　80％の炭酸ガスは赤血球の中に入り，水と結合して炭酸（$H_2CO_3$）を形成する．炭酸は水素イオン（$H^+$）と重炭酸イオン（$HCO_3^-$）に解離する．重炭酸イオンは血漿の中に溶解して輸送される．

$$CO_2 + H_2O \rightleftarrows H_2CO_3 \rightleftarrows H^+ + HCO_3^-$$

　残りの10％は赤血球に入り，ヘモグロビンと結合してカルバミノヘモグロビン（$HbCO_2$）となって運ばれる．

$$Hb + CO_2 \rightarrow HbCO_2$$

## 3 酸塩基平衡

　酸塩基平衡の呼吸性調節は，重炭酸塩緩衝系により行われている．

　二酸化炭素（$CO_2$）は，いろいろな代謝過程で絶えず産生されている．産生された$CO_2$は，組織液や血液の中に拡散する．

# 組織でのガス交換の仕組みを知ろう.

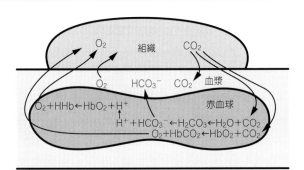

### a　組織におけるガス交換（GanongとGuytonを参照して作成）

組織に入ってくる血液は，次のような状態になっている.

❶ ヘモグロビンは，大部分がオキシヘモグロビン（$HbO_2$）になっている.

❷ 血漿には，酸素が溶けている.

この血液に対して，組織では次のような変化が起こる.

組織では二酸化炭素分圧が高いので，血液に二酸化炭素が入ってくる.

❶ 血液に入ってきた二酸化炭素の一部は血漿に溶ける.

❷ 残りの二酸化炭素は，赤血球の中に入る. 赤血球に入った二酸化炭素の多くは，水と反応し，炭酸脱水酵素のはたらきで炭酸となる. 炭酸は，水素イオン（$H^+$）と重炭酸イオン（$HCO_3^-$）に解離する. 重炭酸イオンは血漿に移る. $H^+$はオキシヘモグロビン（$HbO_2$）と反応して，デオキシヘモグロビン（HHb）と酸素になる. 形成された酸素は組織に入る.

❸ 赤血球の中に入ってきた残りの二酸化炭素は，オキシヘモグロビンと結合してカルバミノヘモグロビン（$HbCO_2$）と酸素になる. 形成された酸素は組織に入る.

❹ 血漿に溶けていた酸素は，組織に入る.

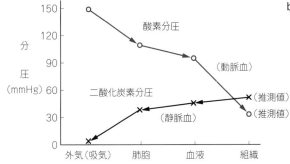

### b　いろいろな部位における酸素分圧と二酸化炭素分圧（Guytonを改変）

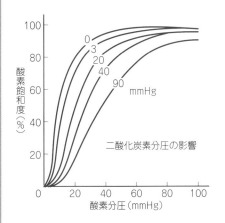

### c　酸素飽和曲線（酸素解離曲線）（Ganongを参照して作成）

　横軸に酸素分圧，縦軸に酸素飽和度をとり，酸素分圧と酸素飽和度の関係を示したグラフを酸素飽和曲線（酸素解離曲線）といい，ヘモグロビンと酸素の結合強度（酸素親和性）を示す. 酸素飽和度とは全ヘモグロビンの中でオキシヘモグロビンの占める割合である.

　酸素飽和度は，Ｓ字カーブを示す. 組織における酸素分圧に相当する所では，カーブは急峻で，少しの酸素分圧の違いで酸素飽和度が大きく変わる. これに対して肺胞の空気など酸素分圧の高い所では，曲線は平坦になり，酸素分圧が少しくらい変化しても酸素飽和度はあまり変化しない.

　血液中に拡散した$CO_2$は，水と反応し，炭酸脱水酵素のはたらきで炭酸（$H_2CO_3$）になる．$H_2CO_3$は水素イオン（$H^+$）と重炭酸イオン（$HCO_3^-$）に解離する．この過程を化学式で表すと，次のようになる．

$$CO_2 + H_2O \rightleftarrows H_2CO_3 \rightleftarrows H^+ + HCO_3^-$$

　血液中の$CO_2$の量が増加すると，上の化学式は右に向かって進むため，血液中の$H^+$の量が多くなり，血液は酸性に傾く．血液中の$CO_2$の量の増加や，血液の水素イオン指数（pH）の変化は，直接，または化学受容器を介して間接に呼吸中枢に作用し，呼吸が促進される．呼吸が促進されると，増加した$CO_2$は，肺から外界に排出されるため，血液中の$CO_2$の量は元に戻り，増加した$H^+$も，元の状態に戻る．

　血液中の$CO_2$の量が減少すると，上の化学式は左に向かって進むことになり，血液中の$H^+$の量が少なくなる．血液中の$CO_2$の量や$H^+$の量が少なくなると，呼吸中枢により呼吸が抑制される．呼吸が抑制されると，血液中の$CO_2$は増加し，血液中の$H^+$の量も，元の状態に戻る．

　呼吸を制御することにより，$CO_2$の量やpHが調整されている．

　呼吸器系の障害によりガス交換が十分にできなかったり，呼吸中枢の機能が異常になったりすると，体液のpHの調整ができなくなる．呼吸器系の障害により，体液が酸性に傾くことを呼吸性アシドーシス，アルカリ性になることを呼吸性アルカローシスと呼ぶ．

## Ⅹ　呼吸器系の調節

　呼吸は，生体の状況に応じて絶えず調節されている．生体の状況は，化学受容器や伸展受容器により感知され，脳の呼吸中枢に伝えられる．呼吸中枢では，受容器からの情報を統合して，肋間筋や横隔膜のはたらきを調整し，呼吸系の活動を生体の状況に合うように制御している（**a**）．

① 呼吸中枢

　呼吸中枢は脳幹にある（**b**）．呼吸中枢では，化学受容器や伸展受容器などの情報が統合されて，呼吸の調節が行われている．

- ❶ 延髄の呼吸中枢：呼吸の制御に関連のあるニューロンは，背側群と腹側群を形成している．呼吸ニューロン背側群は，孤束核を中心としたニューロン群で，ここには吸息時に活動する吸息ニューロンが分布している．呼吸ニューロン腹側群は，疑核などを中心とした細胞群で，ここには呼息時に活動する呼息ニューロンが分布している．背側群と腹側群を合わせて呼吸中枢と呼び，ここで呼吸のリズムが形成されている．

- ❷ 橋の呼吸調節中枢：ケリカー・布施核などを中心としたニューロン群である．これらの神経核にも，吸息ニューロンと呼息ニューロンが分布しており，吸息と呼息の切り替えが調節されている．

- ❸ 大脳皮質による制御：呼吸中枢は，大脳皮質の制御も受けている．この結果，呼吸運動はある程度まで，随意的な調節ができる．しかし，生命維持に直接関わる自律的調節の方が，大脳皮質よりまさるので，あまり長時間にわたって呼吸を随意的に変えることはできない．

## 呼吸運動を調節する仕組みを理解しよう.

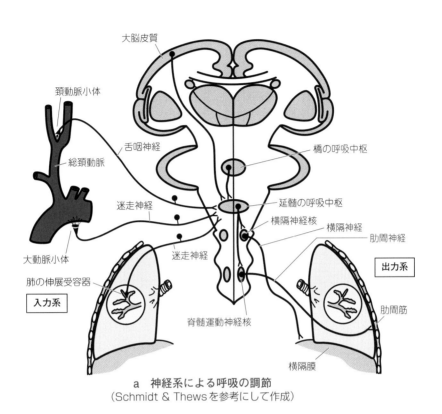

**a 神経系による呼吸の調節**
(Schmidt & Thews を参考にして作成)

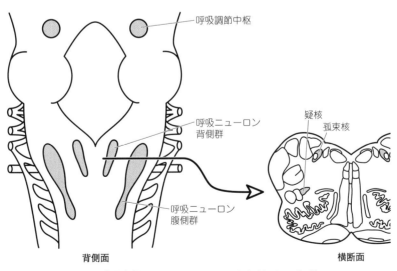

**b 呼吸中枢** (本郷らと Ganong を参考にして作成)

② 入力系

呼吸器系の状況は，化学受容器や伸展受容器などを介して呼吸中枢に伝えられる．

❶ 化学受容器（a）

(a) 末梢性化学受容器：呼吸器のはたらきは，肺で静脈血を動脈血に変えることである．呼吸器のはたらきの結果は，どのような動脈血ができたかによって判定される．呼吸器のはたらきをチェックするため，動脈血の化学的な性状を監視する化学受容器が，心臓に近い動脈に存在している．化学受容器としては，**頚動脈小体**，**大動脈小体**，**鎖骨下動脈小体**などがあり，血液中のガスの分圧やpHなどを検出している．化学受容器で検出された情報は，絶えず呼吸中枢に送られて，呼吸運動が調整される（b, c）．

(b) 中枢性化学受容器：延髄の腹側表面には化学受容性細胞群が集まり，**中枢性化学受容野**を形成している．受容器は，吻側受容器，中間受容器および尾側受容器の3対がある．これらの受容器は，脳脊髄液のpHを検出している．血液中の二酸化炭素は，脳脊髄液に入ってくる．脳脊髄液では，二酸化炭素は水と反応して，水素イオン（$H^+$）と重炭酸イオン（$HCO_3^-$）に分解する．この$H^+$が脳脊髄液のpHを変化させる．脳脊髄液のpHの変化が化学受容性細胞に感知されて呼吸中枢に伝えられる（d）．

❷ 伸展受容器

呼吸運動は，吸息運動と呼息運動の律動的な繰り返しである．吸息により肺が伸展されたことは，肺胞壁や気管支の末端にある**伸展受容器**により感知される．この情報は，迷走神経を介して呼吸中枢に伝えられる．

③ 出力系

呼吸中枢からは，脊髄の横隔神経核や，肋間筋を支配する脊髄運動神経核などに情報が送られ，横隔膜や肋間筋などの呼吸筋のはたらきが調整される．

肺の伸展に関する伸展受容器からの情報に対しては，呼吸中枢では，吸息を止めて，呼息を始める指令を出す．呼息が始まることにより，肺胞壁や気管支の伸展は元に戻る．伸展受容器からの入力が減少すると，呼吸中枢の指令により，再び吸息が始まる．この繰り返しにより律動的な呼吸が行われることになる．この一連の動きを**ヘリング・ブロイエル反射**という．この反射は，吸息から呼息への切り替えを促進するとともに，過度の深い吸息により，肺胞が損傷されることを防ぐ役割も果たしている．

④ 異常な型の呼吸（e）

正常であれば，呼吸は，吸気と呼気が交互に，一定の周期で，一定の深さで，規則正しく行われている．病的な状態で，呼吸中枢が障害を受けたりすると，異常な型の呼吸を起こすことがある．

異常な型の呼吸には，頻度の異常と，深度の異常がある．頻度の異常では，頻度が多くなる**頻呼吸**と，少なくなる**徐呼吸**がある．深度の異常では，深くなる**過呼吸**と，浅くなる**浅呼吸**がある．実際には，これらが組み合わさった，いくつかの異常な型の呼吸が知られている．

周期性呼吸は，10秒くらい続く無呼吸の後に，同程度の時間続く過呼吸が，交代性に起こる呼吸である．代表的な周期性呼吸が，チェーン・ストークス型呼吸である．

# 異常な型の呼吸を知ろう.

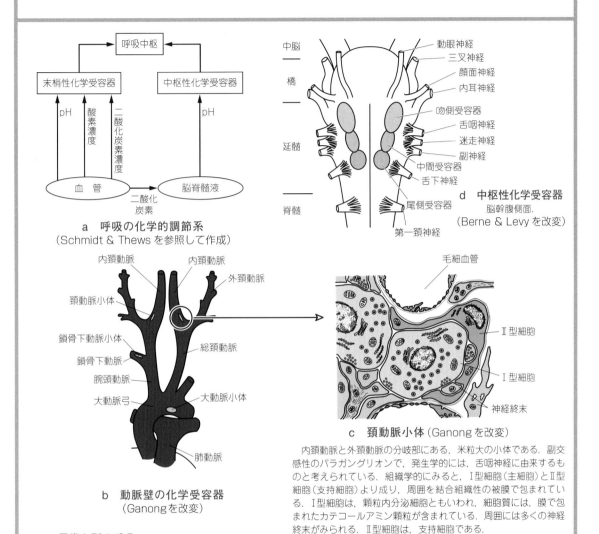

a 呼吸の化学的調節系
(Schmidt & Thews を参照して作成)

d 中枢性化学受容器
脳幹腹側面.
(Berne & Levy を改変)

b 動脈壁の化学受容器
(Ganong を改変)

c 頚動脈小体 (Ganong を改変)

　内頚動脈と外頚動脈の分岐部にある, 米粒大の小体である. 副交感性のパラガングリオンで, 発生学的には, 舌咽神経に由来するものと考えられている. 組織学的にみると, Ⅰ型細胞 (主細胞) とⅡ型細胞 (支持細胞) より成り, 周囲を結合組織性の被膜で包まれている. Ⅰ型細胞は, 顆粒内分泌細胞ともいわれ, 細胞質には, 膜で包まれたカテコールアミン顆粒が含まれている. 周囲には多くの神経終末がみられる. Ⅱ型細胞は, 支持細胞である.

## e 異常な型の呼吸

① チェーン・ストークス型呼吸

　無呼吸の後に, 次第に呼吸が大きくなり, 次に再び呼吸が小さくなって無呼吸になることが繰り返されるパターンの呼吸である. これは呼吸中枢の興奮性の異常変動によるもので, 無呼吸の時間が長く続き, 血中の二酸化炭素濃度が高くなると, 呼吸中枢が活動して呼吸が起こる. 呼吸により, 二酸化炭素濃度が低下すると, 再び呼吸中枢の興奮性が低下し, 無呼吸になる. 脳疾患や尿毒症などの際にみられる.

② ビオー型呼吸

　無呼吸または浅い呼吸の間に, 深い呼吸が不規則に出現する呼吸である. 呼吸中枢の二酸化炭素に対する反応性が低下した結果起こる異常呼吸である. 髄膜炎などの際にみられる.

③ クスマウル型呼吸

　異常に大きな呼吸が, 規則正しくゆっくり繰り返される呼吸である. 糖尿病などのような重症のアシドーシス性昏睡時にみられる. 血液のpHが低下して, 呼吸中枢が刺激された状態であると考えられている.

④ 睡眠時無呼吸症候群 (SAS)

　睡眠中に, しばしば呼吸停止を起こす症候群である. 睡眠不足になり, 日中の生活にいろいろな支障をきたす.

❶ 閉塞型睡眠時無呼吸症候群 (OSAS):仰臥位になると, 舌根部が沈下し, 上気道は狭くなる. 睡眠状態になると, 全身の筋が弛緩するとともに, 上気道を構成する筋群も弛緩するため, 上気道はさらに狭くなる. 肥満などで上気道が元々狭い場合や, 上気道筋の活動性が低下している場合などでは, 気道が完全に閉塞してしまい, 呼吸ができなくなる. 無呼吸が持続しても, 呼吸は必ず再開する. 無呼吸, 覚醒, 呼吸再開, 睡眠, 無呼吸といった周期を1晩に30回以上も繰り返すため, 睡眠不足に陥ることになる.

❷ 中枢型睡眠時無呼吸症候群 (CSAS):呼吸中枢の障害により, 呼吸運動そのものが停止することにより起こる無呼吸である.

# ●セミナー●　慢性閉塞性肺疾患

慢性閉塞性肺疾患（COPD）とは，慢性の咳，痰，呼吸困難を主な症状とする疾患群で，中高年に多く発症する．この疾患群の病態は，気管支壁の肥厚や，分泌物の増加により，気道の内径が形態学的に狭くなったり，気管支壁が収縮して，気道が機能的に狭くなったりすることである．閉塞性肺疾患では，吸息は比較的容易であるのに対し，呼息が強く障害される．肺は異常に柔軟で，空気がたまって大きく膨らんでいることが多い．

肺気量所見では，肺気量の1秒率が70％未満に低下していることが特徴である．病状が進むと，全肺気量や残気量が増加してくる．

原因としては，喫煙，特に紙巻きタバコが，大きな要因となっていることが，疫学的に示されている．また，大気汚染も注目されている．大気汚染が広がるとともに，本症が増加している．特に自動車の排気ガスや，工場からの煤煙が大きな問題となっている．

症状としては，労作時に息切れや呼吸困難を起こすことや，咳や痰が多いことが挙げられる．他覚的には，呼息時間が著しく遅延している．

本症には，有効な治療法はない．病気を進行させないために喫煙をやめる，抗炎症薬としてステロイドを使用する，症状をやわらげるために，気管支拡張薬や去痰薬を使用したり，酸素療法を行う，などである．

慢性閉塞性肺疾患の代表的な疾患は，慢性気管支炎と肺気腫である．

① 慢性気管支炎

気道の慢性炎症により，気道分泌の亢進をきたし，長期にわたり，慢性的に咳や痰が持続する疾患である．60歳以上の高齢者に多い．初期の変化は，呼吸細気管支炎である．炎症により呼吸細気管支の壁が破壊され，気管支の緊張が減少し，粘膜が薄くなる．病理学的な所見としては，気管支腺の肥大や増生が起こり，杯細胞が増加している．

臨床症状としては，咳や痰が，少なくとも3ヵ月以上続いていること，冬季には，3ヵ月以上にわたって毎日症状を認めることが，診断の基準である．喘息症状や呼吸困難は，軽度であることが多い．身体所見としては，肥満傾向を示すことが多い．

② 肺気腫

肺胞壁が破壊されたために，終末細気管支より末梢の気管支腔が異常に拡大し，呼吸に関与する含気腔が，異常な拡大をきたした病態である．肺胞壁の破壊は，マクロファージや好中球から放出される蛋白質分解酵素による．

肺胞壁が破壊されるため，肺の組織は細かい肺胞ではなく，大きな嚢の集合になっている．肺胞壁の破壊が進むと，肺が伸縮するのに必要な弾性は失われ，肺は大きく膨らんだままの状態になる．弾性が失われるため，1秒率が低下する．肺が大きくなったままであるために，胸郭の形も樽状を呈するようになる．肺胞が破壊されるため，毛細血管床が著しく減少し，ガス交換が障害され，右心不全を起こす．

臨床症状としては，進行性の呼吸困難が特徴的である．日常的に咳や痰がみられる．身体所見としては，慢性気管支炎とは対照的に，やせ型を示すことが多い．

# 10

# 泌尿器系

　動物体の活動の結果生ずる物質を老廃物と総称し，老廃物を体外に出す器官を排出器官と呼ぶ．排出器官のうちで，窒素代謝産物を中心とした老廃物を排出する器官系が，泌尿器系である．

# I 泌尿器系の構成

　泌尿器系は，腎臓と尿路から構成される（a）．**腎臓**は，泌尿器系の中心的な器官であり，老廃物を排出するとともに，体内環境を調整している．**尿路**は，尿を運んだり，一時貯留したりする器官であり，**尿管**，**膀胱**および**尿道**より成る．男性では，尿道の一部は，生殖器系と共同で使われる．

# II 腎臓の形態

　腎臓は後腹壁にある1対の器官である．腎臓の内側部からは尿管が出ており，産生された尿は尿管を通って膀胱に運ばれる（a, b）．

## 1 位置，外形，および被膜

　腎臓は脊柱の両側にあり，第十二胸椎から第三腰椎にかけての高さにある．腎臓の大きさは，長径約10cm，左右幅5cm，厚さ4cmであり，重量は約150gである．肝臓の右側が大きく発育しているため，右の腎臓は上から肝臓に押さえられ，左側の腎臓よりやや低い位置にある．

　腎臓は凸面を外方に向けたソラマメ形をしており，内側中央部には，**腎門**と呼ばれる縦走する裂溝がある．腎門から血管と尿管が出入りしている．血管や尿管の腎門での配列は，腎静脈がいちばん腹側，次いで腎動脈，いちばん背方を尿管が占めている．

　腎臓は4種類の**被膜**に包まれている（c）．腎臓を直接覆っているのは，**線維被膜（腎被膜）**であり，腎臓の形を維持するはたらきをしている．その外方に**脂肪被膜（腎周囲脂肪組織）**があり，腎臓と副腎を一緒に包んでいる．さらにその外方には，前腎筋膜と後腎筋膜より成る**腎筋膜（筋性膜）**があって，腎臓を体壁に固定している．左右の腎筋膜は，正中線でつながっている．後腎筋膜の後方に，さらに**腎傍脂肪組織**がある．

## 2 構　造

　腎臓は実質性器官である．断面で見ると，実質は外側部を占める．内側部の腎門を取り巻く領域は**腎盤（腎盂）**と呼ばれる腔所となっており，内下方は尿管に続いている（d, e）．

### ① 腎皮質と腎髄質

　腎臓の実質は，腎髄質と腎皮質より構成される．**腎髄質**は淡紅色をした約10個の**腎錐体**より成る．**腎皮質**は暗赤褐色をしており，腎髄質の外方を占めるとともに，隣接する腎髄質の間にも**腎柱**となって入り込んでいる．

　腎錐体は，内帯と外帯に分けられる．**内帯**の先端は**腎乳頭**と呼ばれ，腎盤に突出している．**外帯**の外表面からは，腎髄質の一部が細い**髄放線**となって，皮質の中に放射状に入り込んでいる．

　腎錐体と，その外方にある腎皮質，および錐体の側面に接する腎皮質を一緒にして**腎葉**と呼ぶ.

# 泌尿器系は腎臓と尿路から構成される.

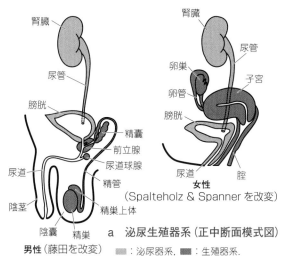

a 泌尿生殖器系（正中断面模式図）
男性（藤田を改変）
■：泌尿器系, ■：生殖器系.
女性
（Spalteholz & Spanner を改変）

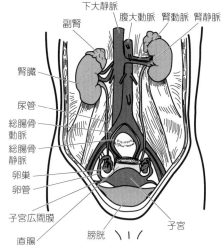

b 泌尿器系概観（前方より）
（Mitchell & Patterson を改変）
■：泌尿器系.

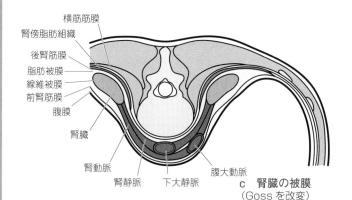

c 腎臓の被膜
（Goss を改変）

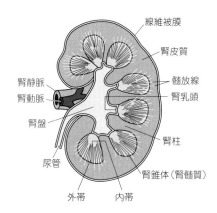

d 腎臓の断面（山田を改変）
（右腎の断面を背方より見る）
　腎臓の外側部は実質が占め，内側部は腎盤と呼ばれる腔所になっている．実質は，腎皮質と腎髄質より構成される．

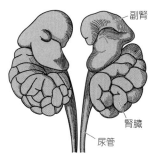

e ヒト胎児の腎臓と副腎（腹側面）
（Wiedersheim を改変）
　腎臓は，元々は，腎錐体とその周囲を取り囲む腎皮質より成る腎葉の集まりであった．隣接する腎葉の間は深い裂溝により隔てられていた．このような腎臓を葉状腎または分葉腎と呼ぶ．
　ヒトの場合も胎生前期には葉状腎であったが，胎生後期になると，腎葉周の裂溝が次第に浅くなり，単一の腎臓になった．

② ネフロン（腎単位）（a, b）

　腎臓は**ネフロン**（**腎単位**）と呼ばれる，構造上および機能上の単位から構成される．ネフロンは**腎小体**と呼ばれる濾過装置と，腎小体から伸びる**尿細管**より成る．腎小体は，片側の腎臓に約100万個あり，すべて皮質に分布している．ネフロンは，腎小体が皮質の表層約3分の2までの範囲に分布している**皮質ネフロン**と，腎小体が皮質の深層に分布している**髄質近接ネフロン**に分けられる．皮質ネフロンと髄質近接ネフロンでは，尿細管の長さが異なっており，機能も異なっている．全ネフロンの約80％は皮質ネフロンであり，約20％が髄質近接ネフロンである．

❶ 腎小体（マルピギー小体）：腎小体は直径約200 µmの球形をしており，カプセル状の**糸球体嚢**（**ボーマン嚢**）と，中に入っている毛細血管の集合体である**糸球体**より成る．腎小体の血管が出入りする側を**血管極**，反対側を**尿管極**と呼ぶ．血管極からは1本の**輸入細動脈**が入り，ボーマン嚢の中で毛細血管に分かれて糸球体を形成した後，1本の**輸出細動脈**となってボーマン嚢の外に出る．腎小体は尿管極で**尿細管**に移行している．
　ボーマン嚢は**内葉**と**外葉**から成り，両葉の間に**糸球体嚢腔**（**ボーマン腔**）がある．ボーマン嚢の外葉は尿細管壁に続き，ボーマン腔は尿管極で尿細管腔につながる．

❷ 尿細管：腎小体に続く長さ25〜60 mmの管で，複雑な走行をする．尿細管は，走行する間に，分枝したり，ほかの尿細管と結合したりせずに，集合管につながる．
　尿細管は，糸球体嚢を出ると（ⅰ）**近位尿細管曲部**となり，次いで（ⅱ）**近位尿細管直部**（**ヘンレ係蹄太い下行脚**）となり下行して髄質に向かう．近位尿細管直部は（ⅲ）**ヘンレ係蹄細い下行脚**となり髄質内を下行した後，反転して上行する（ⅳ）**ヘンレ係蹄細い上行脚**となり，さらに（ⅴ）**遠位尿細管直部**（**ヘンレ係蹄太い上行脚**）に続く．遠位尿細管直部の遠位端は出発点となったボーマン嚢の血管極に戻ってきて，（ⅵ）**緻密斑**を形成し，（ⅶ）**遠位尿細管曲部**を経て（ⅷ）**結合部**となり，（ⅸ）**弓状集合管**と結合し，最終的に（ⅹ）**集合管**に連結する．
　皮質ネフロンと髄質近接ネフロンでは，尿細管の長さと走行が違っている．皮質ネフロンでは，尿細管は髄質の外帯で折り返している．これに対して髄質近接ネフロンでは，尿細管は髄質の内帯に入り，髄質の先端部の腎乳頭の近傍まで達し，そこで折り返す．

③ 集合管と腎盤

　集合管には，数本の尿細管が結合している．集合管は腎乳頭に向かって内方に伸びて**乳頭管**となり，腎乳頭の**乳頭孔**に開く．腎乳頭には多数の乳頭管が集まっているので，腎乳頭の表面には，多数の乳頭孔があって篩のように見えるので，**篩状野**（しじょうや）と呼ばれる．

　腎盤は，腎臓の内側部を占める腔所である．腎盤は，1〜2個の腎乳頭を包むようにして突出する約12個の**小腎杯**に始まる（c）．小腎杯は集まって約3個の**大腎杯**となり，大腎杯が集合して**腎盤**を形成する．腎盤は，内方に向かって細くなるロート状をしており，先端は尿管に続いている．

　発生学的にみると，尿管は，中腎管の一部が頭方に向かって伸長してきたものである（d）．尿管の頭側端は腎臓に向かって伸びてきて，腎臓と結合して腎盤を形成する．尿管の先端はなおも成長を続け，腎乳頭から腎髄質内に入り込んで集合管となり，集合管からはさらに多数の弓状集合管が分枝する．腎臓からは，腎臓固有の器官であるネフロンが分化してくる．ネフロンの一方の端は弓状集合管とつながり，他方の末端部からはボーマン嚢ができてくる．腎臓固有のネフロンと中腎管由来の集合管が結合して，腎臓の基本構造ができあがる．

# 腎小体で産生された尿は尿細管を通り，集合管を経て，腎盤に集まる．

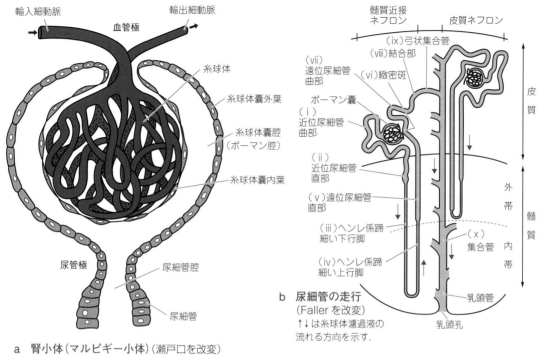

輸入細動脈　　　　　　輸出細動脈
血管極
糸球体
糸球体嚢外葉
糸球体嚢腔
（ボーマン腔）
糸球体嚢内葉
尿管極
尿細管腔
尿細管

**a　腎小体（マルピギー小体）（瀬戸口を改変）**
　糸球体嚢（ボーマン嚢）は内葉と外葉の二重の壁から構成される．輸入細動脈は，糸球体嚢の中で細かい血管に分かれて糸球体を形成し，再び1本の輸出細動脈となって外に出ていく．輸出細動脈の方が，輸入細動脈より細いので，糸球体の血圧は高くなる．矢印は血液の流れる方向を示す．
　ボーマン嚢と糸球体を合わせて腎小体（マルピギー小体）という．

髄質近接
ネフロン　　　　　　皮質ネフロン
（ix）弓状集合管
（viii）結合部
（vii）遠位尿細管曲部
（vi）緻密斑
ボーマン嚢
（ⅰ）近位尿細管曲部
（ⅱ）近位尿細管直部
（ⅴ）遠位尿細管直部
（ⅲ）ヘンレ係蹄細い下行脚
（ⅳ）ヘンレ係蹄細い上行脚
（ⅹ）集合管
乳頭管
乳頭孔
皮質
外帯
髄質
内帯

**b　尿細管の走行**（Faller を改変）
↑↓は糸球体濾過液の流れる方向を示す．

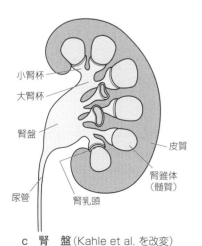

小腎杯
大腎杯
腎盤
尿管
腎乳頭
腎錐体（髄質）
皮質

**c　腎　盤**（Kahle et al. を改変）
　2〜3個の小腎杯が集まって大腎杯を形成し，3〜4個の大腎杯が集まって腎盤となる．

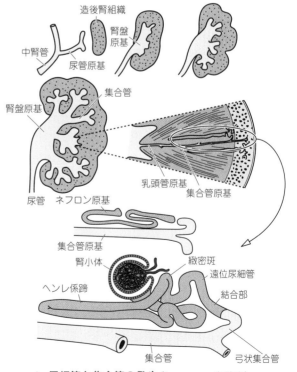

造後腎組織
腎盤原基
中腎管
尿管原基
腎盤原基
集合管
乳頭管原基
集合管原基
尿管　ネフロン原基
集合管原基
腎小体
緻密斑
遠位尿細管
ヘンレ係蹄
結合部
集合管
弓状集合管

**d　尿細管と集合管の発生**（Langman を改変）
　腎臓は，腎臓固有のネフロンと，中腎管由来の集合管が結合してつくられる．

④ 腎臓の血管系（a）

腎臓の血管系は，腎動脈として入り，腎静脈として出る．腎動脈を流れる血液は，腎臓に酸素や栄養分を運んでくるとともに，腎臓で排出される老廃物も運んでくる．

**腎動脈**は腎門から入ると，腎盤の表層に沿って進み，この間に多くの**葉間動脈**に分かれる．葉間動脈は，腎実質の中に入って腎錐体の間を外方に向かって走る．次いで，髄質と皮質の境界部を走る**弓状動脈**となり，ここから皮質の表層に向かって多数の**小葉間動脈（皮質放射動脈）**が出る．小葉間動脈からは，多くの**輸入細動脈**が分枝して腎小体に入る．輸入細動脈は，腎小体の中で細かく分かれて**糸球体**を形成し，再び集まって**輸出細動脈**となって，腎小体を出る．腎臓の血液の90％は，皮質を還流している．

輸出細動脈に続く血管の走行は，皮質ネフロンと髄質近接ネフロンでは異なっている．皮質ネフロンでは，尿細管の周囲に沿って走行する**尿細管周囲毛細血管**となる．髄質近接ネフロンでは，尿細管に沿って直線状に伸びる**直血管**を形成する．尿細管周囲毛細血管や直血管は**小葉間静脈**となり，集まって**弓状静脈**を形成し，**葉間静脈**を経て**腎静脈**となって腎臓を出る．腎静脈には，老廃物が除去されたきれいな血液が流れている．

## Ⅲ 腎臓のはたらき

腎臓のはたらきは，老廃物の排出，体液量の調整，酸塩基平衡の維持，レニンの分泌，カルシウム量の調整，造血機能の調節など，多岐にわたっている．これらのはたらきは，独立して別個に行われるわけではなく，相互に関連を持ったうえで行われている．

### ■ 老廃物の排出

老廃物は，糸球体での濾過と，尿細管での再吸収と分泌，という過程を経て排出される．腎臓は，ボーマン嚢を腺房とし，尿細管と集合管を導管とする複合管状腺であると考えることができる．分泌物は尿である．

① 腎小体の構造（b）

腎小体は，毛細血管の集まった糸球体と，その周囲を取り囲むボーマン嚢より構成される．

糸球体を構成する毛細血管の**内皮**は，直径50〜100 nmの多数の窓を備えている．内皮の基底面は，（内皮の）基底膜に覆われる．

糸球体を構成する血管の周囲を，ボーマン嚢の内壁である内葉が取り巻いている．**内葉**は単層扁平上皮である．上皮細胞は，**足細胞**と呼ばれ，多数の突起を持った細胞である．足細胞の突起を**小足**といい，多くの枝に分かれ，枝の先端は**終足**となっている．隣接する終足の間には，幅25 nmの**濾過隙（間隙孔）**がある．この濾過隙は，厚さ6 nmの**間隙膜（スリット膜）**で覆われている．足細胞の基底面は，（足細胞の）基底膜で覆われる．

毛細血管と内葉の間には，内皮の基底膜と，足細胞の基底膜がある．この両者は融合して**[糸球体]基底膜**となっている．[糸球体]基底膜は，コラーゲンや糖蛋白質から成る，厚さ0.1〜0.2 μmの緻密な膜である．

糸球体では，血液が濾過されている．血液の濾過は，毛細血管の内皮，[糸球体]基底膜，およ

# 腎臓の血管の走行を理解しよう.
# 腎臓の濾過装置の構造を理解しよう.

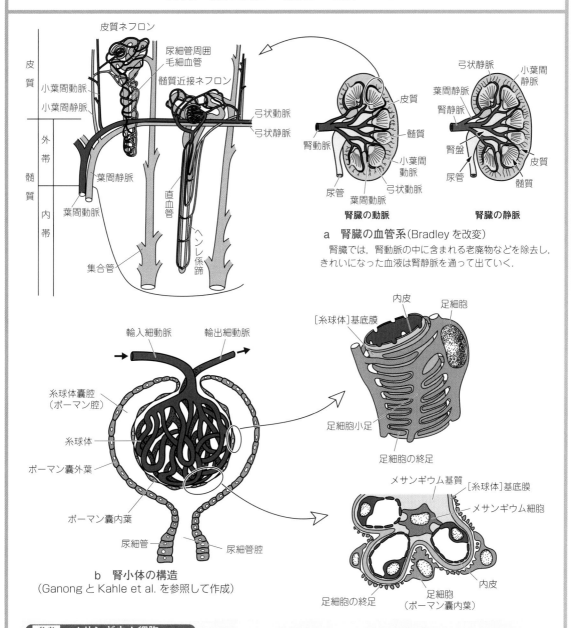

**a　腎臓の血管系**（Bradley を改変）

腎臓では，腎動脈の中に含まれる老廃物などを除去し，きれいになった血液は腎静脈を通って出ていく.

**b　腎小体の構造**
（Ganong と Kahle et al. を参照して作成）

---

参考 **メサンギウム細胞**

メサンギウム mesangium とは，mes（中間の）と angeion（血管）を合わせてつくられた語であり，「血管の間にあるもの」という意味である.

メサンギウム細胞は，毛細血管の間に分布している細胞である. この細胞は，平滑筋細胞に由来すると考えられており，収縮したり弛緩したりすることができる. 細胞体からは，突起が出ている. 突起は毛細血管に終止している.

次のようなはたらきがある.

❶ 突起により複数の毛細血管とつながっており，糸球体の毛細血管がバラバラにならないように固定している.

❷ 毛細血管に連結した突起を収縮させたり弛緩させたりすることにより，毛細血管の太さを調節している. 毛細血管の太さを変えることにより，血流量を変えたり，毛細血管の濾過量を変化させたりしている.

❸ 食作用をする.

❹ プロスタグランジンやサイトカインを分泌する.

❺ 免疫複合体を除去する.

❻ ある種の糸球体疾患に関与している.

び足細胞の間隙膜を介して行われている．この三者を一括して**糸球体濾過膜**と呼ぶ．糸球体濾過膜は，大きさ8 nm以上の物質や，分子量7万以上の物質は通さない．

糸球体濾過膜で中心的な役割をしているのは，[糸球体]基底膜である．[糸球体]基底膜は，絶えず更新されている．古くなった[糸球体]基底膜は，メサンギウム細胞の食作用により処理され，毛細血管の内皮細胞と足細胞のはたらきで新生されている．

毛細血管の間の領域は，結合組織性の**メサンギウム（血管間膜）**が満たしている．メサンギウムはコラーゲンを主成分とする**メサンギウム基質**（血管間膜基質）と，その中に散在している**メサンギウム細胞（血管間膜細胞）**から構成される．

## ② 糸球体での濾過（a）

糸球体で濾過されてボーマン腔に出てきた液体を**糸球体濾過液（原尿）**と呼ぶ．濾過の原動力は，糸球体を構成する毛細血管の血圧から，血漿の膠質浸透圧とボーマン腔の内圧を差し引いた**有効濾過圧**である．輸出細動脈は輸入細動脈より細いので糸球体を構成する毛細血管に血圧が生ずる．糸球体毛細血管の血圧は約45 mmHgであり，血漿の膠質浸透圧は25 mmHg，ボーマン腔の内圧は約10 mmHgである．ボーマン腔内の糸球体濾過液の膠質浸透圧はほぼゼロに近い．したがって有効濾過圧は，約10 mmHgである．

血漿の約20%が糸球体濾過液としてボーマン腔に出てくる．糸球体濾過液の成分は，水分，ナトリウムイオン（$Na^+$），塩素イオン（$Cl^-$），重炭酸イオン（$HCO_3^-$），尿素，尿酸などで，蛋白質を除いた血漿の成分とほぼ同じである．糸球体濾過膜で行われる濾過は，**限外濾過**と呼ばれる．

## ③ 分泌と再吸収（b, c）

糸球体で濾過しただけでは，血液中には，老廃物の一部が濾過されずに残っている．また，糸球体濾過液の中には，老廃物とともに濾過されてしまった，有用な物質も混入している．尿細管の中を流れる間に，糸球体濾過液と近くを走行する毛細血管の中を流れる血液との間で物質の授受が行われ，不要なもののみが尿として排出される．

糸球体濾過液から血液に物質が戻ることを**再吸収**という．逆に，血液から濾過液に物質が移動することを**分泌**という．再吸収や分泌は，**能動輸送**や**受動輸送（拡散）**により行われている．

尿細管は1層の**上皮細胞**より構成される．隣接する尿細管の間の領域は**間質**と呼ばれる．間質には，多数の毛細血管が走り，その間に膠原線維や少数の線維芽細胞が分布しており，これらの間隙を**間質液**が満たしている．

再吸収の際には，糸球体濾過液に含まれる有用な物質が，まず尿細管上皮細胞に取り込まれ，次いで上皮細胞から間質液に放出される．間質液に移った物質は，毛細血管を流れる血液の中に取り込まれる．分泌の際には，毛細血管の血液の中に含まれる物質が，間質液に移る．間質液から，尿細管上皮細胞に取り込まれ，最終的に上皮細胞から糸球体濾過液に排出される．間質液は，尿細管と毛細血管の間を満たしており，両者の間を仲介するはたらきをしている．

尿細管の各部では，次のような再吸収や分泌が行われている．

❶ 近位尿細管：腎小体に続く直径40〜60 μmの管である．近位尿細管の上皮細胞は大きな核を持った立方形の細胞で，管腔に面する頭頂部は長い微絨毛を備えた，**刷子縁**となっている．基底面には，多くの陥入があり，多数のミトコンドリアが分布して**基底線条**を形成している．このような組織像は，近位尿細管では，エネルギーを使った輸送が行われていることを示し

# 尿がつくられる過程を理解しよう.

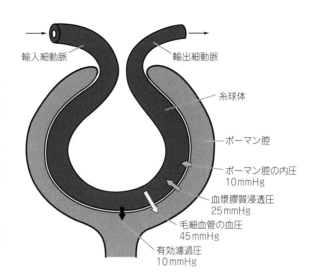

### a　糸球体の有効濾過圧
（大地を参照して作成）

　糸球体を構成する毛細血管の血圧は45 mmHg である. 毛細血管内を流れる血液の血漿膠質浸透圧は25 mmHgであり, ボーマン腔内の糸球体濾過液の内圧は10 mmHgである. ボーマン腔内の糸球体濾過液の浸透圧は, ほぼゼロである. したがって, 毛細血管からボーマン腔に向かう圧力は, 毛細血管の血圧から, 血漿膠質浸透圧とボーマン腔の内圧を差し引いた10 mmHgである. この圧力を有効濾過圧という.

　もしも毛細血管の血圧が35 mmHgまで低下してしまうと, 有効濾過圧はゼロになってしまうことになる. こうなると, 腎臓では血液の濾過ができなくなってしまう. つまり, 腎臓は機能を停止してしまうことになる.

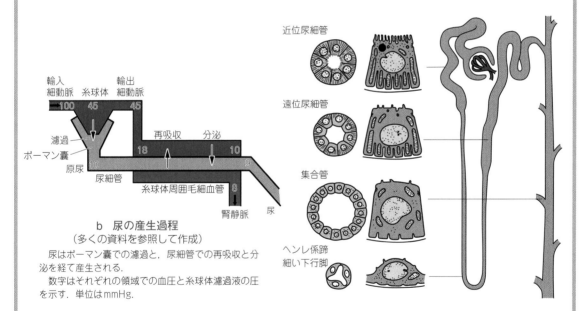

### b　尿の産生過程
（多くの資料を参照して作成）

　尿はボーマン嚢での濾過と, 尿細管での再吸収と分泌を経て産生される.

　数字はそれぞれの領域での血圧と糸球体濾過液の圧を示す. 単位はmmHg.

### c　尿細管の断面
（Francis を改変）

---

**参考　最大輸送量（腎閾値）**

　糸球体で濾過されたグルコースやアミノ酸は, 正常であれば, すべて再吸収されて尿中に排出されることはない. 大量のグルコースなどが濾過され, 再吸収能力を超えると, 再吸収しきれなかった分が, 尿中に排出されることになる.

　尿細管での最大再吸収能力は, 最大輸送量（腎閾値）と呼ばれ, グルコースでは, 尿中にグルコースが排出されるときの血糖値で表される. グルコースの場合, 最大輸送量は, 血糖値160 mg/dLである. 血糖値が160 mg/dLを超えると, 濾過されたグルコース量は最大輸送量を超えるため再吸収しきれなくなって, 糸球体濾過液の中に残り, 尿の中に出てくることになる. これが, 糖尿病の際に, 尿の中に糖が混じる理由である.

　いくつかの物質の最大輸送量はホルモンによる再吸収調節により変化することがある. カルシトニンやパラソルモンは$Ca^{2+}$の再吸収を調節している.

ている.

ここでは，水，ナトリウムイオン（Na$^+$），塩素イオン（Cl$^-$），重炭酸イオン（HCO$_3$$^-$），グルコース，アミノ酸，尿素などが再吸収され，水素イオン（H$^+$），パラアミノ馬尿酸，ペニシリンなどが分泌される．近位尿細管では，再吸収と分泌が活発に行われており，糸球体で濾過された溶質や溶媒の約60％が，近位尿細管で再吸収される.

❷ ヘンレ係蹄：ヘンレ係蹄の細い下行脚と細い上行脚は扁平な上皮細胞より成っている．太い上行脚は立方形の上皮細胞より構成される単層立方上皮である.

ヘンレ係蹄下行脚はNa$^+$に対して透過性があり，Na$^+$が拡散により間質液から糸球体濾過液に移る．これに伴いCl$^-$も糸球体濾過液に移る．ヘンレ係蹄上行脚では，水は通さないが，Na$^+$が能動的に再吸収され，これに伴いCl$^-$も再吸収されて間質液に入る.

❸ 遠位尿細管：直径約40 $\mu$mで，基底線条の発達した立方上皮細胞より成る．遠位尿細管でも，エネルギーを使った輸送が行われている．ここでは，水やNa$^+$が再吸収され，カリウムイオン（K$^+$），H$^+$，アンモニア（NH$_3$）が分泌される．水の再吸収は，下垂体のバソプレシンにより制御され，Na$^+$の再吸収は，副腎皮質のアルドステロンにより調整される.

❹ 集合管：起始部は直径約40 $\mu$mで，単層立方上皮より構成される．乳頭管になると直径約200 $\mu$mになり，単層円柱上皮より構成されるようになる．集合管では，水，Na$^+$，尿素が再吸収される．水の再吸収は，下垂体のバソプレシンにより制御される.

④ 尿の生成

単位時間内に，糸球体で濾過される糸球体濾過液の量を，**糸球体濾過量**という．クリアランス（後述）により算出してみると，糸球体濾過量は，約100 mL/分である．つまり，糸球体では毎分約100 mLの糸球体濾過液が産生されていることになる．糸球体濾過量を1日単位に換算すると，約150 Lとなる．濾過液150 Lといえば，体重の約3倍に相当する量である．ヒトの全血漿量は約3 Lであるので，1日に全血漿量の50倍に相当する液体が，濾過されていることになる.

これほどに大量の液体がどこに由来し，どこに行くのであろうか．糸球体濾過液の大部分は，濾過されると，次々に尿細管から再吸収されて，血液に戻っているのである．1日の尿量は平均1.5 Lであるので，糸球体濾過液の99％は再吸収されていることになる.

腎臓では，膨大な量の液体が動いており，1日に150 Lもの液体が濾過されて，すぐに再吸収されている．これは，無駄なことをしているように思えるが，血液中に含まれる水素イオン（H$^+$），尿素，クレアチニンなどのような不要な物質を，速やかに排出するためには，大量の液体とともに，これらの物質を糸球体濾過液としていったん血液の外に出し，その後で，糸球体濾過液から必要な物質のみを再吸収する方が，より効率的で，より安全なためである.

腎臓は，窒素代謝産物を中心とした老廃物を，尿として排出している．尿の所見は，腎臓の機能を知るうえで，重要な指標の一つである（**a〜c**）.

## 2 体液量の調整

動物にとって水は重要であり，体内の水分量は厳密に調整されている．動物の体に含まれる水分を**体液**と総称し，ヒトの場合には，体液は体重の約60％を占めている.

体内に入ってくる水は，飲食物に含まれる水である．出ていく水は，尿に含まれるものが主であり，そのほかに汗，呼気，糞便の中にも含まれている．水分のバランスを維持するためには，体に

## 尿の成分を知ろう.

### a　尿検査所見

| 項　目 | 基準値 | 異　常 |
|---|---|---|
| 尿　量 | 500〜2,000 mL/日 | 多尿（2,000 mL/日以上）：糖尿病，尿崩症，腎疾患の多尿期<br>乏尿（500 mL/日以下），無尿（100 mL以下）：脱水状態，ショック，腎疾患 |
| 比　重 | 1.008〜1.040 | 高比重尿（1.030以上）：脱水症，糖尿病，熱性疾患<br>低比重尿（1.010以下）：尿崩症，腎疾患 |
| pH | 5〜7.8 | 酸性尿：糖尿病，痛風，脱水症，アルコール中毒<br>アルカリ尿：腎不全，尿路感染症 |
| 蛋白質 | 130 mg/日以下 | 腎前性蛋白尿：発熱，心不全，内分泌疾患，悪性腫瘍，高血圧<br>腎性蛋白尿：糸球体腎炎，ネフローゼ症候群，糖尿病性腎症<br>腎後性蛋白尿：尿路感染症，尿路結石，前立腺疾患 |
| 糖　質 | 110 mg/日以下 | 高血糖を伴う尿糖：糖尿病，甲状腺機能亢進症，クッシング症候群<br>高血糖を伴わない尿糖：腎性糖尿，妊娠，薬剤中毒 |
| 潜　血 | 定性試験（−） | 赤血球・ヘモグロビン尿：糸球体腎炎，膀胱炎，尿道炎，尿路結石<br>ヘモグロビン尿：溶血性貧血，不適合輸血<br>ミオグロビン尿：筋ジストロフィー，心筋梗塞 |
| ビリルビン<br>ウロビリノーゲン | ビリルビン（−）<br>ウロビリノーゲン（±） | ビリルビン・ウロビリノーゲン両方高値：肝性黄疸<br>ビリルビン高値・ウロビリノーゲン正常：閉塞性黄疸<br>ビリルビン正常・ウロビリノーゲン高値：溶血性黄疸 |

　尿は最も簡便に得られる検査材料（検体）の一つである．尿の成分は，ある程度まで血液成分を反映しているので，尿は腎疾患のみならず，いろいろな疾患の手がかりを与えてくれる重要な検査材料である．

**参考　蛋白尿**

　血漿中に含まれる蛋白質はアルブミン，グロブリン，フィブリノーゲンなどである．正常であれば，ごく微量の蛋白質のみが糸球体濾過膜を通過して糸球体濾過液に出てくる．糸球体濾過液に出てきた蛋白質の大部分は，尿細管の上皮細胞の飲作用により上皮細胞内に取り込まれる．上皮細胞内ではリソソームにより消化され，アミノ酸となって吸収される．しかしながら，尿細管の上皮細胞による飲作用には限界がある．尿細管の上皮細胞により再吸収される蛋白質の最大輸送量は30 mg/分である．
　腎障害の際には，多くの蛋白質が糸球体濾過液中に出てくることがある．分子の大きさから，アルブミンが糸球体濾過液中に出てくることが多い．さらに症状が進めば，グロブリンも出てくることになる．糸球体が障害され，尿細管の最大輸送量を超える蛋白質が糸球体濾過液に出てきてしまうようになると，尿細管ではすべての蛋白質を再吸収することはできなくなる．再吸収しきれなかった蛋白質は，糸球体濾過液に残って尿の中に出てくることになる．これが蛋白尿であり，糸球体腎炎やネフローゼ症候群などの主要な症状の一つである．
　血漿蛋白質は膠質浸透圧を維持するうえで重要な役割を果たしている．血漿蛋白質が少なくなると，血液の膠質浸透圧は低下する．この結果，毛細血管レベルでは，回収される組織液の量が減少するため，組織液の量が増えることになる．これが腎臓病で浮腫が生ずる主要な原因の一つである．

### b　尿成分の濃縮率

| 物　質 | 血中濃度（%） | 尿中濃度（%） | 濃縮率 |
|---|---|---|---|
| Na | 0.30 | 0.35 | 1 |
| Cl | 0.37 | 0.6 | 2 |
| Ca | 0.008 | 0.015 | 2 |
| K | 0.02 | 0.15 | 7 |
| P | 0.009 | 0.15 | 16 |
| 尿　酸 | 0.004 | 0.05 | 12 |
| 尿　素 | 0.03 | 2.0 | 60 |
| $NH_3$ | 0.001 | 0.04 | 40 |
| クレアチニン | 0.001 | 0.075 | 75 |

　濃縮率の高い物質ほど，腎臓により重点的に排出されている．腎臓は，窒素を含む老廃物を高度に濃縮して排出していることがわかる．

### c　尿中固形成分の排出量（g/日）

| 有機成分：30〜45 | | 無機成分：20〜25 | |
|---|---|---|---|
| 窒　素 | 6〜21 | NaCl | 15〜20 |
| 尿　素 | 14〜35 | S | 0.8 |
| 尿　酸 | 0.5〜0.8 | $SO_3$（亜硫酸） | 1〜3 |
| クレアチニン | 1〜1.5 | P | 0.5〜2.0 |
| パラアミノ | 0.1〜0.7 | Na | 4.8 |
| 　馬尿酸 | | | |
| インジカン | 0.005〜0.02 | K | 2.5 |
| 高級脂肪酸 | 0.002〜0.003 | $NH_3$ | 0.5〜0.7 |
| ウロクローム | 0.4〜0.7 | Ca | 0.09〜0.2 |
| | | Mg | 0.03〜0.24 |
| | | Fe | 0.005 |

入ってくる水の量に対応して，尿として排出される水の量を調整する必要がある．尿として排出される水の量を調整するため，腎臓では，尿の濃度を調整している．

　私たちが日常経験するように，多量の水を摂取したときには，薄い尿が沢山出る．これに対して，水をあまり摂取しなかったときには，濃い尿が少量出るだけである．尿の量や濃度は，水の摂取量に応じて変化する．

　ネフロンには，皮質ネフロンと髄質近接ネフロンとがある．この両ネフロンでは，尿細管に違いがあり，はたらきも異なっている．皮質ネフロンでは，ヘンレ係蹄の細い上行脚がなく，下行脚から太い上行脚に直接移行している．これに対して，髄質近接ネフロンのヘンレ係蹄は，細い下行脚，細い上行脚，太い上行脚より構成される．老廃物の排出は，皮質ネフロンが主体となって行われ，尿の量や濃度の調整は，髄質近接ネフロンが中心になって行われている．

### ① 尿細管の対向流増幅系（a）

　髄質近接ネフロンでは，ヘンレ係蹄下行脚と上行脚が髄質の外帯から内帯にわたって並行して伸びている．糸球体濾過液は，ヘンレ係蹄下行脚では髄質の内帯に向かって流れ，上行脚では逆に皮質に向かって流れている．ヘアピン状の走行をするヘンレ係蹄では，並行して走る上行脚と下行脚の中を，糸球体濾過液が逆の方向に流れている．このような系を**対向流系**という．対向流系では，物質交換が行われることが多い．

　ヘンレ係蹄上行脚では，塩化ナトリウム（NaCl）が周囲を満たしている間質液に向かって絶えず能動的に輸送されている．このため，上行脚内の糸球体濾過液では，皮質に近くなるほどNaClの濃度が低くなり，浸透圧も低くなる．ヘンレ係蹄下行脚の上皮細胞には，NaClに対する高い透過性がある．このため，ヘンレ係蹄上行脚から間質液に能動輸送されたNaClは，ヘンレ係蹄下行脚内の糸球体濾過液に入り込む．結果として下行脚内の糸球体濾過液では，深部に行くほどNaClの濃度が高くなり，浸透圧も高くなる．このようにして，糸球体濾過液と間質液には，皮質から髄質にわたって，NaClの濃度と浸透圧の勾配が形成される．ヘンレ係蹄の上行脚と下行脚の間をNaClが移動することにより，NaClの濃度と浸透圧の勾配が形成される機構を**対向流増幅系**という．

　皮質から髄質にわたって形成された浸透圧勾配を**皮質髄質浸透圧勾配**と呼ぶ．糸球体濾過液が近位尿細管に入る時点での浸透圧は320 mOsm/Lであるが，深部に向かうに従って次第に高くなって，髄質のいちばん深部では1,200 mOsm/Lにも達する．反転して上行脚では，皮質に近いほどNaClの濃度が低くなる．ヘンレ係蹄上行脚の上部では300 mOsm/Lまで戻り，遠位尿細管の始めの所では100 mOsm/Lまで下がる．

### ② 直血管の対向流交換系

　髄質近接ネフロンでは，長いヘンレ係蹄があり，その近傍には，直線的に伸びる**直血管**が通っている．直血管のうち，血液が髄質の深部に向かって流れる血管を**下行直血管**，皮質に向かって流れる血管を**上行直血管**という．下行直血管は髄質の深部に達すると，反転して上行直血管となる．直血管の周囲は，間質液が満たしている．

　直血管の血管壁は，NaClに対する透過性が高いため，血液が下行直血管を流れる間に，NaClが間質液から血管壁を通して，内部を流れる血液の中に拡散してくる．このため下行直血管を流れる血液のNaCl濃度と浸透圧は，間質液の浸透圧とほぼ同じになり，髄質の深部に行くに従って濃度と浸透圧は高くなる．反転して上行直血管を流れる際には，血液に含まれるNaClは間質液に向

# 尿の濃度を調整する仕組みを知ろう.

### 参考　体液

体内にある水分を一括して体液と呼ぶ.

① 体液の区分

体液のうち, 細胞の内部にある細胞内液は体重の約40％を占め, 細胞の外部にある細胞外液は体重の約20％である. 細胞外液のうち, 隣接する細胞の間にある組織液（間質液）は体重の約15％で, 血漿が体重の約5％である.

② 1日当たりの水分出納量

成人では, 1日当たり, 2,600 mLの水が出入りしている. 摂取する水分は, 飲む水が大部分を占めており, そのほかに食餌中に含まれる水分や, 代謝により産生される水分がある.

喪失する水分は, 尿として失われる水分が多く, そのほかに汗や呼吸に伴って失われるものや, 糞便に含まれて失われる水分がある.

③ 体液量の調節

体液量は厳密に調節されている. 日常経験するように, 体液量が少なくなると, 口渇により水分を摂取し, 体液量が過剰になると, 水の摂取はやめる. 腎臓では, 尿の量やその組成を調整し, 体内の水分量や電解質量の調節を行っている.

体液量の調節は, 体液の浸透圧と, 体液の量に基づいて行われている.

表　1日当たりの水分出納量（mL/24時間）

| 水分摂取 | | 水分の喪失 | |
|---|---|---|---|
| 飲　水 | 1,600 | 尿 | 1,500 |
| 食餌中の水 | 500 | 皮　膚 | 500 |
| 代謝による水 | 500 | 肺 | 500 |
| 合　計 | 2,600 | 糞　便 | 100 |
| | | 合　計 | 2,600 |

❶ 体液の浸透圧に基づく調整：体液の浸透圧の変化は, 視床下部の浸透圧受容器により感知される. 体液の浸透圧が上昇すると, 浸透圧受容器を介して, 下垂体後葉から抗利尿ホルモンの分泌が促進され, 腎臓で水分の再吸収を促進し, 体液量を増加させる. 細胞外液の浸透圧が下がると, 抗利尿ホルモンの分泌が抑制され, 腎臓での水分の再吸収を抑制して体液量を減らす.

❷ 体液の量に基づく調節：体液量は容積受容器により感知され, これが体液量の調節機転を作動させて体液量の調節を行っている. 容積受容器としてはたらくのは, 頚動脈洞, 大動脈弓の圧受容器, 心房の容積受容器, 腎臓の糸球体近接装置（後述）などである.

心房の容積受容器は, 心房筋の伸展度を感知する受容器である. 心房圧が上昇して心房筋が引き伸ばされると, 心房筋から心房性ナトリウム利尿ペプチドと呼ばれるホルモンが分泌される. このホルモンは, 輸入細動脈の平滑筋を弛緩させ, 糸球体の血流量を増加させて糸球体濾過を増加させ, 集合管でのナトリウムの再吸収を抑制し, さらに視床下部に作用して抗利尿ホルモンの分泌を抑制する. その結果, $Na^+$の排出と水分の排出が促進され, 体液量が減少し, 血圧が降下する.

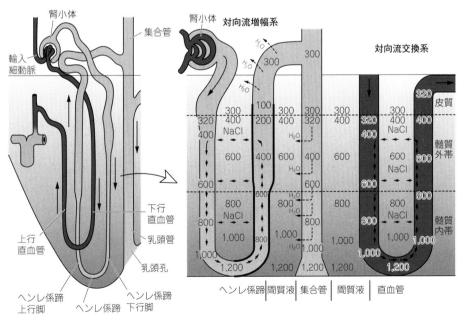

### a　尿の濃度の調整機構（Guytonを改変）

灰色は間質液を示し, 色が濃いほど浸透圧が高いことを表す. 遠位尿細管曲部から集合管にかけての尿細管上皮細胞は, バソプレシン（抗利尿ホルモン）が作用すると, 水の透過性が上昇する. バソプレシンの存在下での水の流れを点線の矢印で示してある. これに対してヘンレ係蹄上行脚の大部分で, 管壁が太く描いてあるところは, バソプレシンが存在しても, しなくても水は通さない.

数字の単位は, mOsm/Lで, 水溶液1 Lに溶けている浸透圧作用のある物質群の総ミリモル数を表す.

かって拡散して行く．上行直血管を流れる血液では，上方に行くに従いNaCl濃度と浸透圧は低くなり，髄質から出ていくときには，NaCl濃度と浸透圧は，髄質に入るときとほぼ同じになっている．

　下行直血管と上行直血管の間では，ヘンレ係蹄の上行脚と下行脚の間で行われているNaClの移動と同じようなNaClの移動が行われている．この結果，髄質の間質液におけるNaClの濃度勾配が維持されることになる．この機構を**対向流交換系**と呼ぶ．

### ③ 尿の濃度の調整

　対向流増幅系により，ヘンレ係蹄上行脚の糸球体濾過液は，皮質に近いほどNaClが少なく，浸透圧の低い希薄な液になっている．

- ❶ 希薄な尿の排出：遠位尿細管や集合管の上皮細胞は，ほとんど水を通さない．ヘンレ係蹄上行脚の終末部で100 mOsm/Lまで希釈された糸球体濾過液は，このまま遠位尿細管や集合管を通って尿管に入り，膀胱に送られる．この尿の浸透圧は，血漿の約2分の1である．

- ❷ 濃厚な尿の排出：バソプレシンが作用すると，遠位尿細管の終末部や集合管の上皮細胞では，水に対する透過性が亢進する．間質液には浸透圧勾配があるので，バソプレシンが分泌されていると，糸球体濾過液が遠位尿細管や集合管の中を腎乳頭の方に向かって髄質の中を流れる間に，水は浸透圧の高い間質液に向かって受動輸送される．バソプレシンの分泌量を調整することにより，遠位尿細管や集合管での水の透過性が変わり，尿の濃縮度を調節することができる．最も濃厚な尿は，浸透圧が1,200 mOsm/Lに達する．この浸透圧の値は，血漿やボーマン嚢の糸球体濾過液の約4倍である．

## ③ 酸塩基平衡

　腎臓は，酸塩基平衡にも関与している．腎臓での酸塩基平衡は，次のように行われる．❶尿細管の上皮細胞から，糸球体濾過液に水素イオン（$H^+$）が分泌される．❷糸球体濾過液に分泌された$H^+$は，緩衝物質により処理され，尿の成分となり，排出される．

### ① $H^+$の分泌（a〜c）

　尿細管の上皮細胞内では，二酸化炭素（$CO_2$）と水（$H_2O$）から炭酸（$H_2CO_3$）がつくられている．$H_2CO_3$は炭酸脱水酵素のはたらきで，$H^+$と重炭酸イオン（$HCO_3^-$）に分解する．

　尿細管の上皮細胞の間質液側では，ナトリウムポンプのはたらきで，上皮細胞からナトリウムイオン（$Na^+$）が間質液に移っている．上皮細胞内の$Na^+$の濃度が低下すると，糸球体濾過液から$Na^+$が上皮細胞内に再吸収され，それと連結して，上皮細胞から$H^+$が糸球体濾過液に分泌される．$H^+$の分泌の約80％は，近位尿細管で行われる．

### ② 緩衝物質による糸球体濾過液内の$H^+$の処理

　緩衝物質としては，$HCO_3^-$，二塩基性リン酸イオン（$HPO_4^{2-}$），アンモニア（$NH_3$）などが使われる．

- ❶ 緩衝物質$HCO_3^-$による$H^+$の処理

　　糸球体濾過液には，多くの$HCO_3^-$が含まれている．$HCO_3^-$は，分泌された$H^+$と反応して，$H_2O$と$CO_2$になる．$H_2O$は尿中に排出される．$CO_2$は，尿細管の上皮細胞内に取り込まれ，上皮細胞内で$H_2CO_3$がつくられる際に使われる．この反応は，主に近位尿細管で行われる．

## 腎臓は体液が酸性になりすぎたり，
## アルカリ性になりすぎたりしないように調整している．

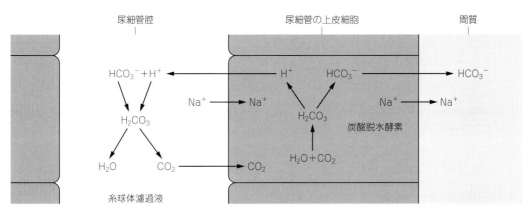

a H+の分泌と，HCO₃⁻によるH+の処理（GanongとGuytonを参照して作成）

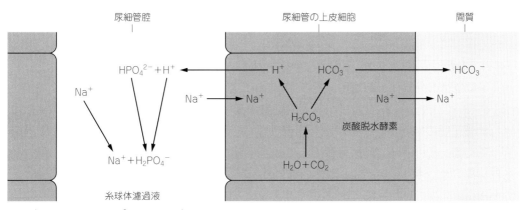

b H+の分泌と，HPO₄²⁻によるH+の処理（GanongとGuytonを参照して作成）

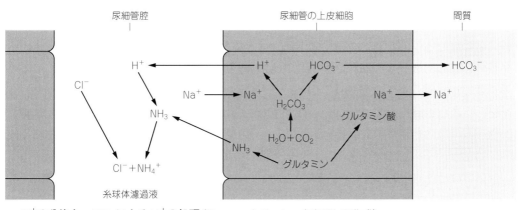

c H+の分泌と，NH₃によるH+の処理（GanongとGuytonを参照して作成）

❷ 緩衝物質$HPO_4^{2-}$による$H^+$の処理

糸球体濾過液には，$HPO_4^{2-}$が含まれている．$HPO_4^{2-}$は，糸球体濾過液の$H^+$と反応して，一塩基性リン酸イオン（$H_2PO_4^-$）となる．$H_2PO_4^-$は，糸球体濾過液の$Na^+$などと結合して，尿中に排出される．この反応は，主に遠位尿細管と集合管で行われる．

❸ 緩衝物質$NH_3$による$H^+$の処理

尿細管の上皮細胞にはグルタミンが含まれる．上皮細胞のグルタミンは，グルタミナーゼのはたらきで，グルタミン酸と$NH_3$に分解される．$NH_3$は，尿細管の上皮細胞から糸球体濾過液に分泌される．分泌された$NH_3$は，糸球体濾過液の中にある$H^+$と反応してアンモニウムイオン（$NH_4^+$）となる．$NH_4^+$は塩素イオン（$Cl^-$）などと結合して尿中に排出される．この反応は，主に近位尿細管と遠位尿細管で行われる．

## ❹ レニンの分泌

循環器系が機能し，泌尿器系が濾過機能を果たせるためには，十分な量の血液が，適切な血圧で循環している必要がある．血液が失われたり，血圧が低下したりしたときには，これを修復する機構が備わっている．修復機構の中心になっているのは，腎臓の**糸球体近接装置**である．糸球体近接装置では，**レニン**というホルモンを分泌することにより，血液量や血圧の調整をしている．

### ① 糸球体近接装置の構成

糸球体近接装置は，次の3つの要素より構成されている（a）．

❶ 輸入細動脈壁の糸球体近接細胞（JG細胞）：輸入細動脈壁の中膜にあるレニン顆粒を含んだ細胞である．この細胞は，血管壁の平滑筋細胞が変異したものである．

❷ 遠位尿細管壁の緻密斑：遠位尿細管直部の遠位部は，出発点となったボーマン嚢の血管極に戻ってくる．この部分では尿細管の上皮細胞が密に配列しているので，緻密斑と呼ばれる．

❸ 糸球体外メサンギウム細胞（糸球体外間質細胞）：ボーマン嚢の内部にあるメサンギウム細胞の一部が，外部に出たものである．

### ② 糸球体近接装置のはたらき

糸球体近接装置の主要なはたらきは，レニンを分泌することである．レニンは，次のようなことが刺激となって，JG細胞から分泌される．

❶ 輸入細動脈の血圧の低下：血圧の低下は，輸入細動脈の圧受容器により感知される．

❷ 糸球体濾過液のナトリウムイオン（$Na^+$）量の低下：緻密斑では，遠位尿細管を流れる糸球体濾過液の$Na^+$量の低下を感知している．この情報は，糸球体外メサンギウム細胞を介してJG細胞に伝えられる．

❸ 交感神経系の活動亢進：交感神経系により，JG細胞が刺激され，レニンが分泌される．

### ③ レニンのはたらき（b, c）

レニンは，アンギオテンシンIIが産生される際の，引き金の役割をする．実際にいろいろなはたらきをするのは，アンギオテンシンIIである．

# 糸球体近接装置のはたらきを理解しよう.

　過剰な酸性物質が存在し，体液のpHが7.35以下になった状態をアシドーシスという．アシドーシスには，呼吸性アシドーシスと代謝性アシドーシスがある．呼吸性アシドーシスは呼吸器の機能が低下して$CO_2$が過剰になったときに起こる．代謝性アシドーシスは，腎臓疾患，糖尿病，下痢などの際にみられる．腎疾患の際には，$H^+$の排出が障害されるために，アシドーシスとなる．糖尿病ではエネルギー源として脂肪が使われる．脂肪の代謝過程でケトン体が産生されるためにアシドーシスが起こる．下痢の際には，$HCO_3^-$が失われるため，アシドーシスとなる．

　体液のpHが7.45を超えるとアルカローシスとなる．アルカローシスにも呼吸性アルカローシスと代謝性アルカローシスがある．呼吸性アルカローシスは，換気が過剰になって$CO_2$が減少したときに発生する．代謝性アルカローシスは，嘔吐を繰り返して胃液の塩酸（HCl）を喪失したり，制酸剤を服用したりしたときなどに起こる．

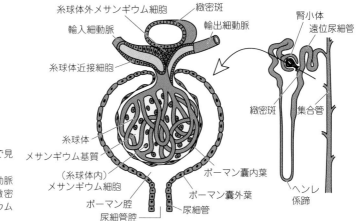

## a　糸球体近接装置
（Ganongを改変）
　腎小体と緻密斑を通る断面で見た糸球体近接装置．
　糸球体近接装置は，輸入細動脈壁にある糸球体近接細胞，緻密斑，および糸球体外メサンギウム細胞より構成される．

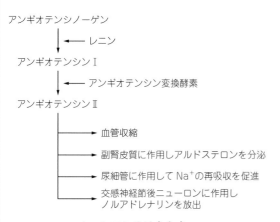

### b　レニンのはたらき

　アンギオテンシノーゲンは，肝臓で産生され，血液中に放出される糖蛋白質である．アンギオテンシノーゲンは，レニンによりアンギオテンシンⅠに変化する．アンギオテンシンⅠは，血管内皮細胞にあるアンギオテンシン変換酵素によりアンギオテンシンⅡに変換される．

## c　アンギオテンシンⅡのはたらき
　次のような多彩なはたらきをし，体液量を増加させるとともに，血圧を上昇させる．
① 血管，特に小動脈を収縮させ，血圧を上昇させる．
② 副腎皮質に作用してアルドステロンの放出を促進する．アルドステロンの作用により，$Na^+$の再吸収が促進され，体液量が増加する．
③ 尿細管に作用して$Na^+$の再吸収を促進する．$Na^+$の量が増加するのに伴い，体液量が増える．
④ メサンギウム細胞を収縮させて糸球体濾過量を下げる．
⑤ 交感神経節後ニューロンに作用してノルアドレナリンの放出を促進する．ノルアドレナリンの作用により血圧が上昇する．
⑥ 視床下部の渇中枢に作用して口渇感を起こさせるとともに，バソプレシンの放出を促進する．口渇感が起こるため飲水行動が起こり，体内の水分が増える．さらに，バソプレシンが分泌され，尿が濃縮される．

### 5 体内のカルシウム量の調整

体内のカルシウム量の調整は，腎臓やホルモンにより行われている．カルシウムイオン（$Ca^{2+}$）が吸収される際には，**活性型ビタミンD**が重要な役割を果たしている．ビタミンDは，腎臓の近位尿細管で水酸化されて，活性型ビタミンDになる．活性型ビタミンDは，カルシウム結合蛋白質に属する**カルビンディンD**を生成し，$Ca^{2+}$の吸収を促進する．

上皮小体ホルモンである**パラソルモン（PTH）**は，腎臓での活性型ビタミンDの産生を促進するとともに，遠位尿細管での$Ca^{2+}$の再吸収を促進している．これに対し甲状腺ホルモンの**カルシトニン（CT）**は，腎臓での$Ca^{2+}$の排出を促進する（「7. 内分泌系」参照）．

### 6 造血機能の調節

**エリスロポエチン**は，造血機能を調節するはたらきのある，分子量約4万の糖蛋白質で，85%は腎臓で産生され，残りの15%は肝臓でつくられる．

造血幹細胞から分化した赤血球の前駆細胞は，エリスロポエチンに対する受容体を持っている．エリスロポエチンは，赤血球の前駆細胞に作用して，その増殖と分化を促進することにより，赤血球の産生を促進している（「5. 血液と免疫系」参照）．腎臓が障害されると，エリスロポエチンの産生が不十分になり，貧血を起こす．これを**腎性貧血**という．

##  クリアランスと腎機能検査

クリアランスとは，腎臓が，血漿中の物質を排出する速度のことである．クリアランスにより，腎機能を数量的に示すことができる．

### 1 クリアランス（清掃率）

クリアランスとは，1分間に尿中に排出されたAという物質の量が，血漿何mL中のA物質の量に相当するかを示す数値である．つまり，血漿中にある物質を，尿中に排出する速度が，クリアランスである．腎臓の中での処理のされかたが分かっている物質について，その物質の血漿中の濃度，尿中の濃度，および毎分の尿生成量を測定し，クリアランスを計算することによって，腎臓のいろいろな機能を知ることができる．クリアランスは次の式により求められる．

クリアランス（mL/分）
＝尿中のA物質の濃度（%）×1分間の尿量（mL）/血漿中のA物質の濃度（%）

### 2 クリアランスを使った腎機能検査（a, b）

① 腎血行機能検査

腎臓の血行の状況は，腎血漿流量と腎血流量により知ることができる．

パラアミノ馬尿酸（PAH）は，糸球体による濾過と，尿細管への分泌により尿中に排出される．しかも腎臓を1回循環する間に，大部分が排出されてしまうことが分かっている．このような性質を持ったPAHのクリアランス値を測定することにより，単位時間内に腎臓を流れる血漿の量を知

## クリアランスを使った腎臓の機能検査法を理解しよう.

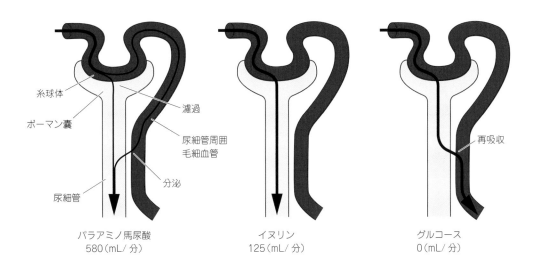

糸球体
ボーマン嚢
濾過
尿細管周囲
毛細血管
分泌
尿細管
再吸収

パラアミノ馬尿酸
580（mL/分）

イヌリン
125（mL/分）

グルコース
0（mL/分）

**a いろいろな物質のクリアランス**（DeCoursey を改変）

　パラアミノ馬尿酸は，糸球体での濾過と，尿細管からの分泌により，すべて尿中に排出される．このような物質のクリアランスは，腎血漿流量と等しくなる．尿細管から分泌される物質のクリアランスは糸球体濾過量より大きくなる．イヌリンは糸球体ですべて濾過され，尿に排出される．このような物質のクリアランスは，糸球体濾過量と等しくなる．グルコースは，大部分が糸球体で濾過されるが，尿細管からすべて再吸収されるので，尿中に排出されることはない．このような物質のクリアランスはゼロである．尿細管に再吸収される物質のクリアランスは糸球体濾過量より小さくなる．

**b クリアランスによる腎血漿流量と糸球体濾過量の算出**

① 腎血漿流量
　単位時間内に尿中に排出されたパラアミノ馬尿酸（PAH）の量は，
　　（尿の中のPAHの濃度U）×（単位時間当たりの尿量V）
により求められる．単位時間内に腎臓を流れた血漿の中に含まれるPAHの量は，
　　（腎血漿流量RPF）×（血漿中のPAHの濃度P）
である．この両者はほぼ等しいので，
　　RPF×P＝U×V
となる．したがって，
　　RPF＝（U×V）/P
となり，PAHのクリアランス値は1分間に腎臓を流れる血漿の量に相当することになる．

② 糸球体濾過量
　単位時間内の尿の中に含まれるイヌリンの量は，
　　（尿の中のイヌリンの濃度U）×（尿量V）
により求められる．単位時間内にボーマン腔に濾過されるイヌリンの量は，
　　（糸球体濾過量GFR）×（糸球体濾過液中のイヌリンの濃度）
である．糸球体濾過液中のイヌリンの濃度は血漿中のイヌリンの濃度に等しいので，ボーマン腔に濾過されるイヌリンの量は，
　　GFR×（血漿中のイヌリンの濃度P）
となる．イヌリンは，尿細管で分泌も再吸収もされないので，尿の中に含まれるイヌリンの量は，ボーマン腔に濾過されるイヌリンの量と等しい．したがって，
　　GFR×P＝U×V
であり，糸球体濾過量は，
　　GFR＝（U×V）/P
となる．つまり，イヌリンのクリアランス値は糸球体濾過量に相当することになる．

ることができる．単位時間内に腎臓を流れる血漿流量を**腎血漿流量（RPF）**という．基準値は，約500 mL/分である．

ヘマトクリット値（Ht）は，血液中で占める血球の容積の割合であるので

RPF×100/(100−Ht)

により，**腎血流量（RBF）**を求めることができる．基準値は1.2 L/分である．

成人の血液量は5 Lであるので，数値の上では，1分間に全血液の内の，約4分の1の血液が，腎臓を通っていることになる．

② 糸球体の機能検査

単位時間当たりに濾過される糸球体濾過液の量を**糸球体濾過量（GFR）**といい，腎臓の排出機能を示す，基本的な指標の一つである．

イヌリン，クレアチニン，マンニトールなどは，糸球体でのみ濾過され，尿細管での再吸収や分泌は行われない．イヌリンは，糸球体濾過膜を自由に通過することができるので，ボーマン嚢内の糸球体濾過液での濃度が，血漿中の濃度と同じになるまで濾過される．このような性質を持ったイヌリンの，クリアランス値を求めることにより，GFRを知ることができる．GFRの基準値は，男性が110 mL/分，女性が100 mL/分である（**a, b**）．

糸球体濾過量と腎血漿流量の比は，**糸球体濾過率（FF）**と呼ばれる．FFは糸球体を流れる血漿流量の，何％が濾過されるかを，示すものである．基準値は0.2〜0.22である．

## Ⅴ 尿　路

尿を運び，貯留する器官を**尿路**と総称し，尿管，膀胱，尿道より成る（尿道については「11. 生殖器系」で述べる）．

### 1 尿　管（a）

腎臓から出て，後腹壁を内下方に進み，さらに骨盤腔の後壁に沿って膀胱底に至る，長さ約25 cm，直径約6 mmの管である．太さは一様ではなく，途中3ヵ所に狭窄部がある．

尿管では，毎分3〜4回の蠕動運動が起こり，尿を膀胱に運んでいる．尿管は，膀胱底で膀胱壁を斜めに貫いて，尿管口に開口している．尿管は，膀胱壁を斜めに貫いているため，尿がたまると膀胱壁により圧迫され，膀胱内の尿が腎臓の方へ逆流しないようになっている．

### 2 膀　胱（b〜e）

尿を貯留するための中腔性器官である．男性では直腸の前方にあり，女性では子宮と腟の前方に位置している．

# 膀胱の構造を理解しよう.

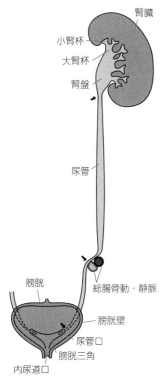

a 尿 管（Kahle et al. を改変）
　矢印は狭窄部を示す.
　尿管結石は狭窄部に引っ
　かかりやすい.

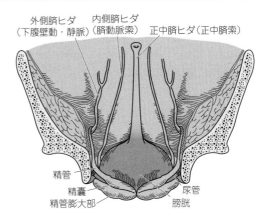

b 男性の膀胱と前腹壁（後方から）（Kahle et al. を改変）

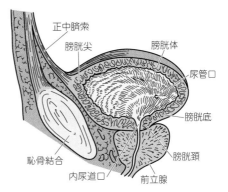

c 男性の膀胱の正中断面
（Feneis を改変）

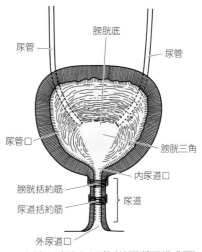

d 女性の膀胱と尿道（前頭断面模式図）
（Roper を改変）

e 膀胱の容積（男性平均）（蓑島を改変）

| 年齢（歳） | 調査例数 | 容積（mL） |
|---|---|---|
| 17〜20 | 3 | 507 |
| 21〜25 | 24 | 603 |
| 26〜30 | 22 | 661 |
| 31〜35 | 22 | 647 |
| 36〜40 | 25 | 617 |
| 41〜45 | 20 | 570 |
| 46〜50 | 6 | 618 |
| 51〜 | 8 | 565 |

### ① 膀胱の形態

タマネギのような形をしており，上端は尖っている．膀胱の上端からは胎生期の**尿膜**が変化した**正中臍索**が臍に向かって伸びている．

膀胱には，**膀胱尖**，**膀胱体**，**膀胱頚**および**膀胱底**を区別するが，各部の境界は明瞭ではない．膀胱体は，膀胱の広い領域を占める．膀胱底の左右両側部には**尿管口**があり，膀胱頚の先端には**内尿道口**がある．左右の尿管口と前方の内尿道口で囲まれた領域を**膀胱三角**といい，膀胱底の粘膜面に相当する．膀胱の容積は，約600〜700 mLである．

### ② 膀胱壁の構造（a）

膀胱壁は，内方より，**粘膜**，**筋層**，および**漿膜**より構成される．粘膜は，上皮，粘膜固有層，および粘膜下組織より成る．上皮は**移行上皮**である．膀胱三角には，**膀胱三角腺**という粘液線が存在しており，上皮の表面は，この腺から分泌された粘液に覆われている．尿の浸透圧や水素イオン指数（pH）は，上皮細胞の浸透圧やpHとは異なっている．粘液は，尿と上皮細胞が直接触れないようにして，上皮細胞を保護している．筋層は，内方から，縦走筋，輪走筋，および縦走筋の3層より成る．これらの筋は，収縮すると排尿を促す作用があるので，**排尿筋**と呼ばれる．漿膜は，膀胱頂と後壁を覆い，それ以外の部分は結合組織性の外膜となっている．

## 3 蓄尿と排尿の制御（b〜d）

膀胱壁には，伸展性があるため，内部の尿量が250 mLくらいになるまでは，膀胱内圧はほとんど変わらない．内部の尿量が250 mL以上になると，膀胱内圧は次第に上昇してくる．

尿が150 mLくらい貯留した所で，膀胱壁にある**伸展受容器**により，尿がたまったことが感知され，骨盤神経を通って，**排尿中枢**に情報が届く．排尿中枢は脊髄や脳幹にあり，さらに大脳皮質の制御を受けている．

尿道には，2つの括約筋がある．**膀胱括約筋（内尿道括約筋）**は内尿道口を取り巻くように走る平滑筋で，膀胱壁の輪走筋の一部が，走行を変えたものである．**尿道括約筋（外尿道括約筋）**は横紋筋で，骨盤底の筋層から分かれたものであり，尿道が尿生殖隔膜を貫く所にある．これらの2つの筋と，膀胱壁の**排尿筋**により，蓄尿と排尿は制御されている．

膀胱括約筋と膀胱壁の排尿筋は不随意筋で，自律神経の二重支配を受けている．交感神経性の**下腹神経**は，蓄尿時に作用し，排尿筋を弛緩させ，膀胱括約筋を収縮させる．副交感神経性の**骨盤神経**は排尿時にはたらき，排尿筋を収縮させ，膀胱括約筋を弛緩させる．

尿道括約筋は随意筋で，**陰部神経**の制御を受ける．

蓄尿と排尿は，膀胱内圧による反射と，意志による制御の二重機構になっている．

### ① 蓄尿時

❶ 下腹神経のはたらきにより，膀胱の排尿筋は弛緩し，膀胱括約筋は収縮する．
❷ 陰部神経により，尿道括約筋は収縮する．尿道括約筋の活動は大脳皮質からも制御される．

### ② 排尿時

❶ 骨盤神経のはたらきにより，膀胱の排尿筋が収縮し，膀胱括約筋は弛緩する．
❷ 陰部神経の活動は抑制され，尿道括約筋は弛緩する．

# 蓄尿と排尿の仕組みを知ろう.

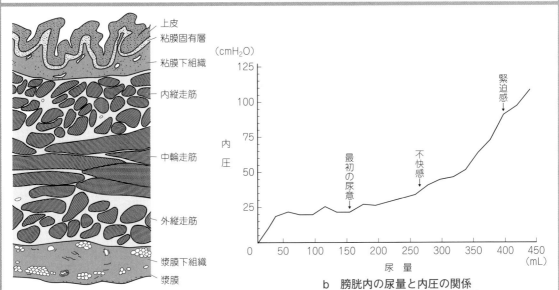

a 膀胱壁の構造（瀬戸口を改変）

b 膀胱内の尿量と内圧の関係
（Pocock & Richards を改変）

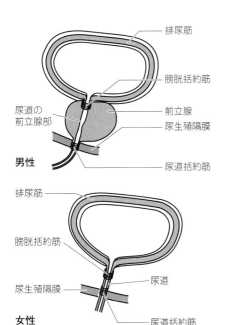

c 排尿を制御する筋（Faller を改変）

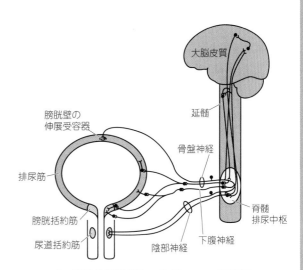

d 排尿の制御（King & Showers を改変）

**参考 排尿の制御と尿失禁**

　乳幼児では，脳の排尿中枢の発達が未熟なので，排尿はほとんど脊髄の排尿中枢を介する脊髄反射により行われている．膀胱に50 mLくらいの尿がたまると，脊髄反射により排尿が起こる．1日に15〜20回，排尿をしている．

　成長すると，排尿を意識的に制御することができるようになる．排尿の意志による制御は大脳皮質から，陰部神経を介して尿道括約筋のはたらきを制御することにより行われる．この制御機構が障害されると，尿失禁（いわゆる「垂れ流し」）が起こる．排尿の制御が失われてしまうと，ある程度尿が蓄積すれば，脊髄の排尿中枢の制御下で，反射的に排尿が起こることになる．「垂れ流し」という言葉は誤解を招きやすいが，24時間絶えず排尿し続けるわけではなく，ある程度たまった時点で，反射的に排尿されることであり，いわば乳幼児の段階に逆戻りすることである．

# ●セミナー●　糖尿病性腎症

　糖尿病が直接の原因になって発症する腎障害であり，糖尿病の経過中に生ずる細小血管の障害が腎臓の糸球体において生じたものである.

① 糸球体の変化

**❶** びまん性変化：蛋白尿の出現に先行して，びまん性にメサンギウム基質の増生と糸球体基底膜の肥厚がみられる.

**❷** 結節性変化：びまん性変化が進行すると，メサンギウム基質が血管壁に沿って結節状に増加してくる.

**❸** 滲出性変化：さらに進むと，均一無構造の硝子様物質が血管壁やボーマン嚢の内葉に沈着してくる.

② 症　状

**❶** 蛋白尿：初期には間欠的にアルブミン尿が出現するが，病状が進行するに従って，ネフローゼ症候群を呈するようになり，持続的に蛋白尿が出現するようになる.

**❷** 腎機能：初期には，糸球体濾過量や腎血流量の増加がみられる. 病状が進行するに従って，腎機能が次第に低下してくる.

**❸** 高血圧：蛋白尿の出現とともに，血圧が上昇してくる. 血圧が上昇することが病状を進行させる要因ともなっている.

**❹** 浮腫：ネフローゼ症候群の一環としてみられる.

③ 治　療

**❶** 血糖のコントロール：これが治療の基本である. 血糖を厳格にコントロールすることにより，腎症の発症や進行を遅らせることが可能である. 顕性腎症になってしまうと，病態は不可逆性となるので，顕性期に進行しないようにすることが肝心である.

**❷** 血圧のコントロール：顕性期になると血圧の上昇がみられるようになる. 血圧の上昇が病状の進展を速めるので，血圧を十分にコントロールする必要がある.

**❸** 蛋白質摂取制限：蛋白質摂取を制限することが過剰濾過を改善させることが明らかになっており，腎機能が低下し始める時期には，蛋白質摂取量を制限する.

**❹** 透析療法：腎機能が低下してしまった場合には，透析を始める.

**糖尿病性腎症の病期**

| 病　期 | 尿アルブミン値（mg/gCr）あるいは尿蛋白値（g/gCr） | 治　療 |
|---|---|---|
| 第1期（腎症前期） | 正常アルブミン尿（30未満） | 血糖コントロール，降圧治療 |
| 第2期（早期腎症期） | 微量アルブミン尿（30〜299） | 血糖コントロール，降圧治療 |
| 第3期（顕性腎症期） | 顕性アルブミン尿（300以上）あるいは持続性蛋白尿（0.5以上） | 血糖コントロール，降圧治療，蛋白質摂取制限 |
| 第4期（腎不全期） | 問わない | 血糖コントロール，降圧治療，蛋白質摂取制限 |
| 第5期（透析療法期） | 透析療法中 | 血糖コントロール，降圧治療，透析療法または腎移植 |

# 11

# 生殖器系

　それぞれの動物には，寿命がある．このため，種族とし
て生き続けるためには，親と同じような動物に成長してい
く子孫を残さなければならない．子孫を残すために発達し
てきた器官系が生殖器系である．

　消化器系や呼吸器系と違って，生殖器系には，男女の間
で，質的な違いがある．

　会陰や腹膜についても，ここで述べる．

# Ⅰ 生殖器系の構成

　生殖器系は，生殖細胞とホルモンを産生する**生殖腺**，生殖細胞を輸送する**生殖路**，生殖細胞の活動を円滑にする**付属腺**，および**交接器**などより構成される．生殖腺から分泌されるホルモンを**性ホルモン**と呼び，生殖機能を調節するはたらきをしている．
　男女の尿道についても，ここで述べる．

## ① 男性生殖器
　❶精子と性ホルモンを産生する精巣，❷精子を運ぶ管，❸精巣や，精子を運ぶ管を入れる陰嚢，❹付属生殖腺である精嚢，前立腺および尿道球腺，❺陰茎などより構成される．

## ② 女性生殖器
　❶卵と性ホルモンを産生する卵巣，❷卵を運ぶ卵管，❸受精卵が発育する子宮，❹交接器であり，産道でもある腟，❺外陰部などより成る．

# Ⅱ 男性生殖器

精子と男性ホルモンを産生し，生殖に際して精子を体外に出す器官系である（a）．

## 1 精 巣
陰嚢内にある扁平な楕円形をした器官である．

### ① 精巣の構造（b）
　精巣の表面は，被膜に包まれる．被膜の表層は，**白膜**という強靱な密線維性結合組織で，その内方には，**血管膜**という血管に富んだ疎線維性結合組織の層がある．白膜は，後中央部で肥厚して**精巣縦隔**をつくり，ここから**精巣中隔**が放射状に伸びて，精巣の内部を200〜300個の**精巣小葉**に分けている．
　精巣小葉は，実質と間質から構成される．**実質**は1〜4本の**精細管**から成る．精細管の精巣小葉内にある部分は屈曲した走行をするため**曲精細管**と呼ばれ，精巣縦隔に近付くと直線的な経路をとる**直精細管**となり，先端は精巣縦隔内の**精巣網**につながっている．精細管では，精子が産生される．精巣小葉の**間質**は，血管膜の内方を占める．精細管の間隙を満たす疎性結合組織であり，膠原線維，血管，リンパ管の間に，線維芽細胞や**ライディッヒ細胞（間質細胞）**などが分布している．

### ② 精子の産生（c〜e）
　精細管壁は，内方から，精上皮，基底膜，筋様層，線維層より成る．**精上皮**は，精子を産生する細胞である**造精子細胞（精子形成細胞）**と，支持細胞である**セルトリ細胞**より構成される．
　造精子細胞は**精祖細胞**から分化してくる．精祖細胞は絶えず分裂して新しい細胞を産生している．

男性生殖器の構成を理解しよう.
精巣の構造とはたらきを理解しよう.

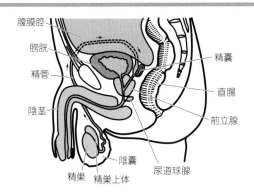

**a 男性生殖器系概観（縦断面）**
（Roper を改変）
矢印は精子の輸送される方向を示す.

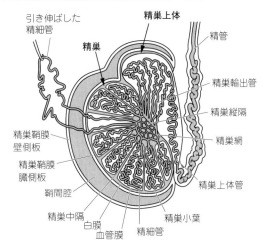

**b 精巣と精巣上体（縦断面）**
（Grollman を改変）

　精巣の容積のうち，約80％が精細管で占められ，ライディッヒ細胞が20％を占める．曲精細管，直精細管，および精巣網までが精巣固有のものである．精巣輸出管は中腎管に由来する（後述）．精巣網と精巣輸出管は発生の過程で二次的につながる．この両者がつながるため，精細管で生産された精子はひと続きの管を通って体外まで運ばれる．

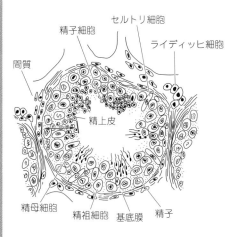

**c 精細管の断面**
（Roper を改変）

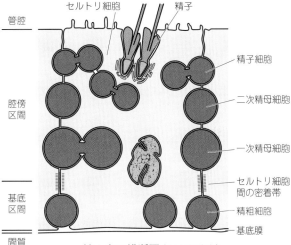

**e 精上皮の横断面**（山本を改変）

　精上皮は造精子細胞とセルトリ細胞より構成される．隣接するセルトリ細胞は密着帯により結合している．密着帯より外方は基底区画と呼ばれる開放区画で，基底膜を介して間質とつながっている．精粗細胞は基底区画で発育する．密着帯より内方は腔傍区画という閉鎖区画で，周囲から遮断されている．一次精母細胞，二次精母細胞，精子細胞および精子は腔傍区画で発育する．周囲からの影響を遮断する機構を血液精巣関門という．

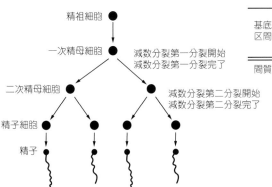

**d ヒトの精子形成**（Patten を改変）

新しい細胞は，何回も分裂を重ねる間に次第に分化し，**一次精母細胞（精母細胞），二次精母細胞（精娘細胞），精子細胞**を経て，**精子**になる．精細管の断面をみると，精祖細胞から精子に至るまでのいろいろな発育段階にある細胞が，深層から管腔面側に向かって段階的に配列している．最も発育の進んだ精子が，いちばん管腔側に分布している．

　曲精細管でつくられた精子は，セルトリ細胞の分泌液とともに**直精細管**を通り，精巣縦隔にある**精巣網**に集まった後，**精巣輸出管**を通って精巣上体に入る．

### ③ 精　子（a, b）

　精子は，男性の遺伝子を卵に運ぶ役割を持った，非常に特殊化した細胞である．精子は頭，頚部，中間部および尾より成り，全長約60 μmのオタマジャクシのような形をしている．**頭**は核と尖体より成る．**頚部**は結合子を含み，**中間部**には軸糸を取り巻くようにラセン形に伸びるミトコンドリアがある．**尾**は軸糸複合体と緻密線維が前後方向に伸び，その周囲を線維鞘が取り巻いている．

### ④ 精巣ホルモン（c〜e）

　精巣から分泌されるホルモンを**男性ホルモン（アンドロゲン）**と総称する．男性ホルモンには，テストステロン，インヒビン，アクチビンなどがある．

　**テストステロン**は，ライディッヒ細胞（間質細胞）から分泌される．テストステロンは，精子形成を促進したり，二次性徴の発達を促進したりするはたらきをする．さらに，セルトリ細胞に作用して，精子の成熟を促進するはたらきもする．テストステロンの分泌は，視床下部や下垂体前葉のコントロールを受けている．

　**インヒビン**と**アクチビン**はセルトリ細胞から分泌される．インヒビンの分泌は，卵胞刺激ホルモン（FSH）により促進される．インヒビンは，下垂体に作用してFSHの分泌を抑制し，アクチビンはFSHの分泌を促進する．

## ▉2 精子を運ぶ管（f, g）

　精巣でつくられた精子は，精巣上体，精管，精管膨大部および射精管を通って尿道に出る．

### ① 精巣上体

　精巣の上端から後縁に沿って伸びる細長い器官であり，部位的に，**精巣上体頭，精巣上体体，精巣上体尾**に分けられる．精巣上体頭は，10〜15本の精巣輸出管が集まったものである．**精巣輸出管**は，次第に1本の**精巣上体管**に収束する．精巣上体管は，精巣上体の体と尾の中を，蛇行した走行をし，精巣上体から出ると，**精管**と呼ばれるようになる．

　精子は，約3日かけて精巣上体を通過する．通過する間に成熟し，運動能と受精能を持つようになる．成熟した精子は，精巣上体尾に貯蔵される．

### ② 精　管

　精巣上体尾から出て，精巣上体の後縁に沿って上行する．精巣上体の上端のレベルに達すると，精巣動・静脈や神経などと一緒に被膜に包まれて**精索**となり鼠径管に入る．鼠径管を出ると，血管や神経と分かれ，下内方に曲がって骨盤腔に入り，骨盤外側壁の内面に沿って進んで膀胱の後方に達し，**精管膨大部**となる．精管膨大部は，**射精管**に続き，前立腺を貫いて，尿道に開口する．

# 精子がつくられる過程を理解しよう.
# 精子の輸送経路を理解しよう.

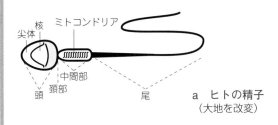

**a　ヒトの精子**
（大地を改変）

ミトコンドリア
核
尖体
頭
頸部
中間部
尾

## b　精子の形成

精子細胞は次のような過程を経て精子になる.

❶ ゴルジ装置が尖体となる. 尖体は, 多量の酵素を含んでおり, 精子が卵子に入り込む際に重要なはたらきをしている.

❷ 核は精子の頭の大部分を占める.

❸ ミトコンドリアは長く, ラセン状になり, 中間部を形成する.

❹ 中心体の一つは長く伸びて鞭毛となり, 尾をつくる. ここには多くのアデノシン三リン酸（ATP）が含まれており, 鞭毛は, このATPを使って運動する.

❺ 精子細胞の細胞質の不要な部分を捨てる.

## d　テストステロン

テストステロンの作用の基本は, 細胞での蛋白質合成速度を増加させることである. 二次性徴の発現に関与する器官の蛋白質を増加させる結果, 二次性徴が発達するようになる.

また, テストステロンは, 大部分は血流に入るが, ステロイドホルモンであり脂溶性であるため, 一部は精細管に入り, 血液精巣関門を通り抜ける. そしてセルトリ細胞から分泌される蛋白質と結合して, 精子の成熟にも影響を及ぼしている.

## e　精巣ホルモンの分泌の調節

精巣からの男性ホルモンの産生や分泌は, 視床下部ホルモンと下垂体前葉ホルモンの制御を受けている.

視床下部から分泌される性腺刺激ホルモン放出ホルモン（GnRH）は, 下垂体前葉からの性腺刺激ホルモン（ゴナドトロピン, GnH）の分泌をコントロールしている.

下垂体前葉から分泌される性腺刺激ホルモン（GnH）には, 卵胞刺激ホルモン（FSH）と黄体形成ホルモン（LH）がある. FSHはセルトリ細胞に作用して, 精子の形成を促進する. LHは, ライディッヒ細胞に作用してテストステロンの合成や分泌を促進する.

テストステロンの血中濃度により, 視床下部や下垂体前葉のはたらきは, 負のフィードバック調節を受けている. フィードバック調節は, テストステロンの分泌を一定に保つためのシステムである. セルトリ細胞から分泌されるインヒビンやアクチビンは, 下垂体前葉のはたらきをフィードバック調節して, FSHの分泌量をコントロールしている.

## c　精巣ホルモン

| ホルモン | 主な作用 |
|---|---|
| テストステロン | 精子形成を促進<br>男性生殖器の発育<br>二次性徴の発達<br>性行動を促進<br>蛋白質同化作用 |
| インヒビン | 下垂体に作用して卵胞刺激ホルモンの分泌を抑制 |
| アクチビン | 下垂体に作用して卵胞刺激ホルモンの分泌を促進 |

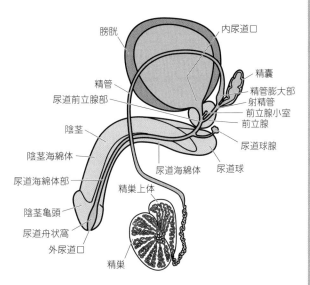

膀胱
内尿道口
精嚢
精管膨大部
射精管
前立腺小室
前立腺
尿道球腺
尿道球
精管
尿道前立腺部
陰茎
陰茎海綿体
尿道海綿体部
陰茎亀頭
尿道舟状窩
外尿道口
精巣
精巣上体
尿道海綿体

**f　精子を輸送する管**（Grollman を改変）

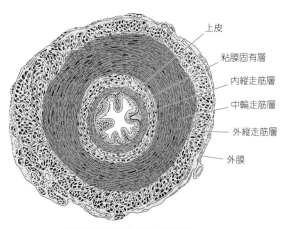

上皮
粘膜固有層
内縦走筋層
中輪走筋層
外縦走筋層
外膜

**g　精管（横断面）**（山本を改変）
筋層がよく発達している

　精管壁は，粘膜，筋層および外膜より構成される．粘膜は上皮と粘膜固有層から成る．上皮は多列円柱上皮であり，精管膨大部では単層円柱上皮となる．筋層は内方から縦走筋，輪走筋，縦走筋の3層である．射精時には，精管壁に蠕動運動が生じ，精液を射出する．外膜は結合組織である．

## 3 陰　嚢

　発生初期には，腹腔内にあった精巣は，発生の間に下降する（a, b）．精巣に伴って精巣上体，および精管の一部も陰嚢の中に入る（c）．陰嚢は左右の生殖隆起（後述）に由来し，発生途上で左右の隆起が融合したものである．融合の痕跡は**陰嚢縫線**や**陰嚢中隔**として残っている．

　陰嚢は，腹壁が膨れてできたものであるので，陰嚢壁は，腹壁と同じように，皮膚，筋層，腹膜より構成される．

### ① 皮　膚

　**表皮**にはメラニン色素や汗腺が含まれる．**真皮**は密性結合組織より成る．真皮の深部から**皮下組織**にかけて，多数の平滑筋細胞を含んだ**肉様膜**がある．筋細胞は主に縦走するため，陰嚢表面に多数の横走する皺ができる．皮下組織には，脂肪は欠如している．

### ② 筋　層

　陰嚢の筋層は，膨出した腹壁の筋であり，側腹筋の3層の筋より構成される（「4．筋系」参照）．筋層の表面を占める**外精筋膜**は外腹斜筋の筋膜であり，内腹斜筋の一部は**精巣挙筋**を形成する．内方にある**内精筋膜**は，腹横筋の筋膜である．これらの筋や筋膜は，精巣，精巣上体および精索を包んでいる．

### ③ 腹　膜

　精巣下降に伴い，腹膜の一部が陰嚢内に突出してくる．突出した腹膜を**腹膜鞘状突起**と呼ぶ．腹膜鞘状突起の遠位部は**精巣鞘膜**となり，精巣と精巣上体を包む被膜となる．精巣鞘膜は，精巣に近い側にある**臓側板**と，遠い側の**壁側板**より成る二重の膜で，両板の間に**鞘間腔**がある．

　鞘間腔は，初期には腹腔と交通しているが，生後まもなく閉鎖する．鞘間腔が閉鎖した部分では鞘状突起は退化して消失するが，**鞘状突起痕跡**として残存することがある．腹膜鞘状突起の基部が閉鎖しない場合には，この中に腸管の一部が脱出して**鼡径ヘルニア**を起こすことがある．

### ④ 精巣の血管

　動脈は腹大動脈の枝である**精巣動脈**が分布する．静脈は精巣動脈に沿って**蔓状静脈叢**を形成し，この静脈叢がまとまって**精巣静脈**となる（d）．精巣静脈は右と左で経路が違っており，右精巣静脈は下大静脈に入るが，左精巣静脈は左腎静脈に入る．

## 4 付属生殖腺

　精子を活性化させる液体を分泌する腺である．これらの分泌物と精子が一緒になって**精液**となる．

### ① 精　嚢（e）

　精管末端部の管壁の一部が，膀胱底の近傍で不規則な形に突出したものである．排出管は**射精管**

# 陰嚢の構造を知ろう.
# 精囊，前立腺，尿道球腺の構造とはたらきを知ろう.

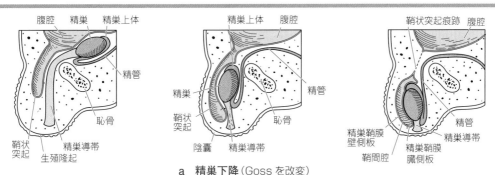

a　精巣下降（Goss を改変）

　発生の過程で，生殖腺は下方に向かって移動する．これを生殖腺の下降という．男性の場合には，精巣の尾側部から精巣導帯と呼ばれる結合組織索が尾方に伸び，その先端は恥骨の周囲を回るようにして，腹腔下壁に付着している．発生の過程で，腹膜を含めた腹壁全体が膨隆して左右の生殖隆起（後述）が形成される．発生が進むと左右の生殖隆起は癒合して1つの陰嚢となる．陰嚢が大きく発育してくるのに対して，精巣導帯は発育が遅い．この結果，生殖腺は次第に尾方に引き下げられることになる．つまり生殖腺の下降は能動的な移動ではなく，体壁に対する相対的な位置が変化することによる移動であると考えられている．出生後，精巣導帯は退化する．精巣の下降にはテストステロンが関与している．

　陰嚢内の温度は腹腔内より2〜5℃低い．温度が高いと精子の形成が抑制される．精巣下降が障害されて精巣が陰嚢まで降りてこない病態を潜在睾丸といい，生殖障害を起こすことがある．

　卵巣の下降は，精巣ほど著明ではないため，卵巣は骨盤腔にとどまっている．

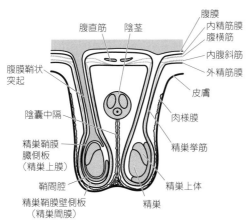

b　陰嚢の構造（瀬戸口を改変）
図の左側では腹膜鞘状突起が開いたままになっている.

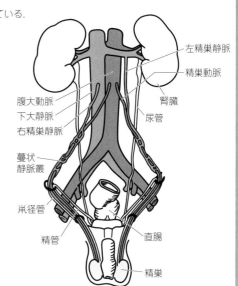

c　男性生殖器の血管（Kahle et al. を改変）

## d　精巣の動脈と静脈

❶ 動脈：精巣動脈が分布する．精巣動脈は，精巣が腎臓のすぐ尾方にあった時期に形成されるので，腎動脈のすぐ下方で腹大動脈から分かれる．
精巣が下降する際に，血管を付けたまま下降する．この結果，精巣動脈は精巣が下降していった経路をたどるようにして鼡径管を通って陰嚢に入り，精巣に分布する．

❷ 静脈：精巣からの静脈は精巣動脈の周囲を取り巻くように走る蔓状静脈叢を形成している．蔓状静脈叢の血液は，陰嚢から帰ってくる血液であり，陰嚢の中で冷えた血液である．冷えた血液が通っている静脈が，温かい血液が流れる精巣動脈の周囲を走ることにより，対向流交換系が形成され，熱の交換が行われる．精巣動脈を流れる血液は蔓状静脈叢を通る冷えた血液により冷却され冷たい血液となって精巣に分布する．これに対して蔓状静脈叢を流れる冷たい血液は，精巣動脈の温かい血液により暖められて腹腔に戻ることになる．
下大静脈の近くになると，蔓状静脈叢は，まとまって精巣静脈となる．精巣静脈は左右で経路が異なっており，右精巣静脈は下大静脈に入り，左精巣静脈は左腎静脈に入る．

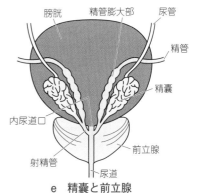

e　精嚢と前立腺
（Chaffee & Greisheimer を改変）

に続いている．分泌物は淡黄色をしたアルカリ性の液体で，精子の活力源となるフルクトースを含んでいる．精管にある間は，精子は運動しないが，精嚢の分泌物が混ざると活動を始める．

### ② 前立腺（摂護腺）

膀胱底の直下にあり，底面を上に向けたクリの実のような形をしている．正中部を**尿道**が貫いている．左右からは**射精管**が侵入し，尿道に開口している．前立腺の分泌液は前立腺洞に開く**前立腺管**を通って，尿道に出てくる．分泌液は乳白色をしたアルカリ性の液体で，精子の運動を促進するはたらきがある．

### ③ 尿道球腺（カウパー腺）

前立腺の下方にある左右1対の暗黄褐色をした大豆大の腺で，**尿道球腺管**により尿道海綿体部に開口する．分泌物は粘稠な液で，精子が通過する際に尿道に残った尿を中和する役割をする．

## 5 陰 茎（a, b）

男性の交接器であると同時に，尿路の一部も構成している．後方から**陰茎脚**，**陰茎根**，**陰茎体**，**陰茎亀頭**に分けられ，横断面では，**外皮**，**海綿体**，尿道を区別することができる．

- ❶ 外皮：表皮は薄い．真皮の深層から皮下組織にかけては，陰嚢の肉様膜続きである多くの平滑筋細胞が分布する．皮下脂肪はない．先端部は亀頭で折りかえる**包皮**を形成する．
- ❷ 海綿体：陰茎海綿体と尿道海綿体の2種類がある．
  - (a) 陰茎海綿体：陰茎中隔を挟んで左右1対ある．**陰茎脚**として恥骨から起こり，陰茎体の背側部をつくり，亀頭頸に達している．正中部には縦走する**尿道溝**があり，ここに尿道海綿体が入り込む．
  - (b) 尿道海綿体：左右の陰茎海綿体の下方にあり，後端は膨大して**尿道球**となり，ここから尿道を囲んで前方に伸び，前端は大きくなって**陰茎亀頭**を形成している．陰茎亀頭は円錐形をしており，後縁は広い**亀頭冠**となり，その後は細くなって**亀頭頸**に続いている．

海綿体の周囲を，**白膜**が包んでいる．白膜の周囲を**深陰茎筋膜**が包み，その外方を**浅陰茎筋膜**が取り巻き，いちばん表層を**外皮**が覆っている．白膜の背側正中部には1本の**陰茎背静脈**，この左右には1本ずつの**陰茎背動脈**，さらにその外方には数本ずつの**陰茎背神経**が通っている．

## 6 男性の尿道（c, d）

尿と精液を外に出す管である．男性の尿道は**内尿道口**に始まり，前立腺の中を通り，尿生殖隔膜を貫き，さらに尿道海綿体の中を通って，**外尿道口**に至るまでの約20 cmの管である．このうちで尿専用の通路は射精管と合するまでの短い部分で，それより先は精液の通路と兼用になっている．

## Ⅲ 女性生殖器

女性生殖器は，卵を産生し，受精の場となり，受精した際には受精卵が発育する器官である．男性生殖器と違って，泌尿器系との共有の部分はない．

# 陰茎の構造を理解しよう.
# 男性の尿道の構造を理解しよう.

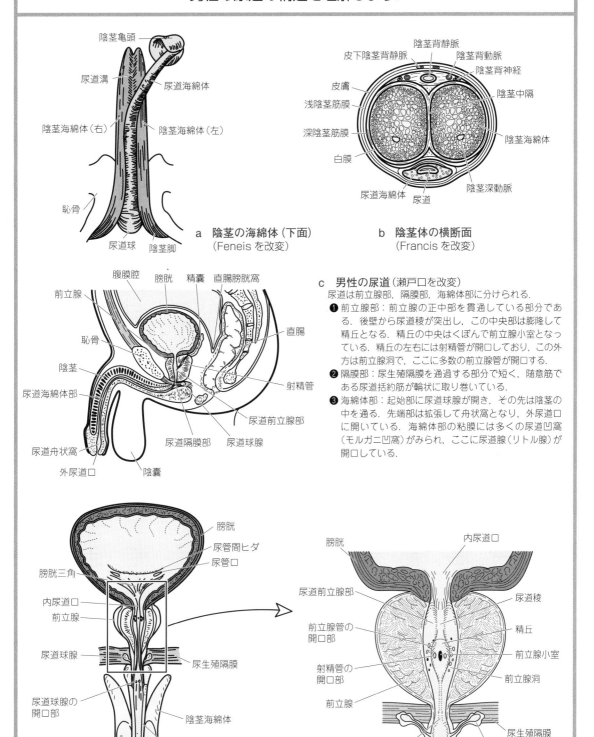

**a　陰茎の海綿体（下面）**
（Feneis を改変）

**b　陰茎体の横断面**
（Francis を改変）

**c　男性の尿道**（瀬戸口を改変）
尿道は前立腺部，隔膜部，海綿体部に分けられる.

❶ 前立腺部：前立腺の正中部を貫通している部分である．後壁から尿道稜が突出し，この中央部は膨隆して精丘となる．精丘の中央はくぼんで前立腺小室となっている．精丘の左右には射精管が開口しており，この外方は前立腺洞で，ここに多数の前立腺管が開口する.

❷ 隔膜部：尿生殖隔膜を通過する部分で短く，随意筋である尿道括約筋が輪状に取り巻いている.

❸ 海綿体部：起始部に尿道球腺が開き，その先は陰茎の中を通る．先端部は拡張して舟状窩となり，外尿道口に開いている．海綿体部の粘膜には多くの尿道凹窩（モルガニ凹窩）がみられ，ここに尿道腺（リトル腺）が開口している.

**d　尿道前立腺部と隔膜部**
（左：Bradley を改変，右：Kahle et al. を改変）

## 1 卵 巣

　男性の精巣に相当する器官である．精巣と同様に，発生の間に下降するが，精巣ほど著明ではなく，卵巣は骨盤腔内にとどまっている．

### ① 外 形（a～c）

　骨盤上口の外側部にある**卵巣窩**に入っており，子宮底と卵巣を結ぶ**固有卵巣索**と，卵巣と骨盤側壁の間に張る**卵巣提索**により固定されている．
　ウメの実大の扁平な長円形をした器官で，灰色を帯びた紅色をしている．表面は，幼年期には平滑であるが，思春期以後は凹凸が認められる．老年期には，萎縮し，多数の瘢痕がみられる．
　卵巣の外表面は，臓側腹膜に覆われる．卵巣を覆った臓側腹膜は**卵巣間膜**と呼ばれるヒダとなり，下方では子宮広間膜に移行している．卵巣間膜の付着部である卵巣の前縁には溝状の**卵巣門**があり，ここから神経や血管が出入りしている．

### ② 内部構造

　表面を覆うのは臓側腹膜であり，中皮と漿膜下組織より成る．中皮を**表面上皮**（胚上皮）と呼ぶ．漿膜下組織の下には，**白膜**と呼ばれる薄い結合組織層がある．白膜に包まれた**卵巣実質**は，明確な境界はないが，表層の皮質（卵胞帯）と深層の髄質（血管帯）に分けられる．
　**皮質**は多くの**卵胞**とその間を埋める支質より成る．卵胞からは卵が形成される（後述）．**支質**は支質細胞と膠原線維より成る．**髄質**は結合組織より構成され，その中を血管や神経が走っている．

## 2 卵 管（ファロピウス管）

　子宮から外方に向かって伸び，卵巣の近傍に達する全長約10 cmの管である．内側部は細く**卵管峡部**と呼ばれ，外側部は太い**卵管膨大部**となり，外側端は**卵管腹腔口**として腹膜腔に開いている．卵管腹腔口の周囲には細い突起が房状に伸びて**卵管采**となっている．卵管采の中には卵巣に達している**卵巣采**がある．内腔は，上皮細胞から分泌される分泌物で満たされている．
　卵巣から排卵された卵は，卵管腹腔口から卵管に取り込まれる．受精は，多くの場合，卵管膨大部で行われる．受精卵は，卵管を通って子宮に運ばれる．

## 3 子 宮

　卵管の内方で腟の上方にあり，妊娠した場合には，受精卵はここで発育する．

### ① 形 態（d～f）

　前方の膀胱と，後方の直腸の間にある鶏卵大の中腔性器官で，底面を前方ないし前上方に向けた西洋ナシ形をしている．未産婦の場合，長さは7 cm，左右幅が5 cm，重量は30～40 gである．
　底面を**子宮底**，中央部を**子宮体**と呼ぶ．下部は細い**子宮峡部**を経て，下端は**子宮頚**となっている．子宮頚は腟上部と，腟の内腔に突出する**腟部**に分けられる．
　子宮の内腔は，子宮体に含まれる部分を**子宮腔**と呼び，**峡管**を経て**子宮頚管**となり，腟部の下端で[外]**子宮口**となって腟に開いている．
　前方の膀胱との間は**膀胱子宮窩**，後方の直腸との間は**直腸子宮窩**となっている．

# 女性生殖器の構成を知ろう.
## 卵巣と子宮の形を知ろう.

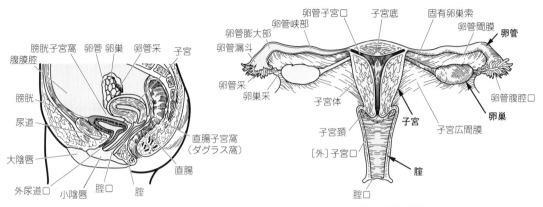

a 女性生殖器（正中断面）
（Grollman を改変）

b 女性生殖器（前頭断面）
（Miller & Leavell を改変）

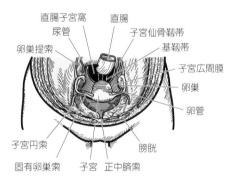

c 女性生殖器（上面）
（Kopsch を改変）

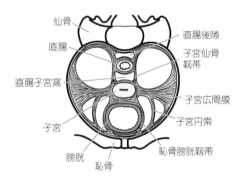

d 女性の骨盤水平断面
（Staubesand を改変）

e 子宮と腟の縦断面
（Staubesand を改変）

### f 子宮の固定

　子宮は受精卵が発育する場である. 妊娠末期には, 体重約3kgの胎児が入っている. 胎児が安全に発育できるためには, 子宮はしっかり固定されていなければならない. 周囲の器官との関係をみると, 子宮底は左右の卵管につながり, 卵巣との間には固有卵巣索が通っている. 子宮頚は腟に固定されている. 周囲の器官に固定されたうえで, さらに子宮は次のようなもので固定されている.

❶ 子宮広間膜：子宮の前面と後面を覆う腹膜は, 子宮の外側縁で合体して子宮広間膜を形成する. 前面と後面を覆っていた腹膜は, それぞれ子宮広間膜の前葉と後葉となる. 子宮広間膜は骨盤壁に達しており, 子宮を骨盤壁に固定している.

❷ 子宮円索：子宮の外側縁の上部から起こって前方に進み, 鼡径管を通って大陰唇に達している. 子宮は子宮円索により牽引されて前方に傾斜（前傾）し, 上方凸になるように屈曲し（前屈）, 前傾前屈となっている.

❸ 子宮仙骨靱帯：子宮の外側面から起こり, 直腸を介して仙骨に達している靱帯である. 子宮を後方に牽引している.

❹ 基靱帯（子宮頚横靱帯, マッケンロート靱帯）：子宮頚と腟の上部から起こり, 骨盤の外側壁に達している靱帯である.

❺ 恥骨膀胱靱帯：恥骨の後面から膀胱を介して子宮に至る靱帯である.

② 子宮壁の構造（a）

内方から，子宮内膜（粘膜），子宮筋層（筋層）および子宮外膜（漿膜）より構成される．

❶ 子宮内膜：上皮と内膜固有層（内膜支質）より成る．**上皮**は単層円柱上皮で，線毛を持つ細胞と，線毛のない分泌細胞が混在している．子宮頸の腟部では，重層扁平上皮に変わる．**内膜固有層**は細網組織性の結合組織より成る．上皮の一部は内膜固有層に陥入して，子宮腺をつくっている．子宮内膜は，月経の際に剝離脱落する機能層と，脱落しない基底層に分けられる．**機能層**は内膜の大部分を占め，**基底層**は筋層側にある約500 µmの薄い層である．

❷ 子宮筋層：平滑筋細胞より成る層である．筋は，内縦層，中輪層および外縦層より成るが，筋の走行が交錯しているので，粘膜下層，血管層，血管上層および漿膜下層に分けられる．

❸ 子宮外膜：臓側腹膜であり，中皮と漿膜下組織より成る．漿膜下組織は子宮傍組織と呼ばれ，血管とリンパ管に富んでいる．

## 4 腟

尿道と直腸の間にある前後に圧平された管状器官であって，交接器でもあり，産道の役割もする．腟の上端は，子宮の腟部を取り巻く**腟円蓋**となり，ここから下前方に伸びて，下端は**腟口**により**腟前庭**に開く．腟の前壁と後壁には，**腟粘膜皺**と呼ばれる横走する多数のヒダがある．処女の腟口には**処女膜**があり，性交などで破れて処女膜痕となる．

腟は粘膜，筋層，漿膜より構成される．**粘膜**は上皮と粘膜固有層より成る．上皮は重層扁平上皮で，表層の細胞にはグリコーゲン顆粒が含まれている．粘膜固有層は密性結合組織より成る．**筋層**は内方の輪走筋と外方の縦走筋より構成され，**外膜**は疎性結合組織より成る．

## 5 外陰部（b）

腟口より外方にある部分を指し，**大陰唇**，**小陰唇**，**腟前庭**，**陰核**などより構成される．

❶ 大陰唇：皮下脂肪の多い皮膚のヒダで，陰裂を左右からはさむように前後方向に伸びている．

❷ 小陰唇：大陰唇の内方にある1対の皮膚のヒダである．

❸ 腟前庭：左右の小陰唇の間の部分で，正中部に**外尿道口**と**腟口**がある．左右両側には**前庭球**があり，この後端には**大前庭腺（バルトリン腺）**があり，導管は腟前庭に開いている．

❹ 陰核：左右の**陰核脚**が一緒になって**陰核体**となり，**陰核亀頭**に終わる．内部は1対の**陰核海綿体**より成る．

## 6 女性の尿道（c, d）

膀胱の内尿道口に始まり，腟の前方を前下方に向かって伸び，尿生殖隔膜を貫いて，腟前庭の外尿道口に至るまでの約3 cmの短い管である．尿道の左右両側には多数の**尿道腺**があり，左右1対の**尿道傍管**により外尿道口の近くに開口している．

## 7 女性生殖器の血管（e, f）

卵巣動・静脈と，内腸骨動・静脈の枝が分布する．

# 子宮の構造を知ろう.
# 女性の外生殖器の構造を知ろう.

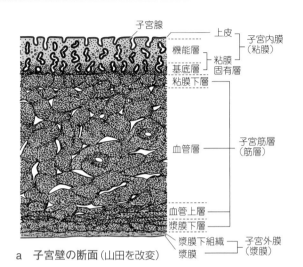

a 子宮壁の断面（山田を改変）

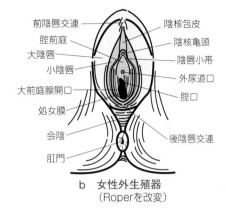

b 女性外生殖器
（Roperを改変）

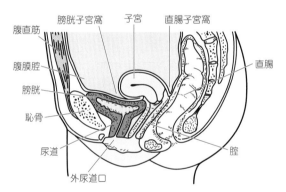

c 女性の尿道（矢状断面）（瀬戸口を改変）

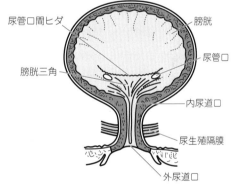

d 女性の尿道（前頭断面）
（Bradleyを改変）

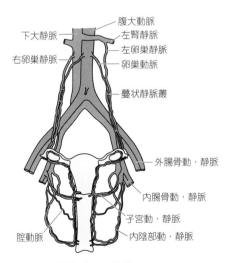

e 女性生殖器の血管
（Gossを改変）

## f 女性生殖器の血管

　卵巣に分布する卵巣動脈は腹大動脈から出て，下外方に向かい卵巣に入る．子宮や腟には，内腸骨動脈に由来する子宮動脈，腟動脈，内陰部動脈などが分布する．

　女性生殖器の静脈は，卵巣静脈叢や子宮腟静脈叢に始まる．卵巣静脈叢は集まって蔓状静脈叢となり，最終的に左右１本ずつの卵巣静脈となる．右卵巣静脈は下大静脈に入り，左卵巣静脈は左腎静脈に入る．

　子宮腟静脈叢は，子宮静脈や内陰部静脈となり，内腸骨静脈に入る．

## Ⅳ 生殖器系の発生

生殖器は，発生の途上で，男性と女性で，質的に異なったものになる．

### 1 生殖腺の発生（a）

発生4週になると，正中線の両側に，前後方向に長く伸びる**生殖堤**という隆起ができる．生殖堤は，表層の体腔上皮と深層の間葉組織より構成される．体腔上皮は，深部の間葉組織の中に向かって増殖し，索状に配列した**原始生殖索**を形成する．

発生6週になると**原始生殖細胞**が生殖堤に移動してきて，原始生殖索の間に入り込み**生殖腺**が形成される．原始生殖索は，原始生殖細胞を取り囲むように増殖する．発生6週までは，生殖腺には性別による違いは認められない．この段階の生殖腺を未分化の生殖腺と呼ぶ．

胚子が男性の場合には，原始生殖索は，原始生殖細胞を取り込んで精巣索となり，先端は生殖腺の髄質に進入する．精巣索は精細管に分化し，精巣索の間の間葉組織からは，ライディッヒ細胞ができてくる．精巣の外表面には，白膜が形成される．

胚子が女性の場合には，原始生殖索は，間葉組織により分断され，原始生殖細胞はバラバラになる．体腔上皮は増殖を続け，胚上皮と皮質索になる．原始生殖細胞は，皮質索に由来する卵胞上皮細胞に囲まれて原始卵胞となる．原始卵胞の間を埋める間葉組織は，卵巣支質になる．

### 2 生殖管の発生（b）

発生6週の胚子は，男女ともに2対の**生殖管**を持っている．1つは中腎から排出腔に達している**中腎管（ウォルフ管）**である．もう1つは，中腎管の誘導作用により，体腔上皮が陥入してできた**中腎傍管（ミュラー管）**である．中腎傍管は，中腎管と並行して走り，尾方では左右が癒合する．

生殖管のうち，どちらか一方の生殖管が発育し，他方は退縮していく．

男性の場合には，中腎管が発達してくる．中腎管の頭側部からは，多数の上生殖細管が伸びて精巣輸出管となり，精巣の精細管と結合する．尾側部は精管となる．

女性の場合には，中腎傍管が発達する．頭側部は卵管となり，先端部は卵管腹腔口となる．尾側部の左右癒合部は子宮腔原基となる．

### 3 外生殖器の発生（c）

外生殖器は，**尿生殖溝**の周囲に細胞が集まって，尿生殖ヒダが形成されることに始まる．発生6週までは未分化期と呼ばれ，男女とも同じような形態をしている．未分化期の外生殖器は，尿生殖溝を基準にして，前方の**生殖結節**，外方の**尿道ヒダ**と**生殖隆起**より構成される．

男性の場合には，生殖結節と尿道ヒダが長く伸びて陰茎をつくり，生殖隆起は陰嚢となる．

女性の場合には，生殖結節はあまり伸長せずに陰核になる．尿道ヒダは小陰唇となり，尿生殖溝は腟前庭になり，生殖隆起は大陰唇を形成する．

# 生殖器はどのようにしてできてくるかを知ろう.

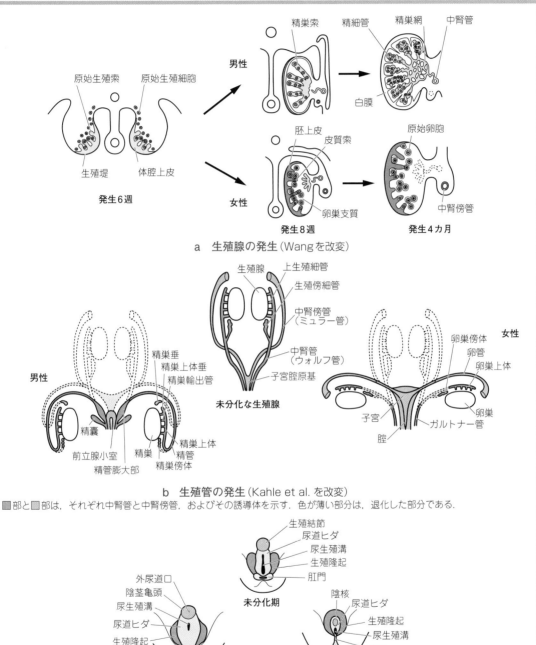

a　生殖腺の発生（Wang を改変）

b　生殖管の発生（Kahle et al. を改変）

■部と■部は，それぞれ中腎管と中腎傍管，およびその誘導体を示す．色が薄い部分は，退化した部分である．

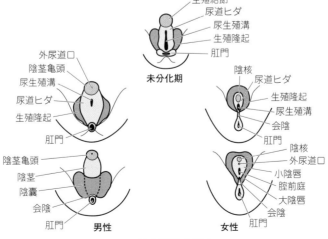

c　外生殖器の発生
（DeCoursey を改変）

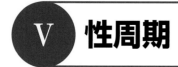

# 性周期

性成熟期の女性には，約4週間ごとの性周期がある．性周期には，排卵から次の排卵までを1周期とする**卵巣周期**と，月経の始まりを第1日とする**月経周期（子宮[内膜]周期）**とがある．

① 思春期

生殖器の機能が成熟して，生殖が可能になる時期が思春期である．ホルモンの面からみると，思春期とは，視床下部の機能が成熟する時期である．思春期になると，視床下部から**性腺刺激ホルモン放出ホルモン（GnRH）**が分泌されるようになる．

② 下垂体前葉ホルモン（a）

GnRHのはたらきで，下垂体前葉からは性腺刺激ホルモン（ゴナドトロピン：GnH）である**卵胞刺激ホルモン（FSH）**と**黄体形成ホルモン（LH）**が周期的に分泌される．

FSHとLHの分泌量は，月経周期の5日目頃より次第に増加し，月経周期の14日目頃にピークになり，それ以後は急激に減少していく．

③ 卵巣に起こる変化（b～d）

性腺刺激ホルモンのはたらきにより，卵巣では一部の卵胞が，周期的に発育し，排卵が起こり，黄体が形成される．卵が周期的に発育するのに伴って，卵巣ホルモンが周期的に分泌される．

❶ 原始卵胞：原始生殖細胞は，卵巣原基の中で**卵祖細胞**となる．卵祖細胞は分裂を繰り返し，発生7ヵ月までに，すべてが**一次卵母細胞**になる．一次卵母細胞は**卵胞上皮細胞**に囲まれて**原始卵胞（一次卵胞）**となる．出生時に左右の卵巣を合わせて約40万個の原始卵胞がある．

❷ 卵胞期（月経周期1～14日目）：思春期になると，下垂体のFSHの分泌が増加し，卵巣では15～20個の**原始卵胞**が発育を始める．原始卵胞が発育するのに伴い，卵胞上皮細胞は増殖して**顆粒細胞**となり，卵母細胞を取り囲む．顆粒細胞は卵母細胞との間に糖蛋白質を分泌し，**透明帯**を形成する．顆粒細胞の外方には，卵巣の支質細胞に由来する細胞が増殖して**卵胞膜**を形成する．発育が進むと，卵胞膜には，**外卵胞膜**と**内卵胞膜**を区別できるようになる．このような卵胞を**二次卵胞**という．内卵胞膜の細胞は，アンドロゲンと少量のエストロゲンを分泌する．アンドロゲンは，顆粒細胞によりエストロゲンに転換される．さらに発育すると，顆粒細胞の間には**卵胞腔**という不規則な形をした多数の間隙が現れる．この間隙は**卵胞液**という透明な液体に満たされる．卵胞が発育するのに伴い，卵胞腔は隣接のものが互いに融合して，1つの大きな卵胞腔となる．ここまで発育した卵胞を**成熟卵胞**と呼ぶ．

❸ 排卵期（月経周期14日目）：12日目頃にエストロゲンの分泌が亢進する．エストロゲンが増加すると，視床下部から大量のGnRHが分泌され，それに伴い下垂体前葉からLHが大量に分泌される．これを**LHサージ**という．LHの作用を受けると，卵胞腔の内圧が亢進し，卵胞腔は破裂して，卵母細胞は腹膜腔に放出される．これが**排卵**である．排卵は月経周期の14日目頃に起こる．卵を放出してしまった卵胞は**破裂卵胞**と呼ばれる．

# 性周期を理解しよう.

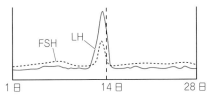

**a 下垂体前葉ホルモンの分泌様式**
（Pocock & Richards を改変）

FSHは月経周期の第5日目頃から分泌され，第14日目頃まで次第に増加し，第14日目以後は次第に減少する．LHは，第5日目頃から次第に分泌量が増加し，第14日目頃に急激に分泌量が増大し，第14日目以後急激に減少する．

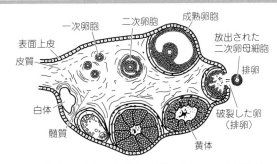

**b 卵巣内での卵の発育**（Miller & Leavell を改変）

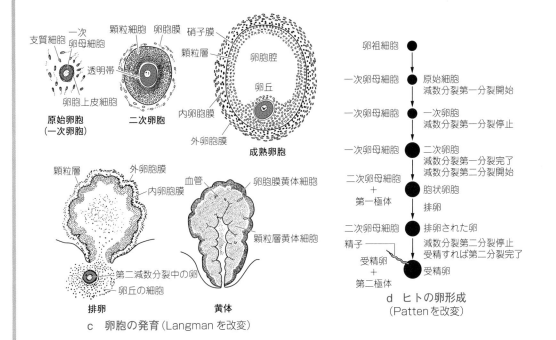

**c 卵胞の発育**（Langman を改変）

**d ヒトの卵形成**
（Patten を改変）

❶ 原始卵胞（一次卵胞）：発生6週になると原始生殖細胞が，生殖堤に移動してきて，生殖腺が形成される．
　原始生殖細胞は，分裂を繰り返して卵祖細胞になる．卵祖細胞は減数分裂を始め，一次卵母細胞になる．卵祖細胞は，発生7ヵ月までには，すべて一次卵母細胞になる．
　生殖堤の体腔上皮は，胚上皮と卵祖索になる．皮質索の細胞は増殖して卵胞上皮細胞となり，一次卵母細胞を取り囲む．
　一次卵母細胞は，卵胞上皮細胞に覆われて原始卵胞になる．原始卵胞は，最も未熟な卵胞である．
　一次卵母細胞は減数分裂を始めるが，第一減数分裂の前期の段階で休止状態になっている．一次卵母細胞が減数分裂の前期で休止しているのは，卵胞上皮細胞が減数分裂阻止物質（MIS）を産生するためである．減数分裂をさらに進行させる信号が来るまで，長い場合には，40年以上もこの状態にとどまっている．このような不自然な分裂をする理由は，減数分裂を済ませた卵は1～2日しか生きられないためである．
❷ 二次卵胞：思春期になると，下垂体の卵胞刺激ホルモンの作用で，一部の原始卵胞が発育を始める．発育を始めると，一次卵母細胞は大きくなる．一次卵母細胞の周囲には，透明帯が認められるようになる．
　卵胞上皮細胞は顆粒細胞となり，透明帯を囲むように配列して，顆粒層を形成する．
　顆粒層の周囲には，支質細胞が同心円状に配列して卵胞膜を形成する．発育が進むと，卵胞膜には，細胞成分や毛細血管が多い内卵胞膜と，膠原線維を多く含んでいる外卵胞膜が区別できるようになる．
❸ 成熟卵胞（グラーフ卵胞）：卵胞が発育すると，顆粒細胞の間には，卵胞液に満たされた卵胞腔という不規則な腔隙が現れる．卵胞腔は隣接するものが互いに融合して，1つの大きな卵胞腔となる．
　顆粒細胞は，一次卵母細胞と卵胞腔を囲むように配列して顆粒層を形成するとともに，一次卵母細胞の所では，卵母細胞を取り囲み，卵胞腔内に半球状に隆起した卵丘を形成する．
　顆粒層を取り囲むように，糖蛋白質から成る硝子膜が形成される．
　硝子膜の周囲には，外卵胞膜と内卵胞膜が配列している．内卵胞膜の細胞からは，アンドロゲンと少量のエストロゲンが分泌される．アンドロゲンは，顆粒細胞によりエストロゲンに転換される．卵からは多くのエストロゲンが分泌されるようになる．
　卵母細胞は，減数分裂の第一分裂を終了し，二次卵母細胞と第一極体になる．

❹ 黄体期（14～28日目）：破裂卵胞は，卵胞液を失って収縮し，卵胞壁の顆粒層と卵胞膜はヒダをつくりながら内方に落ち込む．卵胞の破裂とそれに続く収縮により，内卵胞膜の毛細血管より出血するため，破裂卵胞は赤く見えるので**赤体**と呼ばれる．まもなく赤体の血液は内卵胞膜の血管に吸収される．顆粒細胞と内卵胞膜細胞には，細胞体に類脂質が産生され，細胞は黄色を呈するようになり，**黄体細胞**となる．これらの細胞の黄体細胞への変化は，下垂体前葉のLHにより制御される．この時期になると，破裂卵胞は黄色を呈するようになり，**黄体**と呼ばれる．黄体細胞からは，**プロゲステロンとエストロゲン**が分泌される．

❺ 卵胞の閉鎖：新生児期の卵巣には，約40万個の一次卵胞が存在しているが，思春期から閉経するまでの間に，実際に発育し，排卵されるのは約400個である．そのほかの一次卵胞は，次第に変性していく．この現象を**卵胞閉鎖**という．変性した卵胞は，**閉鎖卵胞**と呼ばれる．

④ 子宮内膜に起こる変化（a～d）

卵巣のホルモンであるエストロゲンとプロゲステロンのはたらきで，子宮内膜には，周期的な変化が起こる．

❶ 増殖期：月経周期の5～14日目頃までの約10日間である．月経に際して剥離して排出された**機能層**を，**基底層**から再生する時期であり，主に**エストロゲン**のはたらきによる．基底層の細胞は盛んに分裂し，子宮腺は伸長し，新しい機能層がつくられる．月経直後には2～3 mmであった子宮内膜は，増殖期の終わりには10 mmほどになっている．

❷ 分泌期：排卵後，黄体から分泌される**プロゲステロン**の作用により子宮内膜の**子宮腺**は発達し，粘液性の分泌物を分泌する．機能層に分布する**ラセン動脈**は発達し，毛細血管の透過性が亢進する結果，血管から滲出した血漿成分により内膜固有層は浮腫状となる．排卵された卵は，この時期に子宮に到達する．分泌期の子宮内膜は，卵が着床し，発育するのに好適な状態になっている．プロゲステロンは，子宮内膜だけでなく，子宮筋層に対しても作用して，筋の活動を低下させ，着床した卵が娩出されるのを防ぐはたらきをする．

❸ 月経期：妊娠が起こらないときの黄体は**月経黄体**と呼ばれ，月経周期の24日目頃から萎縮し始める．黄体が萎縮し始めると，プロゲステロンとエストロゲンの分泌が低下し，子宮内膜も萎縮し，排卵後10～12日目になると分泌期は終息する．子宮腺は分泌を止め，子宮内膜の基底層と機能層の移行部付近では，ラセン動脈に痙攣が起こり**虚血期**となる．ラセン動脈の循環障害により，機能層は基底層から剥離し，出血を伴って体外に排出される．これが月経である．ラセン動脈が収縮しているため，出血は最小限に抑えられる．月経血は子宮内膜より放出されるプラスミンのために凝固しない．妊娠した場合は，黄体は**妊娠黄体**となり妊娠4ヵ月まで残り，子宮内膜は分泌期の状態が維持される．それ以後は胎盤ができ，胎盤からのホルモンの作用により子宮内膜は，分泌期の状態が続く．

## Ⅵ 受精・着床・分娩

精子と卵が合体してできた受精卵は，子宮に運ばれて発育する．受精してから約270日で新しい生命が誕生する．

## 卵巣や子宮で周期的に起こっている変化を知ろう.

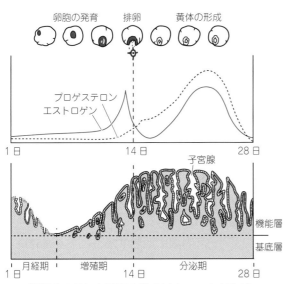

**a 卵巣ホルモンと子宮内膜**(Kahle et al. を改変)
上：卵胞の変化
中：卵巣ホルモンの分泌量の変化
下：子宮内膜の変化

**b 卵巣ホルモン**

| ホルモン | 主な作用 |
|---|---|
| エストロゲン（エストロン エストリオール エストラジオール） | 生殖器の発育<br>卵胞の発育<br>卵管の運動亢進<br>子宮内膜の増殖<br>二次性徴の発達<br>性行動を促進<br>乳房の脂肪沈着と乳管の伸張<br>骨細胞の活性を亢進<br>蛋白質同化作用 |
| プロゲステロン | 子宮腺の分泌促進<br>妊娠の成立と維持<br>乳房の腺房の発育<br>排卵抑制<br>体温上昇 |
| インヒビン | 卵胞刺激ホルモンの分泌抑制 |
| アクチビン | 卵胞刺激ホルモンの分泌促進 |
| リラキシン | 恥骨結合を弛緩<br>子宮の弛緩 |

### c 卵巣ホルモンの分泌の調節

卵巣からの女性ホルモンの産生や分泌は，視床下部ホルモンと下垂体前葉ホルモンの制御を受けている．視床下部から分泌される性腺刺激ホルモン放出ホルモン（GnRH）は，下垂体前葉からの性腺刺激ホルモン（ゴナドトロピン，GnH）の分泌をコントロールしている．

下垂体前葉から分泌されるGnHには，卵胞刺激ホルモン（FSH）と黄体形成ホルモン（LH）がある．FSHは卵胞の発育を促進する．発育した卵胞からはエストロゲンが分泌されるようになる．LHは，排卵を終えた卵胞に作用して，黄体の形成を促進する．黄体からは，プロゲステロンとエストロゲンが分泌される．

エストロゲンやプロゲステロンの血液中の濃度により，視床下部や下垂体前葉のはたらきは，負のフィードバック調節を受けている．

顆粒細胞から分泌されるインヒビンやアクチビンは，下垂体前葉のはたらきをフィードバック調節して，FSHの分泌量をコントロールしている．

### d 黄 体

❶ 月経黄体：受精が起こらなかった場合の黄体である．排卵後10日くらいで最大になる．その後，黄体細胞は次第に脂肪変性を起こして萎縮し始め，6〜8週で消失する．萎縮する際には，黄体は線維性物質に置き換えられて線維体となり，さらに硝子変性を起こして白体となる．黄体から分泌されるプロゲステロンとエストロゲンによるフィードバックのためにFSHとLHの分泌が抑制されているため，新たな卵の発育は起こらない．黄体が退化してくると，フィードバック抑制がなくなるために，FSHとLHの分泌が亢進して，次の性周期が始まることになる．

❷ 妊娠黄体：卵が受精し，胚子となって子宮粘膜に着床した場合には，胎盤から分泌されるヒト絨毛性性腺刺激ホルモンの作用で妊娠黄体となり，約4ヵ月間残存し，この間，ホルモンを分泌し続けて妊娠を維持するはたらきをする．妊娠4ヵ月以後は，胎盤からのホルモンが妊娠黄体の役割を引き継ぐ．

**参考 性周期の意義**

視床下部からのGnRHのはたらきで下垂体前葉からFSHとLHが周期的に分泌される．FSHとLHにより，卵巣では卵胞が発育し，排卵が起こり，黄体が形成される．

卵胞の変化に伴って，卵巣では，エストロゲンやプロゲステロンが周期的に分泌される．

卵巣でエストロゲンやプロゲステロンが周期的に分泌されるのに伴って，子宮内膜に増殖期，分泌期，および月経期という周期的な変化が起こる．

ホルモンの作用により，卵巣の変化と子宮内膜の変化が時間的に調整される．これが性周期の意義である．排卵された卵が受精すると，受精卵は約1週間後に子宮に到達する．受精卵が到達する頃には，子宮内膜は分泌期になっていて，受精卵を受け入れる状態になっている．

## ◢1◣ 受　精（a）

　新しい生命の出発は，卵と精子が合体する**受精**に始まる．卵は1〜2日，精子は2〜3日の寿命しかない．したがって，卵が精子と出合える機会は，極めて限定されている．

　卵管内が陰圧になっているとともに，卵管采の表面にある線毛が卵管腹腔口に向かう水流をつくっているため，卵巣から放出された卵は，卵管采から卵管に取り込まれる．この時期に精子が卵管に入ってくると，精子と卵は出合って**受精卵**となる．受精は，通常，卵管膨大部で行われる．

## ◢2◣ 着　床

　受精が行われる時期の子宮内膜は分泌期になっており，子宮腺の分泌能は亢進し，多くの粘液とグリコーゲンを分泌している．内膜固有層には豊富な血管網が形成されている．

　受精した卵は，分裂を繰り返しながら子宮に向かって移動していく．受精卵が分裂してできた細胞は大きくなることなく，すぐに次の分裂を繰り返すので，分裂するたびに，細胞は小さくなる．このような細胞分裂を**卵割**といい，分裂してできた細胞を**割球**と呼ぶ．

　受精後6日（発生6日）頃に，受精卵は子宮に到着し，子宮内膜に接着する．これを**着床**という．着床部位は，通常，子宮体から子宮底にかけての領域である（b〜d）．

## ◢3◣ 脱落膜

　受精卵が着床する頃の子宮内膜では，内膜固有層の細胞が増殖し，内膜は厚くなっている．この変化を**脱落膜化（脱落膜反応）**といい，脱落膜化した子宮内膜を**脱落膜**と呼ぶ．脱落膜化を起こすのは，子宮内膜の表層の機能層に相当する部分である．この部分は分娩に際し，胎児が娩出された後，剥がれ落ちて脱落し，後産として娩出されることから，脱落膜と呼ばれる．

　脱落膜は，受精卵の着床部位との関係で，❶着床部の深層にあたる**基底脱落膜**，❷着床胚子を覆う**被包脱落膜**，および❸上記2つの部位を除いた**壁側脱落膜**に分けられる．発生4ヵ月になると胎児は大きくなって子宮腔全体を占めるようになるため，被包脱落膜は壁側脱落膜と接触して両者は癒合し，子宮腔は閉鎖する（e）．

## ◢4◣ 胎　盤

　多くの哺乳類では，胚子は母体の子宮内で発育する．胚子は，発育に必要な物質を母体から受け取り，不要になったものは母体を介して排出している．胚子と母体が緊密な関係を保つために，胚子側の組織と母体側の組織が共同して**胎盤**をつくる．胎盤を介して，胚子と母体との間でいろいろな物質のやり取りが行われることにより，胚子は発育していく．

① 絨毛膜

　脱落膜に入り込んだ胚子は，子宮腺の分泌物から拡散により栄養を摂取し，老廃物を排出するとともに，子宮内膜の細胞を破壊し，細胞に含まれる蛋白質，脂肪，糖質などを吸収して発育する．

　発生8日になると胚盤胞の栄養膜は急速に増殖し，外層の**栄養膜合胞体層**と内層の**栄養膜細胞層**が分化してくる．栄養膜合胞体層の細胞は，隣接する細胞間の境界を失い，細胞質は融合していく．栄養膜細胞層の内方は，胚外中胚葉という薄い間葉組織に覆われる．間葉組織に裏打ちされた栄養膜を**絨毛膜**という．

# 受精はどこで行われるのか.
# 着床とはどのようなことなのか.

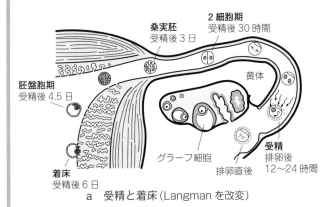

a 受精と着床（Langman を改変）

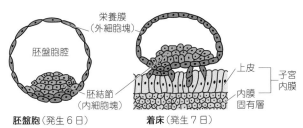

胚盤胞（発生 6 日）　　着床（発生 7 日）
b 受精卵の着床（Langman を改変）

## c 胚盤胞

　着床時，受精卵は胚盤胞と呼ばれる段階に達している．断面で見ると，周囲を胎盤の形成に寄与する栄養膜（外細胞塊）が取り囲み，内部に胚盤胞腔（胞胚腔）と呼ばれる内腔ができている．胚盤胞腔には，一極に偏して胚子固有の組織に分化する胚結節（内細胞塊）がある．

　子宮壁へは胚結節のある胚子極で着床する．着床すると，栄養膜の細胞は，蛋白質分解酵素を分泌し，子宮内膜の細胞を消化し，液化して，胚盤胞は子宮内膜に入り込んでいく．

　受精後8〜9日の間の受精卵を妊卵といい，受精後8週までを胚子（胎芽），8週以後を胎児と呼ぶ．

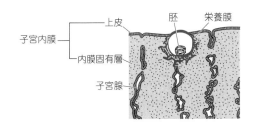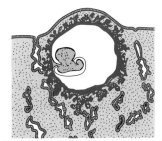

発生12日：次第に子宮内膜に入り込む．　　発生3週：子宮内膜内に完全に埋没する．

d 着床した受精卵の発育（Langman を改変）

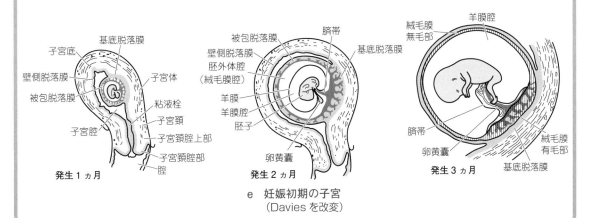

発生 1 ヵ月　　発生 2 ヵ月　　発生 3 ヵ月
e 妊娠初期の子宮
（Davies を改変）

　発生10日頃になると，栄養膜合胞体層の内部には，**栄養膜裂孔**と呼ばれる多くの腔隙が生ずる．隣接する栄養膜裂孔は融合して網状腔を形成するようになる．栄養膜裂孔は，やがて母体側の血管と結合して**絨毛間腔**となり，ここに母体の血液が入ってくる（a）．

　栄養膜合胞体層の一部は，絨毛間腔に向かって小柱状に突出する．やがてこの中に栄養膜細胞層が進入し，小柱状の突出部は合胞体層と細胞層から成る**絨毛**を形成する．

　絨毛の中には間葉組織が入り込み，この中に毛細血管が分化してくる．この毛細血管は，絨毛に分布する血管をつくるとともに，付着茎の中に伸びて胎児側の臍動脈や臍静脈と結合する．絨毛は次第に絨毛間腔に突出してくる．

　発生が進むと，基底脱落膜側の絨毛は多くの分枝を出して**絨毛膜有毛部**となる．これに対して，反対側の被包脱落膜側の栄養膜は薄くなり，絨毛の形態も失われ，**絨毛膜無毛部**となる（b）．

## ② 胎盤の形成

　発生3ヵ月頃になると，絨毛膜有毛部と基底脱落膜が一緒になって**胎盤**が形成される．胎盤は円盤状をしており，その中央部に**臍帯**が付着している．

　妊娠末期の胎盤は，直径約20cmの円盤状をしている．胎盤は，栄養分や酸素の補給にとどまらず，多彩なはたらきをしている．

## ③ 胎盤の構造（c〜e）

　胎盤は子宮部と胎児部より構成される．
- ❶ 子宮部：子宮内膜のうちの基底脱落膜である．
- ❷ 胎児部：基底脱落膜と向かい合う絨毛膜板と，そこから起こって複雑に枝分かれしている絨毛より成る．**絨毛膜板**は，絨毛膜の間葉に由来する厚い結合組織層で，その胎児側の面は羊膜に覆われ，絨毛間腔に向かう面からは多数の絨毛が突出している．

　絨毛は細かく分枝して**自由絨毛**となり，絨毛間腔に突出してくる．絨毛間腔は脱落膜から伸びた**胎盤中隔**により多くの小さい区画に分けられる．

　絨毛の表層は外層の栄養膜合胞体層と内層の栄養膜細胞層より成る．栄養膜合胞体層，栄養膜細胞層，結合組織，毛細血管の基底膜，毛細血管内皮を介して，絨毛内の毛細血管を流れる胚子側の血液と，絨毛間腔の母体側の血液の間で物質交換が行われる．胚子側の血液と母体側の血液の間にある隔壁を一括して**血液胎盤関門**という．

　胎盤では，絨毛が母体の血液の中に浮遊した形になっている．胎盤内でのこのような配置は**透析型**と呼ばれる．母体の血液の中に浮遊した絨毛の全表面で，濃度勾配に従った物質の交換が行われている．

　絨毛間腔には，母体の子宮内膜のラセン動脈の枝から酸素や栄養分に富んだ血液が入り込み，臍帯の**臍静脈**を通って母体血に含まれる酸素や栄養分が胚子に供給される．胚子から排出された二酸化炭素や老廃物は**臍動脈**を通って胎盤に入り，絨毛を介して絨毛間腔に入り，母体の子宮静脈に入って母体内に入る．

## ⑤ 胚外被膜

　胚子が発育していくためには，胚子を取り巻く環境が，胚子にとって適切である必要がある．適切な環境を維持するために，胚子は何枚かの膜に覆われて発育する．胚子の発育に際し，胚子の外

# 胎盤の構造を知ろう.

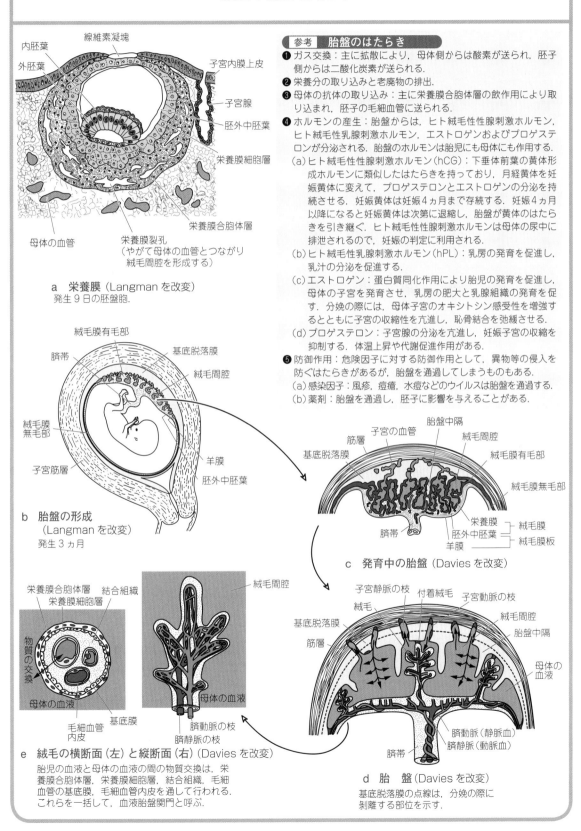

**a 栄養膜**（Langman を改変）
発生 9 日の胚盤胞.

内胚葉
外胚葉
線維素凝塊
子宮内膜上皮
子宮腺
胚外中胚葉
栄養膜細胞層
栄養膜合胞体層
母体の血管
栄養膜裂孔
（やがて母体の血管とつながり
絨毛間腔を形成する）

**b 胎盤の形成**
（Langman を改変）
発生 3 ヵ月

絨毛膜有毛部
臍帯
基底脱落膜
絨毛間腔
絨毛膜無毛部
羊膜
胚外中胚葉
子宮筋層

**参考　胎盤のはたらき**

❶ ガス交換：主に拡散により，母体側からは酸素が送られ，胚子側からは二酸化炭素が送られる.
❷ 栄養分の取り込みと老廃物の排出.
❸ 母体の抗体の取り込み：主に栄養膜合胞体層の飲作用により取り込まれ，胚子の毛細血管に送られる.
❹ ホルモンの産生：胎盤からは，ヒト絨毛性腺刺激ホルモン，ヒト絨毛性乳腺刺激ホルモン，エストロゲンおよびプロゲステロンが分泌される. 胎盤のホルモンは胎児にも母体にも作用する.
　(a) ヒト絨毛性性腺刺激ホルモン（hCG）：下垂体前葉の黄体形成ホルモンに類似したはたらきを持っており，月経黄体を妊娠黄体に変えて，プロゲステロンとエストロゲンの分泌を持続させる. 妊娠黄体は妊娠 4 ヵ月まで存続する. 妊娠 4 ヵ月以降になると妊娠黄体は次第に退縮し，胎盤が黄体のはたらきを引き継ぐ. ヒト絨毛性性腺刺激ホルモンは母体の尿中に排泄されるので，妊娠の判定に利用される.
　(b) ヒト絨毛性乳腺刺激ホルモン（hPL）：乳房の発育を促進し，乳汁の分泌を促進する.
　(c) エストロゲン：蛋白質同化作用により胎児の発育を促進し，母体の子宮を発育させ，乳房の肥大と乳腺組織の発育を促す. 分娩の際には，母体子宮のオキシトシン感受性を増強するとともに子宮の収縮性を亢進し，恥骨結合を弛緩させる.
　(d) プロゲステロン：子宮腺の分泌を亢進し，妊娠子宮の収縮を抑制する. 体温上昇や代謝促進作用がある.
❺ 防御作用：危険因子に対する防御作用として，異物等の侵入を防ぐはたらきがあるが，胎盤を通過してしまうものもある.
　(a) 感染因子：風疹，痘瘡，水痘などのウイルスは胎盤を通過する.
　(b) 薬剤：胎盤を通過し，胚子に影響を与えることがある.

**c 発育中の胎盤**（Davies を改変）

胎盤中隔
子宮の血管
絨毛間腔
筋層
絨毛膜有毛部
基底脱落膜
絨毛膜無毛部
栄養膜
臍帯
胚外中胚葉
羊膜
絨毛膜
絨毛膜板

**e 絨毛の横断面（左）と縦断面（右）**（Davies を改変）
胎児の血液と母体の血液の間の物質交換は，栄養膜合胞体層，栄養膜細胞層，結合組織，毛細血管の基底膜，毛細血管内皮を通して行われる. これらを一括して，血液胎盤関門と呼ぶ.

栄養膜合胞体層
結合組織
栄養膜細胞層
物質の交換
母体の血液
毛細血管内皮
基底膜
絨毛間腔
臍動脈の枝
臍静脈の枝
母体の血液

**d 胎盤**（Davies を改変）
基底脱落膜の点線は，分娩の際に剥離する部位を示す.

子宮静脈の枝
付着絨毛
子宮動脈の枝
絨毛
絨毛間腔
基底脱落膜
胎盤中隔
筋層
母体の血液
臍動脈（静脈血）
臍静脈（動脈血）
臍帯

方につくられる膜を**胚外被膜**と呼ぶ．胚外被膜は，羊膜，卵黄囊，尿膜，絨毛膜などより成る（a）．

## 6 外胚葉，中胚葉，内胚葉（b）

発生8日の胚子は，外胚葉と内胚葉から構成される**二層性胚盤**となっている．発生3週になると，外胚葉と内胚葉の間に新たに細胞が増殖し，第三の胚葉である中胚葉ができて，胚子は**三層性胚盤**となる．各胚葉からは，特定の器官が分化してくる．

❶ 外胚葉から分化してくるもの：表皮，神経系，感覚器系の一部など．
❷ 中胚葉から分化してくるもの：骨，筋，血液，循環器系，生殖器系，泌尿器系，真皮など．
❸ 内胚葉から分化してくるもの：消化管，肝臓，膵臓，呼吸器系など．

## 7 乳 腺（c〜e）

乳房内にある複合管状腺で，特殊化した汗腺である．

### ① 乳腺の発達

思春期になると乳腺は発達してくる．乳腺の発達は，主にホルモンにより制御される．乳管の発達にはエストロゲンが関与し，腺房の発達はプロゲステロンにより制御される．乳汁の産生はプロゲステロンにより促進される．

### ② 構 造

発育した乳腺は，乳頭を中心にして放射状に配列した15〜25個の乳腺葉より構成される．各乳腺葉は小葉間結合組織により多くの小葉に分けられている．各乳腺葉から1本の乳管が出て，乳頭の先端に開いている．乳管には乳管洞という膨大部がある．

乳管の末端は腺房（終末部）に終わる．腺房は単層立方上皮より構成される．乳汁は，腺房細胞で産生され，腺房内に分泌される．分泌物がたまると，腺房細胞は次第に扁平になる．腺房細胞の基底部には，筋上皮細胞が分布しており，その外方を結合組織性の基底膜が覆っている．乳汁の分泌は，脂肪は離出分泌，糖質やアミノ酸は漏出分泌による．

### ③ 分泌の制御

妊娠の末期までに乳腺は完成している．妊娠中は胎盤から分泌されるエストロゲンとプロゲステロンの作用で乳腺の活動は抑制されている．分娩後，乳腺の活動が始まる．

授乳中に乳腺の活動が維持されるのは，プロラクチンのはたらきによる．プロラクチンの血中濃度は，乳児による乳頭の刺激により維持される．

乳汁が乳児の口に届くためには，射乳されることが必要である．射乳はオキシトシンのはたらきによる．オキシトシンは腺房にある筋上皮細胞の収縮を促進し，乳汁は乳管内に押し出される．

離乳すると，2〜3週間で乳汁の産生は停止する．乳児による乳頭への刺激がなくなったために，プロラクチンの産生が低下するためである．

# 胚外被膜とはどのようなものかを知ろう.
# 乳腺の構造を知ろう.

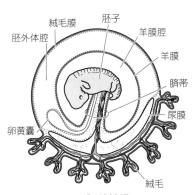

絨毛膜　胚子
胚外体腔
羊膜腔
羊膜
臍帯
尿膜
卵黄嚢
絨毛

a　胚外被膜
（Davies を改変）

❶ 羊膜：胚外被膜のいちばん内方にある膜である. 中の腔所を羊膜腔といい, 羊水が入っている. 胚子は羊膜内を満たす羊水につかって発育する. 私たちの遠い祖先は水の中で生活していた. 魚類や両棲類の胚子は, 水につかった状態で発育する. 陸で生活する動物の胚子は, 羊膜で囲まれた羊膜腔という, 言わばミニチュアの水槽の中で, 羊水につかって発育する.

❷ 卵黄嚢：卵生の動物では, 内部に卵黄を貯蔵しており, 胚子の栄養を司っている. 胎生である哺乳類では, 卵黄は貯蔵していないが, 卵生であった頃の名残として, 卵黄嚢は残っている. 卵黄嚢壁は, 原始生殖細胞や原始血球の産生の場となっているので, 卵黄嚢を消滅させることはできない. 発生が進むと, 卵黄嚢は消化管に吸収合併される.

❸ 尿膜：後腸の腹側面の一部が突出したものである. 卵生の動物では, 発生の間に生じた老廃物の貯蔵所であると同時に, 尿膜の外表に発育してくる毛細血管は, 胚子と外界との間のガス交換を仲介している. ヒトでは, 膀胱尖に続く管状の尿膜管となり, 生後は, 膀胱尖から上方に伸びる正中臍索となる.

❹ 絨毛膜（漿膜）：いちばん外方にある膜で, 栄養膜と, これを裏打ちしている胚外中胚葉が一緒になったものである. 卵殻や母体に接し, 胚子と周囲の間の物質交換の場となっている.

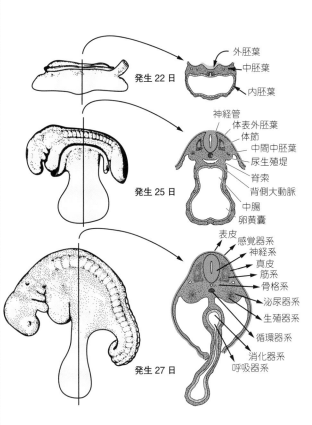

発生 22 日

外胚葉
中胚葉
内胚葉

発生 25 日

神経管
体表外胚葉
体節
中間中胚葉
尿生殖堤
脊索
背側大動脈
中腸
卵黄嚢

発生 27 日

表皮　感覚器系
神経系
真皮
筋系
骨格系
泌尿器系
生殖器系
循環器系
消化器系
呼吸器系

b　外胚葉, 中胚葉, 内胚葉の分化
（Langman を改変）

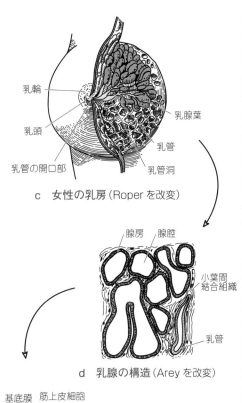

乳輪
乳頭
乳管の開口部
乳腺葉
乳管
乳管洞

c　女性の乳房（Roper を改変）

腺房　腺腔
小葉間結合組織
乳管

d　乳腺の構造（Arey を改変）

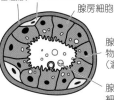

基底膜　筋上皮細胞
腺房細胞
腺房細胞が産生した物質のみを分泌（漏出分泌）
腺房細胞が産生した物質と細胞体の一部を分泌（離出分泌）

e　乳腺の腺房
（Junqueira et al. を改変）

## Ⅶ 会陰と腹膜

### ① 会　陰（a, b）

　会陰とは，広い意味では骨盤の出口全体を指すが，狭い意味では尿生殖洞と肛門との間の領域を指す．男性では陰嚢の後方の境と肛門の間であり，女性では腟前庭の後縁と肛門の間になる．会陰は左右の坐骨結節を結ぶ線を境にして，前部の**尿生殖三角**と，後部の**直腸三角（肛門三角）**に分けられる．尿生殖三角は尿道と腟が貫き，直腸三角は肛門が貫通している．

　会陰は皮膚と，その下にある**会陰筋**や**会陰筋膜**から成る．皮下組織には，多量の脂肪が含まれる．皮膚の正中部には前後方向に走る**会陰縫線**があり，男性では，**陰嚢縫線**に続いている．会陰筋は骨盤腔の底面を形成し，肛門と尿生殖洞を開閉するはたらきをしており，**肛門筋群**と**尿生殖筋群（外陰部の筋）**に分けられる．

❶ 肛門筋群：肛門挙筋，尾骨筋，外肛門括約筋より成る．

❷ 尿生殖筋群（外陰部の筋）：尿道括約筋，深会陰横筋，浅会陰横筋，坐骨海綿体筋，球海綿体筋より成る．

### ② 腹　膜（c）

　縦断面で見ると，腹腔や骨盤腔の内表面と，腹腔や骨盤腔にある消化管や膀胱などの外表面は**腹膜**に覆われている．腹膜のうち，腹壁や骨盤壁を覆っている部分を**壁側腹膜（壁側葉）**という．壁側腹膜は，背方では内部にある器官の表面を覆う**臓側腹膜（臓側葉）**に続いている．男性では，腹膜の一部は，陰嚢の中にも入り込んで**精巣鞘膜**となっている．

　壁側腹膜と臓側腹膜の間の腔所は**腹膜腔**と呼ばれる．腹膜腔には，腹膜から分泌された少量の**腹膜液（腹水）**が入っており，体壁と器官，および器官相互の間の摩擦を防いでいる．

　肝臓や胃の高さと，腸管の高さでは，腹膜の様相が異なっている．

❶ 前胃間膜と後胃間膜（d）：胃や肝臓の高さでは，左右の壁側腹膜は，正中部で合し，消化管の周囲を覆う臓側腹膜に続いている．腹膜の合した所を**間膜**と呼ぶ．間膜のうち消化管の腹方にあるものを**腹側腸間膜（前胃間膜）**と呼び，背方にあるものを**背側腸管膜（後胃間膜）**という．前胃間膜の中には肝臓が分化し，後胃間膜には脾臓や膵臓ができてくる．肝臓が大きくなると，前胃間膜は，腹壁と肝臓の間の**肝鎌状間膜**，肝臓の周囲を覆う漿膜，および肝臓と胃の間の**小網**に分化する．脾臓や膵臓が発育すると，後胃間膜は，胃と脾臓の間の**大網**と，脾臓と膵臓の間の**横隔脾間膜**になる．発生の間に，膵臓は後腹壁に癒着する．後腹壁に癒着した膵臓は，壁側腹膜の後方に位置しているので，**腹膜後器官**と呼ばれる．

❷ 腸間膜（e）：腸管の高さでは，背側腸管膜だけで，腹側腸管膜はない．腸管が長くなり，迂曲した経路をとるようになるに従い，背側腸管膜も長く複雑な形態になる．背側腸管膜の基部は，第二腰椎の椎体の左側から右下方に伸び，右仙腸関節の前に達する約15～20 cmの**腸間膜根**となる．腸間膜根から**腸間膜**が扇状に広がって小腸を包んでおり，小腸は，腸管膜により後腹壁からつり下げられた形になっている．腸管膜は，血管や神経の通路になっている．

　盲腸，上行結腸および下行結腸では，腸間膜が消滅するため，後腹壁に癒着する．横行結腸とS状結腸では腸間膜は残って結腸間膜となり，直腸では上部のみに直腸間膜が残る．

## 会陰とはどこの部分を指し，どのような構造をしているのだろう．
## 腹膜，腹膜腔および腹膜液（腹水）を理解しよう．

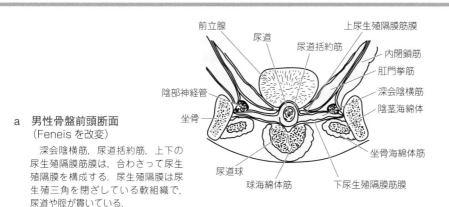

**a 男性骨盤前頭断面**
（Feneis を改変）

　深会陰横筋，尿道括約筋，上下の尿生殖隔膜筋膜は，合わさって尿生殖隔膜を構成する．尿生殖隔膜は尿生殖三角を閉ざしている軟組織で，尿道や腟が貫いている．

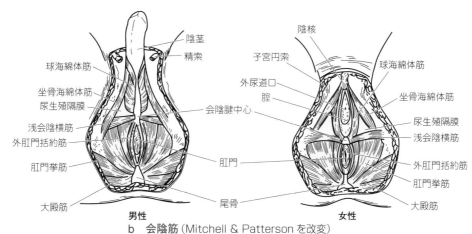

**b 会陰筋**（Mitchell & Patterson を改変）

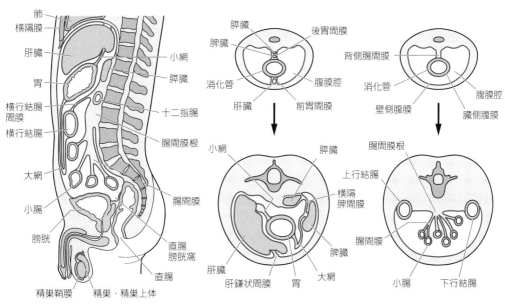

**c 腹膜縦断面**
（藤田を改変）

**d 前胃間膜・後胃間膜横断面**
（藤田を改変）

**e 腸間膜横断面**
（藤田を改変）

# ●セミナー● 更年期障害

　更年期とは，性機能が次第に衰え，やがて生殖機能を失うまでの移行期で，閉経期の前後数年を指す．更年期の間に起こる種々の症候群を一括して更年期障害と呼ぶ．

　性成熟期の女性には，性周期が認められる．この性周期はいくつかのホルモンの連携により維持されている．まず，視床下部から性腺刺激ホルモン放出ホルモン（GnRH）が分泌される．GnRHにより，下垂体前葉から性腺刺激ホルモン（GnH）が分泌される．GnHにより，卵巣では周期的に卵胞が発育し，ホルモンが分泌される．そして卵巣ホルモンにより，子宮に周期的な変化が生ずることになる．視床下部や下垂体の活動は，卵巣ホルモンにより，フィードバック調節を受ける．視床下部，下垂体，および卵巣は密接な関連を持っており，この3器官が健全で，互いに制御し合うことにより，ホルモンの分泌量は適正に保たれている．

　卵巣は，ほかの内分泌腺に比べると，比較的早期にその任務を終える．卵巣の機能が衰えてくるとともに更年期が始まる．卵巣内に生き残っている卵胞の数が少なくなってくると，下垂体からのGnHが作用したときに，卵胞が発育しても排卵が起こらなかったり，卵胞の発育そのものが起こらなかったりする．もっと進んで，卵巣に卵胞がほとんどなくなってしまうと，卵巣では卵が発育しないため，エストロゲンがほとんど産生されなくなってしまう．エストロゲンが減少することが更年期の本質である．

　エストロゲンは，視床下部からのGnRHや下垂体からのGnHの分泌を，フィードバック調節する役割を果たしている．エストロゲンが産生されなくなり，卵巣が内分泌系から脱落していくと，視床下部や下垂体は，今までのフィードバック調節がなくなったために，GnRHやGnHが異常に分泌されるようになる．視床下部の活動が異常に高まる結果，様々な自律神経機能も変調をきたし，自律神経系のバランスが乱れてくる．このような，内分泌系統の異常と，自律神経機能の失調状態に起因する種々の症候群が更年期障害である．

　卵巣機能が低下すると，副腎皮質が活動してエストロゲンが産生されるとともに，アンドロゲンの分泌も増加する．アンドロゲンの一部はエストロゲンに変換されるので，産生されなくなった卵巣ホルモンの機能を代行するとともに，視床下部や下垂体に作用してGnRHやGnHの分泌を抑制するはたらきをする．やがて副腎皮質などの様々な内分泌腺の作用により，新しい内分泌平衡が成立し，平穏を取り戻す．

　更年期障害の症状には，身体的なものと，精神的なものがある．身体的な症状には，熱感，のぼせ，冷え性，動悸，頭痛，めまい，不眠，耳鳴り，しびれ，肩こり，食思不振などがある．精神的には，感情の起伏が激しくなり，うつ状態になったり，逆に興奮してはしゃいだりして，不安定な状態になる．

　これらの一連の症状の多くは，内分泌平衡が崩れたための内分泌性の症状と，自律神経失調による神経性の症状である．このような症状を不定愁訴と呼んでいる．

　治療としては，少量のエストロゲン，またはエストロゲンとプロゲステロンを投与するホルモン補充療法が行われる．また，精神的な症状に対しては，精神安定薬などが使用される．

# 12

# 神経系

神経系は，動物体の内外に起こった変化についての情報を処理し，統合し，動物体にとって最も有利な対応ができるように，筋や腺などのはたらきを調整している．

神経系は，内分泌系とともに，動物体の機能を環境の変化に適応させている．

# I ニューロン

　ニューロン（神経細胞）は神経系の構造単位であるとともに機能単位である．神経系のはたらきの多くは，ニューロンの活動によるものである．

## 1 ニューロンの分類とつながり

　ニューロンは，細胞体，軸索および樹状突起より構成される（「2．細胞と組織」参照）．

### ① ニューロンの分類
　ニューロンは，次の4型に分けられる（a）．
- ❶ 多極ニューロン：多角形をした細胞体から複数の樹状突起と，1本の軸索が出ている．
- ❷ 双極ニューロン：紡錘形をした細胞体の一方の極から樹状突起が出て，他方の極から軸索が出ている．
- ❸ 偽単極ニューロン：双極ニューロンの細胞体が側方に変位したと考えられるニューロンである．西洋ナシ形をした細胞体から1本の突起が出る．この突起は樹状突起と軸索に分かれる．
- ❹ 単極ニューロン：西洋ナシ形をした細胞体から1本の突起が出る．この突起は数本の樹状突起を分枝した後，先端は軸索になる．

### ② ニューロンとニューロンのつながり
　ニューロンは，単独に存在することはまれであって，多くの場合ほかのニューロンとつながり合って，複雑な**神経回路網**を形成している（b）．
　軸索の先端は，次にあるニューロンの樹状突起または細胞体に終止している．これに対し，樹状突起と細胞体は，前にあるニューロンの軸索の終止領域になっている．軸索と，次のニューロンの樹状突起または細胞体との間の連絡部位を**シナプス**と呼ぶ．シナプスには，軸索と樹状突起の間の**軸索樹状突起間シナプス**と，軸索と細胞体との間の**軸索細胞体間シナプス**などがある．

## 2 ニューロンの興奮

　ニューロンの機能的な特徴の一つは，刺激されると興奮することである．ニューロンの興奮は，突起により，体のいろいろな所に伝えられ，動物体に種々の変化を起こす．

### ① 静止電位
　ニューロンの細胞膜には，イオンに対する選択的透過性があり，細胞の内と外とでイオン濃度に違いができ，**膜電位**が生ずる（c）．細胞が電気的な活動をしていないときにみられる膜電位を**静止電位**と呼ぶ．ニューロンの場合には，静止電位は，細胞外に対して，細胞内が約−70 mVである．

### ② 活動電位
　細胞が刺激されると，細胞膜のイオンに対する選択的透過性が変化して，細胞膜に外向きの電流が流れる．この結果，膜電位が−70 mVの静止電位から上昇する．この変化を**脱分極**という．脱

## ニューロンの形やつなぎりを知ろう.

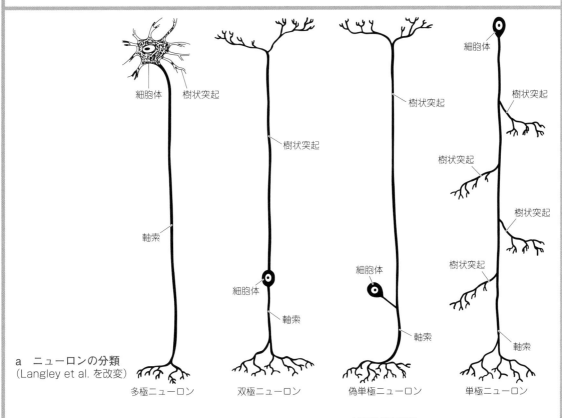

a　ニューロンの分類
（Langley et al. を改変）

多極ニューロン　　双極ニューロン　　偽単極ニューロン　　単極ニューロン

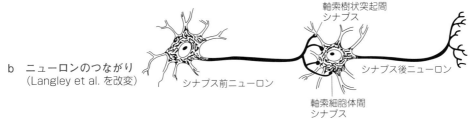

b　ニューロンのつながり
（Langley et al. を改変）

軸索樹状突起間
シナプス

シナプス後ニューロン

シナプス前ニューロン

軸索細胞体間
シナプス

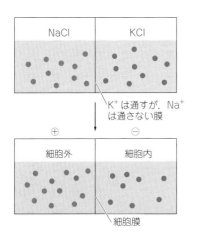

K⁺は通すが，Na⁺
は通さない膜

**c　膜電位**（小林を参照して作成）

　ナトリウムイオン（Na⁺）は通さないが，カリウムイオン（K⁺）は自由に通す性格を持った膜で仕切られた水槽に，左側には塩化ナトリウムの溶液，右側には塩化カリウムの溶液を入れてみる．Na⁺は膜を通ることはできないが，K⁺は濃度勾配に従って，Na⁺の入った側に入ってくる．K⁺が左側に入ってくると，左側は電気的にプラスになり，右側はマイナスになる．K⁺が左側に移るに従い，電位差は大きくなって，K⁺を右側に引き戻そうとする力が強くなってくる．ある時点で，K⁺が左側に入ろうとする力と，電位差により右側に引き戻そうとする力が平衡状態になり，K⁺の動きは止まる．平衡状態になったときに，水槽の左と右の間に生じている電位差を平衡電位と呼ぶ．

　水槽の左右の境界となっている膜を細胞膜と考え，Na⁺の入った左側を細胞の外，右側を細胞の内と考えると，細胞膜を境にして細胞の内と外の間に電位差ができることになる．これが膜電位である．膜電位は，K⁺は通すが，Na⁺は通さないという，膜の性質により生ずる．膜のこのような性質を，選択的透過性という．

分極がある値を超えると，膜電位は急激に一過性の変化を起こす．急激な膜電位の変化を**活動電位**といい，活動電位が発生することを**興奮**という（a）．

活動電位の経過をみると，**脱分極**の過程では，膜電位は急激に上昇し，細胞外液の電位を超えて，細胞内外で電位が逆転するレベルに達する．電位の逆転した部分が**オーバーシュート**である．この後，**再分極**が始まると，電位は急激に下がり，**過分極**を経た後，静止電位に戻る．

生体膜には，各種のイオンに対して専用の通路がある．この通路を**イオンチャネル**と呼ぶ．ナトリウムイオン（$Na^+$）とカリウムイオン（$K^+$）には，ナトリウムチャネルとカリウムチャネルがある．

膜電位の変化は，イオンの移動により起こる．膜電位の脱分極の際には，**ナトリウムチャネル**が開き，細胞外に多い$Na^+$が，短時間のうちに細胞内に入ってくる．このとき，カリウムチャネルは閉じているため，$K^+$の量はほとんど変化しない．この結果，細胞内に陽イオンの量が多くなるため，膜の電位差は次第に変化し，細胞の内側が外界に対してプラスになる．これが脱分極と，それに伴うオーバーシュートである．次いで，ナトリウムチャネルは閉じ，**カリウムチャネル**が開く．この結果，細胞内の$K^+$が細胞の外に出るため，再分極が始まり，膜電位は急速に元の静止レベルに戻る．$K^+$の流出はなおも続くため，膜電位はさらにマイナスとなり，過分極が生ずる．

活動電位が発生すると，細胞内に$Na^+$が多く，$K^+$が少なくなる．細胞膜にあるナトリウムポンプがはたらいて，$Na^+$を細胞外に出し，$K^+$を細胞内に取り込み，静止電位の状態に戻る．

### ③ 興奮の伝導

ニューロンの軸索のように，長いものが興奮する際には，全体が一挙に興奮するようなことはない．通常はどこか1ヵ所に興奮が発生し，それが隣接した部位に次第に伝播していく．これを興奮の**伝導**と呼ぶ．興奮の伝導性があることがニューロンの特徴の一つである．

軸索の1ヵ所に活動電位が発生すると，隣接した部位との間に**局所電流**が流れる．局所電流は，隣接する部位では，膜の内から外に向かう方向に流れ，隣接する部位を脱分極するために，そこに新たに活動電位が生ずる．先に興奮した所は，元の状態に戻る．このようなことを繰り返して，活動電位は隣接する部位に移り，興奮は伝導していく．

軸索には有髄線維と無髄線維があり，この両線維で興奮の伝導様式は異なっている（b, c）．

### ④ 興奮の伝達

あるニューロンの興奮が，次のニューロンに伝わることを興奮の**伝達**という．あるニューロンが次のニューロンと連絡する部位を**シナプス**と呼ぶ．シナプスを基準にして，シナプスの前にあるニューロンをシナプス前ニューロン，後にあるものをシナプス後ニューロンと呼ぶ．興奮の伝達は，シナプスを介して行われる．

シナプスは，シナプス前ニューロンの軸索終末の**シナプス前膜**，**シナプス間隙**およびシナプス後ニューロンの**シナプス後膜**より構成される（d）．軸索終末には，**神経伝達物質**を内包した多数の**シナプス小胞**が含まれている．シナプス後膜には，多くの受容体が存在している．軸索終末に活動電位が伝わってくると，終末内にある電位依存性カルシウムチャネルが開き，カルシウムイオン（$Ca^{2+}$）が流入してくる．これが刺激となって，シナプス小胞がシナプス前膜と融合し，融合部が破れて中に含まれている神経伝達物質がシナプス間隙に放出される．放出された神経伝達物質は，シナプス後膜にある受容体と結合し，シナプス後膜に電位変化を起こす．シナプスでの興奮の伝達には方向性があり，シナプス前膜からシナプス後膜への一方向性である．

# 活動電位を理解しよう.
# 興奮の伝わりかたを理解しよう.

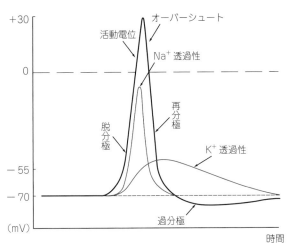

a 活動電位とイオン透過性の変化
(Ganong を参照して作成)

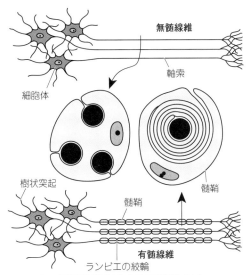

b 無髄線維(左)と有髄線維(右)
(Kahle et al. を改変)

軸索は,神経膠細胞(稀突起膠細胞やシュワン細胞)に包まれている.神経膠細胞が軸索を包む様式には,単純な包みかたと,複雑な包みかたがある.単純な包みかたは,主に細い軸索にみられ,数本から数十本の軸索が1個の神経膠細胞に包まれる様式である.この様式で包まれている軸索を,無髄線維と呼ぶ.複雑な包みかたは,薄く引き伸ばされた神経膠細胞の細胞体が,軸索の周りをラセン状に包んでいるものである.このラセン状の被覆を髄鞘といい,髄鞘により包まれている軸索を有髄線維と呼ぶ.髄鞘は,軸索の全長を1個の髄鞘で覆うのではなく,軸索のある部分のみを覆い,次の部分は別の髄鞘が覆っている.隣接する髄鞘の間にはランピエの絞輪という間隙がある.

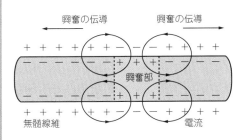

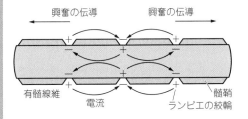

c 興奮の伝導(Ganong を参照して作成)

興奮は活動電位が発生したところを中心にして,左右両方向に伝導していく.

無髄線維では,興奮は連続的に伝導していく.有髄線維では,髄鞘に包まれている部分は絶縁性が高いため,活動電位は発生しない.活動電位は髄鞘に包まれている部分を通り越して,次のランピエの絞輪の所で起こる.この結果,活動電位は1つの絞輪から次の絞輪に飛び石伝いに広がっていく.このような興奮の伝導を跳躍伝導と呼ぶ.興奮の伝導速度は,跳躍伝導の方が速い.

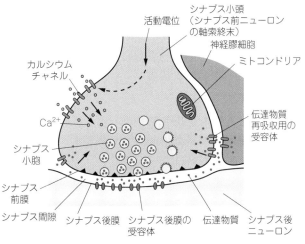

d シナプスの構造(Brodal を改変)

## II 神経系の発生

神経系は，感覚器や表皮などとともに，外胚葉から分化してくる．

① 神経管の形成（a）
発生初期胚の背側正中部の外胚葉は，肥厚して**神経板**を形成する．神経板はやがて皮下に埋没し，**神経管**と**神経堤**に分化する．

② 神経管の変化（b）
神経管の尾側部は管状の構造を残したまま**脊髄**に分化し，吻側部からは，**脳**ができてくる．神経管の内部は，**中心管**と呼ばれる腔所となっている．

神経管の吻側部には，**前脳胞，中脳胞**および**菱脳胞**という3つの膨らみができる．神経管が3ヵ所で膨隆するのに伴って，内部の中心管もそれに対応して広くなる．中心管が局所的に広くなった所を**脳室**と呼ぶ．前脳胞，中脳胞および菱脳胞の内部は，それぞれ**前脳室，中脳室**および**菱脳室**になっている．

発生が進むと，前脳胞は吻側部の**終脳胞**と尾側部の**間脳胞**とに分化し，菱脳胞は吻側部の**後脳胞**と尾側部の**髄脳胞**となる．これに伴い内部の腔所も**終脳室**と**間脳室**，および**後脳室**と**髄脳室**となる．中脳胞はあまり変化しない．

完成した脳では，終脳胞と間脳胞は，それぞれ**終脳**と**間脳**になり，中脳胞は**中脳**になる．後脳胞からは**橋**と**小脳**ができ，髄脳胞は**延髄**になる．終脳室と間脳室は，それぞれ**側脳室**と**第三脳室**と呼ばれ，この両脳室の間は細い**室間孔（モンロー孔）**となっている．中脳室は大きくならず管状構造をした**中脳水道**となる．後脳室と髄脳室は一緒にして**第四脳室**と呼ばれ，脊髄の**中心管**に続いている．脳室は**脳脊髄液**（後述）で満たされている．

③ 神経堤の変化
いろいろな部位に移動して多彩な分化をする．
❶ 感覚神経節の細胞，交感神経節や副交感神経節の細胞，副腎髄質の細胞
❷ 末梢神経系の神経膠細胞
❸ 髄膜を構成する細胞
❹ メラニン細胞などの色素細胞
❺ 頭部の骨や筋の一部，歯の象牙芽細胞

## III 神経系の構成と仕組み

神経系は，**中枢神経系**と**末梢神経系**より構成される（c, d）．中枢神経系は，脳と脊髄より成る．末梢神経系は，脳神経や脊髄神経などより構成される．

# 神経系ができてくる過程を理解しよう.
# 神経系の区分を理解しよう.

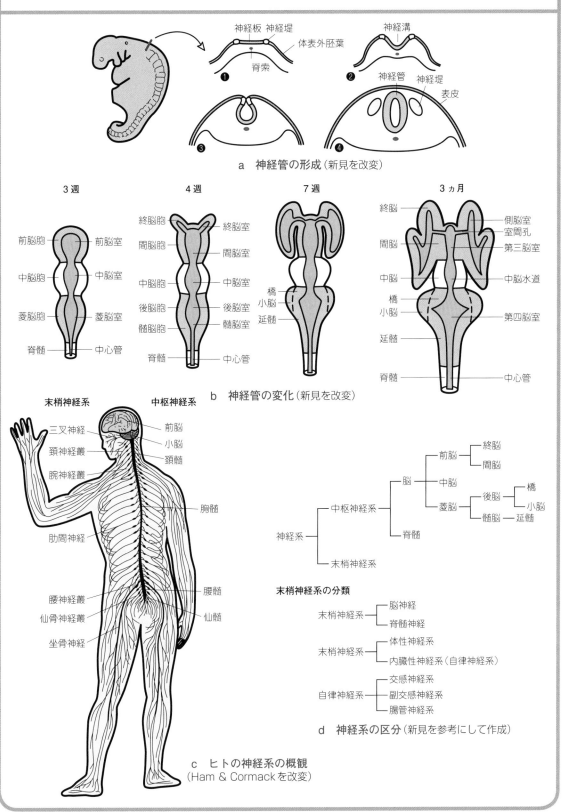

a 神経管の形成（新見を改変）

b 神経管の変化（新見を改変）

c ヒトの神経系の概観
（Ham & Cormack を改変）

d 神経系の区分（新見を参考にして作成）

① 中枢神経系（a，b）

　吻側部の脳と，尾側部の脊髄より成る．脳は，前脳，中脳，菱脳に分けられる．前脳は，**終脳**と**間脳**より成り，菱脳は**橋**と**延髄**より構成される．菱脳の背側に小脳がある．中脳，橋，延髄を一緒にして**脳幹**と呼ぶ．

　内部構造を見ると，中枢神経系では，ニューロンの細胞体が分布している領域と，軸索や樹状突起が分布している領域は分かれていることが多い．主に細胞体が分布している所を**灰白質**，軸索や樹状突起が分布している所を**白質**と呼ぶ．

　灰白質内では，ニューロンの細胞体は，不均等な分布をしている．同じようなはたらきをしているニューロンの細胞体は集まって**神経核**を形成している．白質内での軸索の分布も不均等であり，同じような機能を持つ軸索は集まって，**神経路**や**神経束**などをつくっている．

② 末梢神経系

　末梢神経系は，中枢神経系と体の種々な所を連絡している神経系である．末梢神経系は，中枢神経系のどこから出入りしているかということを基準にして，脳から出入りしている**脳神経**と，脊髄から出入りしている**脊髄神経**に分けられる．脳神経は12対，脊髄神経は31対ある．機能的にみると，末梢神経系には，受容器からの情報を中枢神経系に伝える**感覚神経**（**知覚神経**，**求心性神経**）と，中枢神経系からの指令を筋や腺などの効果器に伝える**運動神経**（**遠心性神経**）がある．

③ 神経系の仕組み（c）

　神経系は，動物体の内外に起こった変化を感知し，その変化に対し，動物にとって最も適切な反応を起こさせるように，発達してきた器官系である．

　❶ 皮膚を始め，いろいろな感覚器からの情報は，感覚神経を通って中枢神経系に入る．感覚神経は，感覚神経節に細胞体を持つ感覚ニューロンの突起である．

　❷ 中枢神経系に入った感覚器からの情報は，上行性神経路を通って上位脳に伝えられるとともに，一部は反射弓を介して下位運動ニューロンに伝えられる．

　❸ 上行性神経路は，視床で中継されて終脳に到達し，ここで感覚として認識される．

　❹ 終脳に到達した情報は処理されて，上位運動ニューロンに伝えられる．

　❺ 上位運動ニューロンの情報は，下行性神経路を通って，脊髄や脳幹にある下位運動ニューロンに伝えられる．

　❻ 下位運動ニューロンの情報は，運動神経を介して，筋や腺などの効果器に伝えられ，動物体にいろいろな変化を起こす．

## Ⅳ　脊　髄

中枢神経系の尾側部を占める，円筒状の領域である（d，e）．

① 形　態

　❶ 外形：脊髄は，脊柱管の中に収まっており，長さ約45cmの円筒状をしている．脊髄の太さ

## 脳の区分を理解しよう.
## 神経系の仕組みを理解しよう.

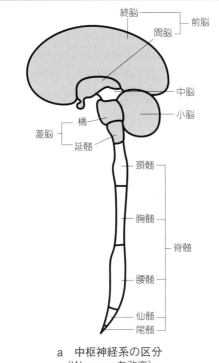

a 中枢神経系の区分
（Waxmanを改変）

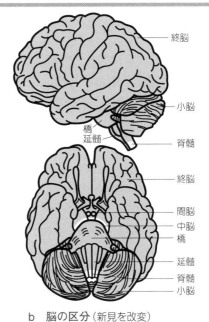

b 脳の区分（新見を改変）
ヒトの脳では，終脳と小脳が大きく発達している．間脳や中脳は，一部しか見えない．

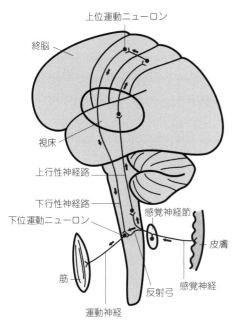

c 神経系の仕組み（Guytonを参照して作成）
矢印は興奮の伝わる方向を示す．

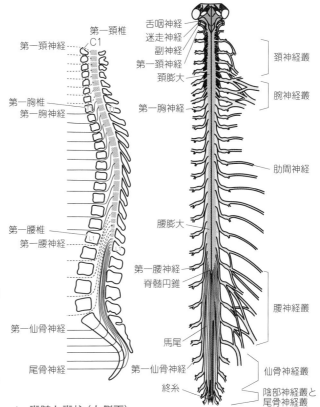

d 脊髄と脊柱（左側面）
（平沢・岡本を改変）

e 脊髄（背側面）（平沢・岡本を改変）

は一様ではなく，**頚膨大**で太くなり，これを過ぎると細くなり，**腰膨大**で再び太くなり，第二〜第三腰椎の高さで**脊髄円錐**となる．これ以下は**終糸**となって，末端は尾骨に終わっている．前正中部と後正中部には，縦方向に伸びる**前正中裂**と**後正中溝**が通っており，前外側部と後外側部には，浅い**前外側溝**と**後外側溝**がある．脊髄の上半部には，後正中溝と後外側溝の間に**後中間溝**が通っている（a）．

❷ 区分：脊髄からは，31対の**脊髄神経**が出ている．脊髄神経の最初の8対は**頚神経**，次の12対は**胸神経**，次の5対は**腰神経**，次の5対が**仙骨神経**，そして最後の1対が**尾骨神経**である．脊髄のうち，頚神経の出ているレベルを**頚髄**といい，胸神経の出ている範囲が**胸髄**，腰神経の範囲が**腰髄**，仙骨神経の範囲は**仙髄**，それ以下が**尾髄**である．

❸ 脊髄神経：前外側溝と後外側溝からは，**脊髄神経根**が出ている．前外側部と後外側部から出る神経根を，それぞれ**前根（運動根）**と**後根（感覚根，知覚根）**と呼ぶ．後根の一部は**脊髄神経節**のために紡錘形に膨らんでいる．前根と後根は，一緒になって**脊髄神経**を形成する．

❹ 内部構造：脊髄では，深部には灰白質があり，表層は白質が占めている．灰白質はローマ字のH字形をしており，**後角**，**前角**，および**中間帯**を区別できる．下部頚髄〜上部腰髄には**側角**が認められる．ニューロンの分布様式に基づいて，灰白質はI〜X層に分けられる．白質は，前正中裂と後正中溝，および前外側溝と後外側溝を基準にして**後索**，**後外側束**，**側索**，**前索**に分けられる．白質には，多くの神経路や神経束が通っている（b, c）．

② はたらき

❶ 頚から下の領域からの感覚情報の受容：頚から下の感覚情報は，脊髄神経を通って脊髄に入る．脊髄に入った感覚情報は，上行性神経路を介して上位脳に伝えられるとともに，一部の感覚情報は反射弓を介して反射中枢に伝えられ，脊髄反射を起こす．

❷ 頚から下の領域の運動の制御：下行性神経路を介する上位脳からの指令は，脊髄にある下位運動ニューロンに伝えられる．下位運動ニューロンは，脊髄神経を介して，頚から下の領域の運動を制御している．

❸ 自律神経機能：第八頚髄〜第三腰髄には交感神経系の節前ニューロンが分布しており，仙髄には副交感神経系の節前ニューロンがあって，内臓の機能を制御している（後述）．

## Ⅴ 脳幹と小脳

　発生学的にみると，中脳胞と菱脳胞に由来する領域である．中脳，橋，延髄を一括して脳幹と呼ぶ．部位的には，間脳と脊髄の間を占める領域である．脳幹の背側に小脳がある．

### 1 脳　幹（d, e）

　脳幹からは，第三〜第十二脳神経が出ている．脳幹には，これらの脳神経に関係の深い神経核が分布している．脳幹は脊髄と間脳や終脳の間にあるので，脊髄と間脳や終脳をつなぐ多くの神経路の通路ともなっている．このほかに，循環中枢，呼吸中枢，嘔吐中枢など，生命維持に直接関係のある多くの中枢が存在している．

脊髄の構造を理解しよう.
脳幹の区分を理解しよう.

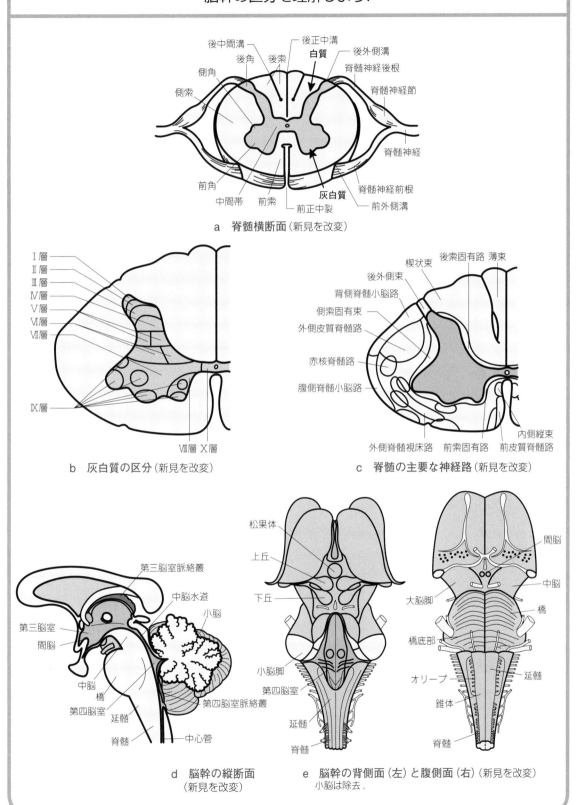

a 脊髄横断面（新見を改変）

b 灰白質の区分（新見を改変）

c 脊髄の主要な神経路（新見を改変）

d 脳幹の縦断面
（新見を改変）

e 脳幹の背側面（左）と腹側面（右）（新見を改変）
小脳は除去.

### ① 主要な神経核（a〜c）

脳神経に関係のある神経核として，舌下神経に関係のある**舌下神経核**，迷走神経や舌咽神経の**疑核**，**迷走神経背側核**および**孤束核**，内耳神経関連の**前庭神経核群**，**蝸牛神経核群**，**上オリーブ核群**，顔面神経の**顔面神経［運動］核**，三叉神経に関連する**三叉神経核群**，眼球運動神経核の**外転神経核**，**滑車神経核**，**動眼神経核**などが，分布している．唾液腺，涙腺，鼻腺を制御している副交感神経節前細胞も存在する．このほか，小脳に関係の深い**下オリーブ核**，**橋核**，**赤核**などが分布している．

### ② 主要な神経路

上行性の神経路として**内側毛帯**が，下行性神経路には，**皮質脊髄路**などが通っている．小脳と脳幹を結ぶ神経線維束としては，**下小脳脚**，**中小脳脚**，**上小脳脚**がある．

### ③ 網様体

脳幹の中心部で，いろいろな神経核や神経路の間隙を占める領域である．種々の形態の神経細胞が散在している．神経細胞の樹状突起は交錯するように伸びて網状に配列し，樹状突起の網目の間を，いろいろな方向に走る神経線維が通っている．

機能は多彩で，覚醒や睡眠などに関与している．脳幹にある生命維持に必須な反射中枢の多くも，網様体と密接な関係がある（d）．

## 2 小　脳

菱脳の背方への突出部であり，脳重量の約10％を占める．

### ① 形　態（e）

正中部は発育の悪い**虫部**で，左右両側部は大きく発育して**小脳半球**になっている．**下小脳脚**，**中小脳脚**および**上小脳脚**が脳幹と小脳をつないでいる．表面は多数の**小脳溝**により多くの**小脳回**に分けられている．内部は，表層の**小脳皮質**，その内方の**小脳髄質**，深部の**小脳核**より構成される．

### ② 機　能

小脳は骨格筋や感覚器からの情報に基づいて，多くの筋を協調させたり，平衡を保ったり，頭部の動きと眼球の動きを調整したりする，などのはたらきをしている．

## Ⅵ　前　脳

間脳と終脳より成る領域で，ヒトの脳では大きく発達している（f）．

## 1 間　脳

終脳と中脳の間を占める脳部である．外方と背方は終脳に覆われているため，腹側部の一部のみが表面に露出している．視床上部，視床，腹側視床，視床下部より成る．

# 脳幹の構造とはたらきを知ろう.

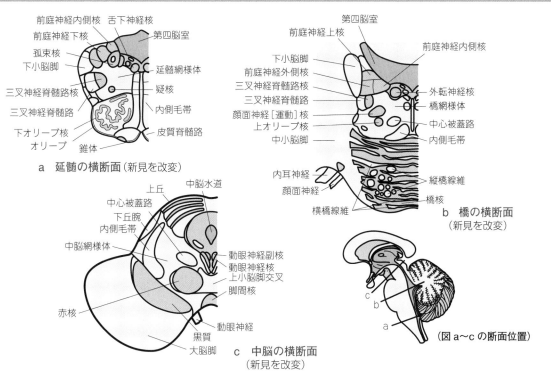

a 延髄の横断面（新見を改変）

前庭神経内側核　舌下神経核
前庭神経下核　　第四脳室
孤束核
下小脳脚　　　　延髄網様体
三叉神経脊髄路核　疑核
三叉神経脊髄路　　内側毛帯
下オリーブ核　　皮質脊髄路
オリーブ　錐体

第四脳室
前庭神経上核
前庭神経内側核
下小脳脚
前庭神経外側核
三叉神経脊髄路核　外転神経核
三叉神経脊髄路　　橋網様体
顔面神経[運動]核　中心被蓋路
上オリーブ核　　　内側毛帯
中小脳脚
内耳神経　　　　縦橋線維
顔面神経
横橋線維　　　　橋核

b 橋の横断面（新見を改変）

上丘　中脳水道
中心被蓋路
下丘腕
内側毛帯
中脳網様体
　　　　　動眼神経副核
　　　　　動眼神経核
　　　　　上小脳脚交叉
　　　　　脚間核
赤核
　　　　　動眼神経
黒質
大脳脚　c 中脳の横断面（新見を改変）

（図 a～c の断面位置）

## d 脳幹にある反射中枢

脳幹には，生命維持に関係のある中枢が存在している．

❶ 呼吸中枢：肺の伸展受容器や，大動脈小体や頸動脈小体などの化学受容器からの情報に基づいて呼吸運動を調節している．延髄には呼息ニューロン群と吸息ニューロン群があり，この両ニューロン群を併せて呼吸中枢といい，橋には呼息と吸息の切り替えを調節している呼吸調節中枢がある．呼吸中枢は，肋間神経や横隔神経を介して呼吸運動を制御している．

❷ 循環中枢：延髄にあり，頸動脈洞や大動脈弓の圧受容器などからの情報に基づき，自律神経系を介して，心臓や血管のはたらきを調整している．

❸ 嘔吐中枢：延髄にあり，化学受容器や消化管からの情報，視覚や嗅覚などの感覚情報に基づいて嘔吐を起こさせる中枢である．

❹ 嚥下中枢：咽頭部に食餌が入ってくることが刺激になり，口腔，舌，咽頭，喉頭，食道などが共同して行われる嚥下運動を制御している．

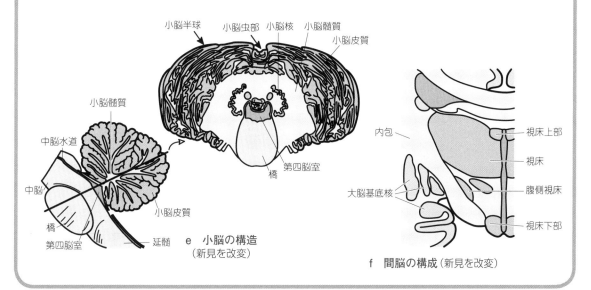

e 小脳の構造（新見を改変）

f 間脳の構成（新見を改変）

① 視床上部

　間脳の背側部を占める小さい領域で，**手綱核**や**松果体**などより構成される．松果体は内分泌器官であり，外界の明暗のサイクルに，体内機能を同調させている（「7．内分泌系」参照）．

② 視　床（a～d）

　間脳の背側部の大きな領域を占める．多くの神経核より構成される．
　❶ 特殊核：大脳皮質の特定の領域と連絡がある神経核群である．
　　(a) 感覚性核群：いろいろな感覚情報が集まる神経核群である．これらの神経核では，集まった感覚情報を処理し，大脳皮質の特定の領域に伝えている．大脳皮質の特定の領域に伝えられた感覚情報は，体性感覚，視覚，聴覚，味覚などの感覚として認識される．
　　(b) 運動性核群：小脳や大脳基底核からの情報を受け，これを大脳皮質の一次運動野や運動前野に伝えている．これらの神経核は，姿勢や運動の協調に関与していると考えられている．
　❷ 非特殊核：網様体や感覚性神経路の側枝などを受け，大脳皮質の広い範囲に線維を送っている．

③ 腹側視床

　**視床下核（ルイ体）**や**不確帯**などより成る．視床下核は大脳基底核を構成する神経核であり，運動の制御に関与している．

④ 視床下部

　自律神経系の中枢がある所である．体温，摂食，飲水などの生命維持に必須な機能，生殖機能，情動行動，内部環境の恒常性維持などのはたらきを統合している．
　❶ 自律神経機能の制御：視床下部は自律神経機能の制御中枢で，血圧，心拍数，消化管の機能，などを制御している．
　❷ 内分泌機能の制御：下垂体ホルモンに対し放出ホルモンや抑制ホルモンを分泌して，下垂体の機能を制御している．下垂体後葉ホルモンのバソプレシンとオキシトシンは視床下部で産生され，下垂体後葉から分泌される（「7．内分泌系」参照）．
　❸ 概日周期の調節：視床下部には，網膜からの情報が入る．網膜からの情報に基づいて，睡眠と覚醒，体温，副腎皮質の活動などの，概日周期を調整している．
　❹ 体温調節：視床下部は，体温調節に重要なはたらきをしている．体温の変化に伴って，サイロキシンなどのホルモンの分泌，皮膚の血流，汗腺のはたらき，骨格筋の運動などを調整して，体温を一定に保つはたらきをしている．
　❺ 飲水の調節：視床下部外側部には飲水中枢があり，飲水の制御をしている．体が渇水状態にあることが感知されると，ホルモンの分泌など水分を保持するような反応が起こるとともに，飲水行動が惹起される．
　　(a) 渇水の感知
　　　ⅰ）容積性渇水：循環血液量が減少すると，水分を保持するような反応が起こる．腎臓の糸球体近接装置で，循環血液量が減少したことが感知されると，レニンが分泌される．レニンによりアンギオテンシンⅡが産生される．アンギオテンシンⅡは視床下部に作用してバソプレシンの分泌を促進する（「10．泌尿器系」参照）．頸動脈洞や大動脈弓の圧受容器からの情報は，視床下部に伝えられる．循環血液量が減少して血圧が低下すると，

## [背側] 視床と視床下部のはたらきを知ろう.

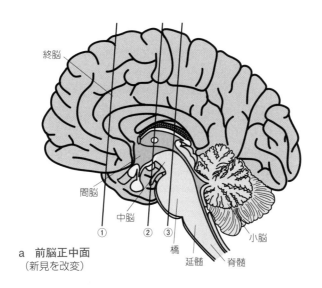

a　前脳正中面
（新見を改変）

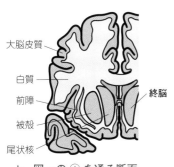

b　図aの①を通る断面
（新見を改変）

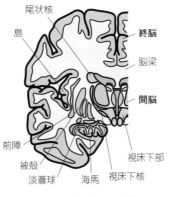

c　図aの②を通る断面
（新見を改変）

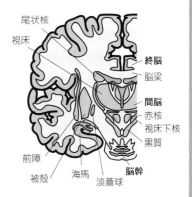

d　図aの③を通る断面
（新見を改変）

**参考　体温の調節**

① 体温調節中枢による体温異常の感知
　体温調節中枢は視床下部前野にある. 体温の異常は体温調節中枢の温度感受性ニューロンにより感知される.

② 体温異常に対する反応
❶ 体温低下：視床下部前野の温度感受性ニューロンのうちの冷感受性ニューロンにより感知される. 冷感受性ニューロンの反応に対応して, 次の変化が起こる.
　(a) 下垂体前葉から甲状腺刺激ホルモンが放出される. 甲状腺刺激ホルモンにより甲状腺からサイロキシンが分泌され, 細胞の代謝レベルが亢進する.
　(b) 自律神経の作用で皮膚の血管が収縮し, 立毛筋が収縮して体毛が逆立つ.
　(c) 体性運動反応としては, 視床下部外側野の作用で, 骨格筋に不随意性のふるえが起こり, 暖を求める行動が起こる.
❷ 体温上昇：視床下部前野にある温度感受性ニューロンのうちの温感受性ニューロンにより感知される. この結果, 次の反応が起こる.
　(a) 甲状腺刺激ホルモンの分泌が低下し, 甲状腺からのサイロキシンの分泌が低下して細胞の代謝レベルが低下する.
　(b) 自律神経の作用で, 皮膚の血管が拡張し, 発汗が促進される.
　(c) 視床下部外側野のはたらきで, あえぐような呼吸をしたり, 涼を求める行動が起きたりする.

下垂体後葉からのバソプレシンの分泌が促進される.

ⅱ）浸透圧性渇水：体内の水分量が減少すると，血液は濃縮され，血液の浸透圧が上昇する．血液の浸透圧が上昇したことは，脳の終板器官により感知される．終板器官の情報は視床下部に伝えられ，下垂体後葉のバソプレシンの分泌が促進される．バソプレシンの分泌が促進されると，尿量が減り，水分排出量が減少し，血液は希釈され，浸透圧は元の状態に戻る.

（b）飲水行動の惹起

視床下部外側野からの指令による.

❻ 摂食の調節：視床下部には，空腹（摂食）中枢と満腹中枢があり，摂食の制御をしている.

❼ 生殖機能の調節：視床下部からは性腺刺激ホルモン放出ホルモンが分泌される．さらに，視床下部には性中枢がある．この中枢が破壊されると性行動ができなくなる.

❽ 情動行動の調節：辺縁系と協調して，攻撃，防御などの情動行動を制御している.

❾ 記憶に関与：乳頭体は記憶に密接な関係を持っていることが知られている.

## 2 終脳（大脳）

終脳は大脳縦裂により左右の**大脳半球**に分かれている．終脳の表層には**大脳皮質**があり，その内方に**大脳髄質（白質）**があって，白質の深部には**大脳基底核**がある．大脳皮質は，**原始皮質，古皮質，新皮質**に分けられる．原始皮質と古皮質を一緒にして**辺縁皮質**と呼び，さらに辺縁皮質と，これに関連の深い領域を一緒にして**大脳辺縁系**と呼ぶ.

### ① 大脳基底核（a）

❶ 構成とはたらき：大脳基底核は，終脳の基底部から，間脳を通り，中脳まで分布している．相互に密接な関連を持った一連の神経核群より構成される．大脳基底核を構成する主要な神経核には，尾状核，被殻，腹側線条体（側坐核や嗅結節の一部），淡蒼球外節，淡蒼球内節，腹側淡蒼球（無名質の一部），視床下核，黒質などが含まれる.

大脳基底核は，大脳皮質の種々の領域から入力を受け，それを処理したうえで，広い範囲の大脳皮質に戻すことにより，大脳皮質の出力を調整するはたらきをしている.

❷ 大脳基底核の疾患：特有の不随意運動を伴った運動障害が起こる.

（a）パーキンソン病：**黒質**を中心にした**ドーパミン含有ニューロン**が傷害される疾患で，筋拘縮，振戦，無動症などを主徴とした疾患である.

（b）舞踏病：四肢，顔面，体幹などに，速い不随意運動が起こる疾患である.

（c）アテトーゼ：顔面や四肢に，遅い持続的な不随意運動がみられる.

（d）バリスムス：**視床下核**の傷害で，上肢または下肢を振り回すような不随意運動が起こる.

### ② 大脳辺縁系（b）

❶ 構成：前頭葉の下面で，嗅覚に関連の深い領域は**古皮質**と呼ばれる．側頭葉前部の海馬を中心とした領域は**原始皮質**を構成している．古皮質や原始皮質，および大脳半球の内側面にある帯状回などは，大脳皮質の中でも歴史の古い部分で，一括して**辺縁皮質**と呼ばれる．辺縁皮質と，**扁桃体，海馬，視床下部**など辺縁皮質に密接な関連のある領域を一緒にして**大脳辺縁系**と総称する.

❷ 機能：大脳辺縁系は，生殖や情動など個体の生存や，種族の維持に関係の深い機能に，重要な役割を果たしている.

# 大脳基底核の構造とはたらきを知ろう.
# 辺縁系の構造とはたらきを知ろう.

**参考 摂食の調節**

　摂食は生命を維持するうえで最も基本的なことであり，摂食量はかなり厳密に調節されている．正常であれば，極度に太ったり，やせたりすることはない．空腹を感ずれば摂食するが，ある程度食べれば満腹感を起こして，摂食をやめる．摂食は視床下部により制御されている．

① 摂食の調節

　日常の経験から，胃に内容物がなくなると空腹感を生じ，胃が食餌で満たされると満腹感が起こる．この事実から，空腹や満腹に関する情報は胃壁の機械受容器を介して形成され，これが神経を介して脳に伝えられると考えられていたことがある．しかしながら，胃を切除してしまっても空腹感も満腹感も起こることから，胃の内容物の有無だけでは説明することはできない．

　実験的に，視床下部の種々な場所を刺激したり，破壊したりすると，場所によって，摂食が亢進したり，減少したりする．このような事実から，視床下部外側野に空腹中枢があり，視床下部腹内側核が満腹中枢であると考えられるようになった．しかしながら，空腹中枢と満腹中枢の間には，線維連絡がほとんど認められない．このどちらの中枢も，視床下部背内側核と相互の線維連絡があることが明らかになった．摂食の制御には，背内側核が，相反的な機能を持った両中枢の仲立ち的な役割を果たして，成り立っているのではないかと，考えられている．

　これらの中枢の活動は，空腹時および満腹時に起こる体内の変化により調整されている．中枢の活動を調節するような変化として，血中のグルコースや遊離脂肪酸の量，体温の変化などが考えられている．食後は血中のグルコース量が増加し，空腹になると減少する．血中のグルコースの量の変化が摂食調節の基本であると考える説を糖定常説という．血中の遊離脂肪酸は，グルコースとは逆に，食後減少し，空腹時に増加する．血中での遊離脂肪酸の量の変化が摂食調節の基本になるとするのが脂肪定常説である．食物が肝臓で代謝される際に体温が上昇することから，体温の変化が摂食調節の基本であると考えるのが温度定常説である．

　末梢に由来する物質の中にも，摂食調節作用のある物質が知られている．消化管ホルモンの一種であるコレシストキニンや脂肪細胞から分泌されるレプチンは摂食量を減少させ，胃から分泌されるグレリンは摂食量を増加させる．

② 満腹感と空腹感

❶ 満腹中枢：グルコース受容ニューロンがある．このニューロンは血中のグルコースが増加すると活動が促進され，血中のグルコースが減少すると活動が抑制される．

❷ 空腹中枢：グルコース感受性ニューロンがある．このニューロンは血中のグルコースが増加すると活動が抑制され，血中のグルコースが減少すると活動が促進される．

　摂食すると，血中のグルコースが増加する．満腹中枢のグルコース受容ニューロンは活動が高まり，空腹中枢のグルコース感受性ニューロンは活動が抑制される．この結果，満腹感を生じ，摂食を中止することになる．

　摂食後時間が経過するとともに，血中のグルコースは減少する．満腹中枢のグルコース受容ニューロンの活動は抑制され，空腹中枢のグルコース感受性ニューロンの活動は高まる．結果として空腹感を生じ，摂食行動が起こる．

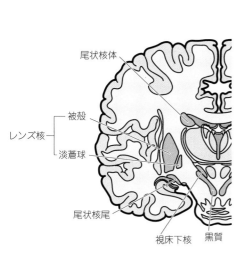

a　大脳基底核を構成する主要な神経核
（新見を改変）

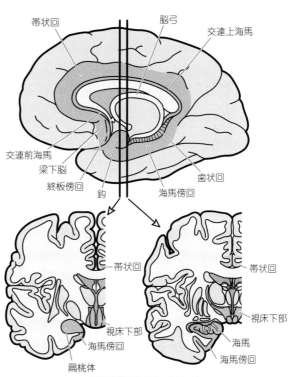

b　大脳辺縁系（新見を改変）

 (a) 本能行動の制御：動物が生まれながらに持っている欲求である摂食，飲水，生殖などの行動を制御している．

 (b) 情動と情動行動の制御：情動とは，快，不快，恐れ，不安，怒り，などの感情を指す．情動により喚起される行動を情動行動という．情動と情動行動には，快と接触行動，怒りと攻撃行動，恐れと逃避行動という3型がある．情動と，それに伴う情動行動は，辺縁系により制御される．

 (c) 記憶に関与：海馬や内嗅領皮質などが傷害されると，既に確立している記憶は傷害されないが，新たに記憶することが，できなくなる．

③ 大脳新皮質

 大脳皮質の広い範囲を占める．**大脳回**や**大脳溝**などを基準にして，**前頭葉，頭頂葉，側頭葉，後頭葉，島**などに分けられる．大脳皮質には**機能局在**がみられる(**a, b**)．

 ❶ 前頭葉：運動性皮質である**一次運動野，前頭眼野，補足運動野**などがある．運動野は運動の中枢であり，脳幹や脊髄の下位運動ニューロンを支配し，運動の方向や強さを制御している．運動野は，局在性がはっきりしている．右の運動野のある部位が障害されれば，その部位が支配する左半身の部位の運動が障害される．

 ❷ 頭頂葉：体性感覚の中枢である**体性感覚野**や，味覚の中枢である**味覚野**がある．体性感覚野には体の反対側の感覚情報が入る．運動野と同様に，局在性がはっきりしている．右半球の体性感覚野の，ある部位が傷害されると，左半身の対応する部位の感覚障害が起こる．

 ❸ 後頭葉：視覚の中枢である**視覚野**がある．視覚野には反対側の視野からの情報が集まる．右半球の視覚野には左側の視野の情報が入り，左半球の視覚野には右側の視野の情報が集まる．

 ❹ 側頭葉：聴覚の中枢である**聴覚野**がある．

 ❺ 連合野：運動野や感覚野を除いた広い皮質領域は，いろいろな情報を統合して，判断や認知を行う領域であり，**連合野**と呼ばれる．**前頭連合野**は意図的な行動を起こすための意欲を引き出し，実行の手順や計画を立てる所である．**頭頂連合野**は身体認知や立体認知をしている．**側頭連合野**は視覚パターンの弁別や記憶のメカニズムに関与している．

 ❻ 言語中枢：前頭葉下部には**運動性言語中枢**があり，側頭葉には**感覚性言語中枢**がある．運動性言語中枢が障害されると，**運動性失語症**となり，言葉を喋ることができなくなる．感覚性言語中枢の障害は**感覚性失語症**と呼ばれ，聞いた言葉の意味を理解することができなくなる．言語中枢は多くの場合左半球にある．言語中枢のある方の大脳半球を**優位半球**，反対側の半球を**劣位半球**と呼ぶ．

 ❼ 左半球と右半球の機能の違い：言語機能のほかにも，左半球と右半球には機能の違いがある(**c**)．**左半球**は話す，書く，聞くなどの言語機能や計算機能に優れている．**右半球**では顔の認知，立体的構造の把握，形や大きさの弁別，和音の弁別などの機能が優れている．

④ 脳の高次機能

 ❶ 脳波と睡眠(**d, e**)：脳波は，頭皮の上に置いた電極により記録される，脳の電気活動である．脳波は周期的に変動する電位であり，周波数により，$\alpha$波，$\beta$波，$\theta$波，$\delta$波の4波に分けられる．脳波のパターンは**意識水準**により変わり，意識水準が高いときには脳波の周波数は高く，振幅は小さい．睡眠や麻酔が深くなり，意識水準が低下するに従い，振幅は大きくなり周波数は低くなる．

# 大脳新皮質の区分とはたらきを知ろう.

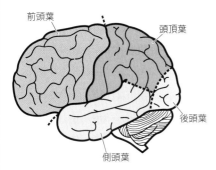

a　大脳皮質の区分（新見を改変）

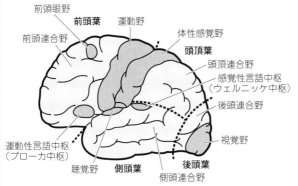

b　大脳皮質の機能局在
　　　（新見を改変）

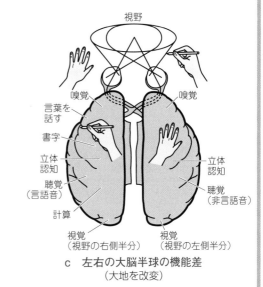

c　左右の大脳半球の機能差
　　　（大地を改変）

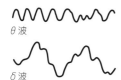

α波

β波

θ波

δ波

d　脳波の波形（Gibbs & Gibbs を改変）

　α波：8〜13 Hzで30〜60 μVの波で，目を
閉じて安静にしているときに現れる.

　β波：13 Hz以上で30 μV以下の波で，精神活
動時にみられる. α波が出ているときに，音や光
などの感覚刺激を与えると，α波は抑制されて，
β波に変わる.

　θ波：4〜8 Hzで10〜50 μVの波で，浅い睡
眠時にみられる.

　δ波：4 Hz未満で，振幅が20〜200 μVの波
で，睡眠時や深麻酔時に出現する.

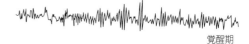

覚醒期

入眠期

軽睡眠期

中等度睡眠期

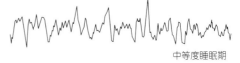

深睡眠期

レム睡眠期

e　睡眠時脳波（Gibbs & Gibbs を改変）

動物は覚醒と睡眠を繰り返している．覚醒しているときには，外界からの刺激にすぐに反応することができるが，睡眠中は刺激に対する反応性は低下している．睡眠時の意識水準の変化により，脳波のパターンは特有な変化をするため，脳波により睡眠の深さを判定することができる．睡眠には，ノンレム睡眠（徐波睡眠）とレム睡眠（逆説睡眠）がある（a）．

❷ 意識：意識は脳の活動水準により決まるもので，**脳幹網様体**が重要な役割を果たしている．脳幹網様体は，脳幹の中央部で，いろいろな神経核や神経路の間隙を占める領域である．脳幹網様体は，いろいろな感覚性神経路の側枝を受け，上行性に視床の非特殊核に投射している．非特殊核は大脳皮質の広い範囲に投射して，大脳皮質の活動を亢進させている．脳幹網様体を中心にした意識レベル調節系を**上行性網様体賦活系**と呼ぶ．

❸ 記憶と学習：過去の経験を保持し，意識的または無意識的に思い出す能力を**記憶**と呼ぶ．記憶には，短期記憶と長期記憶がある．外部からの情報や刺激は，感覚情報として脳の中に入ってくるが，多くは忘却され，一部のみが**短期記憶**として記録される．短期記憶の一部は長期間持続する**長期記憶**として保持される．記憶には，大脳新皮質，大脳辺縁系の海馬，間脳の視床などが関与している．動物は新しい事態に直面すると，過去の経験と照合して，自分に有利になるような行動をとることができる．過去の経験に基づいて，行動や反応を変化させることを**学習**と呼ぶ．

## Ⅶ　主要な神経路

神経系では，多くのニューロンがシナプスでつながって，**神経回路網**を形成している．回路網の中には，いろいろな神経路が含まれる．神経路のうち，脊髄や脳幹に起始して，上位脳に向かうものを**上行性神経路**と呼ぶ．上位脳から起こり，下位に向かう経路を**下行性神経路**という．

① 上行性神経路（b, c）
❶ 後索内側毛帯系：識別力のある触覚，振動覚，固有感覚などの情報を伝える神経路である．脊髄神経節の一次ニューロン，後索核にある二次ニューロン，視床の三次ニューロンより構成される．二次ニューロンの軸索は，集まって内側毛帯を形成し，**毛帯交叉**で反対側に移る．
❷ 脊髄視床路系（前側索系）：脊髄視床路は，識別力のない触覚，温度覚，痛覚などの情報を伝える神経路である．脊髄神経節にある一次ニューロン，脊髄に細胞体がある二次ニューロン，視床の三次ニューロンより構成される．二次ニューロンの軸索は，途中で反対側に移る．

② 下行性神経路（d, e）
❶ 皮質下行路：中脳，橋，延髄の運動ニューロンを支配する**皮質延髄路**や，脊髄の運動ニューロンを制御する**皮質脊髄路**がある．皮質脊髄路は，**錐体路**とも呼ばれ，延髄と脊髄の境界部の**錐体交叉**で多くは反対側に移る．皮質からの下行性神経路は，随意運動を制御している．
❷ 脳幹下行路：内側下行路には，**視蓋脊髄路**，**網様体脊髄路**，**前庭脊髄路**などがあり，主として脊髄の前索を下行する．外側下行路には，**赤核脊髄路**などが含まれ，脊髄の側索を下行する．脳幹からの下行路は，姿勢の制御や平衡の維持などに関与している．

## 主要な神経路の走行とはたらきを知ろう.

### a 睡眠

　睡眠は，意識が低下して，外界へのはたらきかけが失われている状態である．ほぼ24時間ごとの周期で繰り返して起こり，一定時間持続する．睡眠には，ノンレム睡眠とレム睡眠がある．

① ノンレム睡眠

　睡眠に入るとまず出現する睡眠であり，徐波睡眠とも呼ばれる．ノンレム睡眠は，通常，次の4期に分けられる．

　第1期（入眠期）：α波が少なくなり，θ波が現れ始める．

　第2期（軽睡眠期）：脳波は平坦化し，13〜15Hzの睡眠紡錘波が出現する．

　第3期（中等度睡眠期）：睡眠紡錘波に混じってδ波が出始める．

　第4期（深睡眠期）：最も深い睡眠層であり，大きな振幅のδ波が大量に出現し，紡錘波はなくなる．

② レム睡眠

　速い眼球運動を伴う睡眠である．脳波の上では覚醒パターンを示すが，眠りは中断しておらず，覚醒させるための刺激閾値は上昇している．このため，逆説睡眠とも呼ばれる．レム睡眠は約90分周期で，1晩に3〜6回現れる．1回目のレム睡眠は5〜10分続くが，次第に持続時間が長くなり，早朝には20〜40分も続く．レム睡眠の時間の割合は成人では全睡眠時間の20%であるが，新生児では50%にも達する．

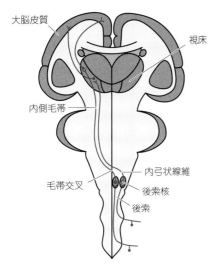

b　後索内側毛帯系
（新見を改変）

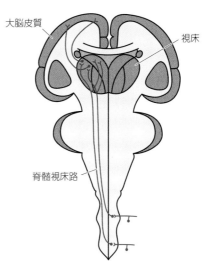

c　脊髄視床路系
（新見を改変）

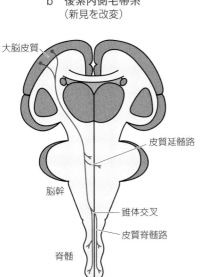

d　皮質下行路
（新見を参照して作成）

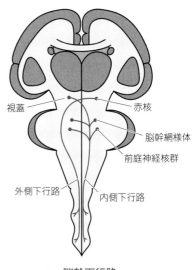

e　脳幹下行路
（新見を参照して作成）

# 髄膜，脳室および脳脊髄液

中枢神経系は，髄膜に包まれて頭蓋腔や脊柱管に入っている．脳や脊髄の内部は腔所になっており，中には血漿によく似た組成を持った脳脊髄液が入っている．

① 髄　膜（a）

中枢神経系を包む髄膜は，外方から，硬膜，クモ膜，および軟膜という3枚の膜より成る．

❶ **硬膜**は結合組織性の強靱な膜である．

❷ **クモ膜**は薄い膜であり，硬膜との間には**硬膜下腔**がある．

❸ **軟膜**は神経実質と固く結合した薄い膜である．クモ膜との間には**クモ膜下腔**がある．クモ膜下腔には脳脊髄液が入っている．

② 脳　室（b, c）

中枢神経系の内部は，腔所になっている．内部の腔所を**中心管**と総称する．脳の外形が膨らんでいる所では，内部にある腔所も大きくなっている．大きくなった腔所を**脳室**と呼ぶ．

左右の終脳の内部には，平仮名の「つ」の字の形をした**側脳室**がある．側脳室は，細い**室間孔（モンロー孔）**により，間脳の正中部にある**第三脳室**に続いている．第三脳室は，左右の間脳の間にある腔所で，後方は中脳の**中脳水道**につながる．中脳水道の後方は菱脳の内部にある**第四脳室**となる．第四脳室は，正中部の**第四脳室正中口（マジャンディー孔）**と，左右の外側部に開いた**第四脳室外側口（ルシュカ孔）**により，クモ膜下腔に開いている．第四脳室は，下方に向かうと次第に細くなり，脊髄の**中心管**に続いている．

③ 脳脊髄液（d, e）

脳脊髄液は，側脳室，第三脳室，および第四脳室にある**脈絡叢**から**脳室**に分泌される．側脳室でつくられた脳脊髄液は，室間孔を通って第三脳室に入る．ここで第三脳室で産生された脳脊髄液と混合し，中脳水道を通って第四脳室に入り，第四脳室でつくられた脳脊髄液と混合する．第四脳室内の脳脊髄液の一部は脊髄の中心管に入るが，大部分は，第四脳室正中口と第四脳室外側口を通って**クモ膜下腔**に入る．クモ膜下腔に入った脳脊髄液は，クモ膜下腔を満たした後，**クモ膜顆粒**を通って**硬膜静脈洞**に入る．クモ膜顆粒は，クモ膜の一部が硬膜静脈洞内に突出したものである．脳脊髄液が，クモ膜顆粒から硬膜静脈洞に向かって流れるのは，髄液圧による一方向性の交通である．

ヒトの脳脊髄液の量は約120 mLである．1日に約500 mLの脳脊髄液が分泌されているので，1日に約4回入れ替わっていることになる．

脳脊髄液の重要なはたらきは，中枢神経系の保護である．中枢神経系を取り巻いている脳脊髄液は，クッションの役割をしている．中枢神経系は，脳脊髄液で満たされたクモ膜下腔の中に浮いているような形になっている．脳の重さは，約1.5 kgであるが，脳脊髄液の中では，浮力のため約50 gの負荷がかかるにすぎない．柔軟な脳が，その形を維持できるのは，浮力によるところが大きい．

もう1つのはたらきは，中枢神経系に対する栄養分の補給および老廃物の除去である．

脳脊髄液の循環が障害されると，脳室やクモ膜下腔に脳脊髄液が過剰になる．このような病態を**脳水腫（水頭症）**といい，脳は圧迫されて萎縮していく．

# 脳は周囲を髄膜に包まれており，内部は脳室になっている．
# 脳室と脳脊髄液について知ろう．

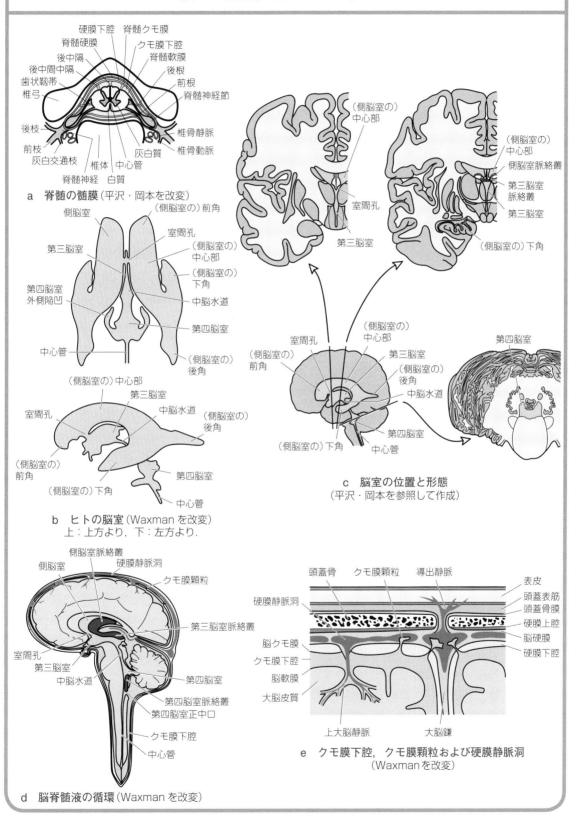

**a　脊髄の髄膜**（平沢・岡本を改変）

硬膜下腔　脊髄クモ膜
脊髄硬膜　クモ膜下腔
後中隔　脊髄軟膜
後中間中隔　後根
歯状靱帯　前根
椎弓　脊髄神経節
後枝
前枝　椎骨静脈
灰白交通枝　椎骨動脈
椎体　中心管　灰白質
脊髄神経　白質

**b　ヒトの脳室**（Waxmanを改変）
上：上方より，下：左方より．

側脳室
第三脳室　室間孔
（側脳室の）前角
（側脳室の）中心部
（側脳室の）下角
第四脳室外側陥凹
中脳水道
中心管　第四脳室
（側脳室の）後角

（側脳室の）中心部
第三脳室
室間孔　中脳水道
（側脳室の）後角
（側脳室の）前角
（側脳室の）下角
第四脳室
中心管

**c　脳室の位置と形態**
（平沢・岡本を参照して作成）

（側脳室の）中心部
室間孔
第三脳室
（側脳室の）中心部
側脳室脈絡叢
第三脳室脈絡叢
第三脳室
（側脳室の）下角

室間孔
（側脳室の）前角
（側脳室の）中心部
第三脳室
（側脳室の）後角
中脳水道
第四脳室
中心管
（側脳室の）下角

第四脳室

**d　脳脊髄液の循環**（Waxmanを改変）

側脳室脈絡叢
側脳室　硬膜静脈洞
クモ膜顆粒
第三脳室脈絡叢
室間孔
第三脳室
中脳水道
第四脳室
第四脳室脈絡叢
第四脳室正中口
クモ膜下腔
中心管

**e　クモ膜下腔，クモ膜顆粒および硬膜静脈洞**
（Waxmanを改変）

頭蓋骨　クモ膜顆粒　導出静脈
硬膜静脈洞
脳クモ膜
クモ膜下腔
脳軟膜
大脳皮質
上大脳静脈　大脳鎌
表皮
頭蓋表筋
頭蓋骨膜
硬膜上腔
脳硬膜
硬膜下腔

# Ⅸ　脊髄神経

　脊髄神経は，31対ある．内訳は，頚神経が8対，胸神経が12対，腰神経と仙骨神経が5対ずつ，そして尾骨神経が1対である．

　脊髄神経は，前根と後根から成る．**前根**は運動根とも呼ばれ，筋や腺のはたらきを支配する．**後根**は感覚根ともいい，**脊髄神経節**にあるニューロンの突起が集まったもので，皮膚や関節などの感覚や，内臓の感覚の情報を伝える．前根と後根は，一緒になって**脊髄神経**を形成する（a）．

　脊髄神経は椎間孔を出た所で，後枝，前枝，交通枝，および硬膜枝に分かれる．**後枝**は，背部の皮膚や固有背筋に終止する．**前枝**は一般に後枝より太くて長く，体壁に沿って伸び，胸部や腹部の皮膚や筋に分布する．**交通枝**は，白交通枝と灰白交通枝より成り，交感神経系と交通する枝である．**硬膜枝**は，脊髄硬膜に分布する．

① 頚神経（b〜d）
   ❶ 後枝：後頭部や項部の皮膚や筋に分布する**後頭下神経**や**大後頭神経**などをつくっている．
   ❷ 第一〜第四頚神経の前枝：組み紐のような**頚神経叢**を形成する．この神経叢からは**小後頭神経**，**大耳介神経**，**頚横神経**，**頚神経ワナ**や**横隔神経**などが出て，頚部や横隔膜に分布する．
   ❸ 第五頚神経〜第一胸神経の前枝：**腕神経叢**をつくり，**筋皮神経**，**正中神経**，**尺骨神経**，**橈骨神経**などが出て，上肢に分布する．

② 胸神経（e）
   ❶ 後枝：背部の皮膚や筋に分布する．
   ❷ 前枝：**肋間神経**となり，胸部の皮膚や筋に分布する．

③ 腰神経（f, g）
   ❶ 後枝：腰部の皮膚や筋に分布する．
   ❷ 第十二胸神経〜第四腰神経の前枝：**腰神経叢**をつくり，**大腿神経**や**閉鎖神経**が出て，大腿に分布する．

④ 仙骨神経
   ❶ 後枝：仙骨部や殿部の皮膚や筋に分布する．
   ❷ 第四腰神経〜第三仙骨神経の前枝：**仙骨神経叢**を形成し，ここから**上殿神経**，**下殿神経**，**後大腿皮神経**，**坐骨神経**などが出て，下肢に分布する．
   ❸ 第二〜第四仙骨神経の前枝：**陰部神経叢**をつくる．この神経叢の主な神経は，外陰部，会陰，肛門などに分布する**陰部神経**である．

⑤ 尾骨神経
　1対だけである．第四仙骨神経〜尾骨神経は一緒になって**尾骨神経叢**を形成する．この神経叢から肛［門］尾［骨］神経が出て，尾骨下端部を覆う皮膚に分布する．

# 脊髄神経の走行とはたらきを知ろう.

後正中溝　後外側溝　後根
脊髄神経節
脊髄神経
硬膜枝
後枝
灰白
交通枝
白交通枝
前枝
前外側溝　前根
前正中裂　交感神経幹
根糸　[交感神経]幹神経節

a　脊髄と脊髄神経
（平沢・岡本を改変）

腋窩神経
胸神経
橈骨神経
筋皮神経
正中神経
尺骨神経
大腿神経
坐骨神経
閉鎖神経
腕神経叢
横隔神経
横隔膜
腰神経叢
仙骨神経叢
総腓骨神経　総腓骨神経
浅腓骨神経　脛骨神経
深腓骨神経　腓腹神経
伏在神経

b　主要な脊髄神経（前面）
（Chaffee & Greisheimer を改変）

大後頭神経
大耳介神経
舌下神経
小後頭神経
頚横神経
上根（頚神経ワナ）
横隔神経
下根（頚神経ワナ）
頚神経ワナ
肩甲上神経
肩甲背神経
筋皮神経
腋窩神経
正中神経
橈骨神経
胸背神経　尺骨神経
第一頚神経
第二頚神経
第三頚神経
第四頚神経
第五頚神経
第六頚神経
第七頚神経
第八頚神経
第一胸神経
長胸神経
内側上腕皮神経
内側前腕皮神経
頚神経叢
腕神経叢

c　頚神経叢と腕神経叢
（平沢・岡本を改変）

腋窩神経
橈骨神経
尺骨神経
正中神経

d　上肢の主要な神経
（平沢・岡本を改変）

脊髄神経節
脊髄神経
後根　脊髄
後枝
内側皮枝
外側皮枝
前枝
白交通枝
外側皮枝
灰白交通枝
内側皮枝
交感幹神経節
前根
前皮枝

e　肋間神経の走行
（平沢・岡本を改変）

肋下神経
腸骨下腹神経
腸骨鼡径神経
陰部大腿神経
外側大腿皮神経
大腿神経
閉鎖神経
上殿神経
下殿神経
坐骨神経
後大腿皮神経
下殿皮神経
陰部神経
肛[門]尾[骨]神経
第十二胸神経
第一腰神経
第二腰神経
第三腰神経
第四腰神経
第五腰神経
第一仙骨神経
第二仙骨神経
第三仙骨神経
第四仙骨神経
第五仙骨神経
尾骨神経
腰神経叢
仙骨神経叢
陰部神経叢
尾骨神経叢

f　腰神経叢と仙骨神経叢
（平沢・岡本を改変）

外側大腿皮神経
大腿神経
閉鎖神経
坐骨神経
伏在神経
後大腿皮神経
前皮枝
総腓骨神経
脛骨神経
浅腓骨神経
深腓骨神経
腓腹神経

g　下肢の主要な神経
（平沢・岡本を改変）

# X 脳神経

脳から出入りする神経であり，第一脳神経から第十二脳神経まで12対ある（**a**）．

① 構成要素

　脳神経を構成する線維は，7種類に分けられる．これらの線維は，所在に基づくと，脊髄神経にも，脳神経にも存在する**一般線維**と，脳神経のみにみられる**特殊線維**に分類される．支配領域を基準にすると，体性構造を支配する**体性線維**と，内臓性領域を支配する**内臓性線維**に分けられる．また，機能に基づくと，遠心性線維と求心性線維に大別される．**遠心性線維**（運動神経）は，筋や腺を制御している．これに対して**求心性線維**（感覚神経）は，皮膚，筋，感覚器などからの情報を伝えるはたらきをする．

❶ **一般体性遠心性線維**（**GSE**）：筋節から発生してくる骨格筋を制御する．

❷ **一般内臓性遠心性線維**（**GVE**）：内臓の平滑筋，心筋，腺を制御する．

❸ **一般体性求心性線維**（**GSA**）：皮膚，骨格筋，関節などからの情報を伝える．

❹ **一般内臓性求心性線維**（**GVA**）：内臓や血管の受容器からの情報を伝える．

❺ **特殊内臓性遠心性線維**（**SVE**）：鰓弓の間葉から発生してくる鰓弓筋を制御する．

❻ **特殊体性求心性線維**（**SSA**）：視覚器と平衡聴覚器からの情報を伝える．

❼ **特殊内臓性求心性線維**（**SVA**）：味覚器と嗅覚器からの情報を伝える．

② 脳神経（**b～f**）

❶ 嗅神経（第一脳神経）：**SVA**の線維を含み，嗅覚の情報を伝える．鼻腔の嗅上皮に由来し，嗅球に終止する．

❷ 視神経（第二脳神経）：**SSA**の線維から成り，視覚の情報を伝える．網膜に由来する線維であり，視［神経］交叉で半交叉し，外側膝状体などに終止する．

❸ 動眼神経（第三脳神経）：**GSE**と**GVE**の線維を含む．

　**GSE**の線維は，動眼神経核に起始し，外側直筋と上斜筋以外の外眼筋，および上眼瞼挙筋を支配する．

　**GVE**の線維は，動眼神経副核から起こり，毛様体神経節を介して，瞳孔括約筋を制御する．

❹ 滑車神経（第四脳神経）：**GSE**の線維を含み，滑車神経核に起始し，上斜筋を支配する．

❺ 三叉神経（第五脳神経）：**GSA**と**SVE**の線維から成る．

　**GSA**の線維は，顔面，眼球，鼻腔，口腔などの感覚情報を伝える線維であり，三叉神経主感覚核や三叉神経脊髄路核などに終止する．

　**SVE**の線維は，三叉神経運動核に起始し，咀嚼筋などを制御する．

❻ 外転神経（第六脳神経）：**GSE**の線維から成り，外転神経核に起始し，外側直筋に終わる．

❼ 顔面神経（第七脳神経）：**GVE**，**GSA**，**SVE**，**SVA**の線維を含んでいる．

　**GVE**の線維は，疑核の吻側端にある細胞群，および三叉神経脊髄路核の内側部や顔面神経の上行根の外方にある細胞群などから成る副交感神経節前細胞群に由来する線維で，翼口蓋神経節を介して涙腺や鼻腺を制御し，顎下神経節を介して顎下腺や舌下腺を支配する．

# 脳神経のはたらきを知ろう（1）.

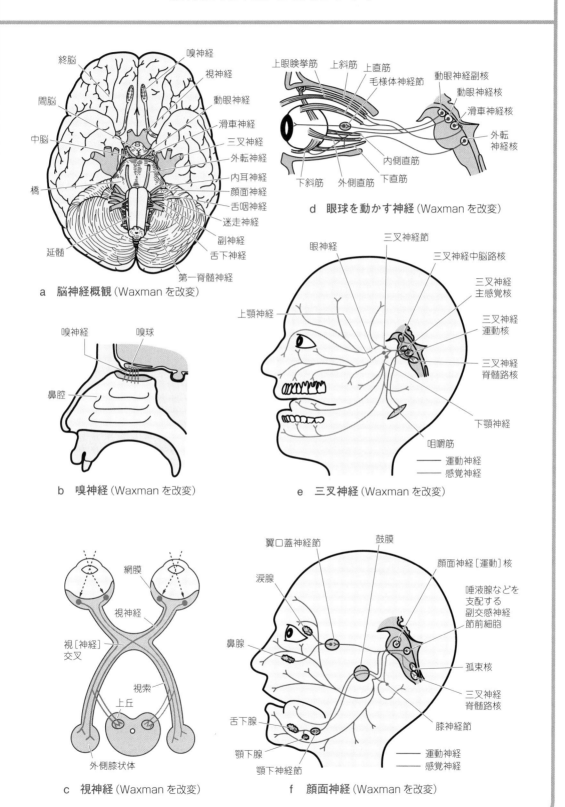

a 脳神経概観（Waxman を改変）

b 嗅神経（Waxman を改変）

c 視神経（Waxman を改変）

d 眼球を動かす神経（Waxman を改変）

e 三叉神経（Waxman を改変）

f 顔面神経（Waxman を改変）

GSAの線維は，外耳の感覚情報を伝える．

SVEの線維は，顔面神経［運動］核の細胞の軸索で，表情筋を支配する．

SVAの線維は，舌の前部3分の2の範囲からの味覚の情報を伝える．

❽ 内耳神経（第八脳神経）：SSAの線維が含まれ，蝸牛神経と前庭神経より構成される（a）．

蝸牛神経は，聴覚の情報を伝える神経で，蝸牛神経核群に終止する．

前庭神経は，平衡覚の情報を伝える線維で，前庭神経核群に終止する．

❾ 舌咽神経（第九脳神経）：GVE，GSA，GVA，SVE，SVAの線維が含まれる（b）．

GVEの線維は，疑核の吻側端にある細胞群，および三叉神経脊髄路核の内側部や顔面神経の上行根の外方にある細胞群などから成る副交感神経節前細胞に由来する線維で，耳神経節を介して，耳下腺のはたらきを制御する．

GSAの線維は，外耳の感覚情報を伝える．

GVAの線維は，咽頭と中耳の感覚情報を伝える．

SVEの線維は，疑核の細胞の軸索で，咽頭の筋を支配する．

SVAの線維は，舌の後部3分の1の範囲からの味覚の情報を伝える．

このほかに，頚動脈洞からの情報を伝える頚動脈洞神経が含まれる．

❿ 迷走神経（第十脳神経）：GVE，GSA，GVA，SVE，SVAの線維が含まれる（c）．

GVEの線維は，迷走神経背側核の軸索で，胸部や腹部の内臓の運動や分泌を制御する．

GSAの線維は，外耳の感覚情報を伝える．

GVAの線維は，胸部や腹部の内臓の感覚情報を伝える．

SVEの線維は，疑核の細胞の軸索で，喉頭の筋の一部を支配する．

SVAの線維は，喉頭蓋からの味覚の情報を伝える．

⓫ 副神経（第十一脳神経）：SVEの線維より成り，延髄根と脊髄根がある．延髄根は，疑核の尾側部を占める細胞の軸索で，喉頭の筋の一部を支配する．脊髄根は，頚髄の副神経脊髄核から起こり，胸鎖乳突筋と僧帽筋を支配する（d）．

⓬ 舌下神経（第十二脳神経）：GSEの線維を含み，舌下神経核から起こり，舌筋に終わる（e）．

## XI 自律神経系

　自律神経系は，主に内臓のはたらきを調整している神経系であり，**交感神経系**，**副交感神経系**，および**腸管神経系**より構成される（腸管神経系は，「8．消化器系」で述べた）．

　交感神経系や副交感神経系では，中枢神経から支配する器官に到達するまでに2つ以上のニューロンが関与している（f, g）．このため，経路の途中に必ずニューロンの中継点がある．この中継点を**自律神経節**と総称する．中枢神経系の内部にあるニューロンを**節前ニューロン**，その軸索を**節前線維**，自律神経節にあるニューロンを**節後ニューロン**，その軸索を**節後線維**という．交感神経系では，節前ニューロンと節後ニューロンの間の神経伝達物質はアセチルコリンであり，節後ニューロンと支配する器官の間の神経伝達物質はノルアドレナリンである．副交感神経系では，どちらの神経伝達物質もアセチルコリンである．

# 脳神経のはたらきを知ろう（2）.

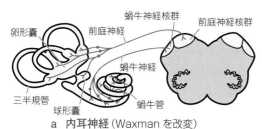

a　内耳神経（Waxman を改変）

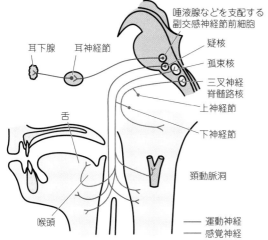

b　舌咽神経（Waxman を改変）

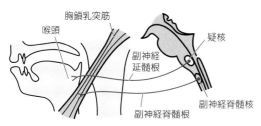

d　副神経（Waxman を改変）

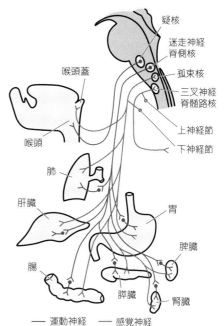

c　迷走神経（Waxman を改変）

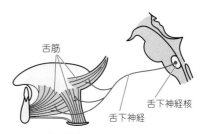

e　舌下神経（Waxman を改変）

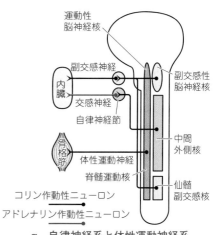

g　自律神経系と体性運動神経系
（Langley et al. を参照して作成）

### f　自律神経系の機能的特徴

❶ 自律的活動：自律神経の活動は，意思から独立した活動をしている．

❷ 二重支配：呼吸器，消化器，心臓，膀胱など多くの器官は，交感神経と副交感神経の二重支配を受けている．ただし，例外的に副腎皮質，立毛筋，汗腺や多くの血管は交感神経のみの支配を受けている．

❸ 拮抗支配：同一の器官が交感神経と副交感神経の二重支配を受けている場合は，交感神経と副交感神経の作用は拮抗的になっている．

❹ 緊張性活動：自律神経は，常に自発的に持続的に活動している．このような活動を緊張性活動またはトーヌスと呼ぶ．緊張性活動での活動電位が生じる頻度は，自律神経中枢の制御により増減する．効果器の機能は，活動電位が生じる頻度の増減により調整される．

① 交感神経系（**a**, **b**）

　節前ニューロンは第八頸髄〜第三腰髄の**中間外側核**にあり，節前線維は前根を通って，交感神経系の神経節に入る．交感神経系の神経節には，脊柱の左右両側に伸びる**交感神経幹**の［**交感神経**］**幹神経節（椎旁神経節）**と，大動脈の近傍にある**自律**［**神経**］**叢神経節（椎前神経節）**がある．自律［神経］叢神経節には，**腹腔神経節**，**上腸間膜動脈神経節**，**下腸間膜動脈神経節**，**下下腹神経節**などが含まれる．これらの神経節から出る節後線維が，支配する器官に分布する．交感神経系は，頸部，胸部，腰部，仙骨部と尾骨部，および血管，汗腺，立毛筋の交感神経に分けられる．

❶ 頸部の交感神経：上頸神経節，中頸神経節，頸胸神経節（星状神経節）から出て，**内頸動脈神経**や**外頸動脈神経**となって，眼球，涙腺，鼻腺，唾液腺などに分布する線維，**上・中・下の［頸］心臓神経**となって心臓，気管支，肺に分布する線維などがある．

❷ 胸部の交感神経：10〜11対の胸神経節から出る．第一〜第四胸神経節からの線維は，頸部の交感神経に加わる．第五〜第八胸神経節からの線維は集まって**大内臓神経**を形成し，**腹腔神経節**を介して胃，膵臓，脾臓，腎臓に分布する．第九〜第十一胸神経節からの線維は**小内臓神経**となり，**上腸間膜動脈神経節**を介して，小腸に分布する．

❸ 腰部の交感神経：4〜5対の腰神経節から出て**腰内臓神経**となり，**下腸間膜動脈神経節**で節後線維となり，大腸に分布する．

❹ 仙骨部と尾骨部の交感神経：4対の仙骨神経節と1対の尾骨神経節から出て**仙骨内臓神経**を形成し，**下下腹神経節**を介して，直腸，膀胱，生殖器に終止する．

❺ 血管，汗腺，立毛筋の交感神経：ほとんどすべての高さの［交感神経］幹神経節から出て，灰白交通枝を通って脊髄神経に入り，血管，汗腺，立毛筋に分布する．血管の一部，汗腺，立毛筋に分布する節後線維では，神経伝達物質はアセチルコリンである．

② 副交感神経系

　**節前線維**は，脳神経のうちの**動眼神経**，**顔面神経**，**舌咽神経**，**迷走神経**，および**第二〜第四仙骨神経**を通って中枢神経系の外に出る．

❶ 動眼神経を通る線維：節前ニューロンは**動眼神経副核**にあり，中継は**毛様体神経節**で行われ，毛様体筋と瞳孔括約筋に終止している．

❷ 顔面神経を通る線維：節前ニューロンは，疑核の吻側端や三叉神経脊髄路核の内方にある副交感神経節前細胞である．節前線維は顔面神経を通り，**翼口蓋神経節**を介して涙腺や鼻腺に終止する線維と，**顎下神経節**を介して顎下腺や舌下腺に終わるものがある．

❸ 舌咽神経を通る線維：節前ニューロンは，疑核の吻側端や三叉神経脊髄路核の内方にある副交感神経節前細胞であり，節前線維は舌咽神経を通り，**耳神経節**を介して耳下腺を制御する．

❹ 迷走神経を通る線維：節前ニューロンは**迷走神経背側核**にあり，種々の器官の近傍にある神経節で中継して節後線維になり，頸部・胸部・（骨盤内臓を除いた）腹部にある器官に分布している．

❺ 仙骨神経を通る線維：節前ニューロンは第二〜第四仙髄にあり，前根を通って仙骨神経に入り，次いで**骨盤内臓神経（勃起神経）**となって，支配する器官の近くにある神経節で中継して節後線維となる．節後線維は，下行結腸〜直腸，膀胱，生殖器などに分布している．

# 自律神経系のはたらきを知ろう.

## a 自律神経系の構成
（Langley et al.を改変）

■は交感神経系, ■は副交感神経系.
実線は節前線維, 点線は節後線維.
Ⅲ：動眼神経, Ⅶ：顔面神経,
Ⅸ：舌咽神経, Ⅹ：迷走神経.

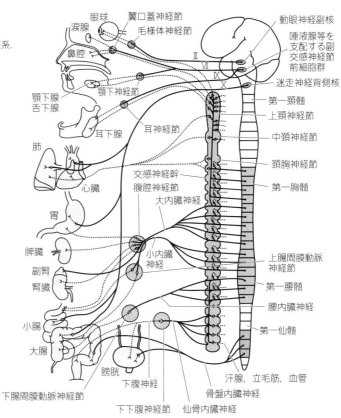

## b 自律神経系の作用（GanongとGuytonを参照して作成）

| 器　官 | 交感神経 | 副交感神経 |
|---|---|---|
| 瞳孔 | 散大 | 縮小 |
| 毛様体筋 |  | 収縮 |
| 唾液腺 | 粘液性唾液の分泌 | 漿液性唾液の分泌 |
| 気管支 | 弛緩 | 収縮 |
| 心拍数 | 増加 | 減少 |
| 消化管の運動 | 抑制 | 促進 |
| 消化腺の分泌 | 抑制 | 促進 |
| 胆嚢・胆管 | 弛緩 | 収縮 |
| 排便 | 抑制 | 促進 |
| 排尿 | 抑制 | 促進 |
| 陰茎 | 射精 | 勃起 |
| 子宮 | 収縮 | 弛緩 |
| 血管 | 収縮 |  |
| 汗腺 | 分泌 |  |
| 立毛筋 | 収縮 |  |

# ●セミナー●　アルツハイマー病

　大脳の広範囲にわたる萎縮を伴う，認知障害を主体とした疾患である．2018年には，日本の患者数は500万人であったといわれる．患者数は年々増加する傾向があり，2025年には700万人に達するのではないかと推測されている．これは65歳以上の人口の，5人に1人の割合になる．

　本症は，経過が非常に長いこと，ヒトに特有の疾患であること，病理学的な検索が死後の脳についてのみ可能であったことから，発症機構に関する検索は困難であった．しかしながら，剖検脳の解析，家族性アルツハイマー病の遺伝子の分析，アルツハイマー病様の病理像を呈するダウン症の分析などにより，発症機構が次第に明らかになってきた．

① 症　状

**❶ 物忘れ**：物忘れには内容的にいろいろなものがあるが，アルツハイマー病では，毎日繰り返すような行為について，それを行ったか，行わなかったか，といったことが覚えられない．食事をしたかどうかというような，新しく起きたことを覚えることができなくなる．

**❷ 見当識の障害**：自分のいる場所がどこであり，いま何時頃であるかといったことがわからなくなる．この結果として，徘徊する傾向がみられる．

② 脳の中で起きている変化

　脳内にみられる主要な変化は，老人斑，神経原線維性変化，およびニューロンの大量の脱落である．

**❶ 老人斑**：βアミロイド蛋白質の周囲を神経線維や神経膠細胞が取り囲んだものである．βアミロイドは，脳内に存在する生理的物質であるアミロイド前駆体蛋白質（APP）から何種類かのプロテアーゼにより切り出されることによって産生される物質の一つである．APPから産生される物質の中には毒性のあるものも含まれているが，生理的状態では速やかに分解されてアミノ酸になる．正常ではβアミロイドの産生と分解のバランスが保たれており，存在量はほぼ一定になっている．アルツハイマー病ではβアミロイドの産生が増加するか，または分解が阻害されることにより，脳内でのβアミロイドの量が増加し，βアミロイドの周囲に神経線維や神経膠細胞が蓄積して老人斑を形成する．

**❷ 神経原線維変化**：神経原線維は，神経細管や神経微小管より成る細胞骨格であり，タウ蛋白質より構成されている．アルツハイマー病ではタウ蛋白質の一部がリン酸化し，神経原線維が増量したり，走行が異常になったりして，細胞体内に大量に蓄積する．この変化が，広範な領域のニューロンに観察される．

**❸ 大量のニューロンの脱落**：大脳新皮質や海馬などで，ニューロンが著しく減少する．前脳基底部には，マイネルトの基底核と呼ばれる神経核がある．この神経核のニューロンは，アセチルコリン含有の神経線維を大脳皮質の広い範囲に伸ばしている．この神経核のニューロンも数が少なくなり，大脳皮質のアセチルコリン含有線維が非常に少なくなっている．ニューロンが大量に脱落することにより，脳機能が荒廃する．

# 13

# 感覚器系

　動物が生きていくためには，自分の周囲の状況や，自分の体内で起こっている変化を，知らなければならない．自分の内外の状況を知るために発達してきた器官が，感覚器である．

　感覚器は，感覚刺激を電気信号に変換するはたらきをしている．感覚器からの電気信号は，感覚神経を介して中枢神経系に伝えられる．

##  感覚と感覚器

　体の内外で起きたいろいろな変化は，感覚器により感知される．感知された情報は，感覚神経により中枢神経系に伝えられて，感覚として認識される．

① 感覚器

　感覚を起こさせる光，音，においなどの刺激を**感覚刺激**という．感覚刺激を受け取る器官を**感覚器**と総称する．感覚器の中で感覚刺激を受け取る役割をしている所を**受容器**という．光刺激を受け取る感覚器である視覚器は，角膜や水晶体などいろいろなものから構成されている．この中で光刺激を受け取る網膜を光の受容器という．

② 受容器のはたらき

　受容器は，感覚刺激を**受容器電位**に変えるはたらきをしている（a～c）．受容器には，感覚ニューロンの終末が分化したものと，感覚細胞が受容器になっているものとがある．いずれの場合にも，受容器電位がある程度の大きさになると，感覚ニューロンは活動電位を発生する．感覚ニューロンの活動電位は，感覚神経により中枢神経系に伝えられる．感覚刺激には，光刺激，音刺激，味刺激などいろいろな刺激があるが，受容器により，感覚刺激はすべて電気信号に変換される．

　感覚刺激は，それぞれの感覚に従って，中枢神経系の特定の所に伝えられ，特定の感覚を生ずる（c，d）．どのような感覚が生ずるかは，どの受容器が刺激され，中枢神経系のどこに伝えられるかにより決まる．網膜にある視細胞は，光によっても，何かに接触した際の機械刺激によっても，刺激されるが，網膜からの電気信号はすべて大脳の視覚中枢に伝達され，視覚を生ずる．

③ 感覚の分類（d）

　感覚は，受容器の分布領域と，分布様式に基づいて，次のように分類される．
❶ 体性感覚：皮膚，筋，腱，関節など，いわゆる内臓以外の所にある受容器により感知される感覚である．主に皮膚で感じられる**皮膚感覚**と，筋，腱，関節などで感知される**固有感覚**がある（固有感覚については，「4．筋系」で述べた）．
❷ 内臓感覚：いわゆる内蔵に分布している受容器により感知される感覚で，吐き気，便意，尿意などの**臓器感覚**や，**内臓痛覚**などが含まれる．
❸ 特殊感覚：特定の受容器が限局した部位に集まってできた眼，耳，鼻などの特殊感覚器により感知されるもので，**視覚**，**平衡覚**，**聴覚**，**嗅覚**，**味覚**などがある．

## Ⅱ 皮膚感覚

　皮膚は，体表を覆って内部を保護するとともに，周囲の状況を知る感覚器としてのはたらきもしている．皮膚およびこれに隣接する粘膜で，主に接触刺激により起こる感覚を皮膚感覚と呼ぶ．

# 感覚についての基本的なことを理解しよう.

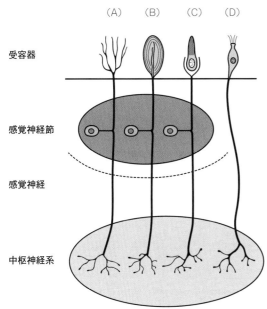

（A）　（B）　（C）　（D）

受容器

感覚神経節

感覚神経

中枢神経系

a　感覚ニューロン（多くの資料を参照して作成）

### b　受容器

感覚ニューロンの突起より成る受容器と，感覚刺激を受容する感覚細胞が存在するものとがある.

① 感覚ニューロンの突起より成る受容器

感覚ニューロンの突起の終末部が分化して，受容器となっているものである.

❶ 自由神経終末は，感覚ニューロンの突起の先端が，細かく分枝したもので，痛覚や温度覚などの受容器になっている（図aのA）.

❷ 被包性終末は，感覚ニューロンの突起の先端が，結合組織性のカプセルに覆われたもので，触覚などの受容器がこのタイプに属する（図aのB）.

② 感覚細胞が存在するもの

感覚刺激を受容する感覚細胞が，受容器になっているものである.

❶ 有毛細胞などの感覚細胞に，感覚神経の終末が分布しているもので，代表的なものは，味覚，聴覚，平衡覚などの受容器である（図aのC）.

❷ 感覚細胞が，中枢神経系に達する長い突起を持っているもので，嗅覚などの受容器がこのタイプである（図aのD）.

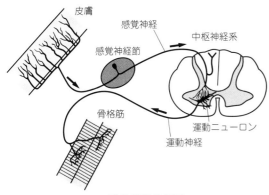

皮膚

感覚神経

中枢神経系

感覚神経節

運動ニューロン

骨格筋

運動神経

c　感覚情報の処理
（Schmidt & Thews を参照して作成）

矢印は電気信号の伝わる方向を示す.

❶ 感覚器で電気信号に変換された感覚刺激は，感覚ニューロンの突起である感覚神経を介して中枢神経系に伝えられる.

❷ 中枢神経系に伝えられた感覚情報は，上位脳に伝えられるとともに，運動ニューロンに伝えられて，いろいろな反射を起こす.

### d　感覚の分類

| 感　覚 | 感覚の種類 | 受容器の所在 |
|---|---|---|
| 体性感覚 | 皮膚感覚 | 皮　膚 |
| | 固有感覚 | 筋，腱，関節 |
| 内臓感覚 | 臓器感覚 | 内　臓 |
| | 内臓痛覚 | 内　臓 |
| 特殊感覚 | 視　覚 | 網　膜 |
| | 平衡覚 | 内　耳 |
| | 聴　覚 | 内　耳 |
| | 味　覚 | 味　蕾 |
| | 嗅　覚 | 嗅上皮 |

## **1 皮膚の構造**

皮膚は，表皮，真皮，皮下組織より構成される．皮膚の付属器には，汗腺などの皮膚腺と，毛や爪などの角質器がある（**a, b**）．

### ① 表　皮

皮膚のいちばん表層を形成する細胞層である．表皮を構成する細胞は**表皮細胞（角質細胞）**と**樹状細胞**である．表皮細胞は，**ケラチン（角質）**を産生する細胞である．樹状細胞には，**メラニン細胞**と**ランゲルハンス細胞**がある．

**❶ 表皮細胞（角質細胞）**

外胚葉に由来する細胞で，層状に配列している．深層より，基底層，有棘層，顆粒層，淡明層，角質層を区別することができる（**c**）．

(a) 基底層：表皮のいちばん深層を占め，1列に配列する円柱状ないし立方状の細胞から成る層である．隣接する細胞の間には狭い細胞間隙がある．細胞間隙には，細胞間橋があり，隣り合った細胞は互いに連結している．

基底層では絶えず細胞分裂が行われ，新しい細胞が産生されている．このため，古い細胞は次第に表層に押しやられていく．表層に押しやられるに従って，細胞の形態が変化していくために，いくつかの細胞層を区別することができる．

(b) 有棘層：この層には，多数の棘状の突起を持った大型の細胞が分布している．隣接する細胞の突起は，互いに結合して細胞間橋を形成している．

(c) 顆粒層：扁平な多角形の細胞が層状に配列している．細胞体には**ケラトヒアリン顆粒**が認められる．

(d) 淡明層：扁平で薄片状となった細胞より成る．細胞には核は認められず，細胞体はケラトヒアリン顆粒が融合してできた**エライジン**で満たされている．

(e) 角質層：**ケラチン**という蛋白質で満たされた扁平な細胞が，重なるように配列しており，皮膚の保護作用に重要な役割を果たしている．基底層で産生された細胞は，約4週間かけて角質層を構成する細胞となり，表層のものから順次「アカ（垢）」として剝脱していく．

**❷ 樹状細胞**

(a) メラニン細胞：メラニン色素を産生する細胞で，表皮の基底層にあり，表皮細胞の間に散在している．表皮を構成する細胞の間隙に向かって伸びる数本の突起を出している．

(b) ランゲルハンス細胞：有棘層に観察される明るい細胞であり，数本の突起を持っている．この細胞は，皮膚に侵入した異物を取り込んでペプチドまで分解し，異物の抗原についての情報を提示するはたらきをする．紫外線で傷害されやすい（「5. 血液と免疫系」参照）．

### ② 真　皮

表皮よりはるかに厚く，密に交錯した膠原線維や弾性線維の間に線維芽細胞や形質細胞などが散在している**密性結合組織**より成る．ここには，血管，リンパ管，神経終末などが分布している．真皮は表層の乳頭層と，深層の網状層より成る．**乳頭層**には，弾性線維や膠原線維が密に配列している．表皮との境界には凹凸がある．凸部は**真皮乳頭**と呼ばれ，血管や神経に富んでいる．真皮乳頭は，表皮と真皮の接触面積を増やし，表皮を維持する役割を果たしている．真皮との接触を失った

## 皮膚の構造を理解しよう.

### a　皮膚の構成

| （狭義の）皮膚 | 表　皮 | 表皮細胞 | 角質層<br>淡明層<br>顆粒層<br>有棘層<br>基底層 |
|---|---|---|---|
| | | 樹状細胞 | メラニン細胞<br>ランゲルハンス細胞 |
| | 真　皮 | 乳頭層<br>網状層 | |
| | 皮下組織 | 血管，脂肪組織など | |
| 付属器 | 皮膚腺 | 汗腺，[皮]脂腺，乳腺 | |
| | 角質器 | 毛，爪 | |

基底層と有棘層を一括して胚芽層（マルピギー層）と呼ぶ.

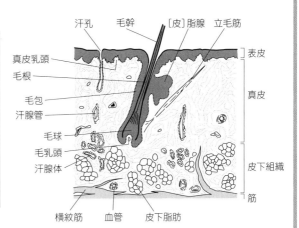

### b　皮膚の構造
（Bradley を改変）

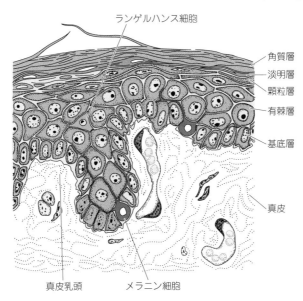

### c　表皮の構造 （Ham & Cormack を改変）

**参考　メラニン色素**

　メラニン細胞で産生される色素である. 色素顆粒は，色素細胞のゴルジ装置でつくられ，突起の中を移動し，隣接する表皮細胞に移っていく. 表皮細胞に移った色素顆粒は，その中でバラバラになり，細胞内の広い範囲に分布する. メラニン細胞の数は，体の部位により異なるが，人種による差異は少ない. 皮膚の色は，色素顆粒の産生量と，表皮細胞に移った色素顆粒の集団の大きさによる. 色素顆粒の集団が大きいと，皮膚は黒くなる.

　紫外線を浴びると，メラニン細胞での色素産生が増加する. 増加したメラニン色素は，周囲の表皮細胞に移る. 色素の産生が増加すると，表皮細胞に移る色素の量も増加する. 色素顆粒を受け取った表皮細胞が表皮の上層に移ってくると，表面から黒くなった細胞が見えるようになり，皮膚の色が黒くなってくる. これが「日焼け」である. 黒くなった表皮細胞が表面から透けて見えるようになるには時間がかかるため，日光に当たってから皮膚が黒くなるまで，2〜3日かかる. 色素を受け取った表皮細胞がアカとして剝げ落ちると「日焼け」は治る.

　紫外線により，メラニン細胞が色素の産生を増すのは，色素により有害な紫外線を吸収するためである. 紫外線はビタミンDを産生するはたらきがあるが，それ以外は有害な作用しかない.

表皮は増殖能を失い，やがて角化していく．**網状層**は，太い膠原線維が交錯した層で，真皮の大部分を占める．

### ③ 皮下組織

**疎性結合組織**より成り，神経や血管が走っている．皮下組織には，多くの脂肪細胞が含まれており，脂肪の貯蔵場所ともなっている．皮下組織にある脂肪組織を，皮下脂肪と総称する．**皮下脂肪**には，エネルギーの貯蔵庫としてのはたらきのほかに，断熱作用もある．このほか，皮下組織は水分の貯蔵場所ともなっている．

### ④ 皮膚の付属器

皮膚の付属器には，爪や毛などの**角質器**と，汗腺，脂腺，乳腺などの**皮膚腺**がある（乳腺は「11. 生殖器系」参照）．

❶ 毛（a, b）：表皮の一部が変化して，真皮や皮下組織まで入り込んだものである．表面に出ている**毛幹**と，皮膚内にある**毛根**より成る．毛根の下端は**毛球**となり，ここで細胞分裂が行われ，毛が成長する．毛根の周囲を表皮に由来する**上皮性毛包**と，真皮の一部から成る**結合組織性毛包**が取り巻いている．

毛は**毛髄質**，**毛皮質**および**毛小皮**より成る．毛には**立毛筋**が付着し，収縮すると毛を立てるとともに**毛包腺**の分泌を助ける．

❷ 爪（c）：角質層が変化したものであり，角化した扁平上皮細胞が重なり合ってできている．表面から見える**爪体**と，皮膚内にある**爪根**から成る．爪の新生は，爪根の**爪母基**で行われる．爪母基の胚芽層では，爪母基細胞が分裂して爪を新生している．

❸ 汗腺（d, e）：表皮の基底層が陥入して増殖したものである．単一不分枝管状腺で，**腺房（分泌部）**は，真皮や皮下組織にあって，糸球状をしており，周囲を毛細血管が取り囲んでいる．腺房では，毛細血管の中を流れる血液から水分，塩分，老廃物などを取り込み，これから汗を産生している．導管である**汗腺管**は，屈曲しながら上行し，**汗口**として体表に開いている．汗口が詰まって汗の流出が障害され，汗が周囲に浸潤した病態が**汗疹**（アセモ）である．汗腺は分泌様式により，エクリン汗腺（小汗腺）とアポクリン汗腺（大汗腺）に分けられる．

(a) エクリン汗腺：皮膚の広い範囲に分布している．エクリン汗腺の分泌は**漏出分泌（エクリン分泌）**といわれ，腺細胞でつくられた分泌物のみが分泌される．エクリン汗腺からは，1日約600 mLの汗が分泌されている．エクリン汗腺からの汗は，少量の塩分を含んだ水分であり，皮膚に湿り気を持たせたり，体温調節をしたりするはたらきをしている．

(b) アポクリン汗腺：ヒトでは，耳道腺，睫毛腺，腋窩腺，乳輪腺，肛門周囲腺など，特定の部位に限局している．動物によっては，顔面や頭部の広い範囲に分布していることがある．アポクリン汗腺は，脂腺とともに毛包頚に開口していることが多い．腺の分泌は**離出分泌（アポクリン分泌）**といわれ，腺細胞からの分泌物とともに，腺細胞の細胞質の一部も一緒に分泌される．アポクリン腺の分泌物は，蛋白質，脂肪，色素などの有機物を大量に含んでいる．アポクリン腺の分泌物は，特有のにおいを持っていることがあり，それぞれの動物の体臭をつくっている．ヒトでは，アポクリン汗腺が活動を始めるのは，思春期からである．

## 毛や爪の構造を理解しよう.
## 汗腺の構造を理解しよう.

**参考　真　皮**

真皮の元来の姿は，表皮と筋の間にある薄い結合組織の層であった．真皮の中には「真皮骨」と称される骨組織が含まれていた．真皮骨は硬い性質を残したまま，魚類の「鱗」に分化し，一部は頭蓋骨や鎖骨などの「皮骨」に発達した．歯も真皮骨の一部が変化したものである．

真皮は進化の過程で，線維を主体とする組織に置き換わっていった．現生動物の真皮は膠原線維や弾性線維などの線維が主体で，細胞性要素は少ない．

真皮には骨形成能があるため，病的な状態では，真皮骨が出現することがある．病的に真皮骨が出現する病態を真皮骨化症という．

**参考　角化症**

角質層の肥厚を主体とした病態である．よくみられる病態に以下のものがある．

❶ 胼胝（胼胝腫）：「タコ」のことである．長期間にわたって外的刺激を受け続けた所に，防御機転として限局性に角質が増殖し，扁平な隆起をきたしたものである．

❷ 鶏眼：「ウオノメ」である．直下に骨がある部位に長期間圧迫が加わって生ずる限局性の角質増殖である．角質層が楔状に表皮に入り込んでいる．

### a　毛と毛包の構成

| 毛包 | 結合組織性毛包 | 縦走線維層 輪走線維層 硝子膜 | |
| --- | --- | --- | --- |
| | 上皮性毛包 | 外根鞘 | |
| | | 内根鞘 | ヘンレ層 ハックスレイ層 根鞘小皮 |
| 毛 | | 毛小皮 毛皮質 毛髄質 | |

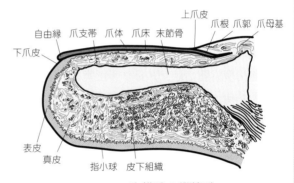

c　爪（指先の縦断面）
（瀬戸口を改変）

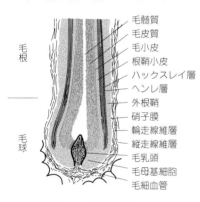

b　毛根と毛球（縦断面）（Areyを改変）

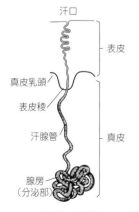

d　汗腺の構造
（Garvenを改変）

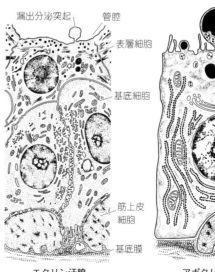

e　汗腺の分泌部
（山本を改変）

エクリン汗腺（漏出分泌）　　アポクリン汗腺（離出分泌）

❹ 脂腺：皮脂を分泌する胞状腺で，毛包に開口する毛包腺と，毛包とは別個に開口する独立脂腺がある．**毛包腺**は毛のある部分に広く分布しており，**独立脂腺**は主に皮膚と粘膜の境界部にみられる．脂腺の分泌様式は**全分泌（ホロクリン分泌）**と呼ばれ，腺細胞が分泌物で満たされて次第に変性し，変性した細胞自体が分泌物として放出される．脂腺の導管が塞がると，中に皮脂が貯まり，炎症を起こす．これが**尋常性痤瘡**（ニキビ）である（a）．

## ② 皮膚感覚

皮膚では，触覚，圧覚，温覚，冷覚，痛覚などが感知される．触覚と圧覚は，触ったり圧迫したりする機械刺激によって起こるので，機械感覚とも呼ばれる．温覚と冷覚は，皮膚の温度の変化に対する感覚であるので，一緒にして温度覚とも呼ばれる．

これらの感覚は，皮膚の全域で感知されるわけではなく，それぞれの感覚に対して，特に敏感な点状の領域がある．この点状の領域を感覚点と呼び，それぞれ感覚に対して，触点，圧点，温点，冷点，痛点が存在する．感覚点の下に，感覚受容器があると考えられ，感覚器の検索が行われ，それぞれの感覚に対する受容器が明らかになった．

### ① 触覚と圧覚（機械感覚）（b，c）

皮膚の表面にものが触れたり，押しつけられたりして局所が変形したことを知る感覚である．触覚や圧覚の受容器には，**メルケル触覚盤，ピンカス小体，毛包受容器**，および神経の末端部が結合組織性のカプセルに包まれた**被包性終末**がある．被包性終末には，**マイスナー小体，ルフィニ小体，パチニ小体**などがある．このうち，メルケル触覚盤やマイスナー小体は，主に皮膚の無毛部にみられ，ピンカス小体や毛包受容器は有毛部に分布している．

### ② 温覚と冷覚（温度覚）

温度の変化を知る感覚であり，温受容器と冷受容器により感知される．受容器はどちらも**自由神経終末**である．温受容器は，C線維の終末であり，冷受容器は，C線維またはAδ線維である．

### ③ 痛　覚

痛覚は，身体を傷害するような刺激による感覚であり，有害な刺激から生物体を守るために，重要な役割を果たしている．しかし，種々な疾患により生ずる痛覚は，大きな苦痛となるため，臨床的には痛覚をいかに制御するか，ということが重要な課題となる．

❶ 特徴：痛覚は，組織が損傷されるような強い刺激などにより生ずる．このような刺激は組織を侵害することが多いので，**侵害刺激**とも呼ばれる．警告システムであるため順応は起こらず，場合によると痛覚過敏が起こり，より強く感ずることがある．痛覚により，生体は損傷を回避するような反応をする．

❷ 受容器：痛覚受容器は，**侵害受容器**とも呼ばれ，体のほとんどの組織に分布している．受容器の形態は**自由神経終末**である．侵害受容器は，強い機械刺激や熱刺激などに反応する．ほかの受容器と違って，侵害刺激という特定の刺激があるわけではない．痛覚受容器は，2種類に分けられる．この2種類の受容器により起こる痛みは，性質が異なっている．

(a) 機械的侵害受容器：体表に存在し，主に刺す，打つなどの機械的な刺激に反応する．この受容器が刺激されると，局在のはっきりした痛みを起こす．この痛みを「一次痛」または「速

# 脂腺の構造を理解しよう.
# 皮膚の受容器の構造を理解しよう.

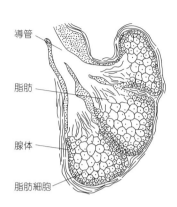

**a 脂腺**
（Areyを改変）

導管
脂肪
腺体
脂肪細胞

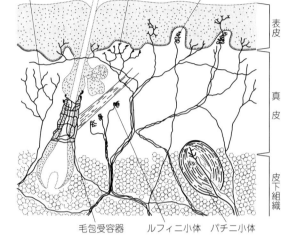

自由神経終末　ピンカス小体　マイスナー小体

表皮
真皮
皮下組織

毛包受容器　ルフィニ小体　パチニ小体

**b 皮膚の感覚受容器**（Le GrosClarkを改変）

❶ 自由神経終末：神経線維が多数の枝に分かれて終わっているものであり，温度刺激や痛覚刺激を感知している.

❷ 毛包受容器：自由神経終末の特殊なものである. 神経終末が毛根部を取り巻いているものであって，毛の機械的な動きを知るはたらきをしている.

❸ 被包性終末：神経の終末が結合組織性のカプセルに包まれているもので，カプセルの形態によりマイスナー小体，ルフィニ小体，パチニ小体などがある.

❹ メルケル触覚盤とピンカス小体：メルケル細胞は表皮の深層や真皮の表層に分布している感覚細胞である. 底面には多数の神経が終止している. 無毛部ではメルケル細胞が単独に分布してメルケル触覚盤を形成しており，有毛部ではメルケル細胞が集まってピンカス小体となっている.

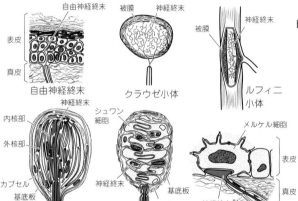

自由神経終末　被膜　神経終末　神経終末
表皮　真皮　自由神経終末　クラウゼ小体　被膜　ルフィニ小体
神経終末　シュワン細胞　メルケル細胞　表皮
内核部　外核部　カプセル　基底板　パチニ小体　神経終末　基底板　カプセル　マイスナー小体　神経終末　メルケル触覚盤　真皮

**c 皮膚の感覚受容器**（Ham & Cormackを改変）

---

**参考　発痛物質**

痛みには，侵害受容器が侵害刺激により直接刺激された結果生ずる痛み以外に，傷害を受けた組織からいろいろな物質が放出され，これらの物質により生ずる痛みがある. 痛みを起こさせる物質を発痛物質と呼んでいる. 発痛物質としては，ペプチド類（ブラジキニン，Ｐ物質），アミン類（セロトニン，ヒスタミン），プロスタグランジンなどがある.

**参考　痛みの中枢伝達機構**

体幹部にある侵害受容器からの情報を伝える侵害受容性線維は脊髄に入る. 脊髄から主に２つの経路を通って上行する.

❶ 脊髄視床路を通って視床の外側核群に到達し，ここから大脳皮質の体性感覚野に至る経路である. この経路は，鋭い局所的な痛みを伝える経路であり，痛みの強さや部位の認識に関与している.

❷ 脊髄網様体路を通って視床の内側核群や視床下部に至り，ここから大脳辺縁系に到達する経路である. この経路は広範な慢性的な痛みを伝える経路で，痛みに伴う不安，不快，恐怖の発現に関与している.

**参考　モルヒネ様物質**

モルヒネはケシ（芥子）に含まれる物質で強い鎮痛作用を持っている. 脳内にはモルヒネとよく似た作用を持つ物質が存在している. 代表的な物質はエンケファリン，ダイノルフィン，エンドルフィンなどである. これらの物質は内因性モルヒネ様物質と総称され，強い鎮痛作用を持っている.

い痛み」と呼ぶ. 受容器は, Aδ線維と呼ばれる太い線維が細かく分枝したものである. 一次痛は瞬間的なもので, その瞬間を過ぎれば, 痛みは消えてしまう.

(b) ポリモーダル侵害受容器: 細いC線維の終末であって, 機械刺激だけではなく, 発痛物質による刺激や, 熱による刺激など, いろいろな種類の刺激により興奮する. いろいろな種類 (modality) の刺激に反応するところから**ポリモーダル侵害受容器**と呼ばれる. この受容器が刺激されると, 持続的で, 局在のはっきりしない鈍い痛みを引き起こす. 恐怖心や不安感を伴うことがある. この痛みを「二次痛」または「遅い痛み」という.

体を打った際など, まず鋭い痛みを感じ, 後になって鈍い痛みを感ずるのは, 伝導速度の違う2種類の線維が関与しているためである.

# Ⅲ 内臓感覚

内臓にある受容器により感知される感覚である. 内臓からの求心性刺激のうち, 感覚として意識されるものをいう. 内臓感覚の多くは内臓痛であり, そのほかは一括して, 臓器感覚と呼ばれる.

❶ 臓器感覚: 満腹感, 空腹感, 渇き, 胸やけ, 悪心, 尿意, 便意などである.

❷ 内臓痛: 器官の血流の変化や, 器官の収縮や拡張などにより生ずる. 受容器はC線維の**自由神経終末**である. 内臓痛は, 副交感神経や交感神経を通って, 脳や脊髄に伝えられる. 内臓痛は局在が不明瞭で, 不快感を起こし, 悪心, 嘔吐などを伴うことがある.

❸ 関連痛 (a): 内臓に障害がある際に, 発痛刺激が起こった場所ではなく, これから離れた特定の皮膚領域に痛みを感ずることがある. このような痛みを**関連痛**と呼ぶ. 肺や横隔膜の障害の際に肩に痛みを感じたり, 肝臓の障害時に右の肩が痛んだりすることがある. 障害された内臓により, 痛みを感ずる皮膚の場所が決まっているので, しばしば内臓疾患の診断に使われる.

# Ⅳ 視 覚

視覚器は, 光エネルギーを電気信号に変換するはたらきを持った器官である. 光を感知する視細胞には, 光により変化する**視物質**と呼ばれる化学物質が含まれている. 視物質は, 光により化学変化を起こし, 視細胞に電位変化が起こる.

視覚器は, **眼球**と**副眼器**より成る (b).

## 1 眼 球

前後径約24 mm, 赤道径約24 mmの球形に近い形をしている. 眼球は眼球壁と, 眼球の中に含まれる内容物より成る (c).

**眼球壁**は, 外方より眼球線維膜, 眼球血管膜および眼球内膜より成る. **眼球の内容物**には, [眼]房水, 水晶体, 硝子体などがある.

# 内臓感覚を理解しよう.
# 眼球の構造を理解しよう.

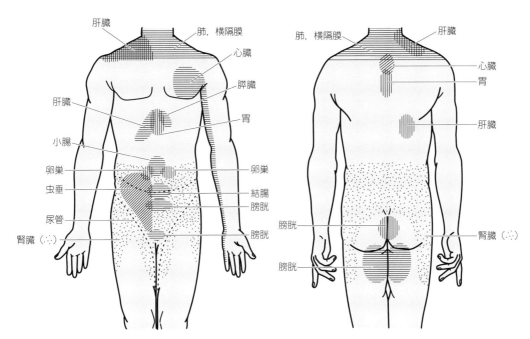

**a 関連痛**（Chaffee & Greisheimerを改変）
種々の内臓の痛みが投射される皮膚の部位を示す.

## b 視覚器の構成

| | | | | |
|---|---|---|---|---|
| 眼 球 | 眼球壁 | 眼球線維膜<br>（眼球外膜） | 強 膜<br>角 膜 | |
| | | 眼球血管膜<br>（眼球中膜） | 脈絡膜<br>毛様体<br>虹 彩 | |
| | | 眼球神経膜<br>（眼球内膜） | 色素上皮層 | 網膜色素上皮層<br>毛様体色素上皮層<br>虹彩色素上皮層 |
| | | | 網 膜 | 網膜視部<br>網膜盲部 |
| | 眼球の<br>内容物 | 水晶体<br>硝子体<br>［眼］房水 | | |
| 副眼器 | 眼 筋<br>眼 瞼<br>結 膜<br>涙 器 | | | |

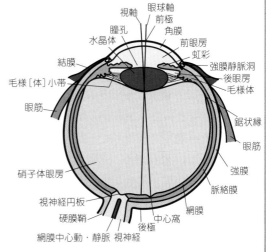

**c 眼球の構造（水平断面）**（瀬戸口を改変）
右の眼球を上方から見る.

① 眼球壁

❶ 眼球線維膜：眼球の大部分を取り巻いている**強膜**と，前方の透明な**角膜**より構成される．強膜は白色の線維膜であり，前方から「シロメ」として見ることができる．

❷ 眼球血管膜：**ブドウ膜**とも呼ばれ，多くの血管とメラニン色素が含まれる．後方部は，強膜の内方にある**脈絡膜**である．水晶体の所で肥厚して**毛様体**となり，ここから**毛様[体]小帯**が出て，水晶体を固定している．毛様体より前方は**虹彩**となっている．

❸ 眼球内膜：(広義の)網膜とも呼ばれる．外方の色素上皮層と内方にある(狭義の)網膜より成る．**色素上皮層**は1層に配列した色素上皮細胞から成る．(狭義の)**網膜**は眼球壁のいちばん内方を占める．脈絡膜の内方にある部分は網膜視部と呼ばれ，毛様体では内表面を覆う網膜毛様体部であり，虹彩では網膜虹彩部となる．虹彩の内側縁で折り返して色素上皮層に移行する．後極は視神経の出る**視神経円板(視神経乳頭)**である．視神経円板の外方に黄色をした**黄斑**があり，その中央部はややくぼんだ**中心窩**となっている(**a**)．

② 眼球の内容物(**b**)

❶ [眼]房水：角膜，虹彩，水晶体で囲まれた所を**前眼房**と呼び，虹彩，毛様体，毛様[体]小帯，水晶体の間の腔所が**後眼房**である．両眼房は虹彩と水晶体の間の狭い間隙を通ってつながっている．前眼房と後眼房は[眼]房水で満たされている．[眼]房水は毛様体や虹彩から後眼房に分泌され，水晶体と虹彩の間を通って前眼房に入り，角膜と強膜の境界部にある**強膜静脈洞(シュレム管)**に吸収される．

❷ 水晶体：凸レンズ形の透明体である．周囲を包む水晶体包(水晶体囊)，前面を覆う水晶体上皮，大部分を構成する水晶体線維より成る．**毛様[体]小帯**により毛様体に固定されている．

❸ 硝子体：硝子体は，水晶体の後方にある**硝子体眼房**を満たしている．硝子体は，透明なゼラチン様物質であり，大部分が水で，これに少量のヒアルロン酸が含まれる．

③ 網　膜(**c**)

❶ 網膜の構造

眼球血管膜に近い側の色素上皮層と，硝子体側の(狭義の)網膜より成る．

(a) 色素上皮層：フスチンという色素を含有した**色素上皮細胞**が1列に配列している．

(b) (狭義の)網膜：網膜を構成する細胞は，色素上皮に近い側から外顆粒層，内顆粒層，神経細胞層という3つの層に配列している．

　i) 外果粒層：視細胞(光受容細胞)である**錐[状]体視細胞**と**杆[状]体視細胞**の細胞体が集まった所である．**光受容部**はいちばん奥にあって**錐[状]体**と**杆[状]体**と呼ばれ，細胞体から色素上皮層に向かって突出している．ここに視物質が含まれている．**視物質**は光感受性があり，光を吸収すると構造が変化し，光受容細胞に受容器電位が発生する．光受容部が網膜のいちばん奥にあるので，眼球に入った光は神経節細胞層，内顆粒層，外顆粒層を通過して，初めて光受容部に到達する．

　ii) 内果粒層：**双極細胞，水平細胞，アマクリン細胞(無軸索細胞)**が分布している．内顆粒層では，視細胞からの情報を受け取り，これを処理して神経節細胞に送っている．

　iii) 神経細胞層：**神経細胞**が配列している．神経細胞の軸索は，眼球の後極の近くに集まって**視神経円板**をつくり，ここから眼球の外に出て，**視神経**を形成する．

# 網膜の構造を知ろう．

参考　角膜

角膜も強膜も胎生期には透明であった．胎生後期に強膜は白く濁るが，角膜は胎生期のまま透明となっている．角膜が混濁する病態を角膜混濁といい，著しく視力が障害される．角膜混濁の治療には角膜移植が行われる．角膜移植を仲介する組織として「アイバンク」が設置されている．

参考　虹彩

「クロメ（黒目）」に相当する所で，人種により含有するメラニン色素の量が異なっているので，色が違っている．日本人は色素が多いので「クロメ」であるが，西欧人は色素が少ないので，虹彩が青く見える．虹彩の色素がまったく欠如していると，血管の色が透けて赤く見える．白ウサギの眼が赤く見えるのはそのためである．

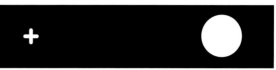

盲点の確認．左眼を閉じ，右眼で十印を見る．その状態からこのページを眼から20〜30cm離すと右の○印は見えなくなる．

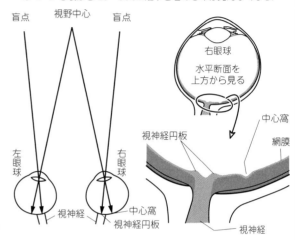

**a　中心視覚面と盲点**（瀬戸口を改変）
中心窩には，視野の中心にある物体が投射する．ここは視覚が最も鋭敏な中心視覚面である．視神経円板には視細胞がないので，ここに投射する物体は見えない．これが盲点である．

**b　眼球の内容物**（瀬戸口を改変）

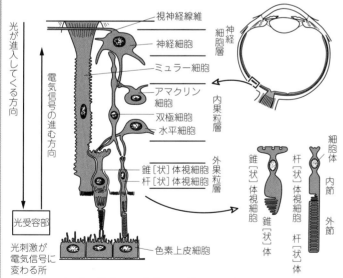

**c　ヒトの網膜の構造と網膜内での刺激の伝達**（Waxmanを改変）
光刺激は網膜のいちばん奥にある光受容部に到達して初めて受容される．ここまで到達する間に，光刺激の一部は吸収されたり散乱したりする．錐［状］体と杆［状］体で電気信号に変換された情報は，硝子体側に向かって内顆粒層に伝えられ，さらに神経細胞層に達する．次いで，神経細胞の軸索を通り，視神経円板から眼球の外に出る．

参考　錐［状］体と杆［状］体

錐［状］体は明るい所ではたらき，形や色の識別をし，杆［状］体は暗い所で作用し，形を識別する．杆［状］体の視物質はロドプシンと呼ばれ，ビタミンAを材料にしてつくられる．ビタミンAが欠乏すると夜盲症になる．

フクロウやミミズクなどの夜行性の鳥では，光受容細胞は主に杆［状］体視細胞より成るので，暗い所でものを見ることができるが，昼間は明るすぎて見えにくい．そのほかの多くの鳥類の光受容細胞は，主に錐［状］体視細胞であるので，夜間は見えにくい．

参考　ミュラー細胞

放射状膠細胞とも呼ばれ，神経膠細胞の一種である．核は内顆粒層にあり，ここから内方と外方に向かって，長い突起を伸ばしている．この突起からは，水平方向に伸びる多数の細い突起が出ていて，種々な細胞の細胞体や突起の間隙を埋めている．

ミュラー細胞は，網膜の支持細胞としてのはたらきをするとともに，細胞質には多くのグリコーゲンが含まれていることから，代謝にも関与している可能性がある．

❷ 網膜に分布する血管（a）：**網膜中心動脈**と**網膜中心静脈**であり，いずれも視神経の中を通って眼球に入ってくる．眼球では，視神経円板から出て，網膜全域に広く分布する．網膜中心動脈は，脳に分布する血管と同じ内頚動脈に由来する血管である．眼底検査の際に，直接観察することができるので，中枢神経系の血管の状態を類推するうえで重要である．

#### ④ 視神経，視索および視覚野（a, b）

神経細胞の軸索は，**視神経**（**第二脳神経**）を形成する．視神経は**視［神経］交叉**で交叉した後，**視索**となり，**外側膝状体**などに終わる．外側膝状体は，大脳皮質の**視覚野**に投射している．

視［神経］交叉では，半交叉と呼ばれる特殊な交叉をする．すなわち，網膜の耳側半分からの線維は同側の視索に入り，鼻側半分からの線維は交叉して反対側の視索に加わる．この結果，視索には反対側の視野の情報が集まることになり，これが視覚野に投射されることになる．したがって，視野の右半分の情報は左の視覚野に，左半分の情報は右の視覚野に伝えられる．右の視覚野が障害されると，視野の左半分からの情報が処理できなくなり，視野の左半分が見えなくなる．

### **2 副眼器**

眼球を保護したり，眼球の向きを変えたりするはたらきをしている．

#### ① 眼　瞼（c）

眼球の前面にあるヒダで，**上眼瞼**と**下眼瞼**より成る．眼瞼前面は皮膚に覆われ，後面は結膜に覆われる．上眼瞼の上方には，弓形をした**眉毛**（マユゲ）がある．

眼瞼の内部には，眼を閉じるはたらきをする**眼輪筋**があり，その後方には，**上瞼板**と**下瞼板**という結合組織の膜があって眼瞼の支えとなっている．

眼瞼の前後両面の移行部は眼瞼縁で，**睫毛**（マツゲ）が生えている．ここには，**睫毛腺**（モル腺）というアポクリン汗腺の導管と，**瞼板腺**（マイボーム腺）という脂腺の導管が開口している．

#### ② 結　膜（d）

眼瞼の後面と眼球の表面を覆う粘膜である．眼瞼の後面を覆う**眼瞼結膜**は，**上結膜円蓋**と**下結膜円蓋**で折り返し，眼球の表面を覆う**眼球結膜**に続いている．

#### ③ 涙　器（e）

**涙腺**と**涙路**より成る．涙路には涙小管，涙嚢，鼻涙管がある．**涙腺**は，外眼角の上方にある複合胞状腺で，数本の排出管により上結膜円蓋に開く．涙液は，眼球の表面を潤して，内眼角に集まる．内眼角に集まった涙液は，**涙点**という小さな孔を通って，上下の**涙小管**に吸収されて，**涙嚢**にたまる．涙嚢から出る**鼻涙管**は**下鼻道**に開いている．涙液は，最終的に鼻腔に流入する．

#### ④ 眼　筋（f）

眼筋は**上直筋**，**下直筋**，**外側直筋**，**内側直筋**の4つの直筋と，**上斜筋**と**下斜筋**という2つの斜筋があって，眼球の運動を制御している．このうち，**外側直筋は外転神経**，**上斜筋は滑車神経**の支配であり，**残りの筋はすべて動眼神経支配**である．このほかに上眼瞼に停止する**上眼瞼挙筋**がある．この筋は**動眼神経支配**である（「12．神経系」参照）．

# 副眼器にはどのようなものがあるのだろう.

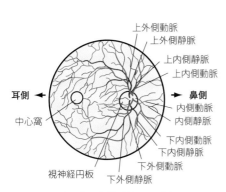

a　網膜の血管（右の眼底）
（Grollman を改変）

耳側 ←　→ 鼻側

上外側動脈
上外側静脈
上内側静脈
上内側動脈
内側動脈
内側静脈
下内側動脈
下内側静脈
下外側動脈
下外側静脈
中心窩
視神経円板

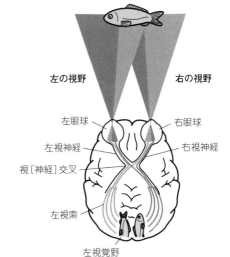

b　左右の視野の視覚野への投射
（Kahle et al. を改変）

左の視野　右の視野
左眼球　右眼球
左視神経　右視神経
視［神経］交叉
左視索
左視覚野

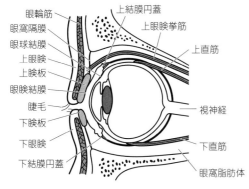

c　副眼器概観（矢状断面）
（Kahle et al. を改変）

眼輪筋
眼窩隔膜
眼球結膜
上眼瞼
上瞼板
眼瞼結膜
睫毛
下瞼板
下眼瞼
下結膜円蓋
上結膜円蓋
上眼瞼挙筋
上直筋
視神経
下直筋
眼窩脂肪体

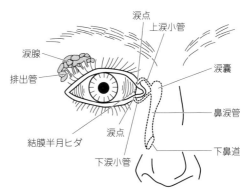

e　涙　器（Mitchell & Patterson を改変）

涙点
上涙小管
涙腺
排出管
涙嚢
鼻涙管
下鼻道
結膜半月ヒダ
涙点
下涙小管

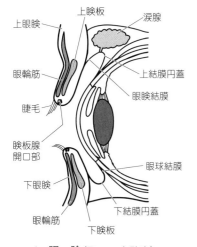

d　眼　瞼（Roper を改変）

上眼瞼
上瞼板
涙腺
眼輪筋
睫毛
瞼板腺開口部
下眼瞼
眼輪筋
下瞼板
上結膜円蓋
眼瞼結膜
眼球結膜
下結膜円蓋

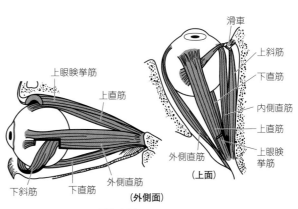

f　眼筋（左）（Feneis を改変）

上眼瞼挙筋
上直筋
滑車
上斜筋
下直筋
内側直筋
上直筋
上眼瞼挙筋
外側直筋
（上面）
下斜筋
下直筋
外側直筋
（外側面）

### 3 遠近調節

光の屈折の調節である．水晶体の厚さを変えることにより行われる．

#### ① 屈折の調節（a）

眼球に入った光は，屈折して網膜に結像する．外界の物体の像が網膜に結像するためには，見る物体の距離に従って，光の屈折を調節する必要がある．屈折の調節は毛様体筋により行われる．

- ❶ 遠方の物体を見るとき：毛様体筋の経線状線維が収縮し，毛様［体］小帯が牽引されて水晶体が薄くなり，屈折率が低くなる．
- ❷ 近傍の物体を見るとき：毛様体筋の輪状線維が収縮する．この結果，水晶体を取り巻く毛様体の直径が小さくなり，水晶体を支えている毛様［体］小帯がたるむ．水晶体は弾性により直径が小さくなるとともに厚くなり屈折率が高くなる．

#### ② 屈折異常（b）

正常では，近くを見ても，遠くを見ても，物体の像は網膜に結像する．眼球の前後径や水晶体に異常があると，眼鏡などにより矯正しなければ，像が網膜に結像しない．このような病態を屈折異常という．屈折異常には，**近視**，**遠視**，**乱視**，**老視**などがある．

### 4 瞳孔反射

眼球に入る光の量が増加したり，近くのものを見たりする際に，瞳孔の大きさは変化する．
- ❶ 対光反射：眼球に入る光の量が増えると，縮瞳が起こる反射である．眼球に入る光の量を調節する反射である．
- ❷ 輻輳調節反射（近見反射）：近くの物体を見る際に，縮瞳が起こり，水晶体が厚くなり，両眼が内転する反射である．

##  平衡覚と聴覚

平衡覚は，体の重力の方向に対する傾き，および体の直線運動や回転運動に対する感覚である．聴覚は，音波に対する感覚である．平衡聴覚器は，外耳，中耳，および内耳より構成される（c, d）．このうち外耳と中耳は聴覚にかかわり，内耳は平衡覚と聴覚の受容に関与している．

### 1 外　耳

外耳は**耳介**と**外耳道**から成る．
- ❶ 耳介（e）：内部に軟骨が入った薄い板状をした**集音装置**である．下部は軟骨を欠く耳垂となっている．耳介の周囲は前方に折り返して耳輪を形成している．耳介の複雑な形は，音の来る方向を感知するうえで，大きな意味を持っている．
- ❷ 外耳道：長さ2～3cmの管である．外耳道の表面は皮膚に覆われている．皮膚にはアポクリン汗腺である**耳道腺**があり，この分泌物と脱落した表皮などが一緒になったものが**耳垢**である．

# 近視や遠視は眼のどこの障害なのだろう.
# 耳の構造を理解しよう.

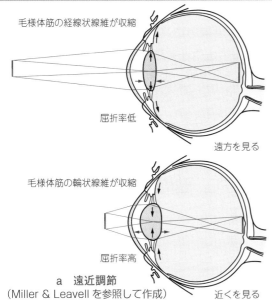

毛様体筋の経線状線維が収縮

屈折率低

遠方を見る

毛様体筋の輪状線維が収縮

屈折率高

**a　遠近調節**
（Miller & Leavell を参照して作成）

近くを見る

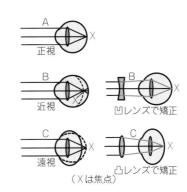

A 正視

B 近視　凹レンズで矯正

C 遠視　凸レンズで矯正

（Xは焦点）

**b　屈折異常**（Miller & Leavell を改変）

　正常では，遠方の物体を見る際には，水晶体の調節をしなくても，物体の像は網膜に結像する．これを正視と呼ぶ.

❶ 近視：遠方の物体の像が，網膜より前方に結像する．原因として，眼球の前後径が長すぎるか，水晶体の屈折率が大きすぎることが考えられる．前者の場合を軸性近視，後者の場合を屈折性近視と呼ぶ．矯正には凹レンズの眼鏡を用いる.

❷ 遠視：遠方の物体の像が，網膜より後方に結像する．原因として，眼球の前後径が短すぎるか，水晶体の屈折率が小さすぎることが考えられ，それぞれ軸性遠視と屈折性遠視と呼ぶ．矯正には凸レンズの眼鏡を用いる.

❸ 乱視：水晶体の垂直方向と水平方向で屈折率が違ったり，水晶体の表面に凹凸があったりする異常である.

❹ 老視：年をとって，水晶体の弾力性が失われ，近くを見るときに水晶体が厚くならない病態である．近くを見る際に凸レンズの眼鏡をかける必要がある.

## c　平衡聴覚器の構成

| | | | |
|---|---|---|---|
| **外 耳** | 耳 介 | | |
| | 外耳道 | | |
| **中 耳** | 鼓 室 | | |
| | 耳小骨 | ツチ骨 | |
| | | キヌタ骨 | |
| | | アブミ骨 | |
| | 耳 管 | | |
| **内 耳** | 内耳道 | | |
| | 骨迷路 | 骨半規管 | |
| | | 前 庭 | |
| | | 蝸 牛 | |
| | 膜迷路 | 平衡覚部 | 卵形嚢 |
| | | | 球形嚢 |
| | | | 半規管 |
| | | 聴覚部 | 蝸牛管 |

（外耳と内耳の境界は鼓膜である）

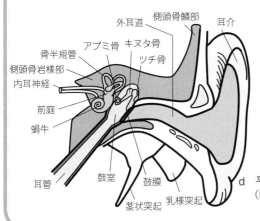

**d　平衡聴覚器の概観**（Kahle et al. を改変）

側頭骨鱗部，外耳道，耳介，骨半規管，アブミ骨，キヌタ骨，ツチ骨，側頭骨岩様部，内耳神経，前庭，蝸牛，耳管，鼓室，鼓膜，茎状突起，乳様突起

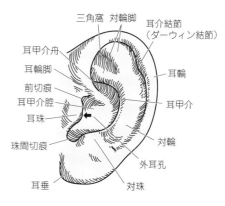

**e　耳 介**（Feneis を改変）

三角窩，対輪脚，耳介結節（ダーウィン結節），耳甲介舟，耳輪脚，前切痕，耳甲介腔，耳珠，珠間切痕，耳輪，耳甲介，対輪，外耳孔，対珠，耳垂

## ② 中 耳

**鼓膜**は外耳と中耳の境界となっており，鼓膜の内方が中耳である．中耳は**鼓室**と**耳管**より成る．鼓室の中には，**耳小骨**が入っている（a）．
- ❶ 鼓室：側頭骨の中にある小腔であり，耳管により咽頭と連絡している．咽頭と交通していることにより，鼓室内の気圧は，大気圧と同じになるように調整されている．
- ❷ 耳小骨：鼓室の中には，鼓膜側から，**ツチ骨**，**キヌタ骨**，および**アブミ骨**の3個の**耳小骨**が入っている．ツチ骨は鼓膜の内側面に密着し，アブミ骨は鼓室の内側壁にある前庭窓に接している．耳小骨は，鼓膜の振動を内耳に伝えるはたらきをする．

## ③ 内 耳

内耳は**骨迷路**と呼ばれる複雑な形をした骨の腔所の中に，**膜迷路**と呼ばれる嚢状の器官が入ったものである．骨迷路は外リンパに満たされており，膜迷路はその中に浮遊した形になっている（b）．

① 骨迷路
側頭骨内にある腔所であり，**骨半規管**，**前庭**，**蝸牛**および**内耳道**より成る（b）．
- ❶ 骨半規管：前・後・外側の3つのC字形の管が互いに直行するように配列して，前庭につながっている．各半規管の一方の脚は膨らんで**骨膨大部**となっている．
- ❷ 前庭：大きな腔所で，前庭窓と蝸牛窓で中耳とつながっている．
- ❸ 蝸牛：巻き貝状の部分である．内腔の蝸牛管は，蝸牛軸を中心にラセン状に2.5回転し，先端は蝸牛頂に終わっている．
- ❹ 内耳道：内耳神経などの通り道である．

② 膜迷路
骨迷路の中にある嚢状の器官であり，中には内リンパという液体が入っている．形は骨迷路とよく似ており，半規管，卵形嚢，連嚢管，球形嚢，結合管，蝸牛管，内リンパ管，内リンパ嚢より構成される．内リンパ管は前庭水管を通って頭蓋腔に入り，先端部の内リンパ嚢は，脳硬膜に接している．膜迷路の内面の何ヵ所かに分散して感覚細胞が集まり**感覚斑**を形成している．

## ④ 平衡覚

重力に対する傾きと，体の位置の変化により生ずる感覚で，位置感覚と運動感覚がある．

① 卵形嚢と球形嚢（c〜g）
骨迷路の前庭の中にある嚢であり，両嚢は連嚢管によりつながっている．**卵形嚢**は長円形の嚢で，後壁には三半規管が開口している．内側壁には感覚細胞が集まった**卵形嚢斑**がある．**球形嚢**は扁平な形をしており，前内側壁には感覚細胞の集まりである**球形嚢斑**がある．
卵形嚢斑と球形嚢斑を一括して**平衡斑**という．平衡斑を構成するのは，上面から**感覚毛**と呼ばれる細い突起を持った**有毛細胞**である．感覚毛はゼリー状の**平衡砂膜**に覆われており，この上に**平衡砂（耳石）**が乗っている．この構造から，球形嚢と卵形嚢は**耳石器**とも呼ばれる．

# 体の傾きや動きはどのようにして知るのだろう.

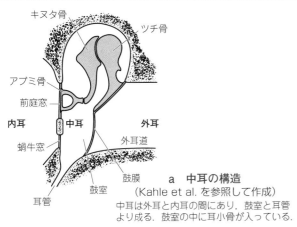

a 中耳の構造
（Kahle et al. を参照して作成）
中耳は外耳と内耳の間にあり，鼓室と耳管
より成る．鼓室の中に耳小骨が入っている．

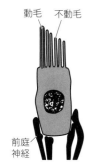

c 平衡斑の有毛細胞
（溝口を参照して作成）
細胞の上面から感覚毛が出ている．感覚毛
は1本の動毛と多数の不動毛より構成され
る．動毛はいちばん端にあって長い．不動
毛は長さがいろいろであるが，動毛に近い
ものほど長く，遠ざかるに従って短くなる
ように配列している．感覚毛が動毛の方に
曲がると，有毛細胞は脱分極し，底面から
神経伝達物質を放出する．神経伝達物質に
より前庭神経は活動電位を発生する．

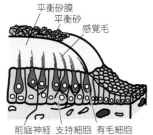

d 平衡斑の構造
（Waxmanを改変）

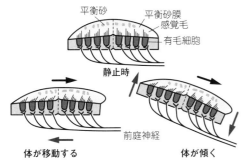

e 平衡斑の反応（Grollman を参照して作成）
体が移動したり傾いたりすると（→），平衡砂膜は
→の方向に変異する．平衡砂膜が変位することに
より，有毛細胞の感覚毛が曲がる．感覚毛が曲が
ると，有毛細胞は電位変化を起こす．

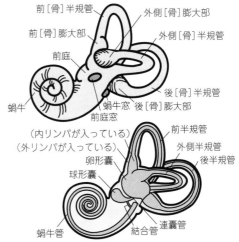

b 骨迷路（上）と膜迷路（下）
（Kahle et al. を参照して作成）

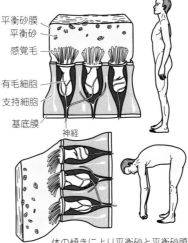

体の傾きにより平衡砂と平衡砂膜が動き，
感覚毛の傾きが変わる．感覚毛の傾きが
変わると，有毛細胞は電位変化を起こす．

f 平衡斑の機能
（Grollmanを改変）

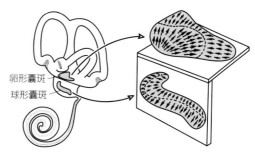

g 平衡斑の有毛細胞地図（本郷らを参照して作成）
→は有毛細胞の不動毛が配列している方向を示す．

　卵形嚢はほぼ水平位，球形嚢は垂直位になっている．卵形嚢と球形嚢で受容されるのは，体の傾きと直線運動である．

❶ 体が傾くと，平衡砂の位置がずれ，感覚毛が曲がり有毛細胞が電位変化を起こす．

❷ 直線運動では，体が1つの方向に向かって動く際に，有毛細胞は体と一緒に動くが，平衡砂の動きは遅れる．この結果，体の運動との間に時間的なずれが生じ，感覚毛が曲がって有毛細胞が電位変化を起こす．有毛細胞の電位変化は，有毛細胞に終止している神経線維に伝えられる．

## ② 膜半規管（a, b）

　**前半規管**，**後半規管**および**外側半規管**という3本のC字形の管が，互いに直行する3平面上に配列したものである．各半規管はドーナツを半分に切ったような形をしており，2つの脚で卵形嚢に付いている．2つの脚のうちのどちらか一方の脚には，卵形嚢と結合する近くに，半球形に膨隆した**膨大部**がある．感覚細胞は膨大部の内部にある**膨大部稜**に配列している**有毛細胞**である．膨大部稜は膨大部を横断するように伸びており，有毛細胞の感覚毛はゼリー状の**頂体**により覆われている．頂体に覆われた感覚毛は内リンパの中に浮遊しており，自由に動くことができる．

　半規管で受容されるのは，回転運動である．頭部が回転すると，有毛細胞は頭部と一緒に動くが，半規管の中に入っている内リンパは，慣性により元の位置に留まろうとするので動きが遅れる．この動きのズレのため，感覚毛が曲げられて有毛細胞が電位変化を起こす．有毛細胞の電位変化は，有毛細胞に終止している神経線維に伝えられる．

## ③ 平衡覚器のはたらき

　平衡覚器からの情報は，内耳神経（第八脳神経）のうちの前庭神経を通り，脳幹にある前庭神経核群に伝えられる（「12．神経系」参照）．前庭神経核群で処理された情報は，❶骨格筋を制御する神経核に伝えられて，体のバランスを維持するとともに，❷体の動きに対応して，眼球の方向を調整する．❸情報の一部は終脳に伝えられ，体の傾きや動きなどが認識される．

## 5 聴　覚

　聴覚器は，音波を感知するための感覚器である．音波は空気の疎密波であり，振動する物体から発し，周囲に広がって行く（c, d）．聴覚器は，膜迷路の**蝸牛管**の中にある．蝸牛管は，**結合管**を介して球形嚢に続いている管状器官で，先端は蝸牛頂で**頂盲端**として終わっている．

## ① 蝸牛管（e）

　蝸牛管は，両側を前庭階と鼓室階ではさまれている．蝸牛管と前庭階は**前庭階壁**で分けられ，蝸牛管と鼓室階の境界は**鼓室階壁**である．**前庭階**の基部は前庭窓を介してアブミ骨に接しており，**鼓室階**は蝸牛窓を介して鼓室に接している．両階は蝸牛管に沿って走り，蝸牛頂の**蝸牛孔**でつながっている．

　聴覚受容器は**コルチ器（ラセン器）**である．コルチ器は，鼓室階壁の上に載っている．感覚細胞は**内有毛細胞**と**外有毛細胞**で，周囲には種々の**支持細胞**が並んでいる．有毛細胞の感覚毛の上には，ゼリー状の**蓋膜**が伸びており，有毛細胞の感覚毛と接している．

　蝸牛管の内方には，ラセン神経節がある．ラセン神経節の細胞の末梢性突起は有毛細胞に終止し，中枢性突起は蝸牛神経として脳に入り，蝸牛神経核群に投射している（「12．神経系」参照）．

# 音を感じる仕組みを理解しよう.

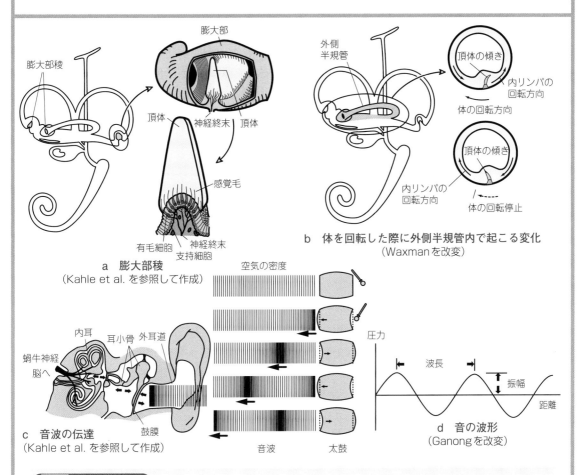

a 膨大部稜
（Kahle et al. を参照して作成）

b 体を回転した際に外側半規管内で起こる変化
（Waxmanを改変）

c 音波の伝達
（Kahle et al. を参照して作成）

d 音の波形
（Ganongを改変）

**参考　音波**

❶ 音波とその伝わりかた：太鼓をたたいて音が出ているとき，太鼓の皮に触ってみると，皮が小刻みに振動していることがわかる．このとき太鼓の皮に触れている空気は，皮に押されて圧縮されたり，皮に引かれて膨張したりすることを繰り返している．太鼓の皮は繰り返して振動しているので，その周囲の空気には，圧力が高くなって空気が密になっている所と，圧力が低くなって空気が疎になっている所が交互につくり出され，周囲に広がっていく．これを音波という．

❷ 鼓膜のはたらき：音波が外耳道に入ってくると，圧力の高い密な部分と圧力の低い疎な部分が，交互に鼓膜に当たる．圧力の高い密な部分が当たると，鼓膜は押され，圧力の低い疎な部分が当たると，鼓膜は引かれる．音波が入ってくると，鼓膜は押されたり引かれたりして内外方向に振動することになる．鼓膜により，空気の疎密波は膜の振動に置き換えられる．

**参考　音波の波形と音の3要素**

① 音波の曲線

圧力を縦軸に，距離を横軸にして，空気の圧力の変化をグラフにしてみると，波状の曲線になる．この曲線の1つの山から隣の山まで，または1つの谷から隣の谷までの長さを波長という．1分間に山または谷が現れる回数が振動数である．山の高さ，または谷の深さを振幅という．

② 音の3要素

❶ 音の高低：振動数により決まる．1秒間の振動数を周波数といい，ヘルツ（Hz）で表す．ヒトが聴くことができる周波数は20〜20,000 Hzである．

❷ 音の強弱：音波の振幅による．デシベル（dB）で表す．ヒトがようやく聴こえる音が0 dBである．普通の会話は45 dB，群衆の雑音は60 dBである．

❸ 音色：音波の波形の違いによる．

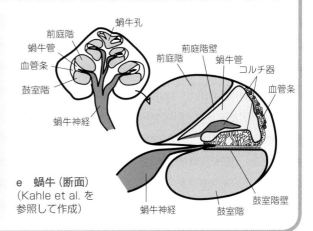

e 蝸牛（断面）
（Kahle et al. を参照して作成）

② 音波の受容（a, b）

音波の受容器は，コルチ器である．音波が受容されるためには，蝸牛管にあるコルチ器に伝えられなければならない．

**外耳道**に入ってきた音波は，**鼓膜**により膜の振動に変換され，**耳小骨**により増幅されて**前庭窓**に伝わる．前庭窓が振動すると，前庭階の外リンパが振動し，この振動は蝸牛頂の蝸牛孔を通って鼓室階の外リンパに伝わる．鼓室階の外リンパが振動すると，**鼓室階壁**が振動し，この上にあるコルチ器の**有毛細胞**も振動する．有毛細胞が振動すると，**蓋膜**と感覚毛の間にずれが生じ，感覚毛が曲がって有毛細胞が電位変化を起こし，ラセン神経節の細胞が活動電位を発する．この活動電位は，**蝸牛神経**を介して脳に伝えられ，音の感覚が起こる．

# VI 味 覚

水の中に溶けている物質の味についての感覚が味覚である．味覚の受容器は，**味蕾**である．

① 味 蕾（c, d）

味蕾は舌，喉頭蓋，口蓋などの粘膜上皮の中にある．舌では，主に舌乳頭にある．**有郭乳頭**と**葉状乳頭**では乳頭の側面に，**茸状乳頭**では上面にある．糸状乳頭には味蕾はない．

味蕾は，重層扁平上皮のほぼ全層を占める．長軸は上皮の表面にほぼ直行するように配列している．粘膜の表面に**味孔**があり，その奥は**味管**となっている．味管の深部に，味蕾を構成する**味細胞**，**支持細胞**，および**基底細胞**が配列している．

❶ 味細胞：水に溶けた物質の味に関する情報を受容し，電気信号に変換する細胞である．各味蕾には約30個の味細胞が含まれる．味細胞は，紡錘形の細胞で，先端から数本の**味毛**が出て味管に突出している．味毛には味物質に対する**受容体**がある．味物質が受容体に作用すると，味細胞は電位変化を起こす．味細胞の電位変化は，味細胞の基底部に終止する神経に伝えられる．

❷ 支持細胞：味細胞の間に分布している円柱形の細胞である．味蕾は味細胞と支持細胞が組合わさってタマネギのような構造になっている．

❸ 基底細胞：味蕾の基底部に配列しており，味細胞や支持細胞の補充細胞である．味細胞は10日くらいの周期で入れ替わっており，基底細胞により絶えず新しい味細胞がつくられている．

② 基本味

甘味，酸味，苦味，塩味，うま味の5種を**基本味**と呼ぶ．いろいろな味は，基本味の組み合わせにより生ずる．元々，味覚器は，口の中に入った食べ物が，呑み込んでも大丈夫なのか，危険なので吐き出さなければならないかを判断するための毒味器官であった．**甘味**は糖分の味，**うま味**は蛋白質の味，**塩味**は無機質の味であり，呑み込んでも大丈夫な物質の味である．これに対して，**酸味**は腐ったものの味であり，**苦味**はアルカロイドなどの毒物の味であって，危険であるので吐き出さなければならない物質の味である．甘味やうま味に対しては楽しい気分になり，酸味や苦味には，しばしば不快な感じを伴うのは，有用な物質や有害な物質の味に対する過去の反応の名残である．

# 味を感じる仕組みを理解しよう．

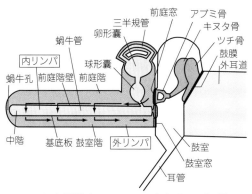

a　伝音機構（Kahle et al. を参照して作成）

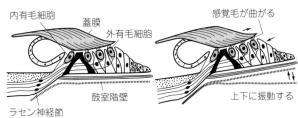

b　音の受容（Kahle et al. を参照して作成）
基底板が振動すると，有毛細胞と蓋膜の相対的な位置関係が変わる
ため，有毛細胞の感覚毛が曲がり，有毛細胞が電位変化を起こす．

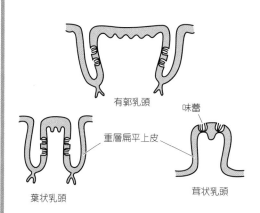

c　舌乳頭と味蕾
（Kahle et al. を参照して作成）

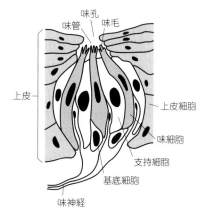

d　味蕾の構造（瀬戸口を改変）
味管は液体で満たされており，この液体
に溶けた物質だけが味として感知される．

---

**参考　物質の味**

　物質には，固有の味があるわけではない．味の決め手は動物側にあり，どの受容体に作用するかによって物質の味は決まる．どのような受容体を持っているかは，動物により異なっている．砂糖は，ヒトでは甘味の受容体に作用するので，甘く感ずる．しかし，ネコの受容体には，砂糖に反応するものはない．したがって，砂糖はネコにとっては，何の味もしない物質でしかない．同じ物質であっても，動物により味がなかったり，異なった味に感じたりすることがある．

**参考　味蕾の分布領域と数の年齢による変化**

　味蕾は，胎児期には非常に広い範囲に分布している．発生4ヵ月の胎児では，舌のみならず，歯肉，頬の粘膜，口唇，口蓋，咽頭，喉頭蓋，さらに食道の上部にまで分布している．乳児期にも味蕾の分布範囲は非常に広い．乳児期に味蕾が広い範囲に分布しているのは，味の学習に関係があるといわれる．小児期に，味の好き嫌いが激しいのは，味蕾の数が多いことが原因の一つであると考えられている．

　成長するに従い，次第に味蕾の分布領域は狭くなってくるとともに，味蕾の数も少なくなる．幼年期には，味蕾は1万くらいある．思春期までには，舌，口蓋，喉頭蓋以外の所の味蕾は退化してくる．分布の割合は，舌に80％，口蓋17％，喉頭蓋が約3％である．

　老年期になると，味蕾の分布領域は変わらないが，味蕾の密度が減少してくる．味蕾の数は幼年期の約半分になってしまう．このため，老人になると味覚に対する感受性が低下し，味の濃い食べ物を好むようになる．特に塩味に対する感受性が低下するため，塩辛いものを好むようになる．

③ 舌腺の役割

　次々に種々な食餌を口に入れても，その都度，それぞれの食餌の味を別個に感ずることができる．これは，小唾液腺の一種である舌腺のはたらきによる（a, b）．

④ 味神経（c）

　受容された味の情報は脳神経を通って脳に伝えられる．舌の前3分の2と口蓋からの情報は**顔面神経**を通り，舌の後3分の1からは**舌咽神経**により，喉頭蓋からは**迷走神経**を通って脳に伝えられる．脳に入った味蕾からの情報は，孤束核を介して大脳皮質の味覚野に伝えられて，味として認識される．

## Ⅶ　嗅　覚

　動物にとって，嗅覚は周囲の状況を知るうえで，重要な感覚の一つである．餌を探したり，敵の存在を感知したり，繁殖に際して異性を探したりする際に，嗅覚は大きな役割を果たしている．

① 嗅覚受容器

　嗅覚受容器は鼻腔上部を占める．外側壁では上鼻甲介，上鼻道および中鼻甲介の上部に広がっており，内側壁では，鼻中隔の上部を占める．嗅覚受容部を**鼻粘膜嗅部（嗅粘膜）**と呼ぶ．鼻粘膜嗅部は黄色みを帯びているので，深紅色の鼻粘膜呼吸部と容易に区別することができる．

　ヒトが通常の呼吸をする際に，多くの吸気は上鼻道，中鼻道および下鼻道を通過して咽頭に入る．このうち，上鼻道を通る吸気の一部は反転し，後方から前方に向かって鼻腔の最上部を通る．においの受容に関与しているのは，主にこの逆行する吸気である（d）．

② 鼻粘膜嗅部の構造（e）

　嗅上皮と粘膜固有層より成る．

❶ 嗅上皮は多列円柱上皮で，**嗅細胞**，**支持細胞**および**基底細胞**より成る．嗅上皮の表面には**粘液層**がある．この粘液に溶けた**におい物質**が感知される．

　(a) 嗅細胞：円形の核を持つ紡錘形の細胞で，細胞体から鼻腔に向かう突起と深層に向かう突起を出している．鼻腔に向かう突起は短く，先端からは粘液層内に突出する**嗅毛**を出している．におい物質が嗅毛にある**におい受容器**に結合すると，嗅細胞は脱分極し，受容器電位を発生する．受容器電位は深層に向かう突起の基部まで伝わり，活動電位を発生する．嗅細胞の深層に向かう突起は**嗅糸**と呼ばれ，集まって**嗅神経（第一脳神経）**となって頭蓋腔に入り，**嗅球**に終止する（「12. 神経系」参照）．

　(b) 支持細胞：楕円形の核を持つ円柱状の細胞で，細胞体に**黄褐色の色素顆粒**がある．この色素により嗅上皮は黄色く見える．支持細胞は，嗅細胞を支え，養い，電気的に絶縁している．

　(c) 基底細胞：基底部に1列に配列した細胞であり，嗅細胞や支持細胞の補充細胞である．嗅細胞の寿命は数週間であり，失われた嗅細胞は基底細胞が分裂して補充している．

❷ 粘膜固有層：疎性結合組織より成り，粘液を分泌する**嗅腺（ボーマン腺）**が分布している．

# においを感じる仕組みを理解しよう.

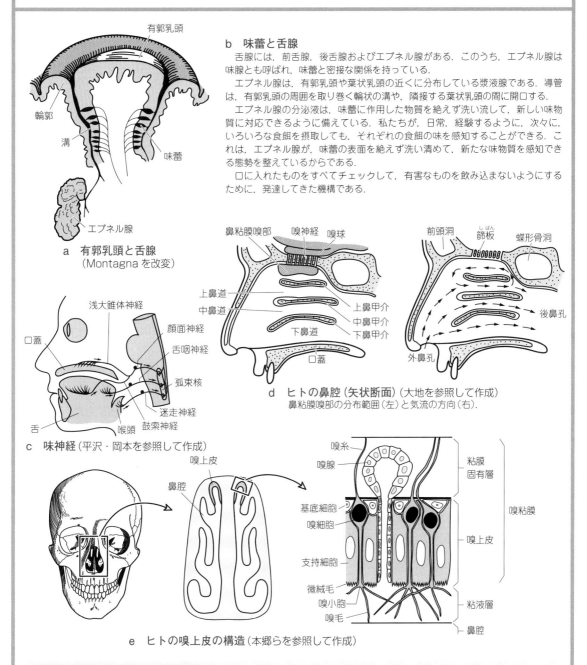

a 有郭乳頭と舌腺
（Montagna を改変）

## b 味蕾と舌腺

舌腺には，前舌腺，後舌腺およびエブネル腺がある．このうち，エブネル腺は味腺とも呼ばれ，味蕾と密接な関係を持っている.

エブネル腺は，有郭乳頭や葉状乳頭の近くに分布している漿液腺である．導管は，有郭乳頭の周囲を取り巻く輪状の溝や，隣接する葉状乳頭の間に開口する.

エブネル腺の分泌液は，味蕾に作用した物質を絶えず洗い流して，新しい味物質に対応できるように備えている．私たちが，日常，経験するように，次々に，いろいろな食餌を摂取しても，それぞれの食餌の味を感知することができる．これは，エブネル腺が，味蕾の表面を絶えず洗い清めて，新たな味物質を感知できる態勢を整えているからである.

口に入れたものをすべてチェックして，有害なものを飲み込まないようにするために，発達してきた機構である.

c 味神経（平沢・岡本を参照して作成）

d ヒトの鼻腔（矢状断面）（大地を参照して作成）
鼻粘膜嗅部の分布範囲（左）と気流の方向（右）.

e ヒトの嗅上皮の構造（本郷らを参照して作成）

---

**参考　におい物質の条件**

嗅覚受容器に作用して嗅覚を起こす物質をにおい物質という．におい物質となるには，次の4つの条件を備えている必要がある.

❶ 揮発性があること．におい物質は，それが含まれている物質から離れて空中または水中を漂っている必要がある.

❷ 水溶性であること．嗅上皮の表面は粘液に覆われている．この粘液に溶ける物質のみが嗅細胞の嗅毛に作用することができる.

❸ 絶えず動いていること．実験的に，鼻腔内を流れる空気の速度が毎秒4ｍ以下になるとにおいを感じなくなることが証明されている．日常経験するように，ヒトは，いやなにおいを嗅ぐと，反射的に息を止める．息を止めると，鼻腔の中に充満した空気の流れが止まり，いやなにおいを感じなくなる.

❹ においの受容体に作用すること．嗅細胞にあるにおいの受容体に作用して初めてにおいと感じられる.

## ●セミナー●　白内障

白内障とは，水晶体が混濁した病態である．「しろそこひ」とも呼ばれる．

### ① 分　類

先天性白内障と後天性白内障に分けられる．

**❶ 先天性白内障**

生下時からみられることが多く，一般に停止性であるが，進行性のケースも認められる．混濁の特徴に基づいて，層間白内障，前極白内障，中心白内障などに分類される．

**❷ 後天性白内障**

原因に基づいて，老人性白内障，糖尿病性白内障，併発白内障，外傷性白内障などに分けられる．最も頻度が多いのは，老人性白内障である．

### ② 老人性白内障

中年以降に発症する白内障である．個人差が大きいが，ほとんどの高齢者に認められることから，ある程度までは，加齢に伴う生理的な変化であると考えられている．

**❶ 病　期**

次の4期に分けられる．

(a) 初発白内障：水晶体の皮質から中心に向かって放射状に延びる混濁が認められる．自覚症状として，多視や霧視を訴える．

(b) 未熟白内障：棒状の混濁が認められる．病状が進行するに従い，混濁の幅や数が多くなる．水晶体は膨張し，屈折は近視の状態になる．前眼房が浅くなり，眼圧が上昇することがある．視力障害が増強する．

(c) 成熟白内障：混濁が水晶体のほぼ全域に広がる．視力障害は強度になる．

(d) 過熟白内障：混濁の度合いが増強するとともに，水晶体の変性が始まる．水晶体の内部が石灰化する石灰白内障，内部が液化する液状白内障，乳様化する乳様白内障などをきたす．水晶体は薄くなり，前眼房は広くなる．視力が著しく障害される．

**❷ 治　療**

薬物療法もあるが，ある程度以上進行した白内障では，水晶体を除去する手術が行われる．手術方法として，水晶体嚢に包まれたまま，水晶体を摘出する，水晶体嚢内摘出術（全摘出術）や，水晶体嚢を残して，内容物だけを除去する，水晶体嚢外摘出術が行われる．嚢内摘出術では，水晶体を部分的に冷凍して取り出す，冷凍凝固法が行われる．嚢外摘出術では，内容物を超音波で粉砕して，吸引する．嚢外摘出術では，嚢内に水晶体の一部が残り，後発白内障を起こすことがある．後発白内障を起こせば，残存する水晶体を処理することが，必要になる．どちらの術式でも，水晶体を摘出した後には，人工の水晶体を挿入する．術後は，視力矯正が必要となる．

# 図版引用文献（五十音順，ABC順）

 1）伊藤隆：組織学，改訂18版，南山堂，2003

 2）大地陸男：生理学テキスト，第3版，文光堂，2002

 3）加藤嘉太郎：家畜比較解剖図説 増訂改版，養賢堂，1988

 4）小林弘：新制新生物IB・Ⅱ，第10版，数研出版，2002

 5）実業之日本社（編）：知っておいしい肉事典，実業之日本社，2011

 6）瀬戸口孝夫：組織学実習，南山堂，1979

 7）新見嘉兵衛：神経解剖学，朝倉書店，1976

 8）平沢興，岡本道雄：分担解剖学2 脈管学・神経系，9版，金原出版，1982

 9）藤田恒太郎：人体解剖学，改訂第41版，南江堂，1993

10）本郷利憲，廣重力，豊田順一，熊田衛（編）：標準生理学，第3版，医学書院，1993

11）溝口史郎：図説組織学，金原出版，1983

12）簑島高：日本人人体正常数値表，技報堂，1958

13）山田安正：現代の組織学，金原出版，1981

14）山本敏行：基準組織学，改訂第12版，南江堂，1989

15）山本敏行，鈴木泰三，田崎京二：新しい解剖生理学，改訂第10版，南江堂，1999

16）Anthony CP & Kolthoff NJ：Textbook of anatomy and physiology, Mosby, 1975［嶋井和世（監訳）：アンソニー解剖学・生理学Ⅰ・Ⅱ，廣川書店，1979］

17）Arey LB：Human histology, 3rd ed., Sauders, 1968

18）Atwood WH：Comparative anatomy, 2nd ed., Mosby, 1955

19）Berne RK & Levy MN：Principles of physiology, 3rd ed., Mosby, 2000［板東武彦，小山省三（監訳）：バーン・レヴィ カラー基本生理学，西村書店，2003］

20）Best CH & Taylor NB：The human body, Its anatomy and physiology, Holt, Rinehart & Winston, 1963

21）Bloom W & Fawcett DW：A textbook of histology, 10th ed., Saunders, 1975［山田英智，市川厚，黒住一昌（監訳）：ブルーム・フォーセット組織学，廣川書店，1979］

22）Bradley JV：Elementary microstudies of human tissues, Charles C. Thomas, 1972

23）Brodal P：The central nervous system, Oxford University Press, 1992

24）Chaffee EE & Greisheimer EM：Basic physiology and anatomy, Lippincott, 1969

25）Chusid JG：Correlative neuroanatomy and functional neurology, 16th ed., Maruzen, 1976

26）Clara M：Das Nervensystem des Menschen；Ein Lehrbuch für Studierende und Ärze, 3. neubearb. Aufl., Johann Ambrosius Barth Verlag, 1959

27）Davies J：Human developmental anatomy, Ronald Press, 1963

28）DeCoursey RM：The human organism, 2nd ed., McGraw-Hill, 1961

29）Eckert R & Randall D：Animal Physiology：Mechanisms and Adaptations, 3rd ed., W H Freeman & Co, 1988

30）Feneis H：Anatomisches Bildwörterbuch, 5. Aufl., Georg Thieme, 1982［山田英智（監訳）：図解解剖学事典第2版，医学書院，1983］

31）Francis CC：Introduction to human anatomy, Mosby, 1968

32）Ganong WF：Review of medical physiology, 22nd ed., MacGraw-Hill, 2005［岡田泰伸（訳）：ギャノング生理学，丸善，2006］

33）Garven HSD：A student histology, 2nd ed., Livingstone, 1965

34）Gibbs FA & Gibbs EL：Atlas of electroencephalography vols. 1-3, Addison-Wesley, 1964

35）Goss CM（ed.）：Gray's Anatomy of human body, 29th ed., Lea & Fibiger, 1973［嶋井和世，木村邦彦，瀬戸口孝夫，出浦滋之（監修）：グレイ解剖学Ⅰ-Ⅲ，廣川書店，1982］

36) Grollman S：The human body, Macmillan, 1964

37) Guyton AC：Basic human physiology, 2nd ed., Saunders, 1977 ［内薗耕二，入来正躬（監訳）：人体生理学 第2版 上・下，廣川書店，1982］

38) Ham AW & Cormack DH：Histology, 8th ed., Lippincott, 1979

39) Jensen D：The principles of physiology, 2nd ed., Appleton-Century-Crofts, 1980

40) Junqueira LC, Carneiro J & Kelley RO：Basic histology, 6th ed., Appleton & Lange, 1989

41) Kahle W, Leonhardt H & Platzer W：Taschenatlas der Anatomie, 5. Aufl., Georg Thieme, 1986 ［長島聖司，岩堀修明（訳）：解剖学アトラス，第5版，文光堂，1990］

42) Kent GC：Comparative anatomy of the vertebrates, 7th ed., Mosby, 1991

43) King BG & Showers MJ：Human anatomy and physiology, 6th ed., Saunders, 1969

44) Kopsch F：Rauber-Kopsch Lehrbuch und Atlas der Anatomie des Menschen, 13. Aufl., Abt. 1-6, Georg Thieme, 1929

45) Kühn A：Grundriss der allgemeinen Zoologie, 4. Aufl., Georg Thieme, 1931

46) Langley LL, Telford IR & Christensen JB：Dynamic anatomy and physiology, 3rd ed., McGraw-Hill, 1969

47) Langman J：Medical embryology, 3rd ed., Williams & Wilkins, 1975 ［沢野十蔵（訳）：人体発生学，第3版，医歯薬出版，1976］

48) Le Gros Clark WE：The tissues of the body, 6th ed., Clarendon Press, 1971

49) Manning MJ & Turner RJ：Comparative Immunobiology, Blackie, 1976 ［村松繁，大西耕二（訳）：比較免疫生物学，共立出版，1979］

50) Marieb EN：Essentials of human anatomy and physiology, 4th ed., Benjamin-Cummings, 1994 ［林正健二，小田切陽一，武田多一，浅見一羊，武田裕子（訳）：人体の構造と機能，医学書院，1997］

51) Miller MA & Leavell LC：Kimber-Gray-Stackpole's Anatomy and physiology, 16th ed., Macmillan, 1972

52) Mitchell GAG & Patterson EL：Basic anatomy, 2nd ed., Livingstone, 1967

53) Montagna W：Comparative anatomy, John Wiley & Sons, 1959

54) Montagu MFA：An introduction to physical anthropology, 3rd ed., Charles C. Thomas, 1960

55) Norris DO：Vertebrate endocrinology, 3rd ed., Academic Press, 1996

56) Patten BM：Human embryology, 2nd ed., McGraw-Hill, 1953

57) Pocock G & Richards CD：Human physiology, 2nd ed., Oxford University Press, 2004 ［植村慶一（監訳）：オックスフォード生理学，原書第2版，丸善，2005］

58) Portmann A：Einführung in die vergleichende Morphologie der Wirbeltiere, 5. Aufl., Schwabe, 1976

59) Roitt I, Brostoff J & Male D：Immunology, 3rd ed., Mosby, 1993 ［多田富雄（監訳）：免疫学イラストレイテッド，南江堂，1995］

60) Roper N：Man's anatomy, physiology, health and environment, 4th ed., Churchill Livingstone, 1973

61) Schmidt RF & Thews G（eds.）：Human physiology, Springer, 1983

62) Schutz SG & Wood JD（eds.）：Handbook of physiology, American Phyiological Society, 1989

63) Spalteholz W & Spanner R：Handatlas der Anatomie des Menschen, 16. Aufl., Bd. 1-2, Scheltema & Holkema, 1961

64) Staubesand J（Hrsg.）：Sobotta Atlas der Anatomie des Menschen, 19. Aufl., Bd. 1-2, Urban & Schwarzenberg, 1998 ［岡本道雄（監訳）：図説人体解剖学，全2巻，医学書院，1996］

65) Underwood JCE（ed.）：General and systematic pathology, Harcourt Brace and Company, 2002 ［鈴木利光，森道夫（監訳）：カラー版アンダーウッド病理学，西村書店，2002］

66) Wang H：An outline of human embryology, Heinemann Medical, 1968

67) Waxman ST：Correlative neuroanatomy, 24th ed., McGraw-Hill, 1999

68) Weir DM & Stewart J：Immunology, 8th ed., Churchill Livingstone, 1997 ［大沢利昭，小浪悠紀子，今井康之（訳）：免疫学概説，第8版，共立出版，1999］

69) Wiedersheim R：Vergleichende Anatomie der Wirbeltiere, 7. Aufl., Gustav Fischer, 1909

# 索　引

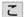
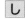

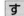

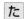
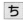

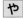

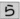

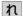

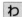

検印省略

管理栄養士を目指す学生のための
**解剖生理学テキスト**

定価（本体 3,100円 ＋ 税）

| | | |
|---|---|---|
| 2004年11月25日 | 第1版 | 第1刷発行 |
| 2008年 3月29日 | 第2版 | 第1刷発行 |
| 2011年12月19日 | 第3版 | 第1刷発行 |
| 2016年12月17日 | 第4版 | 第1刷発行 |
| 2022年10月 4日 | 第5版 | 第1刷発行 |

著　者　岩堀　修明
　　　　いわ ほり　のぶ はる
発行者　浅井　麻紀
発行所　株式会社 文光堂
　　　　〒113-0033　東京都文京区本郷7-2-7
　　　　TEL（03）3813 - 5478（営業）
　　　　　　（03）3813 - 5411（編集）

ⓒ岩堀修明，2022　　　　　　　　　　印刷・製本：真興社

ISBN978-4-8306-0041-8　　　　　　　　　Printed in Japan